애완동물학

KB153375

 동일출판사

머리말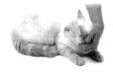

    현대사회에서 동물은 과거 축산 위주의 산업동물 이외에 사람과 함께 유대감을 나눌 수 있는 애완동물과 반려동물의 영역이 더욱 넓어지고 있는 실정이다. 과거 동물자원은 산업동물 중심이었으나 현재 애완동물의 증가와 사회적 중요성 때문에 애완동물 나아가 반려동물을 효과적으로 사육하고 관리하기 위한 연구들이 수행되어 많은 자료들이 축적되고 있는 현실이다. 현재, 반려동물 및 애완동물 자원을 체계적으로 학습하기 위한 교과목의 개설이 늘고 있으나 학생들이 학습 재료로 사용할 수 있는 교재가 극히 제한되어있는 것이 사실이다. 더욱이 기존 학습교재가 산업동물에 치우치는 경향이 많아 현대 사회에서 요구되는 반려동물과 애완동물 관련 내용이 부재하여 이의 내용 전달이 어려운 상황이다. 저자는 이러한 문제점을 개선하고자 부족한 자료이지만 개, 고양이, 토끼, 햄스터, 관상조류, 관상어류, 관상파충류 등의 반려동물과 애완동물들을 포함하는 애완동물 자원에 대한 소개와 관리학에 대한 내용을 담아 학습 교재를 만들고자 하였다.

    동물자원학개론, 반려동물학, 애완동물학, 동물관리학, 애완동물관리학 등으로 세분하여 교과목이 개설되고 각각에 맞는 내용이 알차게 채워진다면 가장 바람직한 교과목이 될 것으로 생각되지만, 현실적으로 대학의 교과목 개설에 제한점이 있고 방대한 내용을 담기에는 개설되어야 할 교과들의 수가 너무도 많아 안타깝게도 이들 교과목을 각각 세분하여 강의하지 못하는 현실이라 이들을 통합하여 강의할 수 있는 동물자원학 강좌를 개설하여 교습하는 상황에서 이에 맞는 학습교재의 개발이 절실한 상황이었다. 이에 저자는 부족한 자료들을 모아 애완동물학을 집필하고자 계획을 세웠으나 내용이 방대하고 시간에 쫓기어 만족할 만한 내용을 담지 못하였음을 아쉽게 생각한다. 그러나 첫 걸음을 떼는 것이 중요하다는 생각으로 엄두가 나지 않는 방대한 분량을 정리하여 어느 정도 틀을 갖춘 교재로 완성하여 효율적인 학습교재로 사용하고자 부족한 내용이지만 본 교재를 세상에 내어 놓기로 하였다. 시간이 지나서 보다 많은 자료들을 수집하고 내용의 오류를 수정하여 보다 완성된

교재를 다시 내리라 다짐하며 현재 부족한 교재에 대한 아쉬움을 뒤로 미루어 본다.

교재 제작에 많은 도움을 아끼지 않은 이현아 조교와 홍선화 조교에게 감사하고 본 교재의 완성을 위하여 인용 및 발췌를 허락하여 주신 여러 선배님들에게 또한 감사드린다.

본 교재가 동물관련 전공 학생들에게 방향을 제시하여 줄 수 있으면 하는 바람으로 이 글을 맺을까 한다.

저자 씀

차 례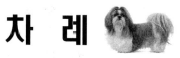

4장　고양이의 종류와 기원

5장　고양이의 특성

6장　고양이 기르기

7장 고양이 관련 이야기

8장 고양이 돌보기 (Caring For Your Cat)

12장 다람쥐 (Squirrel)

13장 친칠라 (Chinchilla)

20장 축산 동물자원

Chapter **1**
개의 종류와 기원

Ⅰ. 개의 기원

1. 선사시대

① 구석기시대 후반기부터 동반자로 추정 (12,000~20,000년전)
② 맹수의 접근 감시 / 집 지키기
③ 동반 사냥 등 상부상조
④ 가축화한 지역 : 덴마크 발틱해 연안

2. 현대시대

① 친구로서의 애견 (Pet → Companion)
② 가족의 일원 (가축의 범주에서 벗어남)
③ 복잡한 사회생활에서 오는 압박감이나 스트레스 해소
④ 생명의 신비, 사랑의 마음, 생명의 존엄성 느끼게 해줌
⑤ 치료견, 맹인견, 경찰견, 구조견등 우리 생활에서 중요한 역할 함

Ⅱ. 개의 진화과정

① 약 3만 5백만년전 Miscis(마이아키스)
② 약 2천 5백만년전 곰 - Cynodictis(사이노딕티스) - 고양이, 살쾡이
③ 약 1천 5백만년전 Cynodesmus(사이데스머스)
④ 약 1천 만년전 여우 - tomarctus(토마크터스) - 너구리
⑤ 약 1천년전 코요테, 자칼- Canis(캐니스) - 늑대
⑥ 현대 개

Ⅲ. 개의 분류 및 종류

★ 개의 분류 및 품종의 특징 ★
  * 목 양 견
  * 파 수 견
  * 호 위 견
  * 사 역 견
  * 엽 견
  * 애 완 견
  * 한 국 견

1) 독일 셰퍼드 (German Shepherd Dog)

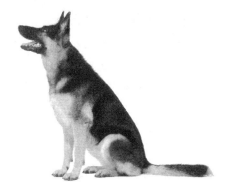

* 원산지: 독일
* 목양견과 늑대 교잡종
* 이용 측면: 군용견, 경찰견, 맹도견, 조난 구조견, 사역견 등 이용
* 장/ 단모 (2종)
* 감각이 예민, 충성심이 있어 훈련이 용이하다.
* 체고: ♂60~65, ♀55~60cm
* 체중: ♂33~38, ♀26~31kg
* 눈: 암색의 아몬드 모양
* 귀: 직립되어 있고 끝이 뾰족하다.
* 꼬리: 늘어져 있고 끝이 약간 굽었음.
* 털: 색을 회색 담황갈색, 등은 검거나 밝은 밤색

2) 비어드 콜리 (Bearded collie)

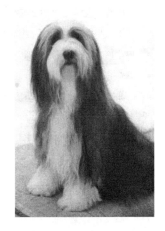

* 원산지: 스코틀랜드
* 턱수염이 특징적
* 추위에 강하고 사교적임
* 털 손질에 주의
* 체고: ♂53~56, ♀51~53cm

* 체중: 25~30kg
* 눈: 모색과 동일 색
* 귀: 크지 않고 굽었음
* 꼬리: 중간정도의 길이
* 털: 거칠고 강함. 색은 회색, 밝은 황갈색, 엷은 차색 등

* 3) 콜 리 (Collie)

* 원산지: 스코틀랜드
    영국왕실-> 미국
* 장/ 단모 (2종)
* 경계심이 강함
* 교외 사육이 적합하다.
* 주둥이가 길며, 다리 골절이 많은 편이다.
* 체고: ♂61~66, ♀56~61cm
* 체중: ♂27~34, ♀23~29kg
* 눈: 아몬드 모형
* 귀: 반 직립, 끝은 약간 굽음.
* 꼬리: 늘어졌다.
* 털: 거칠고 양이 많다. 색은 흑색, 황갈색, 흰색 등

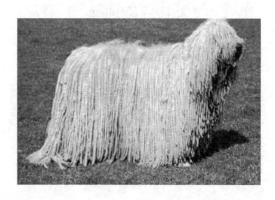

4) 코 만 도 (Komandor)

* 원산지: 헝가리
* 피모 특징적.(꼬인 끈 모양)
* 피모- 방패 역할, 방수, 방한.
* 털 길이는 20~27cm대개 백색.
* 이용 측면: (헝가리)경찰견
* 복종 훈련 필요.
* 체고: ♂80, ♀55~70cm
* 체중: ♂50~59, ♀36~50kg
* 눈: 암 다 색

5) 셔틀랜드 쉽독 (Shetland Sheepdog)

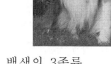

* 원산지: 셔틀랜드 셔틀랜드 섬
* 콜리와 흡사한 외모, 두부가 짧다.
* 충실한 면이 있는가 하면 모르는 사람은 경계하며 짖는다.
* 행동이 재빠르고, 훈련 용이.
* 체고: 33~41cm
* 체중: ♂9~12, ♀8~11kg
* 눈: 아몬드형태의 암색
* 귀: 반직립
* 꼬리: 비절까지 늘어져 있다.
* 털: 상모, 하모 모두 풍부함. 색은 흑색, 황갈색, 백색의 3종류

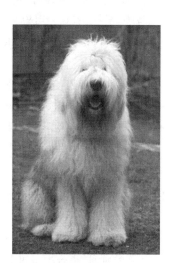

6) 올드 잉글리쉬 쉽독 (Old English Sheepdog)

* 원산지: 영국
* 동작 느림, 훈련 어려움.
* 백내장, 호흡기, 피부병 호발.
* 체고: 56 cm 전후
* 체중: 25~40kg
* 눈: 암색이 좋다.
* 귀: 늘어졌다.
* 털: 모량이 풍부함, 회색 또는 암청색

7) 그레이트 덴 (Great dane)

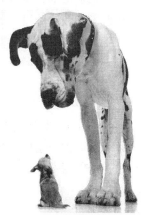

* 원산지: 독일
* 단이(귀를 잘라줌)
* 주인에 순종
* 규칙적 운동 필요
* 복종 훈련 필요-훈련이 되지 않는 대형견은 타인에게 위험하다.
* 체고: ♂80 이상, ♀72cm 이상
* 체중: ♂54 이상, ♀45kg 이상

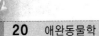

* 눈: 둥글은 암색이 좋다.
* 귀: 중간 정도로 늘어짐(단이 하면 일어선다.)
* 꼬리: 늘어졌으나 흥분하면 세워서 구부린다.
* 털: 짧고, 색은 단색, 호모, 얼룩점 등

8) 복 서 (Boxer)

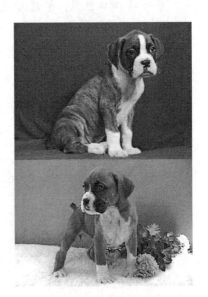

* 원산지: 독일
* Bulldog 및 Great dane과 혈연관계가 있다.
* 이용 측면: 군용견, 경찰견, 변견, 가정견 등 사용
* 앞발을 들고 싸우는 모습이 권투선수와 닮았다고
  하여 복서란 이름이 붙여졌다.
* 복종 훈련 필요, 비만 주의.
* 체고: ♂57~64, ♀54~60cm
* 체중: ♂30 전후, ♀28 kg 전후.
* 귀: 늘어진 귀, 유럽에서는 단이하여 직립시킴.
* 꼬리: 높게 부착, 단미함
* 털: 매끄럽고 광택 있음. 색은 담황갈색, 황적색

9) 도 벨 만 (Doberman)

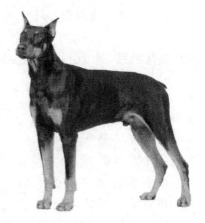

* 원산지: 독일
* 주인에게 충실, 타인경계, 훈련용이
* 이용 측면: 군용견, 경찰견, 변견.
* 공격적임.
* 체고: 최대 68~70 cm
* 체중: 30~40kg
* 눈: 짙은 암색
* 귀: 서 있는 것이 좋다.
* 털: 짧고 부드럽다. 색은 검정, 적색, 청색 등
    여러 종류.

10) 마 스 티 프 (Mastiff)

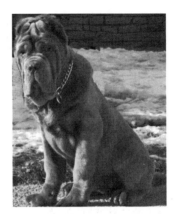

* 원산지: 고대 로마
* 이용 측면: 예전(투견) 현재
  (변견, 호신견, 군용견)으로 발달함.
* 맹수와 싸우는 광폭성을 가지고 있지만,
  주인에게는 헌신적인 충실함을 가지고 있다.
* 복종 훈련 필요.
* 체고: ♂75 이상, ♀65 cm 이상
* 체중: 75~90 kg.
* 눈: 작고 어두운 다색
* 귀: 작고 머리에 밀착되어 늘어졌다.
* 꼬리: 흥분하면 약간 들려서 굽는다.
* 털: 짧고, 색은 담황갈색, 은 갈색 등

11) 도 사 견 (Tosa)

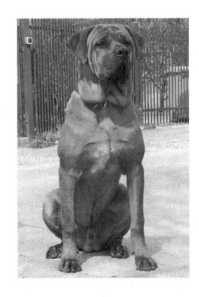

* 원산지: 일본 도사지방 (일본 재래종)
* 일본 재래종 + 마스티프 + 불독 + 그레이트 덴
* 타인 경계
* 철저한 훈련 필요
* 체고: ♂60 이상, ♀55 cm 이상
* 체중: ♂67, ♀60 kg.
* 눈: 암색이지만 밝은 표정
* 귀: 얇고 머리에 밀착되어 늘어졌다.
* 털: 짧은 털이 발생, 색은 붉은색, 갈색 등

12) 세인트 버나드 (Saint bernard)

* 원산지: 스위스 (세인트버나드 사원 번식)
* 이용 측면: 조난 구조견, 산악지대 우유 , 버터 운반견
* 경계심이 강하여 침입자를 보고 잘 짖지만, 공격하지는 않는다.
* 복종 훈련이 필요 하다.
* 체고: ♂70 이상, ♀65 cm 이상
* 체중: ♂64~91, ♀54~77 kg.
* 귀: 삼각형으로 늘어짐.
* 꼬리: 굵고 끝이 뾰족함.
* 털: 장모와 단모의 두 종류.
* 색: 백색에 적색무늬, 적색에 백색무늬 등.

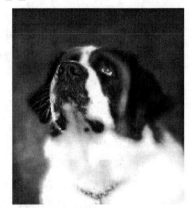

13) 불 독 (Bulldog)

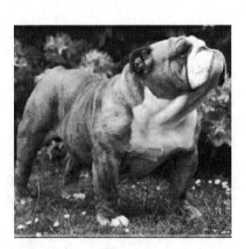

* 원산지: 영국
* 황소와 싸움 시키려고 개량한 투견이다.
* 아랫입술이 튀어 나온 것이 특징적이다.
* 강한 턱을 가지고 있으며, 머리가 클수록 좋다.
* 공격성 억제 훈련 필요.
* 출산에 어려움이 많다.
* 체고: 33~41 cm
* 체중: ♂25 전후, ♀23 kg 전후.
* 눈: 눈 사이가 넓게 벌어져 있음.
* 귀: 로즈 귀.
* 꼬리: 항상 늘어져 있음.
* 털: 짧고 밀생. 색은 흑색과 황갈색이 조합된 이외의 어떤 색도 좋다.

14) 로트와일러 (Rottweiler)

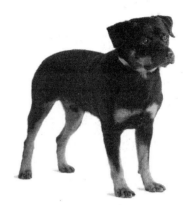

* 원산지: 로마 -> 독일 로트와일러 지방
* 힘이 강하여 가축유도 용이, 짐차 견인 용이
  (20세기 이후 사역 금지. 급격히 감소)
* 이용 측면: 경찰견, 변견으로 사육.
* 끈기, 활력, 지구력 겸비.
* 체고: ♂ 63~68, ♀ 58~63 cm
* 체중: 45~55 kg
* 귀: 늘어짐(단이하지 않음)
* 꼬리: 단미한다.
* 털: 짧고 밀생. 색은 검정색에 황갈색 무늬

15) 시베리안 허스키 (Siberian Husky)

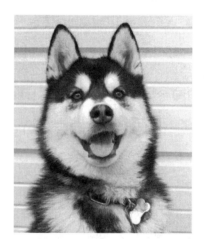

* 원산지: 미국
* 털 색: 회색, 검정색, 붉은색 등
* 알래스카 유래, 추운지방 출신, 썰매 끌고,
  순록을 지킴.
* 체고:53~60cm
* 체중:16~27kg

16) 스므스 폭스 테리어 (Smooth fox terrier)

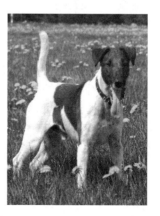

* 원산지: 영국 (굴속 사냥, 여우사냥)
* 이용 측면: 가정견, 서커스 견.
* 단미, 충실, 훈련용이, 짖지 않게 교육 필요.
* 체고: ♂ 39 cm, ♀ 수컷보다 약간 작음.
* 체중: 7~8 kg
* 눈: 둥글고 생기 있음.
* 귀: V자형으로 앞으로 굽음.
* 꼬리: 높이 붙었고 말리지 않음.
* 털: 짧고 부드럽게 밀생. 색은 흰색이 많은 면적을 차지함.

17) 불 테리어 (Bull terrier)

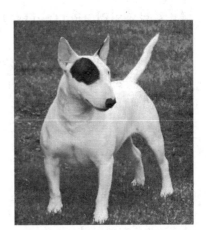

* 원산지: 영국 (화이트 잉글리쉬 테리어와
  불독을 교배 시켜 만들었다.)
* 소싸움->가 정 견.
* 근육질이며, 견고함
* 광폭한 견종-> 애정 있는 견종.
* 끈기 있는 훈련 필요.
* 체고: 50 cm정도
* 체중: 20~28 kg
* 눈: 아몬드 형
* 귀: 작고 서 있다.
* 꼬리: 중간 정도 길이로, 뒤쪽으로 뻗침.
* 털: 짧고 억세다. 색은 백색, 백과 담황갈색, 호모 등

18) 에어데일 테리어 (Airedale terrier)

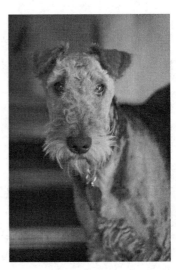

* 테리어 중에서 가장 크기가 크다
  (세퍼드 크기만 하다.)
* 수영 능숙 - 수달, 수금류를 능숙하게 사냥
* 이용 측면: 경찰견, 호신견, 변견, 애완견.
* 끈기있는 훈련 필요.
* 체고: ♂ 58~61 cm, ♀ 수컷보다 약간 작다.
* 체중: 21~27 kg
* 눈: 암색으로 작다.
* 꼬리: 단미한다. 높게 직립하고 늘어지지 않음.
* 털: 바늘처럼 딱딱. 손질이 필요.
* 색은 검거나 회색 바탕에 암갈색이나 황갈색의 무늬.
* 머리와 다리는 밝은 동색.

19) 비 글 (Beagle)

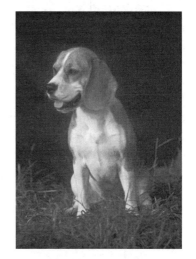

* 원산지: 영국 (인기 있는 엽견으로 토끼사냥에 주로 이용)
* 목소리 울림.
* 훈련 필요.
* 집중력 떨어짐.
* 식욕 왕성, 비만주의
* 체고:33~38cm
* 체중:7~12kg
* 눈: 밤색으로 온화한 표정
* 귀: 길게 늘어진 귀.
* 꼬리: 높게 들여 있다.
* 털: 매끄럽고 두껍다. 색을 청흑반점,
  백, 흑, 오렌지, 황갈색 반점 등.

20) 바셋트 하운드 (Basset hound)

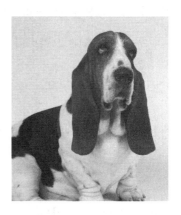

* 원산지: 프랑스
* 후각 발달. 사냥 능숙. 훈련 어려움.
* 비만, 변비, 고창증 호발.
* 큰 귀(상처 호발), 피부질환 호발.
* 다산 칼슘부족, 골격이상, 산욕열 호발.
* 체고: ♂ 약 36, 우 약 34 cm
* 체중: ♂ 약 28, 우 약 26 kg.
* 눈: 우묵 들어갔음.
* 귀: 길어서 머리 아래 부위까지 늘어짐.
* 꼬리: 위로 굽음.
* 털: 윤기가 있고 짧은 털색은 검정과 갈색, 흰색의 삼색.

21) 그레이하운드 (Greyhound)

* 원산지: 고대 그리스와 이집트에서
  사육했던 역사가 오래된 견종이다.
* 엽견-> 경주견, 가정견.
* 시각 발달, 훈련 어려움.
* 비만, 다산- 칼슘부족, 골격이상,
  산욕열 호발.
* 체고: ♂ 71~77, 우 69~72cm
* 체중: ♂ 29~32, 우 27~29 kg.
* 눈: 밝고 생기 있다.
* 귀: 작고 부드러운 로즈 귀
* 꼬리: 가늘고 늘어져 있다.
* 털: 짧고 촉감이 좋다. 색은 어느 것이나 인정받는다.
  보통은 백색, 그레이 색.

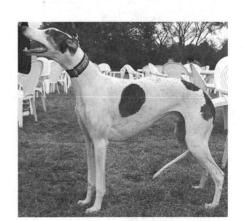

22) 블러드하운드 (Bloodhound)

* 원산지: 고대 그리스나 로마에서 도주하는 노예의 색출에 사용하였던 개의 후손.
* 훈련 어려움.
* 규칙적 운동 필요.
* 다산
* 체고: ♂64~69 , 우 58~63cm
* 체중: ♂ 41~50, 우 37~45 kg.
* 눈: 황색에서 다색까지 모색을 닮
  는다.
* 귀: 길고 늘어졌다.
* 꼬리: 낮게 늘어졌고 약간 구부러
  졌다.
* 털: 짧고 조강하며, 색은 검고 황갈색에 붉은 무늬.

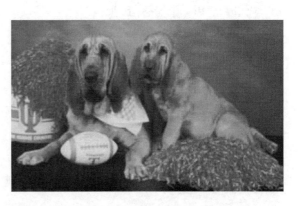

23) 포 인 터 (Pointer)

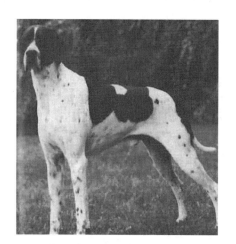

* 중세 유럽 프랑스, 독일 등
  여러 나라에서 유행적으로 사육.
* 폭스 하운드, 불 테리어, 그레이하운드,
  불독 여러 품종 혼합 교배.
* 이용측면: 엽 견, 경주용, 가정견.
* 철저한 훈련 필요.
* 규칙적 운동 필요.
* 체고: ♂ 63~69 , ♀ 61~66 cm
* 체중: ♂ 22~25, ♀ 20~22 kg.
* 눈: 밤색으로 선량한 표정.
* 귀: 머리에 밀착되어 늘어짐.
* 꼬리: 동체에 수평으로 들려 있음.
* 털: 짧고 아름답다. 색을 레몬과 백색,
  오렌지와 백색, 흑과 백, 적갈색과 백색 등.

24) 닥스훈트 (Dachshund)

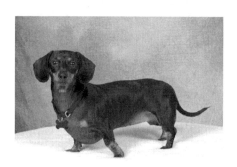

* 독일 원산의 엽견.
* 짧은 다리, 긴 허리 특징. 훈련 어려움.
* 척추손상 호발, 비만 주의.
* 피모- smooth, long, wire 의 3종류.
* 체고: 표준형 35 , 소형종 20 cm
* 체중: 표준형 7~12, 소형종 4 kg미만.
* 눈: 난형으로 중간 크기.
* 귀: 머리에 밀착되어 늘어졌다.
* 꼬리: 등에서 곡선으로 뻗어 있다.
* 털: 짧고 광택이 있다. 색을 황갈색, 초콜릿색에 황갈색, 적갈색 반점.

25) 잉글리쉬 세터 (English setter)

* 원산지: 영국(조렵견으로 활동)
* 방향지시, 지구력, 민첩성 우수. 후각발달,
  충직, 온순, 민첩.
* 털이 늘어지는 품종, 피부가 약하므로
  관리가 필요함.
* 체고: ♂ 64~68 , 우 61~65 cm
* 체중: ♂ 약 32, 우 약 29 kg.
* 눈: 검은 밤색.
* 귀: 부드러운 피모로 늘어짐.
* 꼬리: 약간 굽음.
* 털: 길고 견사의 촉감. 색은 흑백, 오렌지와 백, 적갈색과 백색 등

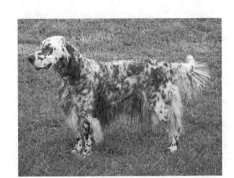

26) 잉글리쉬 코커 스파니엘 (English cocker spaniel)

* 원산지: 영국
* 이용 측면: 조렵견, 가정견.
* 특징: 귀가 크다.(주의-먹이 먹을 경우,
  귀 청소 잘하기.)
* 체고: ♂ 39~41 , 우 38~39 cm
* 체중: ♂ 11~15, 우 11~15 kg.
* 눈: 크고 다색.
* 귀: 낮게 부착, 길고 늘어짐.
* 꼬리: 단미해준다.
* 털: 견사처럼 부드럽다.
* 색: 적갈색, 오렌지색, 황색, 검정색 등

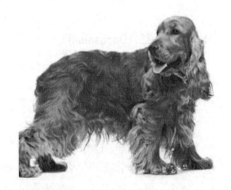

27) 라브라도 리트리버 (Labrador retriever)

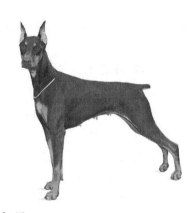

* 원산지: 캐나다 (19세기 영국으로 건너감.)
* 이용 측면: 조립견, 맹도견, 경찰견,
  마약 탐지견, 사역견 등 만능견의 역할
  담당.
* 충분한 공간 사육, 수영 즐김, 규칙적
  운동 필요.
* 체고: ♂ 56~62, ♀ 54~58 cm
* 체중: ♂ 27~34, ♀ 25~32 kg.
* 눈: 밤색으로 표정이 풍부
* 귀: 머리에 부착되어 늘어짐.
* 꼬리: 굵고 끝이 가늘게 되어 있음.
* 털: 짧고 밀생되었음. 모색은 흑색이나 황색의 단색 또는 황색과 혼색.

28) 핀 셔 (Pinscher)

* 19세기 말 독일.
* 체고: 45~48cm
* 체중: 8~10kg
* 눈: 난형으로 암색
* 귀: 직립한 것이 좋다.
* 꼬리: 3미추에서 단미.
* 털: 짧고, 조강하며 밀착.
  색은 흑에 황갈색 무늬, 초콜릿색, 밤색에서 다갈색 등

29) 요크셔 테리어 (Yorkshire terrier)

* 19세기 중엽 스코틀랜드로부터 요크셔지방.
* 혼합교잡종.
* 쥐 사냥용.
* 상류사회 애완용.
* 체고: 15~18cm
* 체중: 1.5~3.0kg
* 눈: 암색으로 빛난다.
* 귀: V자 형으로 서 있다.
* 꼬리: 보통 단미한다.
* 털: 견사처럼 촉감이 좋다.
  색은 어두운 청색으로 가슴, 머리,
  다리에는 황갈색의 무늬를 가지고 있다.

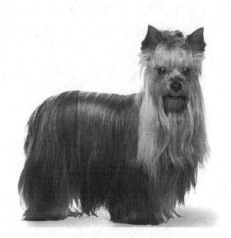

30) 일본 스피츠 (Japanese spitz)

* 캐나다 사모이드->수입하여 소형화.
* 체고: 30~38cm
* 체중: ♂ 7~10, ♀ 6~9kg
* 눈: 아몬드 형
* 귀: 작은 삼각형으로 직립.
* 꼬리: 등에 부착.
* 털: 순백색으로 상모와 하모가 있다.
* 예민, 영리, 밝은 성격, 아름다운 자세.
* 피모 손질은 환모기에 신경 써서 사모를
  제거해주고, 운동은 산책 정도 시키고,
  야외에서 기를 때는 따로 시킬 필요가 없다.

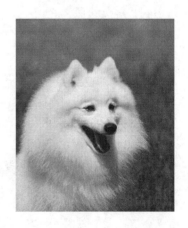

31) 토이 맨체스터 테리어 (Toy Manchester Terrier)

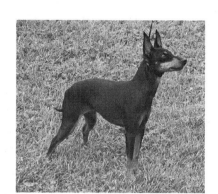

* 19세기에 맨체스터 테리어를
  선발 교배시켜서 소형화한 품종.
* 체력, 추의 약한 편.
* 토이 테리어와 미니어처 핀셔와도
  깊은 혈연관계를 가지고 있다.
* 체고: 25~30cm
* 체중: 2~4kg
* 눈: 암색으로 돌출되어 있다.
* 귀: 끝이 뾰족하고 직립.
* 꼬리: 단미.
* 털: 매끄럽고, 광택이 있다. 색은 흑색이거나 흑에 황갈색무늬.

32) 오스트렐리안 실키 테리어 (Australian silky terrier)

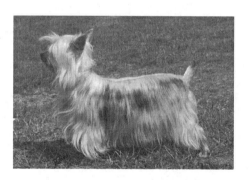

* 오스트렐리안 테리어와
  요크셔테리어를 교배시켜 만든 품종
* 요크셔테리어와 닮았으며, 체구가
  약간 크고 피모가 짧은 것이 다름.
* 쥐 사냥 의식이 강하게 유전.
* 쥐를 보면 본능적으로 흥분.
* 체고:23~25 cm
* 체중:3.5~4.5kg
* 귀: 작고 암색으로 생기 있는 표정
* 꼬리: 단미한다.
* 털: 견사같은 부드러운 촉감, 장모종, 색은 청에 은회색 다리와 주둥이는 황갈색

33) 퍼 그 (Pug)

* 중국에서 기원, 티베트의 승원에서 사육.
* 주둥이가 나올수록 잡종임.
* 성격-완고하고 게으른 점도 있다.
* 주인에게는 가지고 있는 애정을 모두 줄 정도로 우호적.
* 호기심 왕성 -> 훈련 용이.
* 체고: 25cm 전후 이상
* 체중: 3~6kg
* 눈: 둥공은 암색으로 빛난다.
* 귀: 작은 검정색으로 융단 모양의
  버튼 귀.

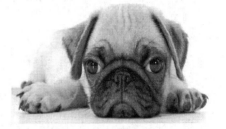

* 꼬리: 전형적으로 말린 꼬리.
* 털: 짧고 부드럽다. 색은 황갈색, 은색, 흑색 등
* 주름이 많아 추한 것처럼 보이지만 이것은 결점이 되지 않고 오히려 보기가 좋은 모습을 하고 있다.

34) 멕시칸 헤어레스 (Mexican hairless)

* 원산지: 멕시코
* 2가지 설: 인디언들이 식용으로 사용하던 것이 남아메리카로 다시 세계 각지로 퍼지게 되었다는 설, 아프리카 원산의 개를 17세기에 스페인 사람들이 멕시코로 가지고 갔다는 설.
* 체온: 40도
* 무모종은 돌연변이 종이라는 주장도 있다.
* 사이가 좋으며, 원기가 넘침, 감수성이 풍부함.
* 높은 체온 유지 노력 >항상 가볍게 떨고 있다.
* 무모로 피모의 손질 필요 없음.
* 체고: ♂ 25~30, 우 22~28 cm
* 체중: ♂ 5 정도, 우 4kg 정도

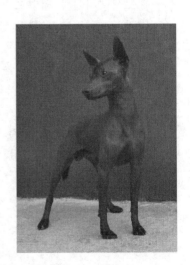

35) 친 (Chin)

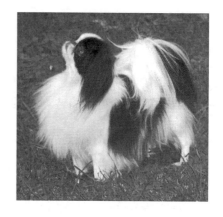

* 시츄, 페키니즈와 흡사
* 신라에서 일본으로 건너갔다.
* 활기 넘치는 경쾌한 걸음걸이, 우아한 태도
* 애완견으로써 자신의 집과 주인에게
  애착, 하지만 타인경계.
* 체고 : 23 cm 정도
* 체중 : 2~3 kg
* 눈: 아몬드형으로 돌출되었음.
* 귀: 우모상의 털로 텁수룩하게 늘어진 귀.
* 꼬리: 말린 꼬리
* 털: 견사처럼 촉감이 부드러운 긴 직모
* 색은 백색에 검정이나 붉은 반점.
* 고온다습에 약하므로 외출이나 운동 할 때, 시간을 선택하여 실시할 것.

36) 킹 찰스 스파니엘 (King charles spaniel)

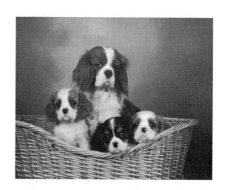

★ 원산지: 영국
★ 체고: (30-33cm) / 체중 : (4.5-8.2kg)
★ 털색: 흑갈색, 적색, 적색에 흰색
★ 왕족과 대통령의 개
★ 사교적이고 매력적인 작은 개
★ 잉글리시 토이 스파니엘과 자주 혼동
★ 귀족적인 품격이 넘친다.
★ 우아한 가운데 활기와 강인함이 숨은
  외유내강'형의 개다.

37) 미니어쳐 슈나우저 (Miniature schnauzer)

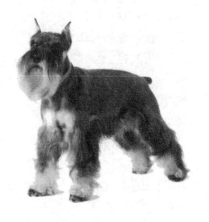

* 원산지: 독일
* 독특한 눈썹과 턱수염이 특징.
* 애정이 깊고 주인과 같이 생활하기를 즐김.
* 타인 경계, 하지만 투쟁심은 없다.
* 체고: 30~35cm
* 체중: 5~7 kg
* 눈: 암색으로 난형, 돌출되지 않음.
* 귀: 높게 부착, 반직립(유럽에서는 단이 시켜서 세운다.)
* 꼬리: 제3미추에서 단미.
* 털: 길고 뾰족한 눈썹 털과 굵고 억센 수염색은 검정이나 검정에 은색 등의 혼색.

38) 빠삐용 (Papillon)

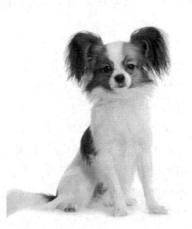

* 원산지: 프랑스
* '빠삐용' 이라는 이름은 얼굴과 양쪽 귀의 무늬가 마치 나비가 날개를 펼친 것처럼 보여서 붙여졌다.
* 애정 필요, 노년에 적합.
* 밝고 쾌활한 성격
* 주위 물건에 호기심
* 체고: 20~28cm
* 체중: 3.5~4.5kg
* 눈: 아몬드형으로 표정이 풍부.
* 꼬리: 우상 장식모로 등위에 말려 있다.
* 털: 모량이 풍부, 광택은 있으나 촉감은 적다.
* 색은 백 적 황, 흑색중의 2색 또는 3색.

39) 푸 들 (Poodle)

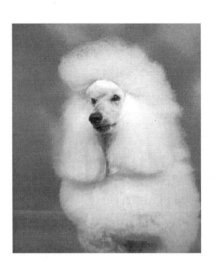

* 원산지: 원래는 독일이나 러시아가 발생지로
  추정
* 오랫동안 프랑스와 대표적인 국견으로 인정.
* 수금류 사냥에 이용 (수영 용이)
* 잦은 손질 필요
* 체고: standard 45~55, miniature 25~35, toy
  25cm 이하.
* 체중: standard 22, miniature 12, toy 3~7kg
  이하
* 눈: 검정이나 호백색으로 표정이 풍부.
* 귀: 뺨에 늘어진 귀.
* 꼬리: 보통 1/3 길이에서 단미
* 털: curl 또는 줄을 꼰 것처럼 치장. 색은 흑, 백, 밤색, 회색 등.

40) 말 티 즈 (Maltese)

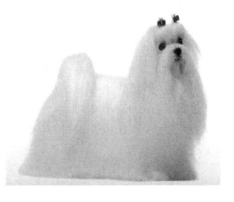

* 역사가 오래된 견종
* 지중해 말타섬.
* 중세 유럽-상위신분
* 잦은 손질 필요.
* 추위, 더위주의.
* 흰털의 강아지는 눈물이 착색, 관리주의.
* 대형견에 비해 소형견은 약하므로 관심이
  필요로 한다.
* 체고: 21~25 cm
* 체중: 2~3 kg.
* 눈: 크고 생기 있음.
* 귀: 삼각형으로 늘어졌음.
* 꼬리: 방모가 있고 등에 굽어있음.
* 털: 모량이 많고, 장모, 광택이 있으며 견사와 같은 촉감.

41) 시 바 (Shiba)

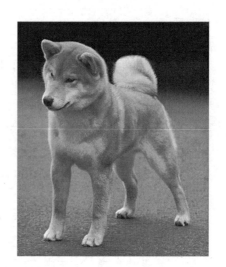

* 중국 -> 일본 유래설.
* 소동물 엽견, 변견, 애완견 .
* 일본 천연기념물.
* 산악지방 혹독한 환경에 적응.
* 체고: ♂ 36~42, 우 36~39 cm
* 체중: ♂ 6~10, 우 7~8 kg.
* 눈: 작은 암색으로 삼각형.
* 귀: 작은 삼각형으로 직립.
* 꼬리: 등위로 말렸는데 낫 모양.
* 털: 뻣뻣한 직모, 색은 적, 흑, 백, 호모색 등.

42) 치 와 와 (Chihuahua)

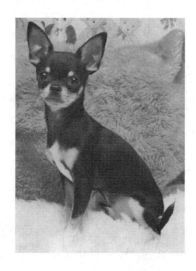

* 멕시코 유래설.
* 멕시코 치와와 지방.
* 최소형견.
* 체력 약함, 추위 주의, 난산 위험,
  급식 어려움.
* 단모종이 털이 더 잘 빠짐.
* 체격이 작은 편이라 눈이 커 보인다.
* 체고: 13 cm 내외
* 체중: 0.9~2 kg 정도.
* 눈: 흑, 청, 밤색으로 또렷.
* 귀: 폭이 넓고 45도로 부착.
* 꼬리: 길고 굽어 있다.
* 털: 장단이 있고 모색의 지정은 없다.

43) 달마티안 (Dalmatian)

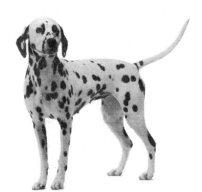

* 원산지 : 유고슬라비아 달마치 지방.
* 사냥 추적견, 애완견, 호신견, 번견, 서커스견 등
* 정규 운동 필요.
* 청각 장애. 피부질환 다발.
* 훈련 필요, 잘 짖는 대형견은 주의.
* 체고: ♂ 58~61, ♀ 56~58 cm
* 체중: ♂ 22~29, ♀ 22~25 kg.
* 눈: 둥글고 흑색, 밤색
* 귀: 넓고 머리에 달라붙은 늘어진 귀.
* 털: 짧고 억세다. 색은 순백에 검정이나
  적갈색의 무늬.

44) 페키니스 (Pekingese)

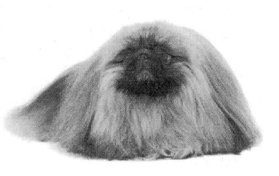

* 고대 중국 왕실.
* 짧은 주둥이 특징.
* 난산 다발, 백내장, 녹내장 다발.
* 비강협소 다발.
* 품종 중 흰색견이 더 약함.
* 체고: 20cm 전후
* 체중: 3~7 kg 정도
* 눈: 크고 돌출됨.
* 귀: 하트형으로 머리에 부착되어 늘
어짐.
* 꼬리: 등에 굽어 있음.
* 털: 길고 직립. 색은 백색 및 적갈색 이외는 관계없음.

45) 보르조이 (Borzoi)

* 원산지: 러시아(교잡종)
* 감각 예민, 신경 섬세, 성격 온화, 익살과 재롱을 잘 부림.
* 특별한 소질은 필요 없으나 피모의 광택을 유지하기 위하여 매일 손질해 주어야 함.
* 체고: ♂ 71~86, ♀ 66 ㎝
* 체중: ♂ 34~48, ♀ 27~39 ㎏.
* 눈: 타원형으로 암색.
* 귀: 늘어졌다.
* 꼬리: 겸상미로 늘어져 있다.
* 털: 길고 곱슬곱슬함, 색은 대개 백색, 백색에 황색이나 적색의 무늬.

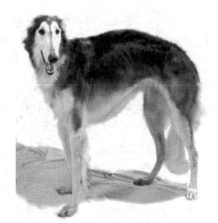

46) 아프간 하운드 (Afghan Hound)

* 원산지: 아프카니스탄
* 체고: ♂66~73, ♀63~68㎝
* 체중: ♂27㎏ , ♀23㎏ 정도
* 눈: 삼각형으로 암색이나 금색
* 귀: 길고 늘어졌다.
* 털: 길며 견사와 같은 촉감 .
* 색: 색은 지정되어 있지 않다.
* 시각우수, 뛰어난 스피드, 인내력, 용기, 강한 정신력.
* 이용 측면: 사 냥 견

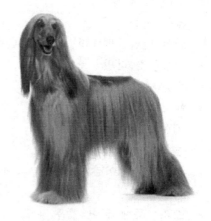

47) 시 츄 (Shih Tzu)

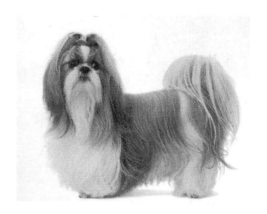

* 원산지: 중국(티베트 지방),
  라사압소에서 유래
* 애완견으로 인기 증가
* 체고: 22~26cm
* 체중: 4~7kg
* 색깔: 모든 색이 가능.
* 감성이 풍부하고 애교도 많다.
* 장모종이라 매일 털 손질의 요한다.

48) 라 사 압 소 (Lhasa apso)

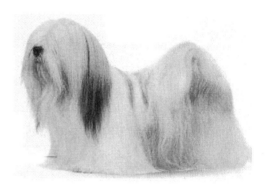

* 티베트 왕족 상징
* 호화스런 삶. 외부 접촉 없이 살아옴.
* 체고: 25-28 Cm(암컷은 더 작다.)
* 체중: 5.9 ~ 6.8kg
* 색깔: 황금색, 모래색, 흰색, 갈색 등
* 용도: 종교 상징

49) 포 메 라 니 언 (Pomeranian)

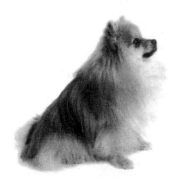

* 독일령이었던 발트해 연안의 포메라니아지방에서
  기원
* 털 관리 주의, 더위 주의
* 체고: 20.3~27.9cm
* 체중: 1.4~3.2kg

50) 아 키 다 (Akita)

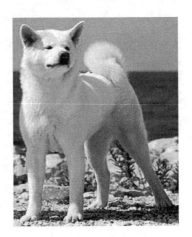

* 일본 동북 지방 유래.
* 1931년 천연기념물로 지정.
* 일본을 대표하는 견 종.
* 성품은 침착, 충실, 순종하며 성격은 감각이 예민한 편.
* 체고: 60~71cm
* 체중: 34~50 kg
* 털 색: 모든 색이 가능
* 이용 측면: 경비견
* 감각이 예민하고 민첩하다.
* 충성심이 강하다.

51) 진 돗 개 (Jindo)

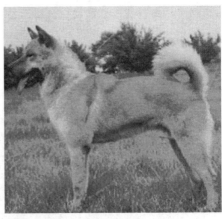

* 원산지: 한국 진도 (한국 특산견)
* 이용 측면: 변 견, 수렵견
* 체고: ♂45~58, ♀43~53cm
* 눈: 삼각형으로 꼬리가 위로 치켜 올라감.
* 귀: 삼각형으로 작은 편이며 약간
  전방으로 숙어 있음.
* 꼬리: 등위에 말려 있음
* 털: 상모는 약간 뻣뻣하고 꼬리털은
  약간 김
* 모색은 황색과 백색이 환영 받는다.
* 충견이며 귀소성이 강하다.
* 대담하고 용맹스러움
* 특별한 훈련 없이도 뛰어난 자질을 갖춘 견이다.

52) 삽 사 리 (Sapsaree)

* 원산지: 한국 경주 (신라 왕궁유래)
* 체고: 45.5~53.4cm
* 체중: 15.4~21.8 kg
* 털 색: 황색, 청색
* 이용 측면: 가 정 견
* 1992년도에 천연기념물 제 368호 지정.
* 귀: 아래로 쳐짐
* 머리: 숫 사자를 연상할 정도로 크다.
* 꼬리: 선 꼬리, 말린 꼬리
* 경계심, 충성심이 강하다.

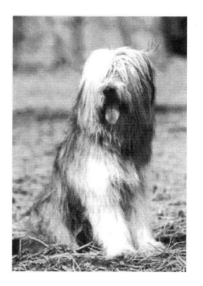

53) 풍 산 개 (Poongsan)

* 원산지: 한국 (북한 풍산)
* 체고: 55~60cm
* 체중: 20~30kg
* 털 색: 흰색, 잿빛 섞인 색
* 이용 측면: 사냥, 경비견
* 북한 1964년도에 천연기념물 제 128호 지정
* 현재 북한의 국가적 보호 아래 사육

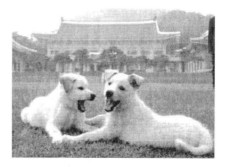

Chapter 2
애완동물의 관리

Ⅰ. 인간과 애완동물

1. 반려동물(companion animal)이란?

반려동물(companion animal)이란 사람과 함께 더불어 살아가는 동물을 말한다. 다만 애완동물이라고 하여 인간이 일반적으로 즐기거나 사랑하는 관계에서 벗어나 때로는 인간에게 협력하여 그의 능력이나 행동이 인간을 위해서 쓸모가 있을 것으로 기대된다. 사람과 반려동물은 일방통행이 아니라 서로가 도움을 주는 왕복의 관계이기에 human animal bond라고 생각하는 관련을 중요시하는 것이다. 즉 bond는 얽음이란 뜻도 된다. 이러한 개념은 나라, 문화, 생활 기타 많은 요인에 따라 다를 수 있다. 예를 들면 서양에서는 말(馬)도 반려동물 이다. 여담이지만 우리나라 에서도 말을 경마산업으로만 취급하지 않고 말과 시민생활과 묶어 보다 큰 뜻을 이루도록 하는 노력도 필요하다.

2. 동물을 통한 인간의 정서 함양

1) 일반 사회에서의 동물에 대한 이해 부족과 무관심

흔히 사람들을 만나면 「살고 싶지 않다. 하는 일마다 잘되지 않고…」 와 같은 류의 말을 자주 듣게 된다. 이와 같이 형용하기 어려운 절망감에 있는 사람들이 많다. 이러한 말들은 같은 사람들 사이에서도 士農工商의 직업적 열등감 등의 봉건사상에서 유래되거나 빈부의 차에서 비롯되고 있다. 따라서 동물에 대하여서도 천하고 불결하며 위험한 것으로 생각하는 의식을 가지면서 동물에 대한 이해와 관심이 없는 사람이 많다. 만일 인간이 무절제한 욕심과 계획 때문에 조화를 파괴하고 동, 식물에게 해를 끼친다면 그 행위는 창조질서를 깨뜨리는 잘못으로 행복을 포기하는 것과도 같다. 은총 속에 살지 않는 사람 즉 창조주의 사랑을 느끼지 못하고 사는 사람은 매사에 부정적 시각을 가지고 행동을 하기 때문에 일의 결과는 자신의 기대와는 다르게 나타나곤 한다.

2) 인류가 동물로부터 받는 은혜와 위대성

인간이 매일 살아가는 가운데 동물로부터 받는 은혜는 태양과 물 다음으로 큰 것으로 알려지고 있다. 식탁에 자주 오르는 빵에 버터를 발라서 먹는 것이나 커피에 밀크를 타서 마시거나 삶은 계란이나 소시지, 햄 그리고 점심에는 닭고기를 비롯해서 이렇게 인간에게 동물을 준 것에 대하여 얼마나 감사의 마음을 갖고 있는가?

외국인들의 경우 식사 전에 제공된 음식물에 대해 감사의 뜻을 표시하는 습관을 흔히 볼 수 있다. 우리나라의 경우도 이들의 습관을 배워둘 필요가 있다. 한편 반려 동물인 개나 고양이 등의 동물은 인류에게 가장 좋은 벗으로 그리고 의학적 실험이나 경찰견, 청각도우미견, 맹도견, 사역견 등으로서도 크게 공헌하고 있다. 한편으로는 도시나 주택지에 사육되고 있는 애완동물에 대하여는 왜 이들의 동물을 사육하는지 의심을 갖는 수도 있다. 그러나 이들 애완동물은 가정 내에서 정신적인 면에서 충분한 역할을 하고 있다고 한다. 특히 그 중에서도 유년기와 소년기에 있어서 자녀의 정서 교육과 인격형성에 유형무형으로 크게 영향을 미치고 있다.

특히 형제가 없는 경우에는 동물은 동생으로 존재하는 예가 많다. 또 수험지옥에 처해 있는 청소년에게는 마음에 활기와 온기를 불어넣어 주기도 한다. 현관에 나와 자기의 존재를 인식하고 반가이 맞이 해주는 애완동물이 있다면 학생들은 학교에서 귀가를 서두르게 되며 가내에서도 애완동물이 있음으로 해서 웃음과 화제가 풍부하게 되는 등 그 공적은 매우 크다.

따라서 동물을 기름으로써 청소년 정서의 안목과 깊이를 넓힐 수 있게 된다. 일본의 경우 현재 청소년의 동물애호정신이 놀랍게도 향상하여 청소년의 선도에 크게 공헌하고 있다고 한다. 세계 제 2차 대전 이후에 길을 걷는 개에게 돌을 던지거나 막대기로 개를 괴롭히는 광경은 전혀 볼 수가 없게 되었는데 이는 학교에서나 가정에서 가르친 것이 아니라 일본이 평화 속에서 문화가 향상되어 정신적인 면으로 성장한 결과이며 자연 발생적인 것으로 생각하고 있다.

동물을 사랑하는 것으로부터 사람을 사랑하는 것을 배우게 된다. 동물을 좋아하지 않는 것은 인간애가 없는 것으로 인간성에 결핍이 있음을 나타낸다. 또 동물 애호가가 그 나라의 문화지수의 높이를 나타내는 것으로 동물을 기피하는 것은 문화인이 아닌 것으로 판단되기도 한다.

3) 생명의 존엄성은 동물의 죽음에서 배운다.

최근 청소년의 자살이 사회적으로 문제시되고 있으며 범죄의 경우도 날로 난폭해질뿐만 아니라 성격이 포악해지고 있다. 이는 사회의 정서(眞, 善, 美)가 급변하고 공부에 대한 과도한 부담감 그리고 가정에서의 대화 부족 등이 주원인인 것으로 풀이되고 있다. 어떠한 가설에 의하면 많은 아이들이 성인이 되기까지 사람이 죽는 것을 보는 기회가 크게 줄어졌기 때문에 생명에 대한 존엄성이 부족하기 때문이라고 말하는 사람도 있다. 우리들이 어렸을 때에는 집에 조부모가 있어서 그들이 운명할 때 임종하는 것을 눈으로 보고 장엄한 장례식에 가서 어린 당시 「죽음」 이란 것의 깊은 의미는 모르더라도 적어도 「죽음」 이란 큰일이라고 하는 막연한 인상을 받게 한다.

「죽음」을 모르는 사람들은 생명의 존엄성이나 죽음의 중대성을 외면하여 자기의 생명을 경시하게 되어 쉽게 자살하는 청소년이 증가하고 미성년자가 부랑 화하고 살인이 증가하게 된다. 가정의 핵가족화를 막는 것은 불가능하겠지만 애완동물을 통하여 "생명의 존엄성"을 아이들에게 가르칠 수 있을 것이다. 즉 동물을 가정에서 기름으로써 그 수명이 짧아 「죽음」 이란 것을 아이들이 볼 수 있고 「죽음」 의 의미를 알게 되며 이로서 살아있는 것에 감사할 줄 알게 될 것이다.

현재 청소년 사회에는 극심한 생존경쟁 때문에 학력존중과 개인주의가 날로 팽배하여 인간성이 상실되어 가고 있다. 따라서 애완동물을 통하여 인간의 존엄성과 생명경외 사상을 심어줄 수 있을 것이다.

4) 심리학적 측면에서의 동물사육과 동물의 치료적 이용성

개나 고양이 뿐 아니라 모든 「Pet」은 정신적인 안정을 의미하는 일종의 생리적 효과를 보인다고 실험결과가 최근 다수 발표되고 있다. 그 예로 pennsylvania 대학에서는 심장수술 환자의 수술 후 생존율이 애완동물을 사육하는 가정은 사육하지 않는 가정에 비해서 높다고 하였고 고혈압 환자에게는 열대어 수조 설치에 의하여 혈압 및 맥박지수가 저하되는 등 사람은 동물과의 교류를 통하여 마음이 안정됨이 밝혀져, 심리학적인 면에서 비상한 관심의 대상이 되고 있다.

위생상의 이유로 일체 금지된 애완동물(Pet)을 동반하는 병원방문이 유럽과 미국에서 허용되고 있으며 일본에서는 환자와 동물접촉을 위한 시설이 마련되어 있다. 또한 사회복지 시설에서 생활하는 장애자에게 동물과의 교류 기회를 많이 갖도록 일본동물병원협회 의 수의사들은 노력하고 있으며 이 운동을 「Human-Animal Bond」로 불리고 있는데 수의사가 매주 2~3일 애완동물을 희망하는 노인들의 가정을 방문하여 관계를 맺어주는 사업도 하고 있으며 그 효과를 구체적으로 밝히기 위한 조사도 병행되고 있다고 한다.

한편 적극적인 치료의 수단으로 개나 새 등을 이용하는 예로서 자폐증, 등교거부 등의 병을 가진 아이들은 애완동물과 접촉시킴으로서 마음의 문을 여는데도 크게 성과를 얻었다고 한다. 동물매개치료 (Animal Assist therapy: AAT) 라고 불리는 이 분야에 애완동물관리사의 역할도 기대되어진다. 특히 고혈압으로 고심하는 사람의 혈압을 떨어뜨리고 또 긴장상태도 풀어주기도 한다. 이러한 사실은 Pet을 사육하는 이유를 이해하는데 열쇠가 된다. James Rinch의 조사에 의하면 부부의 경우는 독신자 미망인, 이혼자보다 장수한다고 보고하였다. Frika Freetoman조사에 의하면 중증의 심장병으로 입원한 사람을 사회와 격리시키는 실험을 한 결과 병원에서 치료를 받고 있는 동안 살아남을 가능성이 높은 사람은 애완동물을 사육하는 사람이라고 보고하였다.

애완동물을 사육하는 사람 53명 중 3명 사망, 생존이 50명

애완동물을 사육하지 않는 사람 39명 중 11명 사망, 생존이 28명

애완동물관리사는 애완동물의 건강을 직접 돌보는 전문 직업인으로 대상동물의 질병을 예방하고, 적절한 영양공급과 가정에서의 건강관리를 지도하고 그 가족의 마음을 어루만져 줌으로써 동물이 고통 없이 건강하게 살도록 하여야 한다. 또한 동물의 삶의 질을 높이고 수명을 늘리며 사람과 동물 간에 서로 옮길 수 있는 질병인 인수공통 전염병을 예방하여 인간과 동물이 상호보완적인 유대관계를 형성함으로써 사람들에게 보다 쾌적한 삶과 환경을 창조하는 것을 그 목적으로 하여야 한다.

3. 사람과 동물과의 유대

인간과 동물의 유대(Human-Animal Bond, HAB)의 Bond는 "얽음"으로서 잘 표현되고 있다. 인간과 동물은 오랜 역사 가운데 함께 노력하여 생활하여 왔었고, 사람과 동물이 자연과 함께 어울려 생활하던 그 시대에는 그렇게 화제가 되지 않았다가 근래에 와서 동물과의 관계와 만남이 되어있는 지금, 왜 주목하고 이를 위해서 노력하기 시작하는가 하면 악화되어 가는 지구 환경 가운데 자연과 동물과의 만남의 기회를 잃어서 사람의 영육에 위험을 느꼈기 때문이라고 본다.

미국의 워싱턴 주에 살고 있는 도와믹슈족의 한 추장은 "이 땅에 살고 있는 모든 동물들을 백인들은 형제와 같이 취급해야 할 것이며 만약에 동물이 없는 인간 생활은 무엇이 되겠는가? 동물이 모두 없어지고 나면 인간은 심한 고독으로 죽게 될 것이다. 동물에서 일어나는 모든 것은 인간에게도 똑같이 일어난다."라고 말하였다.

1970년대부터 세계 각국에서 사람과 동물과의 유대를 중요시하는 활동이 시작되었다. 이러한 활동의 중심이 된 것은 수의사나 정신과 의사였으며 1978년 워싱턴 주립 대학에서 제 1회 회의를 개최하였었다.

이를 계기로 하여 세계각지에서 활동을 추진하는 그룹이 탄생하였다. 그 중에서도 세계적인 활동을 주동하는 미국의 델타 소사이어티는 1970년대 초에 동물이 인간의 중요한 동료로 인식하는 전문가의 작은 그룹, 델타 파운데이션으로 발족하여 1981년 공익법인으로 하여 전 미사무국을 가져 인간과 동물의 상호작용에 관하여 세계적인 정보 센터로서 프로그램의 입안과 실천, 조사연구. 교육과 봉사, 정기간행물의 발행 등의 활발한 활동을 하며 미국, 캐나다, 호주에 지부를 갖고 있는 단체이다.

일본의 경우에는 1986년 일본 동물병원 협회의 Companion Animal partner-ship program (CAPP) 활동이 출범하여 후생성으로부터 공익법인으로 인가를 얻어 사단법

인 일본 동물병원 복지 협회를 설립하였다. 그의 Frontier 활동은 다음의 5개 항목을 활동테마로 하고 있다.

① 반려동물의 육성
② 가족, 사회의 일원으로서의 교육과 계몽
③ 공동 주택에서의 사육방법과 규칙의 작성
④ 동물의 습성행동의 이해, Human-Animal Bond, 동물과의 사귀는 방법의 교육
　과정의 도입
⑤ 사람, 동물, 사회, 환경의 상호관계의 조사 연구, 환경의 보존과 야생동물 보호
　촉진

세계 여러 나라의 단체는 매 3년마다 세계대회를 개최하고 있다. 1989년의 제 5회 세계 대회는 모나코에서 열렸으며 주제는
① 사람과 동물과의 상호작용의 기초적 연구
② 사람과 동물과의 상호작용의 응용과 실천연구였다.
1992년의 제 6회 몬트리올 대회에서는 "동물과 우리들"의 주제로서 26개국으로 부터 170명 이상의 발표자가 있었으며 6회 대회는 제 5회 때보다 일층 더 구체적이었으며 각 분야별로 눈에 띤 것은 일반 연제의 발표의 상위를 차지한 것은 동물요법(Animal Therapy), 동물의 행동, 예술과 역사, 종교, 동물의 복지, 야생동물의 순 이었으며 제 1위의 animal Therapy는 최근 주목 받고 있는 것으로 다양한 표현이었다고 전해지고 있다.

① Companion Animal Therapy = Pet Therapy
　: 반려동물을 키움으로 해서 가족, 반려, 동료 의식이 생기고 얻어지는 효과
② Animal Assist Therapy = 동물매개요법
　: 트레이닝을 받은 동물에 의한 요법, 또는 목적에 합당한 요법
③ Hippo Therapy = Equine Therapy
　: 승마요법 등으로 어떤 경우에도 사람이나 동물에도 각각의 적성을 충분하게
　배려되어야 한다고 보고되었다.

동물 매개 요법의 주된 효과를 살펴보면 다음과 같다.
① 신체기능의 회복과 안정
② 자신의 정신적 회복과 사회복귀
③ 상심, 고독감 등의 해소와 생활리듬화로 사회적응
④ 중도의 고통이나 살고 싶지 않은 사람들의 의욕의 회복과 연명
⑤ 반사회적인 사람의 갱생과 사회의 적응

⑥ 노인성 치매증의 지연
⑦ 건강아 및 장애아의 건전한 마음의 발달

4. 애완동물과 정신건강

1) 인간과 애완동물

인간에게 있어서 애완동물의 의미는 일상생활을 함에 있어서 애착과 책임감을 갖게 하며 불확실한 미래에 대한 불안감에서 벗어나는 탈출구를 제공하기도 한다. 현재 눈 앞의 귀여운 애완동물과 함께하는 이 시간의 즐거움은 현재의 중요성을 더욱 느끼게 해주기 때문이다. 애완동물은 무조건적 사랑과 무조건적 수용태도를 갖추고 있어 인간에게 깊은 애정과 변함없는 충성심을 제공하고 있기 때문에 인간에게 있어서는 기댈 수 있는 정신적 고향이며 폭풍 속에 안주할 수 있는 항구와 같은 존재이다.

미국에서 애완동물의 사육이유를 조사한 결과에 의하면 생활의 동반자(71%), 사랑과 애정의 대상(53%), 취미생활(39%), 경비 및 보호용(36%) 등의 목적 순으로 다양한 혜택을 인간에게 제공하고 있음을 알 수 있다. 특히 여러 애완동물 중 애견의 사육이 이러한 다양한 요구를 가장 잘 충족시키는 것으로 집계되었다.

애완동물의 가장 큰 장점은 그들의 대체성과 지속성에 있다고 할 수 있다. 애견은 결혼을 해서 주인을 쓸쓸히 혼자 남겨두거나 혹은 새로운 주인을 섬기거나 하는 일이 없기 때문에 그들이 죽음에 이르기 전까지는 언제나 충성스럽게 주인을 섬길 것이다. 이러한 애완동물에 대한 오너쉽 은 인간의 신체적, 정신적 영역에 긍정적 영향을 줄 뿐 아니라, 인간의 사회성에도 큰 영향을 미치는 것으로 알려져 있다.

미국의 500대 기업인들 중에서 95%의 기업인이 강아지나 고양이를 키워본 경험이 있으며 75% 기업인이 현재도 키우고 있다고 한다. 이러한 수치는 1983년 당시 전국 가구 수의 애완동물 보유평균인 53%보다 훨씬 높은 수치이며 이러한 애완동물을 통한 경험이 그들을 성공으로 이끄는 필수적 요소였던 열정, 감정, 훈련 그리고 책임감 같은 특성을 개발하는 데에 크게 기여하였다.

2) 인간이 동물을 사랑하는 이유

동물은 인류가 생존하고 있는 자연환경의 일부이기 때문에 중요한 의미를 갖고 있다. 동물은 꿈과 환상 속에 존재하는 고대원시 인류의 모습이다. 인류와 동물의 유대는 제한된 도시로부터 인류를 좀 더 자유롭고 심오한 자연의 세계로 향하게 한다.

문명화 된 사회생활에서의 고통 받는 영혼을 치료하여 자연의 일부분으로 귀향하게 만드는 매개체인 것이다. 심리학자 프로이드는 사회의 성인들보다는 어린이들이 동물에 대한 동질감을 더 많이 느끼며 곧 친숙해질 수 있다고 말한다.

애완동물은 인류의 생활 속에 합류되기 위하여 반쯤 길들여진 수호신의 그림자의 실체인 것이다. 이러한 의미에서 야생동물을 길들이고 사회화 시키는 것은 우리의 본성을 유지하면서 문화의 평형을 유지하고 좀 더 인간답게 살기위한 인류의 자연스런 의지인 것이다.

우리는 간혹 생활에서 심한 절망감과 허망함을 느낄 때가 있다. 그때 세상은 마치 아무런 즐거움이 없이 보이며 어둡고 쓸쓸한 것처럼 보인다. 지난 즐거웠던 추억은 그 의미를 이미 잃었고 비정상적인 피로와 불면에 시달리며 마치 깊은 수렁으로 빠져든 듯 느껴진다.

정신과를 찾는 환자들의 약20%는 우울증 환자라고 한다. 심한 우울증의 증세로는 피로, 수면장애, 특정부위의 신체적 고통, 식욕과 활력의 감퇴, 사회생활에서의 위축, 그리고 부정적 마음자세를 갖게 된다.

임상학에서는 활력감소와 더불어 스스로를 돌보고자 하는 의욕이 저하되어 극단적으로 자살의 위험성이 높아진다.

애완동물이 사람을 대신할 수 있는 것은 아니다. 하지만 사회관계의 결핍이나 제한된 인간관계를 맺고 있는 개개인에게 애정과 동료애 그리고 건강한 생활을 위한 활력소를 제공할 수 있다. 동물을 사랑하는 것은 사람을 사랑하는 것보다 쉽다. 사람과 달리 동물을 사랑하는 것은 어떠한 조건도 따르지 않고 비평도 있을 수 없기 때문이다. 개나 고양이는 주인의 애정을 조건 없이 받아들이며 그 사랑의 양이나 질에 결코 불평하지 않는다. 또한 사회에서 위축된 생활로 인해 친구, 가족, 동료들과의 만남을 회피하고 자신의 울타리만 지키는 사람들이 애완동물에게까지 그들의 울타리를 제한시키는 경우는 없기 때문에 애완동물은 그들에게 있어서 사회와 이어주는 울타리가 되어준다.

우울함을 느끼고 있는 사람들이 애완견에게 편안함을 느낀다면 그 다음 단계는 애완견과 동네를 산보하면서 이웃을 만나 즐거운 인간관계를 맺으며 다시 한 번 사회생활의 변화를 맛보는 일일 것이다.

애완동물은 근심걱정 내부적 요인과 스트레스 외부적 요인 의 가장 효과적인 처방전인 적당한 운동과 긴장을 완화시켜주는 역할을 하고 있다. 특히 애완견과의 산보는 두 가지의 장점을 제공한다. 실제 운동을 함으로써 얻는 신체적 효과와 가장 친근한 대상과 함께 있음으로써 얻는 심리적 안정 효과다.

3) 애완동물과 인생

인생에 있어서 가장 애완동물이 필요한 시기는 어릴 때와 나이가 들었을 때의 두시기라고 한다. 특히 아이들과 동물과의 관계는 자연스럽고 좀 더 각별하여 심지어 신비스럽기까지 하다.

외국의 학자들은 아이들과 동물에 대한 관계형성이 생후 1년 이내에 형성된다고 하는데 6-12개월 된 아기들은 애견이 방에 들어올 때 웃음을 보이며 13개월 이상의 아이들은 애견을 따라가려고 한다. 7세-16세 사이의 아이들은 애완동물을 그들의 놀이친구이자 신뢰감 있는 동료로써 인식하고 있었으며 특히 애완견은 그중 가장 전반적으로 선호되는 애완동물이었고 지능을 가진 가족 구성원으로서 인식하고 있었다.

애완동물이 어린이에게 교육적, 정신적 역할을 다양하게 수행하고 있는 것을 보면 매우 놀랍다. 즉 정서지원, 태도조정, 사회화형성, 신체보조, 의욕고취, 훈련, 교육과 동기부여 등을 통하여 어린이에게 도움을 주고 있다.

사춘기 시기의 아이들에게 애완동물은 가족의 사랑을 대체할 수 있는 정신적 사랑의 대상이다. 사춘기는 역할 변화의 의식이 생겨나고 거칠어지며 자신에 대한 의구심이 생겨나는 혼란스러운 시기이다. 어린이도 어른도 아닌 신체적, 사회적, 정서적 중간자로서 위치해 있기 때문이다. 사춘기 때의 아이들은 크게 사회, 가족, 동료에게서 압박을 받고 있다고 생각하며 이상과 제한된 자신의 능력에 대한 실존을 찾기 위해 방황하고 있다. 또한 결론 없는 결론을 가지는 시기이며 그들이 해 나가는 모든 것들이 어느 것 하나 중요하지 않는 것이 없는 것처럼 보이는 시기이기도 하다.

현대의 젊은이들은 역사상 어느 때보다도 많은 선택을 할 수 있는 여건이 되어있지만 이것 또한 자신의 결론이 도출되어 선택하여야 하기에 매우 힘든 시기에 살고 있다고 볼 수 있다. 따라서 이러한 질풍노도의 시기에 수많은 청소년들이 자살을 선택하게 되는 것이다. 애완동물과 사춘기 아이들과의 관계는 사람들과의 관계보다 훨씬 단순하다. 이 시기에 있어서 애완동물은 믿음직스럽고 사랑스러운 대상이며 사회와의 매개체 역할을 하는 심지어 그들 존재의 상징이 되기까지 한다.

많은 노인들은 애완동물이 그들의 가장 큰 불만을 해갈 시킬 수 있다고 믿고 있다. 실제로 애완동물은 노인들이 살아있는 생물을 만지며 애정을 느낄 수 있는 대상으로서 정서, 관심, 희생 그리고 책임의 사회에서 한 발짝 물러난 그들이 생활 질서를 다시 회복시키는데 커다란 도움을 준다. 노인들이 활력적인 사회생활에서 물러났을 때 인간 외의 환경, 특히 애완동물의 중요성은 크게 부각될 수 있다. 애완동물은 수용, 숭배, 용서, 무조건적 사랑을 행할 수 있는 능력을 가지고 있기 때문이다.

개와 함께 놀다 보면 오랫동안 잊고 있던 어린 시절의 순수한 마음이 조금씩 되살아나 각박한 삶 속에서 생긴 마음속의 주름을 펼 필요가 있음을 느낀다. 미국가정의 60%가 애완동물을 소유하고 있으며 그들의 대부분이 애완동물을 중요하고 가치 있는 가족 구성원으로 여기고 있다. 애완동물을 소유하고 싶어 하는 사람들의 제1차적 애완동물의 소유목적은 신뢰할 수 있는 동료애를 느끼고 싶기 때문일 것이다.

애완동물은 자녀, 배우자, 형제자매, 친구 심지어 미워하는 원수의 역할까지도 대신할 수 있다. 애완동물과 주인의 관계는 언어로 소통하지 않고 주인의 선택의 자유에 의하여 표현이 가능함으로써 사람간의 관계에서 할 수 있는 것보다 주인의 무의식적 관심을 더 많이 표현할 수 있다.

애완동물은 사람들이 의식적으로 느끼려고 하지 않는 부분에 대한 어떠한 것들에 대하여도 느낌을 가질 수 있도록 기회를 제공한다.

반면에 새로운 정신적 고통을 겪는 것을 방지하여 주기도 한다. 관계개선이 불가능하리만큼 민감한 사람에게도 좋은 관계형성을 위한 동기를 제공해 줄 것이다.

미국의 워싱턴 주립대 정신과 의사가 말티즈견과 다년간 함께 일을 하고 있었다. 그녀가 처음 4개월 된 강아지를 워싱턴 주립대에 데려온 것은 단지 어린 강아지를 홀로 집에 두기가 안타까워서 그녀의 병원에 함께 출근을 하였던 것이다. 그 강아지의 이름은 티파니이다. 그런데 의외로 티파니의 존재는 편리함 그 이상으로 기여하는 점이 많았다. 병원 환자 대기실의 분위기가 바뀌었던 것이다. 병원을 찾는 대부분의 어린 학생들은 내키지 않는 걸음으로 병원을 찾아왔었고 그들에게 어떤 일이 일어날 것인가에 대하여 걱정스러워 했으며 만나야 되는 사람들을 두렵게 생각하기 마련이었다. 그들이 진료 차례를 기다리고 있는 병원의 대기실은 한마디의 이야기 없이 조용했으며 다만 자신들을 주목하는 사람이 없기만을 바라며 모두들 똑바로 앞만 주시하며 대기하고 있었다.

이런 상황에서 귀여운 말티즈가 대기실에 오자 그들은 그러한 자의식을 순간적으로 잊고 이 귀여운 친구를 화제로 이야기하기 시작하였다. 어떤 학생들은 다음 병원에 진료 때 티파니를 위한 음식을 집에서 가져오기도 하였고 혹은 이 조그만 친구의 관심을 끌기 위하여 계속 말을 시키곤 하였다.

티파니가 조금씩 자라감에 따라 그 병원에서의 역할은 점점 커지기 시작했다. 방문 환자들에게 인사도 하고 진료시간에 맞추어 환자들을 에스코트하여 진료실에 입실시키곤 하였다.

대부분의 환자들은 기대하지도 않았던 이 귀여운 친구의 친절로 놀라움과 기쁨의 감정을 감추지 못하였다.

티파니는 정신분열증이나 혹은 극도의 우울해져 있는 사람과 특히 가까운 관계를 맺고 있었다. 보통 사람들보다 훨씬 외롭거나 우울하거나 극도로 위축되어 있는 사람에게 더욱 잘해 주는 것이었다. 그러한 사람들이 티파니 에게는 공격적이지 않고 아무런 제재도 가하지 않으며 자유롭게 놓아두기 때문인 것 같다.

사람들이 간과하는 것들을 동물은 놓치지 않는다. 인간은 대인관계와 주변 환경 속에서 한정된 시야를 가지고 있기 때문에 많은 것들을 놓쳐 버릴 수 있지만 동물들은 그러한 관계를 떠나 세세한 것까지도 놓치지 않는다. 바로 그런 것이 인간이 동물을 기르는 이유이기도 한 것이다.

1958년 샤냥꾼의 총에 맞은 매가 한 마리 있었다. 매가 부상을 당해 날개와 다리를 잃고 다시는 자연의 세계로 돌아갈 수 없는 형편이 되었다. 미국 매사추세츠 감옥의 죄수들은 그 매가 회복되도록 간호하며 새가 살 수 있는 새장을 지어주었다. 치료를 해주어도 야생 매는 길들여지지 않았기 때문에 치료하는 죄수들의 손을 마구 쪼아댔지만 죄수들은 그러한 고통과 배신감에 전혀 개의치 않고 다만 이 상처 입은 신의 창조물을 돌보아주는 것 자체에 만족감을 갖고 있었다. 죄수들을 애정의 대상으로써 살아있는 생물체에게 그들의 사랑을 아낌없이 주었다.

수감 생활 중 애완동물을 소유했던 범죄자와 비소유 범죄자와의 차이를 실험하여 1년이 경과한 후에 분석한 결과 비소유자는 1년의 실험 기간 중 수감 중인 동료와 12번의 싸움을 하였고 3번의 자살을 시도한 반면 애완동물 소유범죄자는 단 한번의 싸움이 있었을 뿐 자살시도는 없었고 비소유자보다 약의 사용량도 현저히 줄어들었다.

4) 동물과 인간을 함께 치료하는 수의사

우리는 애완동물을 이용한 정신치료요법 측면에서 수의사의 역할은 단지 치료보조견의 감성적, 행동적, 신체적 문제에 대한 전문적 관리를 수행할 수 있는 전문가라고만 예상할 수 있다. 분명히 이 역할 역시 중요하며 이러한 치료요법에 분명히 수의사들 없이는 완성될 수 없는 것들이다. 하지만 수의사들은 이러한 치료요법에 직접적으로 관여되지 않는다 하더라도 다른 방법으로 인간의 카운슬러로서 그들의 중요한 사람을 위한 정신적 진료를 행하고 있는 것이다. 동물과 인간의 유대관계를 활용한 애완동물이용 치료가 지대한 관심이 되기 이전부터 수의사들의 인간 심리치료를 도와주는 역할은 계속적으로 강조되어 왔다. 정서적 측면이나 정신적 측면의 경우 개인, 가족, 애완동물, 그리고 담당 수의사들은 깊은 정을 가지고 연관되어 있다. 애완동물과 고객의 가족생활을 고찰함으로써 그들의 관계를 이해할 수 있는데 이는 동물 행동의 많은 현상들이 가족의 행동패턴을 직접적으로 반영하고 있기 때문이다. 애완동물이 아플 때 주인과 애완동물 사이의 정상적인 관계는 일시적으로 단절된다고 볼 수 있다. 그리고 단순히 애완동물의 신체적 문제에만 관심이 지대한 수의사라면 마음이 편하지 않은 고객을 효과적으로 만족시켜줄 수 없을 것이다. 애완동물 대부분은 주인의 정서적 범위 안에 존재하고 있기 때문에 성공한 대부분의 수의사들은 유능하게 인간의 정신과 심리를 안정시키게 해주는 의사임에 틀림없었을 것이다. 외국의 경우에는 정신과 상담을 위해 수의사를 찾는 고객들이 동물의 의료적 문제로 찾는 회수만큼 이나 많다. 그것은 애완동물을 소유하고 있는 주인의 요구가 그들의 애완동물에 반영되며 인간의 요구가 실제 애완동물의 요구로 표출되기 때문이다. 또한 스트레스를 풀기 위하여 애완동물을 이용하는 소유자들은 그들이 아주 사소한 문제까지도 그들에게 반영시키곤 하는데 이러한 행위는 소유자의 죄의식, 외로움, 고립감 같은 감정들을 보상받으려는 하나의 방법인 것이다. 그러므로 수의사는 인간에게 전문적 서비스를 행하는 직접적 주체자가 되는 것입니다. 현대사회에서 스트레스 해소자로서 막대한 역할을 수행하고 있는 애완동물을 관리하는 수의사가 이러한 그들의 책임감을 회피해서는 안 될 것 같다.

애완동물을 소유한 53가구의 결손가정을 대상으로 애완동물 소유목적과 그 동물의 건강상태를 비교 평가해 보았는데 소유목적은 일반가정과 다를 바 없었으나 애완동물의 상태는 88%가 결함이 있었다고 한다. 상처 받은 동물을 관찰 할 수 있는 수의사는 아마도 이러한 가정결손의 문제를 첫 번째로 감지할 수 있는 전문가일수 있다. 수의사가 이러한 '전문의 기능'을 수행하지 않는다면 그 결손 가정들의 아이들은 특별한 신체적 증상으로 의료 기관을 찾을 때까지 그들의 마음속 상처는 더욱 깊어지며 심해질 것이다.

5) 애완동물의 죽음

가정 내에서 사랑 받던 애완동물의 죽음만큼 가슴 아프고 슬픈 일도 그리 흔하지 않을 것이다. 동물과 관련되어 있는 전문가들은 동물의 죽음 앞에서 그 소유자들이 덜 고통 받도록 하기위한 여러 가지 노력을 해왔다. 특히 유년기 때 애완동물의 죽음은 죽음에 대한 첫 경험이 될 수 있으며 매우 중요한 사건 중 하나로 기억될 것이다. 한 연구에 의하면 5세 이하의 어린이는 단지 일시적 사라짐으로 인식하고 5세~9세의 어린이는 피할 수 있었던 하나의 절망적 사건으로 인식하고 있다고 한다. 청년기가 되면 죽음의 상태는 영원하며 최종적이라는 것을 알기 때문에 애완동물의 죽음은 매우 심각한 사건이라 생각한다. 하지만 아이들은 나이가 들어감에 따라 애완동물의 죽음으로 본인이 슬픔을 느낀다는 것에 대해 당황스러워하며 이를 숨기려고 한다. 한 보고서에 따르면 애완동물의 죽음이 성인들의 사회적 행동에도 매우 큰 영향을 미쳐서 대다수 성인들이 그로 인해 일상적 생활의 방해를 받는다고 한다. 외출이 싫어지고 말수도 줄어들며 업무에 방해를 가져온다는 것이다. 많은 학자들은 애완동물의 사망이 마치 인간의 죽음과도 같이 느껴져서 죽음에 대한 거부, 슬픔, 분노, 죄책감, 그리고 마침내 수용하는 단계적 현상을 보인다고 하며 공허감, 고통, 식욕감퇴, 불면증, 나른함 등의 증상이 있다고 한다. 현재 미국에서는 죽음을 앞둔 애완동물의 50%정도를 안락사 시키고 있다. 수의사들은 소유자들에게 신중한 결정을 해주어야 하며 최선의 위로로 슬픔을 삭감시켜주어야만 한다. 안락사는 병든 동물들에게 있어서는 친절과 사랑의 행위로 받아들여져야 한다. 안락사 시키지 않는 동물들이 서서히 고통 받아 죽음으로 들어갈 때 더욱 더 고통을 느끼게 하는 것이 죄악일지 모르기 때문이다.

안락사의 경우 죄책감이 두드러질 수도 있으나 수의사나 가족들에 의해 위로 받을 경우 오히려 만족감을 느낄 수도 있다고 한다. 대부분의 사람들은 애완동물이 죽음이후 서서히 극복해 가지만 때로는 씻지 못할 상처를 받는 경우도 있어 15% 정도의 사람들은 한번 애완동물의 죽음이후 결코 애완동물의 소유를 다시는 원하지 않는다는 통계가 있기도 하다. 소유자들을 안락사 현장에 참석하게 하는 것에 대한 문제는 아직까지 가장 쟁점이 되는 문제이기도 하지만 현장에 있는 것이 때로는 '마감'이라는 의미로 도움이 될 수도 있겠다. 새로운 애완동물을 가지는 것이 죽은 애완동물의 자리를 채워주는 역할을 할 수 있다. 아이들에게는 특히 위안의 효과가 있다. 애완동물이 많은 가정은 그나마 슬픔이 덜한 편이다. 어떤 이들은 자신이 아끼는 애완동물의 죽음에 대하여 두려움을 가지고 있으나 대부분 더 어린 동물들을 새로이 들여놓음으로써 활력을 다시 얻는 편이다. 결코 다시 동물을 기르려 하지 않는 사람들도 있지만 동물을 다시 기르고 그 동물과 사랑스러운 유대관계를 지속하는 것이 죽은 동물을 기리는 한 가지 방법이 될 수 있을 것이다.

6) 치료견으로서의 애견들

개들은 후각과 청각이 매우 발달되고 행동이 민첩하기 때문에 장애인을 돕는 동물로 가장 적합하며 그 중에서도 특히 맹인용 개가 가장 잘 알려진 경우이다. 이러한 개들을 가이드 견이라고 부르는데 이들은 장애인의 일상 활동에 눈과 귀가 되어주며 여러 가지 위기상황에 있어서는 절대적으로 필요한 존재이다. 위험시 대처, 기분의 표현, 신뢰감, 개인적 성취감, 방향감각력, 긴장완화, 안정, 자기조절 등이 가이드 견을 가짐으로써 얻을 수 있는 이점이라 할 수 있다. 그러한 가이드 활동을 위해서는 좀 더 세밀한 훈련과정이 요구되는데 근래에는 전화 받기, 초인종 대답하기, 소방벨 울리기 등까지도 확대되어 서비스견으로써 역할 비중이 더욱 커지고 있다. 심리치료견이나 장애인을 돕는 가이드견들은 인간의 신체적, 정신적 장애극복을 위한 보조 활동 외에도 사람에게 사회적 교류의 장을 열어주는 기회까지도 제공한다. 서비스 견이 있는 장애인들은 없는 장애인들보다 훨씬 쉽게 사람들과 만나서 교류할 수 있는데 특별히 이런 사회화를 위하여 개들을 훈련시킬 수 있다고 전문가들은 이야기하고 있다. 개들은 이제 인간의 꿈을 실현할 수 있도록 도와주는 역할도 하고 있는 것이다.

7) 애견을 향한 우리의 사랑

앞에서 애완견을 가짐으로써 얻을 수 있는 혜택을 제시하였는데 그렇다면 지금 현재 애견을 가졌다고만 해서 모든 이들이 그러한 혜택을 받고 있다고 할 수 있을까?

그렇지는 않다. 교류를 위한 행동이 어떤 형태라도 이루어져야 하는데 어항의 물고기를 바라보듯 수동적이든 개나 고양이를 어루만지듯 능동적이던 간에 사람과 애완동물 사이의 상호관계가 있어야만 하는 것이다. 그리고 상호관계에 있어서 이러한 능동적인 관계는 수동적인 관계보다 주인과 애완견의 정서를 함양시키는데 보다 효과적이다. 애완견은 확실히 사랑을 받을 때 더욱 그들의 사랑을 주기 마련이다. 최근의 조사에 따르면 애완견과 주인간의 관계의 중요한 요소는 주인의 애착정도에 있다고 한다. 애완동물에 대한 애착도가 높을 경우 애완동물 소유자들의 도덕성이 개선되고 행복감이 증진되며 생활의 낙관적 요소가 증대될 수 있지만 애착도가 낮거나 없을 경우 불행과 쉽게 연결되거나 의무로써의 부담감만을 가질 수 있기 때문이다. 애완동물과 인간의 관계를 재조명하여 애완동물을 인간의 정신적, 심리적 치료자로써 활용하는 것은 마침내 문명발달로 인한 자연과의 벌어진 틈새를 채워주는 것과 같다. 자연 창조물 중의 하나인 인간이 스스로 만들어놓은 문명과 문화의 구조 속에서 개개인의 인간적 소외감과 허탈감 등을 느끼고 힘겨워할 때 우리를 위로해 줄 수 있는 것은 바로 우리 곁에서 언제나 조건 없는 사랑으로 인간을 떠나지 않는 애완동물일 것이다.

8) 노후생활과 애완동물

다양한 계층의 수많은 사람들이 돈, 시간, 정성을 기울여 애완동물을 키우는 것은 애완동물과의 관계에서 사람들이 분명히 어떤 혜택을 얻는 다고 추론할 수 있다. 그렇다면 노인의 경우, 경제적 여건, 신체적인 건강상태, 이동수단이나 주거환경의 제한 등 상대적으로 어려운 문제점들이 많이 존재하는데 어떤 혜택을 얻을 수 있을까? 있다면 무엇일까? 하는 의문이 존재한다.

만일 노인에게 여러 가지 측면에서 애완동물을 기르는 것이 좋다는 확신이 있다면, 누구나 노인들에게 건강을 위해 운동을 하고 좋은 음식을 먹는 것처럼, 애완동물을 키우라고 권고해야 할 것이다. 그러나 불행히 이에 대해 어떠한 혜택이 존재하며, 어떤 상황에서 가장 많은 혜택을 보는지에 대한 구체적인 자료는 그다지 많지 않다.

그렇지만 이러한 문제점에도 불구하고 현재 수많은 연구가 이루어지고 있으며, 현재까지 이루어진 연구 중 애완동물과의 상호작용이 노인들의 삶에 어떻게 도움을 주는지를 살펴보고 노인들 이 애완동물을 키우는데 고려해야 할 사항을 정리해 보고자 한다.

가. 노년기에 애완동물의 역할

애완동물이 노인들의 삶에 미치는 영향은 사회적 효과와 심리, 정서적 효과, 신체적 효과로 나누어 볼 수 있는데 애완동물은 자식과 친구, 그리고 사회와 동떨어진 곳에서 정체된 노인들에게 다시 사회와 접할 기회를 주고, 다시 사회에서 일할 수 있는 힘과 동기를 주게 되며, 한 인간으로서의 자신감을 불어 넣어 새로운 역할을 할 수 있도록 하여 삶의 뒤안길에 있다는 관념에서 벗어나 적극적이고 건강한 생활을 영위할 수 있게 해준다.

또한 애완동물은 일상생활에서 받는 각종 스트레스를 풀어주고, 완충시키는 작용을 하여 인간생활의 파탄을 가져오는 여러 가지 일들(예; 배우자와의 사별 등)에 대하여 위안을 얻고, 노인들에게 정신적, 육체적 건강을 유지할 수 있도록 도움을 준다.

노후의 생활에서 노인들이 사회조직에서 일자리를 잃거나 그들의 친구들과 사별하는 경우 등의 일로사회와의 접촉이 단절되거나 줄어드는 일들이 발생 할 수 있다. 또한 건강상태나 경제사정이 예전만큼 사회생활을 왕성하게 할 수 없게 만들기도 한다. 그러나 애완동물 사육 같은 특별한 취미나 종교생활, 집의 아이를 돌보는 일들을 통하여 사회와의 접촉을 계속 유지하기도 한다. 어떤 경우에 사람들은 애완동물을 매개로 다른 사람을 사귀기도 한다.

애완동물은 사람들 사이에서 유대 관계의 형성과 발전을 촉진하는 역할을 하며 노후생활에서 사회성 증진에 많은 영향을 준다.

나. 애완동물의 사회성 효과

개의 존재가 노인의 사회화에 도움이 되고 사회적 행동을 증가 시키는 예는 매우 다양하다. 양로원에 있는 노인들, 집에서 간호를 받는 노인들, 심지어는 알츠하이머병과 같은 노인성 치매를 앓고 있는 노인들에게도 개의 존재는 그들의 사회성의 증진에 많은 도움을 준다고 한다. 노인들이 사회와의 접촉이 줄어들수록 사회성의 유지에 대한 애완동물의 역할을 그만큼 커진다.

애완동물은 노인들에게서 흥미와 활동을 유발하며 나아가 그들과의 유대관계를 통해 즐거움을 주고, 외로움을 잊을 수 있는 위안처가 되기도 한다. 어떤 경우에 있어서는 애완동물이 유일한 사회화 도구가 되기도 하는데, 이런 사람들은 자신의 애완동물이 마치 사람인 듯이 그들과 대화하고 의지하며, 더불어 살아가게 된다.

다. 애완동물이 정서에 미치는 영향

애완동물을 사랑하는 사람은 자신과 비슷한 상황의 다른 사람들과 쉽게 사회적인 유대관계를 형성할 수 있다. 노인병을 연구하는 기관의 한 조사에 따르면 자원봉사자들의 방문에서 가족적인 분위기를 만드는 데 동반한 애완동물의 역할이 주효했다고 말한다. 환자들은 조금씩 자신들의 가족들과 건강, 동거자, 신앙, 일들에 대하여 이야기를 하게 되었다. 이로써 애완동물은 사람들 간의 분위기를 가족적으로 만들고 유대관계를 촉진시키는 역할을 함을 알 수 있었다. 아마도 자원봉사자들은 동물을 사랑하는 다른 사람과의 편안하고 즐거운 만남을 위해 애완동물을 데려가는 것이 좋다고 생각할 것이다.

라. 애완동물의 심리적 안정에 미치는 영향

애완동물을 기르는 것이 일시적인 또는 심각한 스트레스를 해소하는 데 도움이 된다는 사실을 증명하려는 많은 연구가 진행되었다. 노후의 생활은 젊었을 때에 비하여 여러 가지 육체적, 정신적 스트레스를 받게 되기 쉽다. 개개인은 배우자를 잃었을 때 엄청난 스트레스를 견디어야 하며 나이가 먹을수록 그 고통은 더욱 커진다. 홀로 되는 것과 사회적인 고립은 노인들로 하여금 쉽게 우울증에 빠지게 한다.

같은 조건에서 애완동물을 키우는 사람은 그렇지 않은 사람들에 비해 훨씬 더 정신적으로 안정하며 애완동물과 유대관계가 깊을수록 더욱 그렇다. 한 연구에 의하면 애완동물의 소유와 스트레스에 대한 연구에서 애완동물을 기르지 않는 사람은 스트레스를 받았을 때, 그로 인해 병원을 찾는 빈도가 현저히 증가하였으나, 애완동물을 기르는 사람이 비슷한 스트레스를 받았을 때에는 그다지 증가하지 않았다고 한다. 다시 말해서, 애완동물을 소유하고 있는 사람은 평상시에 스트레스를 잘 받지도 않지만 주어진 같은 정도의 스트레스에 받았을 때도 그것을 해소하는 능력이 뛰어남을 알 수 있었다. 이로써 노인들은 애완견을 기름으로써 노후에 부딪히는 여러 가지 역경에 대해 극복할 수 있는 능력을 증가시킬 수 있는 것이다

마. 애완동물이 신체적 건강에 미치는 효과

노후에 건강유지를 위하여 생활습관을 확립하는 것은 매우 중요한 일이다. 노인들은 노화 자체에 대하여 정신적인 불안감을 갖고 있다. 애완동물을 키움으로서 갖는 대표적인 이점 중에 하나는 시간을 건설적이고 생산적으로 사용하는 것이다. 애완동물은 규칙적인 생활을 하도록 동기를 부여한다. 모든 애완견의 소유자들은 개들이 걷기를 좋아하여 주인을 하여금 많은 신체 활동을 하도록 동기를 부여한다고 말한다.

노인들과 애완동물 소유와 그 상호관계에 관한 일련의 연구에서 애완동물을 기르는 것은 많은 예에 있어서 그 주인의 건강을 증진시키고 사기를 북돋는 역할을 한다고 말한다. 여러 연구에서 애완동물 을 기르면 그전보다 많이 걷게 된다고 말하고 있다. 위의 사실로 미루어 볼 때 애완견들은 건강에 필수적인 운동을 자연스럽게 또한 즐겁게 할 수 있게 동기부여를 해주며 따라서 노인들이 자신의 건강을 증진시키는 데 큰 몫을 한다고 말할 수 있다.

아마도 인간-동물간의 유대관계에 대하여 가장 널리 알려진 것은 애완동물과 함께 홀로 된 노인 가정을 방문하는 것일 것이다. 애완동물은 자원봉사자들의 환자나 다른 사람들과의 상호관계를 매끄럽게 즐겁게. 해주는 촉매역할을 하고 있으며, 이것은 환자뿐 아니라 방문자 자신에게도 큰 도움이 된 다. 물론 자원봉사자가 환자에게 애완

동물보다는 더 큰 영향을 주지만 애완동물을 동반함으로써 방문자로 하여금 방문의 기회를 만들고 더 느리는데 결정적인 역할을 하는 경우가 많다.

이런 많은 장점에도 불구하고 주위에는 여러 가지 여건 때문에 애완동물을 기르지 못하는 노인들이 많다. 애완동물을 키우지 못하는 여러 상황에는 노화에 의한 시력장애, 거동이 불편하다든지 손을 쓸 수 없다든지 하는 신체적인 장애가 문제될 수도 있고, 집안과 마당의 공간부족이 원인이 될 수도 있을 것 이다.

애완동물을 소유한 그 순간부터 운동, 수의진료, 미용, 사료구입 등 여러 가지의 신체적, 정신적, 그리고 경제적 활동을 해야만 한다. 분명한 사실은 노인들이 애완동물을 기름으로서 그들의 사회성을 회복시키며, 일상에서의 스트레스를 해소하고, 적극적인 삶의 동기를 부여받아 보다 윤택하고 건강한 노후를 설계할 수 있다는 것이다. 그러므로 정부나 민간 기구들은 노인들이 여러 제한조건에 구애 받지 말고 애완동물을 기를 수 있도록 제도적, 사회적, 그리고 경제적 뒷받침을 해주어야 한다.

II. 동물매개치료 (Animal-assisted therapy)

1. 인간과 동물의 유대 (The human-animal bond)

1) 인간과 동물의 유대(The human-animal bond, HAB)

인간과 동물의 유대 (HAB)란 인간과 동물간에 상호 교감을 말한다. 인간은 사육하는 동물과의 상호 교감으로부터 많은 이로운 반응들을 얻을 수 있다. 최근 HAB에 대한 체계적인 연구가 활발히 수행되고 있으며, 이를 이용한 사람의 치료, 즉 동물매개치료가 수행되고 있다.

가. 인간과 동물의 상호반응에 대한 신체적 반응

Blalock과 Smith (1981), Livnat 등 (1985)은 중추신경계뿐만 아니라 면역시스템에 의해 엔도르핀이 만들어지는 것으로 보고하였다. 이러한 연구는 감정의 신체적 표현에 해부학과 생화학적인 연결에 의하여 이루어진다. Odendaal (1999)은 이러한 발견에 더하여 인간과 개의 상호반응이 이루어내는 긍정적 활동 후 약 15분 정도에 옥시토신, 도파민, 프로락틴, 페닐틸라민, 베타엔돌핀과 같은 감정에 이로운 신경화학물질 분비에 변화가 일어난다고 하였다.

여러 연구가들이 동물과의 상호반응이 인간의 혈압을 낮추는 효과가 있다 보고하고 있다. 인간이 그들의 애완동물을 귀여워하는 행위로 인간과 동물의 유대감이 형성되고 결과적으로 확장기와 수축기 혈압이 낮아진다는 것이다 (Baun 등, 1984). 스트레스를 받는 수학문제를 푸는 상황에서 그들의 애완견이 있을 때와 없을 때의 혈압을 비교하였을 때 애완견이 있는 경우가 혈압이 낮아지는 것을 알 수 있었다 (Allen 등, 1991).

동물매개치료의 효과는 실험 동안 동물의 도입 시기에 영향을 받는다. Friedmann (1983)은 실험초기에 개를 도입한 경우가 중간에 도입한 경우 보다 동물매개치료의 효과가 좋은 것으로 나타났다. 이러한 발견은 스트레스를 받는 실험에서 초기에 개를 도입하는 것이 환자의 반응을 유도하는데 도움을 준다. 다른 연구에서도 시험 중간에 동물을 도입하는 것은 환자의 혈압과 심박수에 영향을 주지 못했다 (Straatman 등, 1997).

인간과 동물의 만남이 관상동맥 질환 환자들에서 혈압과 스트레스 감소로 결과적으로 1년 생존율을 높여준다고 한다(Friedmann, 1990; Friedmann 등, 1980). 이러한 현상은 보다 큰 규모의 대상자들을 참여한 연구에서도 동일하게 나타났다 (Friedmann & Thomas, 1995). 애완동물은 나이든 성인들의 신체적인 건강을 향상시키는데 도움을 준다. Anderson등 (1992)은 애완동물을 키우는 것이 확장기 혈압 저하, 트리글리세라이드 및 콜레스테롤의 감소 효과가 있다 보고하였다. Lago 등 (1989)은 애완견 소유가 의욕 (morale)을 높이고 결과적으로 건강을 향상시킨다고 보고하였다. 애완동물을 키우는 것이 인간과 동물의 유대감에 의한 정신적 이로움뿐 아니라 신체적 운동의 증가로 인간의 건강 향상에 큰 도움을 주며, 소규모의 제한된 임상 환경인 동물매개치료 또는 방문 활동에서도 이러한 이로운 결과를 얻어낼 수 있다고 한다. 예를 들면 물고기가 수영하는 비디오테이프를 보도록 한 참여자보다 수족관을 설치하여 수영하는 실제 물고기를 보게 한 참여자들이 더 큰 이완반응을 받는 것으로 보고되고 있다 (DeSchriver & Riddick, 1991). 또한 치료견 방문 프로그램에 참여한 그룹이 그렇지 않은 그룹 보다 확장기와 수축기 혈압이 감소되었다 (Neer 등, 1987).

나. 인간과 동물의 유대에 의한 정신과학적인 반응

사회적 스트레스 인자들은 인간과 동물에서 면역 저하와 같은 신체에 해로운 결과들을 유발 한다. 예를 들면 squirrel monkey를 가지고 한 실험의 결과 엄마와 새끼를 정상보다 일찍 떨어뜨리면 면역 기능이 떨어지는 것으로 보고되고 있다 (Coe 등, 1989). 유사하게 실험동물의 스트레스를 가하면 암, 전염병, 및 다른 질병에 대하여 체액성 및 세포성 면역 모두 저하되어 감수성이 증가한다고 보고되고 있다 (Riley, 1981).

다양한 연령 그룹에서 애완동물은 스트레스 경감, 위안, 정신적 지지 (support)를 제공한다고 한다. Trienenbacher (1998)은 5학년 미만의 초등학생들을 대상으로 주사한 결과 대다수가 방과 후 집에 돌아갈 때 그들의 애완동물을 보고 기뻐하며 애완동물이 자신의 말을 알아듣고 사랑을 주는 것으로 생각한다고 보고하였다.

젊은 여성에서 가족들과 함께 생활하는 경우 보다 혼자 사는 경우에 그들의 애완동물이 가족의 일부로서 느끼는 경향이 강하다 (Zasloff & Kidd, 1994). 복지시설에 거주하는 노인의 경우에 애완동물은 즐거움과 의지와 이완 효과를 준다. 그들은 자녀가 있거나 없는 것에 상관없이 애완동물을 자식처럼 생각하는 것으로 보고되었다 (Folse 등, 1994).

요양원에 방문치료의 한 결과도 애완동물의 방문이 자기의식의 향상, 사회경쟁력, 흥미, 정신사회적 기능, 삶의 만족, 개인적 청결도, 정신적 기능을 개선하고 우울감을 감소시킨다고 보고되었다 (Franics 등, 1985). 다른 연구에서도 요양소의 노인들 (Fick, 1983; Taylor 등, 1993; Winkler 등, 1989)과 치매 (dementia) 환자에서 개와 반응을 통하여 사회적 상호반응이 증가된 것으로 나타났다.

2) 임상적 적용으로서 인간과 동물의 상호반응

동물들이 인간과 동물의 유대감을 이용하여 질병을 가진 사람의 임상적 치료 영역에 하나 또는 두 가지 방식으로 활용될 수 있다. 방문치료가 가장 흔한 형태의 동물매개치료 방법이다. 치료동물을 데리고 병원이나 요양소와 같은 환자가 있는 곳을 방문하는 방법 (visiting program)이다. 다른 하나는 치료동물이 있는 기관에 거주하는 프로그램 (residential program)으로 동물매개치료가 이루어지는 것이다. 동물매개치료의 효과에 대한 연구가 가장 많이 이루어지는 기관은 장기요양시설이다. 일부 소수보고들에 의하면 거주프로그램 보다 방문프로그램이 더 효과적이라고 한다. 그러나알츠하이머 병동의 노인 환자를 대상으로 한 다른 연구에 의하면 방문프로그램과 거주프로그램 모두 환자의 사회 행동의 개선을 가져왔고 그 효과 정도에서 두 방법 간에 차이는 보이지 않았다고 한다. (Kongable 등, 1989).

거주프로그램에 의한 동물매개치료는 참여한 노인과 스텝 직원들에게 긍정적인 결과를 얻는 것으로 보고되고 있다. Winkler 등(1989)은 간호스텝직원들과 노인 환자간에 치료동물의 존재로 보다 사회적 상호반응이 증가하였다고 한다. 유사한 보고가 Brickel (1979)에 의하여 이루어졌는데 두 마리의 치료고양이와 노인 환자의 만남이 환자의 활동성을 증가하고 보다 편안한 마음을 가지게 한 것으로 보고하고 있다.

방문프로그램 또한 장기요양시설과 같은 시설과 병원의 환자에게 적용되어 건강의 향상을 가져온다. 가장 많은 보고들은 장기요양시설의 노인들에게 방문프로그램이 사회적 상호반응을 증가시킨다는 것이다(Beyersdorfer 등, 1990; Fick, 1993;

Kongable 등, 1989; Taylor 등, 1993). 이러한 결과는 매우 가치 있는 것이다. 요양시설의 가장 큰 문제점이 고립감과 사회 상호반응의 감소인데 방문프로그램에 의한 동물매개치료는 이러한 문제점을 해결함으로서 환자들의 건강 회복을 가져올 수 있다.

동물매개치료의 치료동물의 종류는 다양한데 가장 흔히 사용되는 개 이외에 고양이 (Brickel, 1979), 수족관 물고기 등이 있는데 연구 수가 적고 통계적 유의성에 대한 검증 또한 필요하다.

다른 문제로 다양한 집단의 환자군 에서 동물매개치료에 대한 효과 연구가 수행되어야 한다. 암환자, AIDS 환자, 어린이 환자 등의 연구가 적은 편이고 향후 다양한 집단의 특성에 맞는 다양한 프로그램의 개발과 전염 관리 방법 등의 지침서 개발이 필요하다.

가. 신체적 이점 (Physiologic benefits)

AAT의 신체적 이점을 뒷받침하는 대부분의 연구들은 AAT가 환자들에게 혈압과 심박수 감소 및 이완반응 (relaxation)을 증가하는 것을 보고하고 있다. 1992년에 호주의 멜버룬에 있는 무료진료소에서 심혈관질환 검사 프로그램에 참여한 5,741명의 환자들을 대상으로 애완동물의 사육 여부를 조사하였다. 결과는 애완동물을 키우는 사람들이 트리글리세라이드 수준과 혈압이 키우지 않는 사람보다 유의하게 낮았다. 2001년 30명의 남자와 30명의 여자를 대상으로 애완견 소유와 고혈압의 상관관계에 대한 연구가 수행되었다. 참여 대상자들의 평균 혈압은 145/92mmHg이었다. 연구를 위한 대상자들을 두 그룹으로 나누었다. 한 그룹은 유기견 보호소로부터 개를 분양받아 키우도록 하였고 다른 그룹은 고혈압에 대한 약물 처방을 받도록 하였다. 정신적인 스트레스 테스트가 가해진 후 대상자들의 혈압, 심박수를 연구를 시작하는 날과 3개월 후에 각각 검사하였다. 연구 시작하는 시점에서 스트레스 테스트를 가한 후 혈압 수준이 두 그룹 모두에서 유의하게 상승하였다. 3개월 후 두 그룹간에 놀라운 차이가 나타났다. 약물처방을 받는 그룹의 대상자들은 활동 기간에 혈압의 유의한 변화가 없었으나 개를 키우는 그룹은 일상 혈압의 유의한 감소가 나타났다.

AAT를 위한 과학적 기초를 확립하기 위한 시도로 1999년 18명의 사람과 18두의 개를 이용한 연구에서 동맥압과 신경화학물질을 참여한 사람과 동물에서 측정하였다. 이 연구에서 사람과 개의 상호반응은 스트레스를 감소하는 활성을 가지고 있음이 증명되었다. 이 연구는 옥시토신, 프로락틴 및 엔도르핀 수준을 측정하여 스트레스 감소 효과를 직접적으로 증명하였다. 그러나 이 연구는 표본 수가 적다는 제한점을 가지고 있다.

동물을 이용한 재활프로그램의 사례 보고들은 AAT의 다른 이점들을 보여주고 있다. 예를 들어 뇌졸중을 가진 환자가 개를 키우면서 개의 브러시 질을 하면서 팔목의 힘과 근력이 증가 되었다.

나. 감정적 이점 (Emotional benefits)

대부분의 사람들은 동물들과 상호반응 하면서 즐거움을 받는다. 일부 연구 보고들에 의하면 이러한 동물들과 상호반응이 정신병적인 이점을 가지고 있다고 한다. Barak 등은 정신분열증 (schizophrenia)을 가진 노인과 환자를 대상으로 1년간의 AAT 연구를 수행하였다. 참여자들은 12개월 동안 1주일에 4시간을 개와 고양이와 만남을 가졌다. 다른 그룹은 최근 뉴스를 읽거나 토론하는 10명으로 구성되었다. 결과적으로 AAT 그룹의 참여자들은 사회 활동의 증가, 1일 활동의 증가 및 충동 억제력 증가 등을 뉴스 그룹의 참여자들 보다 유의하게 보였다.

Conner와 Miller는 AAT의 여러 정신과적인 이점에 대하여 보고된 문헌 검토 연구를 수행하였다. 그 결과 AAT는 스트레스 수준의 감소, 자기 가치에 대한 감정의 증가, 신체의 변화에 대한 적응력 증가를 가져온다고 한다. Barker와 Dawson은 치료 레크리에이션 활동을 받은 그룹에 비교하여 AAT를 받은 그룹의 참여자들은 근심 (anxiety) 척도에서 2배로 감소되었다 (8).

교도소들 중에 죄수의 행동 변화 프로그램으로서 또한 모범 행동에 대한 보상으로서 동물 상호반응을 이용하였다. 죄수들이 동물들을 훈련하는 프로그램을 만들었고 이 프로그램은 참여한 죄수들이 자기를 존중하는 마음을 증진시켰다.

다. 접촉의 이점 (Benefits of touch)

AAT의 접촉에 의한 이점에 대한 연구보고는 매우 적은 편이다. Stanley는 텍사스에 있는Trinity Mother Frances Health System에서 이와 관련된 연구를 수행하였다. 10명의 환자에서 AAT를 수행하기 전과 수행 후의 환자의 감정을 평가하였다. 환자들은 매일 5분 정도를 개를 쓰다듬고 안아주는 것에 의해 개와 상호반응을 하였다. 결과적으로 참여 환자들은 분노, 적대감, 긴장, 근심의 감소를 가져왔다.

2. 동물매개활동과 동물매개치료

동물매개활동(animal-associated activity; AAA) 또는 동물매개방문활동 (animal-assisted visitation)과 동물매개치료(animal-assisted therapy; AAT)에는 차이점이 있다.

가. 동물매개활동 (animal-assisted activity; AAA)

동물매개활동 또는 동물매개방문활동은 자격을 갖춘 활동동물을 데리고 환자와 가족들을 방문하여 만나는 것이다. 동물매개활동의 목적은 근심의 감소 (reducing anxiety), 접촉에 의한 자극의 증가 (increasing tactile contact), 자기 존중감의 개선 (improving self-esteem)이다. 근심의 감소는 설문지 평가 이외에도 심박수와 혈압의 감소로 평가될 수 있다. 동물매개방문은 환자의 활동성을 증가시키고 병원 치료 과정에 관하여 낙관적인 태도를 갖게 한다.

나. 동물매개치료 (animal-assisted therapy; AAT)

AAT는 1대 1로 수행되며 훈련된 전문가들에 의해 수행된다. AAT의 목적은 활동성, 기억력, 평형감, 근력, 언어구사력의 증가 등이다. 이러한 목적이 치료동물의 매개로 환자의 운동성 증가에 초점이 맞춰져 있다. 예를 들면 거동이 불편한 부분 마비 환자들이 치료견을 빗질하고 공을 던져 함께 노는 등의 활동을 통하여 근력과 평형감, 운동성을 개선할 수 있다. 실어증 (aphasia) 환자의 경우 치료견의 신체 부위 이름을 부르거나 치료견의 털을 부는 등의 행동을 함으로서 안면근육의 운동이 증가되고 언어구사력이 향상될 수 있다.

1) 의료적 이점

최근 연구 보고들에 의하면 애완동물을 소유하는 것에 의해 또는 동물과의 만남을 가질 수 있는 것에 의해 환자들은 아래와 같은 건강상의 여러 이점을 받을 수 있다 (Miller, 2000).

- 혈압감소
- 콜레스테롤 수치 감소
- 생존율 향상
- 고독감의 개선
- 의사소통의 향상
- 신뢰의 증진
- 주의력 분산으로 통증에 대한 약물처방의 필요성 감소
- 인지기능의 향상
- 신체적 상태의 향상
- 환자와 가족들에게 스트레스와 근심을 감소
- 조건 없는 사랑을 치료동물이 보여줌으로써 화상과 같은 신체 변화 환자에게 사회성 향상

● 환자에게 빠른 회복에 대한 동기 부여
● 수술 등에 대한 두려움 회복
● 간질 환자의 임박한 발작에 경보를 제공

의학적 연구보고에 의하면 동물을 예뻐하는 행위가 혈압을 낮추고 심박수를 낮추며, 체온을 낮출 수 있다고 한다. (Gerhardt, 2000). 또한 애완동물을 키우는 사람이 더 오래 생존한다고 하고 (Miller, 2000) 심장질환에 대한 위험이 낮아지고 에너지와 정신적 건강이 증진된다 (Wilson, 1998). 치료동물의 활동은 우울증이 개선되고 근심이 덜어지며 통증 환자의 예와 같이 주의를 분산시킴으로써 약물처방을 줄여줄 수 있다 (Miller, 2000).

동물들은 환자에게 혈압을 감소하고 콜레스테롤 감소, 스트레스 수준 감소, 정신건강 개선과 일에 대한 집중력 증가를 도울 수 있다 (Miller, 2000). 많은 사람들, 특히 어린이들은 부드럽고 안락한 물체를 좋아한다. 많은 어린이들은 좋아하는 부드러운 이불 그리고 봉제 동물 인형을 가지고 있다 (Buchanan, 2000). 이런 부드러운 물체에서 느끼는 감정은 동물을 귀여워하면서 쓰다듬고 만질 때 느낌과 유사하다. 동물을 쓰다듬으면서 사람들은 차분해지고 정신적으로 안정감을 얻을 수 있다 (Miller, 2000). 이러한 차분한 안정감은 근육 이완반응을 나타나게 된다. 근육이완은 혈관을 이완하게 되고 이완된 혈관은 혈액이 보다 잘 흘러갈 수 있도록 한다. 혈액 흐름의 저항이 줄어듦으로써 심장의 부담이 줄어들고 결과적으로 혈압이 낮아지게 된다 (Vander, 2001). 사람이 이완되었을 때, 주변 환경에 대한 스트레스를 덜 받게 되고 이러한 현상은 다른 불필요한 일들에 신경 쓰는 것으로 줄여주고 일에 대한 집중력을 향상시키는 효과를 불러일으킨다 (Wilson, 1998).

2) 사람과 동물의 상호반응

인간과 동물의 유대감과 관계에 대한 많은 연구들과 애완동물이 인간에게 주는 이점들에 대한 많은 연구들이 있다. 뉴욕 버팔로에 있는 뉴욕 주립대학에서 애완동물이 인간에게 주는 이점들에 대한 연구를 수행하였다. 이 연구를 위하여 스트레스를 많이 받는 직업인 주식중개인 중에 혈압이 높은 48명의 결혼하지 않은 남녀의 대상을 무작위로 선정하여 절반에게는 애완동물을 키우도록 하였고 나머지 절반은 키우지 않도록 하였다. 6개월 후 참여 대상자들은 고도의 스트레스 환경에 두었다. 결과는 애완동물을 키운 대상자들의 확장기 평균 혈압은 120에서 126으로 상승하였고 애완동물을 키우지 않은 대상자들의 확장기 평균 혈압은 120에서 148로 상승하였다(American Heart, 2001).

많은 수의학 전문가들은 동물들이 사람의 사회성을 증가시키고 통증을 잊게 해 주기도 한다고 하였다. 많은 연구가들이 동물이 인간의 삶의 질을 향상시킨다고 보고하고 있다 (Podberscek, 2000). 동물매개치료 프로그램을 통하여 환자의 건강을 향상시킨다는 많은 보고들이 있다 (Modlin, 200).

Modlin (2000)은 지난 20년 동안 수행된 동물매개치료 관련 많은 연구들을 조사하고 검토하였다. 많은 연구자들이 인간과 동물의 이로운 관계에 대한 연구들을 수행하였다. 1989년 수행된 Mader 등에 의한 연구도 긍정적 결과를 얻었다. 휠체어를 탄 장애를 가진 환자들이 동물매개치료에 의하여 스트레스 수준이 감소되었고 사회활동이 증가하고 정신적인 건강이 향상되었다 (Modlin, 200).

1995년에 Lane 등은 치료견과 함께 동물매개치료에 참여하였던 환자의 47%가 건강의 향상을 가져온 것으로 결론지었다. 이러한 결과들은 장애를 가진 환자들이 어느 측면에서 개선이 된 것으로서 매우 고무적인 결과이다 (Modlin, 200).

동물매개치료는 1988년 National institute of health (NIH)에서 Holley Parker (AAT coordinator)가 제안하여 시작되었다. 최근에는 AAT 적용기관들은 수의사를 고용하고 치료동물의 건강상태, 치아관리, 피부건강, 목욕의 적합성 여부, 기생충이나 전염병의 여부를 정기적으로 검사한다. 치료동물들은 이러한 검증 절차를 거쳐 병원에 방문을 하게 된다(Gerhardt, 2000). 미국의 많은 병원들이 AAT를 적용하고 있다.

치료동물은 많은 조건들을 충족하여야 한다. 한 단체에서 사용하는 치료동물의 조건 기준은 아래와 같다 (Therapet. 2001)

- 최소 1살 이상
- 기초 복종 훈련 수업을 통과할 것
- 기초적인 복종이 되어야 함
- 성격이 검사되어져야 함
- 수의학적인 검사가 수행되어야 함
- 스트레스에 대한 반응이 검증되어야 함
- 핸들러와 호흡이 맞아야 됨

3) 안전성에 대한 고려

AAT의 최대 걸림돌은 동물로부터 올 수 있는 전염병인 인수공통전염병 (zoonosis), 전염병 문제 등의 안전성이다. 1997년에 Emmett는 AAT 프로그램 수행으로 "질병이 전염된 보고 사례는 없다"고 하였다. 본 연구조사에서도 또한 보고된 질병 전염 사례를 발견할 수 없었다.

핸들러들은 한자와의 접촉을 위하여 비누를 가지고 손을 철저히 씻어야 힌다. 치료 동물 또한 24시간 안에 목욕을 시키고 예방접종 프로그램에 따라 최근 백신이 접종되어야 하고 질병이나 기생충이 없도록 철저한 관리가 필요하다. 치료동물은 항상 핸들 러의 조절이 될 수 있도록 목줄이나 이동장을 사용하여 제한되어져야 한다.

4) 인수공통전염병

동물매개치료의 적용에 가장 큰 걸림돌은 많은 의료 전문가들이 병원, 장기요양시설 등의 의료시설에 치료동물의 반입을 반대한다는 것이다. 특히 면역 저하 우려가 있는 환자의 경우에 더 큰 반대에 부딪히게 된다. 이러한 반대는 치료동물로부터 올 수 있는 상해 (물리거나 할퀴게 되는 것) 또는 알레르기 보다 인수공통전염병 (zoonosis)에 대한 염려로부터 기인한다. Hines (1996)는 동물매개치료 과정 동안에 발생한 인수공통전염병에 대한 과학적 연구 보고가 많지 않다고 지적한다. 문서화된 지침서는 이러한 위험을 감소시킨다. (Center for Disease Control and Prevention, 2001; Duncan, 2000; Greene, 1998; Marcus & Marcus, 1998; Weber & Rutala, 1999). 인수공통전염병에 대한 염려는 비과학적이고 비합리적이다 (Hines, 1996; Khan and Farrag, 2000; Owen, 2001; Serpell, 1986). Serpell (1986)은 동물에 의해서보다는 사람에 의해서 감기나 다른 질병이 환자에 옮겨진다고 하였다.

동물매개활동/치료 과정 동안의 치료동물에 의한 문제들의 발생에 대한 연구들이 수행되었고 이들 연구 결과 동물에 의한 문제는 거의 없는 것으로 보고되고 있다 (Jorgenson, 1997; Lerner-Durjava, 1994). Stryler-Gordon 등 (1985)은 284 곳의 애완동물을 키우는 요양소를 대상으로 12개월의 조사에 의한 동물 유래 문제점에 대한 연구를 수행하였으며 그 결과 100,000명 당 1건이 애완동물 유래 문제 발생이었고 506 건이 애완동물과 관련 없는 문제 발생이었다. 동물매개활동/치료의 반대는 2세기 전 Edward Jenner가 수두 바이러스에 대한 예방접종을 개발하여 사람에 접종할 때 부딪혔던 반대를 떠올리게 한다. 반대의 큰 이유 중 하나가 예방접종이 사람을 절반의 소로 만들 수 있다는 염려였다고 한다. (Serpell, 1986). 동물매개활동/치료에 대한 최근의 반대는 치료동물이 환자의 감염률을 높일 것이라는 것이다.

동물매개활동/치료는 엄격한 치료동물의 선발과 훈련 및 핸들러가 지켜야 될 지침서를 가지고 있다. 인수공통전염병에 대한 염려는 수의사에 의한 치료동물의 정기적인 예방접종, 월 1회 내부기생충 구충, 정기적으로 외부기생충 예방 및 검사, 알레르기 감소 물질 함유 샴푸로 정기적 목욕 등의 지침서 내용을 따르면서 최소화될 수 있다.

5) 정책과 과정

치료동물의 인증에 관여하는 공인 기관의 신뢰도가 매우 중요하다. AAT 프로그램의 안전성은 간호사와 핸들러, 치료동물을 위한 일관성 있는 훈련과 평가의 지침을 갖추는 것이 중요하다. 최소한의 지침은 치료동물의 성격 평가와 치료동물과 핸들러의 상호반응에 대한 내용이 포함한다. 예를 들어 핸들러가 치료동물을 학대하거나 너무 큰 소리로 명령하지 못하도록 하는 내용도 포함될 수 있다. 치료동물의 성격이 사회적이지 않아 핸들러와 친화도가 낮으면 안 된다. 치료동물과 핸들러 둘 다 함께 활동하는 것을 즐겨야 한다. 또한 치료동물이 간단한 복종 훈련을 받아 "앉아, 일어서, 누워" 등의 명령을 수행할 수 있어야 한다. 이러한 평가는 치료동물이 활동하는 기관에서 수행되어야 한다.

치료동물의 평가는 최소한의 복종훈련에 대한 평가를 포함하는데 종종 이러한 평가는 치료 동물에게 스트레스를 줄 수 있다. 평가는 치료동물이 활동하려는 병원이나 기관에 적합한지 부적합한지로 결과가 나오게 된다. 평가 동안 치료활동 동안에 부딪히게 될 상황과 유사한 환경에서의 치료동물의 반응도 포함된다. 예를 들면 치료활동 중 환자가 갑자기 소리를 지르거나 움직이는 경우가 발생할 수도 있다. 이러한 경우에 평가 받는 동물이 과민하게 받아들이면 안 된다. 만약 평가 받는 동물이 으르렁거리거나, 공격하거나, 주의력이 분산되거나, 신경질적으로 된다면 부적합한 동물로 평가된다. 평가자는 관찰의 결과를 기초로 하여 'pass' 또는 'fail'로 치료동물을 평가한다.

치료동물로 선택된 동물들은 활동하려는 병원 또는 기관의 감염병위원회(infectious disease committee)의 평가를 받아야 한다. **치료동물로 가장 많이 선택되는 동물은 개이다. 고양이나 토끼에 비교하여 훈련이 쉽고, 성격이 다루기 쉽기 때문이다.** 새들은 AAT의 치료동물로 허락되지 않는 경우가 많다. 새들은 인수공통전염병인 조형 결핵균(Mycobacterium avium)과 같은 전염병에 감염되어있을 확률이 높기 때문이다. 고양이와 토끼는 AAT 활동을 위하여 개와 동일한 기준의 평가를 받아야 한다. 그러나 고양이와 토끼는 명령에 대한 복종 평가는 필요 없다. 고양이와 토끼는 치료활동 동안에 환자가 접촉할 때 바구니에 있도록 훈련되어야 한다. (고양이와 토끼는 발톱에 세균을 가지고 있을 수 있다.) 개 발바닥 또한 환자가 직접 접촉하지 않도록 한다. 만약 치료견이 점프를 해서 환자를 발톱으로 상처를 내게 된다면 간호사는 바로 기록보고를 하고 의사에게 환자를 보여야 한다. 만약 환자가 침대에 치료견을 올려두기를 원한다면 타월이나 시트 등을 깔아 침대에 직접 접촉하지 않도록 한다. 치료 동물의 크기와 모양 등에 대하여 환자가 요구한다면 가능한 환자의 요구를 맞추도록 한다.

6) 환자의 적합성 (Eligibility of patients)

AAT에 참여하는 스텝 직원과 AAT 진행 담당자는 환자가 AAT 프로그램 참여에 적합한지를 평가하여야 한다. 격리 병동에서 치료를 받거나 면역저하 환자의 경우는 AAT 참여가 어렵다. 핸들러는 예방접종 프로그램에 따라 최근 계획된 예방접종을 받아야 되고 결핵 검사를 매 년 실시하고 다른 활동성 전염병이 없어야 한다.

치료활동이 수행되는 병원의 참여 스텝 직원들은 방문과 치료활동에 대하여 기록되어야 한다. 예를 들어 한 병원의 경우 월 2회 방문과 방문시 종양과, 심장과, 소아과, 집중치료실의 환자들을 방문 치료한다.

7) 동물매개치료 치료동물의 조건 (미국의 예)

★ 치료동물은 건강, 태도, 성격, 훈련에 대한 검사를 통과하여야 한다.
★ 치료동물은 건강하여야 하고 최근까지 예방접종이 빠지지 않고 접종되어있어야 한다. 자격증을 가진 수의사에 의한 치과 검사와 피부병에 대한 검사를 포함한 건강 검사를 반드시 매년 실시하여야 한다. 치료동물은 전염성 질병, 기생충, 이 등이 없어야 한다. 주요 전염병은 톡소플라즈마, 에키노코코스, 지알디아, 살모넬라, 파스튜렐라, 고양이 면역결핍바이러스, *Bordetella bronciseptica*, 클라미디아, 백선 (ring worm) 등을 포함한다.
★ 치료동물의 건강에 대한 검진 기록이 작성되어 보관되어야 한다.
★ 치료동물은 병원내 이동이나 병원 밖으로 이동 시 이동장을 이용하거나 짧은 목줄로 통제가 가능하도록 한다. 치료동물은 식별할 수 있는 배지나 목줄을 하도록 한다.
★ 방문 전 치료동물은 알레르기 원인 물질을 줄여주는 성분이 함유된 샴푸를 사용하여 목욕을 시키도록 한다.
★ 가정 애완동물의 경우에 방문 전에 진행담당자에 의한 적절한 주의사항을 들어야 한다. 방문에 참여시키려는 가정 애완동물의 건강, 위생, 행동 등에 대한 지침이 만들어져야 한다.
★ 치료동물이 환자와 만날 때는 반드시 1인 이상의 진행담당자, 핸들러, 병원스텝 등의 AAA/T 프로그램 진행 구성원이 함께 있어야 한다.

뉴욕의 Mount Sinai 병원에서의 pet-assisted therapy

- PAT 프로그램이 삶을 바꾼다. -

체스터는 스파니엘 종류의 개로 그의 주인 샤론 그린과 재활을 위한 마운트시나이 병원에서의 AAT 프로그램에 참여하고 있다. 프로그램은 1주일에 1회 치료견과 환자가 만나도록 하고 있다. 8살 체스터와 다른 치료견들은 큰 성과를 보이고 있다고 마운트시나이 병원에서의 AAT 진행담당자인 숀번은 말하고 있다. 병원에 입원을 하게 되면 고립되었다는 느낌을 받게 되고 시간에 대하여 무감각하게 된다. 치료견들은 환자들의 현실에 대한 인지 능력을 높여준다. 프로그램은 뇌손상 또는 쇠약 환자를 대상으로 시행되었으며 결과는 환자들에게 신체 치료에 대한 동기를 부여해주고 치료견 방문 후 환자들은 병원 직원들과 더욱 상호반응이 증가하였다. 환자들은 개를 쓰다듬거나 빗질을 하거나 공을 던져주는 행위와 같은 단순한 행동들을 하면서 신체적 운동이 증가하였다. 환자들은 치료견과 만나는 것을 즐거워하였고 마음의 이완반응을 통하여 스트레스가 감소한다고 하였다. PAT는 환자들이 병원에서의 일상적인 주사 맞는 것과 약 먹는 반복적인 일과에서 벗어나는 새로운 경험을 갖게 하였다. 한 사회복지사는 아동학대 피해 아동이 정신적인 고립감에서 벗어나는데 치료견이 큰 도움을 주었던 사례를 이야기 한 적이 있다. 그 개념이 입원환자에게도 동일하게 적용될 수 있다. 한 사례로 수 주 동안 이야기를 하지 않던 환자가 치료견에게 갑자기 이야기를 시작한 경우가 알려져 있다. PAT 프로그램은 환자의 삶을 바꾸고 있다.

적합성 판단 기쥬 (Eligibly Criteria)

요구조건 (special requirements)

■ 의식이 혼미하거나 무의식 환자의 경우는 보호자의 동의가 필요하다.

■ 상처나 화상 환자는 치료동물의 방문 때 상처나 화상 부위가 치료동물과 직접 접촉이 되지 않도록 보호되어야 한다.

■ 기관절개술 (tracheotomy)을 받은 환자는 cap, ventilator, 소공급장치 등이 직접 접촉되지 않도록 치료동물과 보호되어야 한다.

■ 집중치료 (intensive care)를 받는 중환자의 경우 환자와 장비들에 주의하여야 될 사항에 대하여 담당 간호사의 충분한 안내를 받아야 한다.

■ 아동 환자의 경우 보호자로부터 방문에 대한 구두 동의와 치료에 대한 동의서를 받아야 한다.

금기 (contraindication)

■ 동물에 알러지 반응이 있는 환자

■ 개방 창상 또는 화상 환자

■ 개방 기도절개술 (tracheotomy) 환자

■ 면역저하 (immunosuppression)환자

■ 흥분 또는 공격성 환자

■ 격리 병동 환자

■ 동물에 대한 공포감을 가지고 있는 환자

*인용문헌: Stanley-Hermanns and Miller, 2002. Am J Nurs 102: 69-76

개인 애완동물의 방문 (Personal Pet Visitation)
환자가 본인의 애완동물을 보기를 원할 때

일부 병원이나 기관에서는 개인 애완동물의 방문에 대하여 아래와 같은 지침을 사용한다.

● 방문 전 24시간 안에 애완동물은 목욕을 하여야 한다.
● 애완동물은 예방접종 프로그램에 따라 빠지지 않고 최근 예방 접종까지 실시되어야 한다.
● 병원 내로 이동할 때 이동장이나 짧은 목줄로 애완동물은 통제되어야 한다.
● 병원 내로 이동하거나 외부로 애완동물이 이동하려면 훈련된 스텝 직원들이 동반하여야 한다.
● 애완동물은 환자 주인하고만 접촉하여야 한다.
● 방문은 시간에 제한을 두어야 한다. (보통 1주에 30분)
● 병원이나 기관의 정책은 청각도우미견, 시각안내견, 발작검출견과 같은 도우미견을 보호에 대한 내용이 포함된 미국 장애인법에 저촉되지 말아야 한다.

인용문헌: Connor K, Miller J. Animal-assisted therapy: on in-depth look. Dimens Crit Care Nurs 2000. 19: 20-26

관련 기관 (Resources)

Delta Society
580 Naches Avenue SW, Suite 101
Renton, WA 98055-2297
(425) 226-7357
(800) 869-6898
www.deltasociety.org

한국동물매개 심리치료학회
www.kaaap.org
570-749 전북 익산시 익산대로 460.
　　　　원광대학교 동물자원개발연구센터(內 한국동물매개심리치료학회 사무국)
(063) 850-6089, 6668. E-mail: kaaap@daum.net

Chapter **3**
개 (Dog)

I. 개 행동학 (Canine behavior)

1. 개와 사람의 나이

개의 나이를 생물학적으로 사람의 나이와 비교하여 대략 환산해 보면 아래 표와 같다.

Dog	Human	Dog	Human
2 month	14 month	7 years	49 years
6 month	5 years	8 years	56 years
8 month	9 years	9 years	63 years
12 month	14 years	10 years	65 years
18 month	20 years	11 years	71 years
2 years	24 years	12 years	75 years
3 years	30 years	13 years	80 years
4 years	36 years	14 years	84 years
5 years	40 years	15 years	87 years
6 years	42 years	16 years	89 years

2. 강아지의 언어

강아지를 이해하려면 개와 의사소통을 하는 것이 필요합니다. 말을 부드럽게 걸거나 스킨십을 자주 해서 애정과 신뢰감이 형성되도록 하는 것이 필요하다. 다음 행동들은 강아지가 표현하는 의사소통 수단이다.

① **기쁠 때**: 꼬리를 흔들며 몸 전체로 기쁨을 나타낸다.
② **관심을 가져달라고 할 때**: 코 먹은 소리를 낸다.
③ **좋아한다는 표현**: 자꾸만 상대의 손이나 얼굴을 핥는다. 꼬리를 천천히 흔든다.
④ **화가 났을 때**: 이빨을 드러내고 으르렁거린다.
⑤ **슬플 때**: 꼬리를 낮게 내린다.
⑥ **따분할 때**: 크게 하품을 한다.
⑦ **항복이나 복종**: 항복의 표시로 벌렁 누워서 배를 보인다.
⑧ **개들의 인사**: 서로의 꼬리를 냄새 맡는다.

3. 개의 습성

1) 개는 사회적 동물이다.

개의 선조인 늑대가 무리 지어 사는 습성이 있는 것처럼 개들도 집단생활 을 좋아한다. 그래서 외로움을 잘 타고 사람과 같이 살아가는 것을 좋아한다. 그리고 개들은 그 무리 안에서 서열을 정하는데, 자기보다 서열이 높은 존재와 낮은 존재로 구분하여 인식한다. 그래서 사람은 개에게 주인이라는 점을 분명하게 알려주는 것이 필요하다. 때때로 개가 생각하기를 사람보다 자신이 서열이 높다고 생각하는 경우가 있고 이러한 상태는 사람을 문다거나 말을 듣지 않는 사고를 일으키기도 한다. 따라서 개를 정신적, 물리적으로 지배를 할 수 있어야 한다.

2) 개는 놀이를 좋아 한다

개는 매우 활발하고 사교적이며 놀이를 좋아한다. 장난을 치고 어떤 것들을 물어뜯는 행위들은 이러한 놀이의 습관 중 하나이다. 이때 무턱대고 야단을 쳐서는 안 된다. 원래 개의 본능이나 습성이 그런 것 이라는 점을 이해할 필요가 있다. 야단보다는 오히려 같이 놀아주어야 한다. 강아지 때는 특히나 더욱 놀이를 좋아한다.

3) 개는 감정에 솔직하다

개는 자신의 감정을 그대로 솔직하게 표현한다. 좋으면 와서 좋아하는 행동을 하고 싫으면 싫은 내색을 한다. 개의 눈동자를 가만히 들여다보면 맑고 투명하게 사심과 거짓이 없다. 잘 해주면 그 만큼 보답을 하고 관심이 없어 하면 개도 마찬가지로 가까이 다가오지 않습니다. 어떤 경우에 개가 잘못해서 혼을 내려고 하면 금세 알아차리고 마치 반성하는 것 같은 표정으로 한 쪽에서 웅크리거나 숨는 것을 보면 웃음이 나오지 않을 수 없는데, 이럴 때 혼내야 할 것은 단호하게 알려주어야 한다. 개의 솔직한 감정과 맑은 눈은 개의 최대 매력일 것이다.

4. 개의 몸 구조

개의 골격을 만드는 뼈는 300여 개가 넘는데, 뼈는 품종에 따라 그 길이와 생김이 아주 다르게 나타난다. 몸의 뼈는 개의 형태를 결정하는데, 머리뼈(두개골)의 경우 셰퍼드나 콜리 같은 품종은 주둥이 뼈가 아주 길고, 퍼그나 시추 같은 품종은 주둥이 뼈가 매우 짧습니다. 주둥이가 긴 품종은 '장두종' 이라고 부르고, 주둥이가 짧은 품종은 '단두종' 이라고 부르는데, 단두종은 코뼈가 매우 짧아 코가 뭉뚝하게 보입니다. 사람은 갈비뼈가 12개 인데, 개는 13개이고, 엉덩이 뼈인 '천주'가 사람은 4개인데, 개는 3개이다. 또한 사람은 손가락이 5개인데, 대부분 개들은 앞발의 뼈가 4개씩 있어 손가락이 4개인 것처럼 보입니다. 그리고 꼬리뼈는 많은 경우 20개가 넘는 경우도 있습니다. '웰시코키'나 우리나라의 '댕견'과 같은 품종은 태어날 때부터 꼬리뼈가 없거나 몇 개 밖에 안 되는 특징이 있기도 하다. 그 이외의 골격은 대부분 사람과 개가 같은 모양과 이름을 가진다.

체중이 30 kg이 넘는 개들은 대형견에 속하는데, 리트리버, 셰퍼드, 세인트 버나드 같은 대형견 품종은 키가 매우 빨리 자라기 때문에 골격이 자견 시기에 매우 빠른 속도로 길이 자람을 하게 되어 골격과 관절에 이상이 생기는 수가 있다. 이러한 품종들은 성장기 자견 시기에 무기질과 영양소를 충분히 공급해 주어 뼈가 이상이 생기지 않도록 주의하는 것이 좋다.

개의 몸속에는 여러 가지 장기가 있는데, 그 중에 소화기와 호흡기가 대표적이다. 식도, 위, 소장, 대장, 췌장 등을 소화기라고 하는데, 사람과 거의 비슷한 모양을 하고 있다. 그런데, 개들은 사람처럼 침을 뱉어 낼 수 없는 입모양을 가지고 있어서 대신 구토를 아주 잘하게 된다. 속이 불편하거나 이상한 음식을 먹은 경우 그것을 우선 삼키고 나중에 토하게 된다. 그래서 아주 가끔 한두 번 구토를 하는 것은 정상이다. 그러나 개들은 소화기가 사람보다 약해서 위염이나 장염에 쉽게 걸리는 경우가 많다.

개의 이빨은 생후 3-4주일쯤 해서 나기 시작해서 6주 정도가 지나면 모두 모양을 갖추게 된다. 태어나서 처음 나는 이빨을 '유치'라고 부르는데, 유치는 위턱과 아래턱에 각각 14개씩 모두 28개가 있다. 그리고 생후 3-6 개월쯤부터 이갈이 가 시작되어 새로이 돋아나는 치아는 평생 가지고 살아가는 이빨이라 '영구치'라고 한다. 영구치는 위턱에 20개, 아래턱은 22개가 돋아나 모두 42개의 이빨을 가지게 된다. 개도 사람과 마찬가지로 영구치가 나기 시작하면 유치가 빠지는데 어떤 경우 유치가 빠지지 않고 남아 있거나 옆으로 밀려있는 경우가 있다. 이런 것을 '잔존유치'라고 한다. 잔존유치가 있으면 잘 씹을 수 없게 되는 경향이 있고 치주염을 일으킨다. 그리고 개들도 양치를 하면 건강한 치아를 가지게 되어 수명이 늘어나도 질병이 30%나 줄어들게 된다.

가슴에 있는 호흡기도 개와 사람이 비슷한 모양을 가지고 있다. 허파는 오른쪽 과 왼쪽이 다른 모양을 하고 있다. 오른쪽 폐는 3개로 나누어져 있고, 왼쪽은 두 개로 나누어져 있다. 폐가 나누어 진 것을 폐엽 이라고 하는데, 개도 역시 왼쪽의 폐엽 이 두 개이고 오른쪽 폐엽 이 세 개다.

5. 개의 감각

1) 시각

사람은 정면을 주로 보게 되지만, 말은 옆면을 잘 볼 수 있다. 눈이 앞쪽에 달려 있으면 앞면을 분명하게 보지만, 눈이 옆쪽에 달려 있으면 보다 넓은 시야를 갖게 된다. 그래서 육식동물은 눈이 앞쪽에 달려 있고, 초식동물을 눈이 양 옆에 달려 있다. 개는 고양이보다 눈이 옆쪽에 달려 있는 경향이 있어 주변을 보다 넓게 볼 수 있다. 이렇게 시야가 넓은 것은 사냥개에는 매우 중요한 기능이 된다. 그레이하운드, 살루키, 아프간하운드 등은 주둥이가 길고 눈이 양 옆에 달려 있어 시야가 매우 넓다. 그렇지만, 개의 시각은 난시인 경우가 많다.

2) 후각

개의 후각은 사람과 비교하여 200배 이상 좋은 것으로 알려져 있다. 후각세포가 매우 발달되었기 때문이다. 개의 코가 항상 촉촉하게 젖어 있는 것도 냄새 입자를 쉽게 포착하여 냄새를 보다 더 잘 맡기 위해서이다. 특히 비글, 블러드하운드, 바셋하운드 등은 코에 습도가 높아 후각이 매우 발달한 품종이다. 그리고 개는 특별하게 입에서도 냄새를 맡을 수 있다. '야콥슨 기관'이라는 특별한 구조를 가지고 있기 때문이다. 야콥슨 기관은 개의 입천장에서 코로 연결되어 있는 작은 도관을 말한다. 즉, 개는 입속에 작은 구멍이 코로 연결되어 있어 입 속에서도 냄새를 맡을 수 있는 특별한 구조를 가지고 있다.

3) 촉각

털에는 감각기관이 연결되어 있다. 개들은 온 몸이 털로 덮혀 있어 촉각이 발달되어 있는 편입니다. 그래서 강아지들은 접촉을 좋아하는데, 자극이 심하지 않은 접촉은 강아지의 성장과 행동발달을 도와준다. 강아지가 쓰다듬어 주는 것을 좋아하는 것처럼 개들은 접촉을 통해서 성장하고, 이 접촉 과정이 사람에게도 안정감을 주게 된다. 스킨쉽은 개나 사람에게 모두 즐거운 일이며 건강에 도움이 되는 것이다. 강아지를 양육하는 가정과 양육하지 않는 가정 내의 어린이의 성장발달을 조사하면 강아지와 접촉할 기회가 많은 어린이가 육체적으로 그리고 심리적으로 건강하다는 조사가 많이 나오고 있는데, 이러한 결과도 접촉이 주는 심신의 건강 때문이다. 간혹 접촉을 거부하거나 싫어하는 개들이 있는데, 이러한 경우는 행습문제로 정서적으로 안정되지 못한 것을 뜻한다.

4) 청각

개들은 귀 모양이 각양각색이다. 쫑긋한 귀에서부터 늘어진 귀까지 매우 다양한 모습을 보이는데, 대부분 사냥개들은 귀가 쫑긋합니다. 귓바퀴가 오똑하게 서 있으면 소리를 더 잘 들을 수 있기 때문이다. 개의 청력은 거의 완벽하다고 한다. 아주 멀리서 들려오는 발자국소리나 자동차 엔진 소리만 듣고도 그것이 누구인지 금 새 알아차린다. 개에게 청각과 후각은 사람들의 시각보다 매우 우수하게 발달되어 있다.

5) 미각

이것은 후각과 관계가 있는데 개는 단맛, 신맛, 쓴맛, 짠맛을 구분하지 못하고 단지 좋은 맛, 무감각한 맛으로 맛을 구분한다. 개에게도 맛을 감지하는 미뢰세포가 혓바닥에 돋아나 있지만, 사람만큼 발달되어 있지는 못합니다. 그래서 개들은 종종 먹어서는 안 되는 이물들을 먹고 탈이 나는 경우가 많다.

II. 개의 요구 영양소와 사료

1. 강아지 에너지 요구량

일반적으로 강아지는 한참 성장하는 단계에 있기 때문에 성견에 비해 단위 체중 당약 2- 3배의 에너지를 요구한다.

① 생후 6- 8 주령 성견의 3배
② 생후 16- 24주령 성견의 2배

이 기간이 애견의 일생 건강을 결정하는 중요한 시기이므로 강아지에 필요한 영양분을 이상적으로 공급해 줘야 한다. 강아지는 식욕이 매우 왕성하다. 한참 자라나는 때라 무엇이든 먹으려 하기도 한다. 그런데 잘 못 알려진 상식 중에 하나는 강아지가 많이 먹으면 탈이 나기 쉽다는 것이다. 사료를 몇 알씩 세어서 아주 조금씩 하루에 두세 번 주는 경우가 많은데 이렇게 자견에게 먹이를 주는 방법은 강아지를 매우 심각한 상태를 만들게 된다. 가능한 충분하고 넉넉한 양의 식사를 제공하는 것이 건강한 강아지로 기르는 방법이다. 그러나 사람 음식은 개에게 불균형한 식단이 되고 또 개에게 위험한 식품도 있으니 사료를 기본으로 주는 것이 좋다. 또한 성장기의 어린 강아지는 영양제등을 주어 발육이 잘되도록 하는 것이 좋다.

10마리의 강아지 중 1 마리 정도가 음식을 너무 과도하게 먹는 경우가 있기 때문에 비만이 되는 경우가 있기도 하다. 이러한 때는 강아지의 식사량을 계산하는 것이 도움이 되는데 강아지의 에너지 필요량은 다음과 같다.

2. 강아지 영양

1) 단백질
① 근육, 뼈, 털, 면역계통 등에 가장 우선시 되는 구성 성분.
② 질 좋은 단백질의 공급이 필요(단백질이 아미노산으로 분해)
③ 필수 아미노산(PVMATTHILL)
④ 소화율이 좋아야 한다.
　근육과 생체 대사의 필수 물질은 단백질은 매일 체중 kg당 5g정도가 필요하다. 단백질은 아미노산을 제공하여 뼈와 근육을 형성하고, 피부를 재생시키고 성장 발육에 중요한 영양소로 작용합니다. 하지만 단백질 양이 너무 많으면 간이나 콩팥에 부담이 되고 비만이 되기도 한다.

필수 아미노산 : phenylalanine (페닐알라닌), valine (발린), methionine (메티오닌), arginine (아르지닌), threonine (트레오닌), tryptophan (트립토판), histidine (히스티딘), isoleucine (이소루신), leucine (루신), lysine (라이신)

2) 지방
① 일차적인 공급 목적은 활동에 필요한 에너지를 얻는 것.
② 활동을 많이 하는 개일수록 더 많은 지방을 필요로 함.
③ 비타민 A, D, E와 같은 지용성 비타민의 흡수 이용과 피부, 모질의 건강, 세포 조직의 건강에 매우 중요.
④ 일반적으로 애견은 지방이 많은 먹이를 좋아한다. 따라서 잘 먹는 것만 보고 계속 급여 하면 비만해 질 가능성이 높다.
　단백질의 두 배에 해당하는 열량을 발생시키는 지방은 체중 kg당 1.5g 정도가 필요하다. 그러나 어린 강아지의 경우는 두 배정도가 필요합니다. 특히 지방은 생체 필수 물질인 지용성 비타민의 흡수를 돕고, 털과 피부의 대사에도 작용하여 꼭 필요한 영양소이다. 하지만 지방이 너무 과도하면 비만이 된다. 그러나

필수지방산이라는 물질이 있어서 지방을 먹지 않으면 여러 가지 대사질환이 발생하기도 하다.

3) 탄수화물

① 지방처럼 활동 에너지 공급에 목적
② 가장 우선적인 탄수화물 원료로는 옥수수, 밀, 쌀 등이 있으며 특히, 쌀은 소화율이 매우 좋아 고급 애견 식품에 사용한다.
③ 체내에서 최종적으로 분해, 흡수되면 혈당= 글리코겐이 되어 혈류를 따라 전신에 공급됨.
④ 사용하고 남은 다량의 글리코겐은 지방이 되어 체조직에 축적되는데 이 또한 비만의 원인이 된다. 대부분의 사료의 주성분이 탄수화물이다. 일반적인 열량은 탄수화물에서 공급 받게 된다.

4) 비타민과 미네랄

① 신진대사와 체조직의 기능 수행에 촉매
② 균형 잡힌 공급이 매우 중요.
③ 소량으로 중요한 기능, 자칫하면 결핍과 중독 현상 발생
   이것은 부족하게 되면 큰 질병을 만듭니다. 특히 칼슘은 성장기의 어린 강아지는 kg당 500mg정도가 필요하다. 따라서 어린 강아지에게는 영양제를 사료와 함께 먹이는 것이 좋다.

5) 수분

① 애견의 몸의 대부분을 차지하는 구성 성분
② 탈수는 강아지 폐사의 결정적인 요인.
③ 물을 충분히 먹지 못하는 애견은 성격이 거칠고 피부와 모질이 나빠지게 된다. 따라서 항시 물을 마실 수 있도록 해 주고 깨끗하게 관리해 주어야 한다.
   물은 항상 신선한 것이 좋다. 좋은 물이 건강을 지키는 데 가장 필요한 것이다. 대부분 밥은 신경 쓰지만 개들에게 주는 물을 별로 관심을 갖지 않는데, 며칠씩 지난 물을 먹거나, 오염된 물을 먹으면 분명히 문제가 생기게 된다. 보통 체중의 5-10%를 먹는 것이 정상인데, 어떤 질병은 물을 많이 먹는 증상이 나타날 수 있고 때론 물을 전혀 먹지 않는 경우도 있으니 물을 너무 많이 먹거나 물을 먹지 않을 때는 수의사와 상담하는 것이 좋다. 대부분 어린 강아지가 성견 보다 물을 더 많이 먹게 된다.

3. 식성

야생시대 개는 무리를 지어 사냥을 하며 포획물을 잡아 고기나 내장을 먹는 육식습성을 가지고 있었다. 그러나 약 20,000년 전부터 인간에 의해 순화되고 밀접한 생활을 하면서 인간이 먹고 남긴 음식물 찌꺼기를 주게 되면서 현재는 잡식성으로 변했다.

개의 이가 육식 동물의 특징을 그대로 나타내고 있고 장의 형태, 길이, 기능도 늑대와 거의 다르지 않다는 것과 포획물을 잡았을 경우 만복이 될 때까지 먹고 다음 포획물이 손에 들어올 때까지 견딜 수 있을 만큼 큰(전체 소화관 60% 이상)위 등으로 인해 이런 특징들이 야생 시대의 흔적임을 쉽게 알 수 있다. 그리고 이런 특징을 가지고 있는 만큼 육식 위주의 식사를 해야 한다. 그러나 개가 원래부터 육식성이었다고 해서 닭고기의 살이라든지 쇠고기의 좋은 부분만을 먹이게 되면 육류의 영양적 특성상 일부 영양소만의 편식을 유발하게 되어 전체적인 영양 균형이 깨어지기 때문에 장기간의 편식은 질병을 유발하는데 이러한 질병을 일명 "전육식 증후군" 이라고 하는 증상으로 골격의 형성이 나쁘게 되기도 하고 약한 치석, 관절염을 일으키기도 하며 쉽게 골절되며 비뇨기병을 유발하기도 한다.

4. Pet Food 급여 방법

고기, 곡물, 유제품, 생선, 야채, 등을 열량과 식성에 알맞게 조리하여 주며 음식에 열을 가하면 비타민이 파괴되는 점을 감안한다.
Pet Food 종류 중 통조림은 고기만으로 된 것과 여러 가지 가 균형 있게 배합된 것이 있으며, 고기 통조림은 DOG MEAL 등을 섞어줘야 한다. 그 외에 DRY FOOD, SOFT FOOD, SEMI-MOIST FOOD 등이 이 사료는 시중 센터에서 구입하며 완전 영양식으로써 다른 첨가물이 필요 없다.
수분이 많을수록 흡수력은 좋으나 변질되기 쉬우므로, 장시간 보존을 위한다면 DRY FOOD가 좋다.

우리들이 상품으로 구입할 수 있는 사료는 건식사료와 습식사료로 나누어 볼 수 있다. 건식사료는 알갱이로 된 사료를 말하는데, 수분 함유량은 10% 미안 이고 건조한 상태여서 건식사료라고 부른다. 보존성이 좋고, 급여하기도 좋고 영양균형이 알맞아 가장 흔히 사용되는 형태이다. 단단한 건식사료는 강아지의 이를 튼튼히 할 수 있고 턱 뼈의 성장에도 도움을 준다. 그러나 수분이 적어 충분한 물을 함께 주어야 좋다.

습식사료는 수분 함량이 70 % 정도인 것이 보통인데, 캔으로 포장되어 판매한다. 건식사료보다 습식사료는 냄새가 좋아 강아지들이 선호하지만 지속적으로 급여 하는 데는 적합하지 않고, 식욕이 없는 경우나 간식으로 사용하는 것이 좋다.

Pet Food는 건식과 습식의 2가지 방법으로 크게 나눌 수 있다.

① 건식 급여 방법
- Pet Food가 항상 밥그릇에 채워져 있게 하며 계속 보충해 주는 Free-choice
- 경우에 따라 여러 번으로 나누어준다.

② 습식 급여 방법
- 하루 2- 3회로 나누어 준다 (곰팡이나 유해세균 오염으로 인한 설사, 질병예방)
- 밥그릇 세척을 자주한다.
- 가능하면 매일 같은 시간에 Pet Food 급여한다.
- 가족의 식사시간에 맞춰주는 것이 이상적이다.

음식은 보통 체중의 5-8 % 정도를 주는 것이 원칙인데 주의할 점은 너무 적은 양을 주거나 식탐이 심한 강아지에게 너무 많은 양을 주어서는 안 된다는 것이다. 강아지 때는 너무 적게 먹어 허약해지기 쉽고, 또 음식량을 조절 하지 못하고 너무 많이 먹어 비만의 원인이 되기도 하니까 식사량에 관심과 주의를 기울이는 것이 필요하다.

5. 필요 영양소

개는 태어나서 1년 만에 체성숙이 다 될 정도로 매우 빠른 성장을 하는 동물이다. 개의 출생 후 1년은 사람의 15, 16세 해당하는 데 그 기간의 요구량도 사람의 영양과는 당연히 차이가 있다. 또 다 자란 개와 성장기의 개와는 그 에너지 섭취량도 달라진다. 강아지는 생후 1년 동안에 체중에서 보면 약 60배의 성장을 한다. 인간의 경우는 약 2배 이다. 그만큼 강아지는 영양을 필요로 한다. 또 개의 종류, 운동량 등에 따라서 필요한 에너지 섭취량이 달라지므로 개의 상태에 따라 급여하도록 한다.

강아지에게 필요한 영양을 주는 것은 강아지의 활동에 필요한 열량을 공급하는 것 외에 견종마다의 특징을 더욱 두드러지게 하는 효과도 있다. 영양이 골고루 들어 있는 먹이를 주면 장모종이나 견모종의 애견들은 털에 광택이 흐르고 우람한 근육질 강화를 위해 스테로이드계의 약을 투여하기도 한다.
기르는 강아지를 좀 더 건강하고 멋있게 키우기 위해서는 균형 있고 합리적인 먹이가 필요하다.

먼이는 영양학적으로 단백질25%, 탄수화물50%, 지방8% 정도의 비율이 이상적이다. 먹이양 은 견종에 따라 대충 종이컵으로 비율을 맞추어 급여하면 된다. 필요 열량은 소형견일 경우 체중 1Kg당 110 Calorie, 대형견은 체중 1Kg당 60Calorie 가 필요하며 발육기의 강아지나, 임신 중의 개 는 평소보다 2배정도의 칼로리가 필요하다.

6. 사료급여

① 개의 미각은 사람의 1/5일 정도에 불과함으로 이것저것 자주 바꾸다 보면 입맛이 까다　로워지는 원인을 제공하게 된다.
    (미각점수) 뱀 0, 개 1,706, 닭 24, 사람 9,000, 오리 200, 돼지 15,000, 고양이 473, 소 25,000
② 만일 먹이를 바꿀 때는 점진적으로 사료 비율을 섞어가며 5-7일간에 걸쳐 서서히 한다.
③ 임신견, 포유중인 모견, 성장기 강아지, 운동을 많이 하는 애견은 더 많은 영양을 요구　하며 1일 2-3회 나누어 급여하는 것이 좋다.
④ 항상 조금 여윈 상태로 모든 움직임이 힘차고 민첩하게 건강을 유지하게 한다.
⑤ 비만 여부를 체크 할 때에는 복부가 아래로 처져있는지, 위에서 내려다보았을 때 복부가　좌우측으로 불러있는지, 1,2늑골 부분이 육안으로 확인되지 않는지를 검토한다.
⑥ 만일 비만하다고 생각되면 원하는 체중을 정해서 그 체중이 되도록 서서히 급여량을 줄이거나 운동량을 높여 준다.

1) 일일 먹이 급여량 계산법
①　소형견 생후 6주~10주 사이의 강아지는 체중의 6~7%를 급여.
    (예: 체중 600g, 9주된 강아지 -> 600 X 6% = 36g)
②　소형견 생후 10주~18주에는 체중의 4~5%를 급여.
③　소형견 생후 18주~26주에는 체중의 3~4%를 급여.
④　소형견 생후 26주 이상 된 애견은 체중의 2~3%를 급여.
⑤　중대형견은 소형견 급여량의 15% 정도 덜 급여.
    (예: 체중 600g, 9주된 중 대형견 강아지 -> 600 x 6% = 36g, 36g x 85% = 30.6g)
⑥　중대형견 성견은 체중의 1.2%~1.7% 정도 급여.

2) 애견 사료 급여 방법

① 갓 젖 뗀 강아지에겐 소화하기 쉬운 먹이를 주되 체중 당 영양소 요구량이 성견에 비해 2배 이상으로 많음으로 하루에 3차례씩 나누어 급여한다.

② 초소형 견종은 6개월, 소형 견종은 10개월, 중대형 견종은 12-24개월 만에 발육이 완성되며 최소한 이 기간 동안에 강아지용 애견식품을 급여해야 한다.

③ 소형 애완견의 경우 이유 전 (6-8주)까지는 습식상태로 급여하되 급여시간은 가능한 가족들의 식사시간에 맞추는 것이 좋다. 급여량은 대개 대변상태를 보고 급여 적량을 판단하는데 적량을 섭취한 애견의 대변은 형태가 분명하고 어느 정도 수분이 있어 휴지로 줍기가 쉬우며 적당히 단단하다.

④ 밥그릇 은 매일 청소하고 신선하고 깨끗한 물을 항상 급여한다. 다만 건조 애견식품을 불려서 줄 때는 가능한 너무 차지 않은 물에 불려준다.

* 개는 유당 분해 능력이 떨어지기 때문에 우유를 먹고 나서 설사할 수도 있다.

7. 사료분석

1) 자견용 사료분석 (▲ : 이상 ▼ : 이하)

사료/성분/ 조단백질/ 조지방/ 칼슘/ 조섬유/ 인/ 조회분/ 기타사항

① ANF 33%▲ 18%▲ 2%▲ 3%▼ 1%▲ 7.50%▼ 진공포장으로 신선 4대사료

② 유카누바 32%▲ 21%▲ 1%▲ 4%▼ 0.8%▲ 11.2%▼ 허약한 강아지에 좋다 4대사료

③ 사이언스 25.5%▲ 16.5%▲ 1%▲ 3%▼ 0.7%▲ 5.5%▼ 100년 이상의 역사 4대사료

④ 퓨리나 30%▲ 20%▲ 0.9%▲ 3%▼ 0.7%▲ 7.5%▼ 대한수의사회 추천사료 4대사료

⑤ 프리셉트 29%▲ 19%▲ 1.3%▲ 3.5%▼ 1%▲ 8.0%▼ 회사마크처럼 강아지의 균형중시

⑥ 아보 26%▲ 16%▲ 1.2%▲ 4%▼ 1%▲ 7.0%▼   모질 개선에 탁월한 사료

⑦ 로얄캐닌 33%▲ 20%▲ 1.35%▲ 2.5%▼ 0.8%▲ 7.0%▼ 체계적인 사료구성으로 강아지의 평생 규칙적인 사육이 가능

⑧ 캐니대 24%▲ 14.5%▲ 1.3%▲ 4%▼ 1%▲ 5.5%▼ A등급의 양고기사용 피부, 피모, 알러지전문사료

⑨ 솔리드골드 28%▲ 14%▲ 1.36%▲ 5%▼ 0.8%▲ 9%▼ USDA(미농무성)이 인증한 고기와 1 ,2등급의 곡물만 사용

⑩ **아카나** 28%▲ 17%▲ 1.1%▲ 4%▼ 0.9%▲ 7%▼ 아카나의 Omega Science 순수한 식물성 기초지방

⑪ **뉴트리언스** 30%▲ 20%▲ 1.6%▲ 3%▼ 1.1%▲ 9%▼ 한방약초가 들어있는 고품질 사료

⑫ **카스코퍼피** 30%▲ 21%▲ 0.5%▲ 3.5%▼ 0.5%▲ 10%▼ 가격대비 영양소 구성 및 소화향상성이 탁월

⑬ **베토벤퍼피** 30%▲ 20%▲ 1.10%▲ 3.3%▼ 1%▲ 10%▼ 알뜰실속파를 위한 사료 가격대비 탁월한 사료

⑭ **페디그리** 21%▲ 10%▲ 1%▲ 5%▼ 0.82%▲ 8%▼ 쌀을 사용하여 소화기능과 에너지 섭취능력강화

2) 성견용 사료분석 (▲ : 이상 ▼ : 이하)

사료/성분/ 조단백질/ 조지방/ 칼슘/ 조섬유/ 인/ 조회분/ 기타사항

① **ANF** 26%▲ 15%▲ 2%▲ 3.5%▼ 0.8%▲ 8%▼ 진공포장으로 신선 4대사료

② **유카누바** 26%▲ 15%▲ 1.8%▲ 4%▼ 0.8%▲ 10%▼ 허약한 강아지에 좋다 4대사료

③ **사이언스** 30%▲ 14.5%▲ 0.64%▲ 3%▼ 0.4%▲ 5%▼ 100년 이상의 제조역사 4대사료

④ **퓨리나** 22.7%▲ 20%▲ 0.9%▲ 3%▼ 0.7%▲ 7%▼ 대한수의사협회 추천사료 4대사료

⑤ **프리셉트** 24%▲ 14%▲ 1.1%▲ 3.5%▼ 0.9%▲ 6.25%▼ 강아지의 균형중시

⑥ **아보** 20%▲ 8%▲ 1.8%▲ 4%▼ 1.05%▲ 6%▼ 모질 개선에 탁월한 사료

⑦ **로얄캐닌** 27%▲ 16%▲ 1.35%▲ 2.5%▼ 0.65%▲ 7%▼ 체계적인 사료구성으로 강아지의 평생 규칙적인 사육이 가능

⑧ **캐니대** 33%▲ 20%▲ 1.35%▲ 2.5%▼ 0.8%▲ 7%▼ A등급의 양고기사용 피부, 피모, 알러지전문사료

⑨ **솔리드골드** 22%▲ 8%▲ 1%▲ 5%▼ 0.7%▲ 8%▼ USDA(미농무성)이 인증한 고기와 1 ,2등급의 곡물만 사용

⑩ **아카나** 26%▲ 16%▲ 1.2%▲ 4%▼ 1.1%▲ 4.6%▼ 아카나의 Omega Science 순수한 식물성 기초지방

⑪ 뉴트리언스 26%▲ 16%▲ 1.2%▲ 4%▼ 1%▲ 9%▼ 한방약초가 들어있는 고품질 사료

⑫ 제로니 27%▲ 15%▲ 1.3%▲ 4%▼ 1%▲ 10%▼

3) 양고기 사료분석 (▲ : 이상 ▼ : 이하)

사료/성분/ 조단백질/ 조지방/ 칼슘/ 조섬유/ 인/ 조회분/ 기타사항

① 유카퍼피 26%▲ 16%▲ 1.1%▲ 5%▼ 0.9%▲ 4%▼ 치아방어시스템, 면역시스템
  알갱이가 조금 큰편

② 유카어덜트 23%▲ 14%▲ 0.7%▲ 4%▼ 0.6%▲ 4%▼

③ 사이언스 퍼피 26.8%▲ 18.5%▲ 1.5%▲ 1.9%▼ 1.08%▲   18kg만 있음

④ 사이언스 어덜트 21%▲ 14.6%▲ 0.95%▲ 2.3%▼ 0.68%▲   18kg만 있음

⑤ 퓨리나 퍼피 28%▲ 18%▲ 1.1%▲ 3.0%▼ 0.8%▲ 12%▼

⑥ 퓨리나 어덜트 26%▲ 16%▲ 1%▲ 3%▼ 0.8%▲ 12%▼

⑦ 프리셉트 센시케어 22%▲ 12%▲ 1.45%▲ 4.5%▼ 1.2%▲ 6%▼

⑧ 캐니대 24%▲ 14.5%▲ 1.3%▲ 1%▼ 1.5%▲ 7%▼

⑨ 솔리드골드 퍼피 28%▲ 14%▲ 1.36%▲ 5%▼ 0.8%▲ 9%▼

⑩ 솔리드골드 어덜트 22%▲ 8%▲ 1.2%▲ 5%▼ 0.7%▲ 9%▼

⑪ 아보덤 어덜트 20%▲ 8%▲ 1.8%▲ 4%▼ 1.05%▲ 6%▼

8. 사료급여량/횟수

a. 중소형견용 퍼피 1일 급여량 (작은알갱이 종이컵 1= 80g)
체 중/ 6~11주령/ 3~4개월령/ 5~7개월령/ 8~12개월령

① 1kg이하/ 54~81(g)/ 50~71(g)

② 1~3kg/ 81~180(g)/ 81~162(g)/ 32~108(g)/ 32~64(g)

③ 3~5kg/ 180~243(g)/ 162~216(g)/ 108~140(g)/ 64~108(g)

④ 5~10kg/ 243~388(g)/ 216~356(g)/ 140~243(g)/ 108~162(g)

⑤ 10~15kg/ 388~513(g)/ 356~486(g)/ 243~297(g)/ 162~216(g)

b. 중소형견용 어덜트 1일 급여량 (작은알갱이 종이컵 1= 80g)

　체 중/ 급여량

① 1~3kg/ 25~45(g)

② 3~5kg/ 45~65(g)

③ 5~7kg/ 65~85(g)

④ 7~10kg/ 85~105(g)

c. 대형견용 퍼피 1일 급여량 (큰알갱이 종이컵 1= 65g)

　체 중/ 6~11주령/ 3~4개월령/ 5~7개월령/ 8~12개월령

① 1~3kg 80~157(g)

② 3~5kg 157~243(g)

③ 5~10kg 226~370(g) 206~326(g)

④ 10~15kg /370~479(g/) 326~435(g)/ 218~283(g)

⑤ 15~20kg/ 479~587(g)/ 435~522(g)/ 283~348(g)

⑥ 20~25kg/ 522~592(g)/ 348~400(g)/ 283~314(g)

⑦ 25~35kg/ 592~749(g)/ 400~475(g)/ 314~405(g)

⑧ 35~45kg/ 474~596(g)/ 405~478(g)

⑨ 45~55kg/ 596~675(g)/ 478~544(g)

d. 대형견용 어덜트 1일 급여량 (큰알갱이 종이컵 1= 65g)

　체 중/ 급여량

① 20~40kg/ 220~300(g)

② 40~50kg/ 300~350(g)

③ 50~60kg/ 350~390(g)

④ 60~70kg/ 390~435(g)

⑤ 70~80kg/ 435~475(g)

⑥ 80~90kg/ 475~515(g)

⑦ 90~100kg/ 575~563(g)

9. 연령에 따른 먹이

'.필요한 영양'에서 언급한 것과 같이 발육기의 강아지는 체중 당 성견이 필요로 하는 열량의 두 배를 필요로 하며 체중이 불어나는 데로 수치를 대입해 계산한다.
　예) 성견 10kg의 체중

①　1kg의 강아지 X 성견 필요 cal X 2
②　5kg의 강아지 X 성견 필요 cal X 1.5kg
③　7kg의 강아지 X 성견 필요 cal X 1.2kg
④　노견의 경우 소화 기능이 저하되어 음식을 남기는 수가 있습니다. 강아지는 육식을 주 로 하기 때문에 노견이 될수록 몸이 산성화 될 수 있으니, 물 공급시 칼슘 이온수를 주 며 약 알카리성의 물도 건강에 도움이 된다.

10. 직접 만드는 먹이

신선한 재료를 사용하여 집에서 강아지 음식을 만들어 주는 것은 좋은 방법이다. 강아지와 유대관계도 높일 수 있고 또 재료가 신선하여 좋지만 한 가지 단점은 개가 필요로 하는 미량원소까지 할 수 없기 때문에 영양적으로는 불균형한 식단이 될 수 있다. 주의 할 점 중 하나는 너무 뜨겁거나 차가운 것을 주지 않는 것이다. 생선류는 반드시 익혀서 주고, 기본적으로 고기와 채소가 강아지에게 적합한 신단의 재료가 될 수 있다. 파스타에는 탄수화물이 있으므로 에너지원이 될 수 있고, 소나 돼지고기의 간에는 인과 비타민 함유량이 많고, 닭고기는 소화가 잘되며 다른 고기에 비해 칼로리가 낮고 소화가 잘되어서 선호하는 식품이다. 쌀밥은 소화가 잘되고 회복기에 닭고기와 같이 먹이면 훌륭한 식이 요법이 될 수 있다.
먹이를 만들어 주고자 할 때는 아래의 주의해야 될 음식을 피해 균형 있는 식단을 짜도록 한다.

11. 주의해야 할 먹이

①　**파와 양파** : 개에게 매우 독이 되는 식품이다. 파와 양파는 적혈구를 파괴시켜서 혈뇨를 누게 하고 심한 경우 빈혈로 사망하게 만든다. 혹시 실수로 파와 양파를 먹은 경우에는 초기에 치료를 받으면 안전하게 회복 할 수 있으니 급히 병원으로 데려 가도록 한다. 항상 조심을 해야 될 것이 자장면이나 탕수육에 포함된 양파

이다. 먹고 남은 탕수육이나 자장면을 함부로 놓아 두어 사고 나는 경우가 종종 있다.

② **새우** : 괜찮을 수도 있으나 소화 불량의 의한 구토증상을 보이는 경우가 많다.

③ **향신료** : 고추, 후추, 식초 등 자극성 음식 및 감미료, 위를 강하게 자극하여 위염이 되기도 한다.

④ **초콜릿** : 테오브로민 성분이 중독의 원인이 되 심장질환을 일으키고 잘못 하다가 는 치명적일 수도 있다.

⑤ **햄과 소시지** : 염분이 많아 해가 되기도 한다.

⑥ **닭 뼈** : 닭고기의 뼈 등은 매우 날카롭게 잘려서 찔리기가 쉬우므로 절대로 줘 서 는 안 된다. 닭고기를 먹은 후 휴지통에 버릴 때에는 개가 접근하지 못하도록 각 별한 주의가 요망된다. 간혹 휴지통의 닭 뼈를 먹고 사망하는 경우들이 발생한 다.

⑦ **짠 음식** : 강아지는 땀샘이 적어 땀으로 배출이 안 된다.

⑧ **문어, 오징어 류** : 저단백이며 소화 잘 안 된다.

⑨ **꽁치, 정어리 등** : 지방이 많은 어류는 습진이나 알레르기, 탈모의 원인이 된다.

⑩ **과자, 사탕 등** : 당분이 많은 과자류는 충치의 원인. 설사의 원인이 되며 비만의 원인이 될 수 있다

⑪ **계란의 흰자위** : 설사의 원인

⑫ **우유 및 유제품** : 우유를 차게 하면 설사의 원인, 너무 뜨거우면 응고되어 흡수력이 떨어진다. 유당 분해 효소인 락타아제의 분비가 적기 때문에 사람이 먹는 우유를 먹게 되면 설사를 일으킬 수 있으므로 개전용 분유를 먹인다.

⑬ **뼈** : 과다하면 변비

⑭ **야채류** : 몸에서 비타민 C를 합성하므로 필요 없음(단, 변비에는 효과가 있음)

⑮ **포도** : 우발적 포도 섭취로 통팥 손상으로 사망한 예가 보고되고 있어 주의를 요함.

12. 강아지의 성장에 따른 음식

① **이유전** : 어미개의 젖이 가장 좋지만 만일 모유를 먹을 수 없을 때는 강아지용 분유를 주어야 한다. 강아지 분유는 사람이 먹는 분유와는 다릅니다. 우유나 사 람들이 먹는 분유에는 유당이 많고 단백질이나 지방이 매우 부족하여 개에게 적 합하지 못한다. 강아지는 사람보다 단백질과 지방이 많은 젖이 필요하고, 소화를 못하고 설사를 일으키는 유당이 포함되지 않은 강아지 전용 분유를 먹여야 한다.

② **생후 3주일 ~3개월** : 이유와 함께 강아지 사료를 먹일 수 있는 시기이다. 강아지

는 자견용 사료를 먹어야 하고, 처음에 잘 못 씹으면 불려주는 것도 좋다. 그러나 단단한 것을 씹어야 치아가 건강해지기 때문에 오랫동안 불려주기만 하면 오히려 소화기능도 약해지고 이같이도 잘 못하게 된다. 처음 며칠만 불려주고 2-3일 지나면 건사료를 그냥 주는 것이 좋다.

③ **생후 3개월~6개월** : 성장 속도가 빠르고 몸이 만들어 지는 때 여서 충분한 양을 주는 것이 좋습니다. 대략 몸무게의 5 - 8%정도를 먹으면 된다. 또한 이 시기는 사회화 과정이 진행되는 때여서 먹이를 이용한 훈련이 좋은 때이다. 이 시기의 에너지 요구량은 성견의 두 배에 달한다.

④ **6개월~1년** : 식사량을 서서히 줄이고 횟수도 줄인다. 충분히 성장한 때여서 식사를 하루 두 번만 주어도 충분하다.

⑤ **1년~6년** : 성견용 사료만 주어야 합니다. 자견용 사료를 계속 먹이면 비만이 생길 수 있다. 대부분 비만은 이시기에 발생하므로 음식 양을 조절하고 가능한 충분한 운동을 하는 것이 좋다.

⑥ **6년이상** : 체중에 각별히 신경을 써야 하고, 노령견용 사료를 먹여야 한다. 질병이 있거나 몸이 약할 경우는 알맞은 처방식을 먹어야 하고 치아관리에도 신경을 써야 한다.

⑦ **임신견과 수유견**

임신하면 배속에 또 다른 생명이 있기 때문에 음식 양을 충분하게 늘려야 한다. 대부분 임신 4주부터는 평상시 먹었던 양의 2배 정도가 필요하다. 출산을 한 뒤에는 새끼에게 젖을 먹일 때는 세배이상 양을 늘려 먹어야 한다. 새끼 숫자에 따라 양이 다르지만 평균 3마리 이상이면 4배 까지도 먹게 된다. 이 때 충분한 영양 섭취가 안 되면 젖양이 줄고, 어미개의 항체도 낮아져 강아지들도 허약해지고, 어미개가 산욕열등의 질병에 걸리게 된다.

III. 개의 생리

1. 연령에 따른 분류

1. **신생자견** : 갓 난 강아지, 태어나서 3주 까지
2. **자 견** : 강아지, 3주에서 1년 까지
3. **성 견** : 어른 개, 생후 1년에서 6년 까지
4. **노 령 견** : 늙은 개, 생후 6년 이후

1) 신생자견

강아지는 태어나서 2주 정도가 지나면 눈을 뜨고 3주 정도 지나면 엉금엉금 걸어다닐 수 있게 되는데, 이때까지가 갓 난 강아지에 속한다. 사람 갓난아기에 비하면 굉장히 빨리 자라는 편이다. 그러니까 생후 3주령 까지가 신생자견이다. 이때는 아직 너무 어리기 때문에 조그마한 자극에도 강아지가 쉽게 아플 수 있다. 엄마가 애기를 조심스럽기 돌보는 것 같이 어미개도 강아지를 정성스럽게 보살핀다. 만일 집에서 이 나이 또래의 강아지를 기르게 된다면, 아주 주의해야 하는 때이다. 쉽게 아프고 쉽게 사망할 수 있기 때문이다. 건강기록 일지나 동물병원에서 제공하는 건강수첩 등을 통해 강아지의 체중과 발육 상태 등을 체크하면 도움이 된다.

개의 출생부터 포유, 이유, 성장, 번식에 이르기까지의 모든 사항에 대한 이해가 있어야 개와 사람이 오랜 기간 동안 바람직한 유대관계를 유지할 수 있다. 구충과 질병에 대한 면역반응, 사람과의 접촉, 복종훈련은 육체적, 정신적으로 건강한 개를 만드는데 필수적인 것들이다. 본 교재는 애완견과 더불어 사육가들이 부딪치는 크고 작은 어려움을 극복하는데 도움이 될 수 있는 유익한 길잡이가 될 것이다.

① 어린 자견 (출생 직후 신생아기)

출생 직후의 어린 강아지는 치아가 없을 뿐만 아니라 눈, 귀가 모두 닫혀있고, 강아지의 체온은 성견의 정상 체온보다 약11~14℃까지 떨어지기도 하지만 그래도 생존한다. 갓 태어난 어린 강아지의 체성분은 수분이84% (우유의 수분함량은 87%)정도로 높고, 지방이 1% 정도로 매우 낮아 출생 직후 어린강아지가 체온유지를 위한 충분한 열을 생산하기란 거의 불가능 한 일로 출생 직후의 어린 강아지는 저온 스트레스를 받기 쉽다.

어린 강아지의 정상적인 체온유지는 지속적으로 온기를 보충해줄 수 있는 모견이나 보온 등, 보온패드 등 주위의 열 공급원에 의존한다. 어린 강아지의 보온을 위해서는 출생 후 1~2주 동안은 보온 상자의 온도를 30~32℃정도 유지해 주어야 한다.

어린 강아지는 출생 직후 질병 감염을 방어할 수 있는 항체 수준이 매우 낮은데 이는 태아가 성장하는 동안 태아를 둘러싸고 있는 태반이 고분자 단백질의 일종인 면역항체의 자유로운 이동을 막기 때문이다.

따라서 출생 직후의 강아지는 전염병에 대한 감수성이 매우 높다. 강아지의 소화기관은 출생 직후 완벽하게 발달하지 못한 관계로 출생 후 24~36시간 이내에 소장을 통해 항체를 흡수하여 동화시킬 수 있다.

다행히도 모견의 초유에는 항체가 농축되어 있어 일반 전염성질병(개홍역 포함)에 저항 할 수 있는 면역 능력을 어린 강아지에게 제공해 준다. 모견으로부터 획득한 면역을 수동면역이라 하고 이 수동면역은 출생 후 몇 주 이내에 소진이 된다.

따라서 전염성질병에 대한 항체를 생성할 수 있도록 백신처리를 해주는 것이 중요하다. 모견은 분만 후 강아지의 제대를 끊어주고 핥아주며, 때로는 태반이나 태아를 감싸고 있는 후산 물질을 먹기도 한다. 갓 태어난 어린강아지는 듣지도 보지도 못하기 때문에 접촉을 통하여 더듬어서 한배새끼나 어미와 유두를 찾는다.

어린 강아지는 냉기보다 온기에 반응을 한다. 생후 2~3일령의 어린 강아지를 어미로부터 조금 떨어뜨리면 머리를 흔들면서 울거나 낑낑거리면서 기기 시작한다. 물론 강아지의 귀는 열리지 않아 들을 수 없고 눈 역시 그 기능을 다하지 못하여 볼 수 없다. 그러나 어린 강아지의 울음소리는 모견의 관심을 끄는 데 도움이 된다. 모견이 길을 잃고 추워하는 어린 강아지를 발견하면 대개는 한배새끼에게 돌아올 수 있도록 도와준다.

모견은 몸이 식은 어린 강아지를 무시하는 경향이 있다. 모견이 무시하면 어린 강아지는 머리를 흔들면서 울고 짖고 하면서 계속해서 주위를 배회하다 머리가 다른 강아지나 모견에 접촉 하게 되면 어린 강아지는 배회를 멈추고 접촉부위로 기어간다. 어미의 젖을 찾게 되면 머리를 계속 흔들어 대는데 이러한 행동은 어린 강아지가 유두를 찾거나 무는데 도움이 되며 모유분비를 자극한다.

분만 후 첫 2~3주 동안 한배새끼와 모견은 서로 인접한 곳에 머물면서 먹고 자고 한다. 어린 강아지가 약 2주정도 됐을 때 보고, 듣기 시작하고 젖니도 나오기 시작한다. 어린 강아지가 성장하면서 체격이 커지고 힘이 붙게 되지만 계속 접촉에 의해 탐색하며 경험을 쌓는다.

강아지는 움직임이 느리고 비능률적이기 때문에 개 번식가들은 보호상자를 어린 강아지의 우리로 사용한다. 어미가 사료섭취나 배변 및 기타의 이유로 인해서 우리를 잠시 떠나는 경우 새끼들은 보통 우리상자 안에 뭉쳐 있다. 어미개가 새끼들이 있는 곳으로 다시 돌아와서 누운 후 어린 강아지의 복부를 꾹꾹 찌르거나 복부 밑 부분을 핥아주고 비벼준다. 모견의 이러한 행동은 새끼들이 움직이게 하고 포유할 수 있도록 하기 위한 것이다.

모견이 계속해서 어린 강아지의 복부와 항문부분을 핥아 주는 것은 어린 강아지의 배변을 자극하기 위한 행동이고 어린 강아지의 배설물을 어미가 먹는다. 우리 안이 어린 강아지들의 배변에 의해 더럽혀지지 않는 것은 바로 이러한 이유 때문이다.

② 과 도 기 (2 ~ 3 주령)

2주령이 되면 어린 강아지의 반응력이 변화하기 시작하고 젖병을 이용해 효과적으로 포유를 시킬 수 있다. 2주령 이전의 어린 강아지에게 모유 이외의 음식물을 공급할 필요가 있을 경우 가장 쉬운 직접 넣어 주는 방법이다.

이 방법은 젖병을 이용한 포유시 공기를 들이키는 것을 방지하고 섭취된 공기를 배출시키기 위해 트림을 시켜야 하는 수고를 덜 수 있다. 2주에서 3주 사이의 어린 강아지의 발육변화는 놀랄 만하다.

이 시기는 어린 강아지의 귀가 열려 들을 수 있게 되고 짖을 수 있을 뿐만 아니라 눈의 망막에 물체의 형상이 만들어져 볼 수 있게 되고 또 앞뒤로 움직일 수 있게 된다. 대부분의 어린 강아지는 3주령에 일어설 수 있고 또 효과적인 방법으로 먹고 마실 수 있게 된다.

어린 강아지는 배변을 하기 위해 보호 상자 밖을 걸어 다니기 시작한다. 어린 강아지들은 배변을 위한 모견의 자극이 더 이상 필요하지 않다. 3주령의 강아지들은 한배 새끼들끼리 놀기 시작하고 으르렁거리고 장난 끼의 싸움도 한다.

생후 2주에서 3주령 사이에 나타나는 변화는 정상적인 개의 일생 중 짧은 기간 동안 나타나는 변화로는 가장 큰 것이다.

3주령 강아지는 일주전후의 강아지와 비교시 커다란 차이가 나타난다. 이러한 변화는 올챙이가 개구리로 변하는 것과 같은 획기적인 변화인 것이다. 3주령의 어린 강아지는 모유 이외에 성견사료를 섭취하기 시작한다.

③ 사교화 (社交化) 시기 (3 ~ 12 주령)

강아지의 사교화시기는 새로운 환경에 대한 행동양식의 적응기로 주위환경의 조정이 매우 중요하다. 이 기간 동안 다른 동물이나 사람, 소음 등 아주 다양한 환경에 접촉할 수 있도록 해주어야 하며 이 기간 동안의 경험이 일생동안 사람과 얼마나 친밀해질 수 있는 지를 결정한다.

자견을 약 12주령까지의 사교화 기간 동안 다양한 상태의 환경조건에 충분하게 접할 수 있도록 해주지 않으면 이 시기 이후에는 결핍된 사교화 능력을 교정하는 것이 매우 어렵거나 불가능하다.

3주령에 눈이 뜨이고 서투른 운동을 하고 청각은 들을 수 있을 정도로 발달되어 소리에 반응하고 기타 동물이나 사람의 모습에 대해 관심을 갖기 시작한다. 자견은 우리 인근의 구석구석을 탐구하기 시작하나 10~12 주령까지는 좀처럼 4.5~6m 이상을 벗어나지 않는다.

하지만 대부분의 강아지는 6주령 정도면 이유(離乳)하며 새로운 환경에 놓이게 된다. 이유자견을 한배새끼로부터 분리하여 키우는 훈련이 필요하다. 그렇지 않으면 한 배새끼 끼리만 서로 의지하므로 후에 분리하게 되면 독자적인 환경에 잘 적응하지 못하게 된다.

이유시기에 근접하면 모견은 자견으로부터 장시간 자주 떠나기 시작하며 자견들이 포유를 원한다 해도 포유를 위해 매번 눕지 않는다. 이러한 행동은 이유의 한 과정이며 강아지가 고형물 사료를 먹도록 도와주게 된다. 자견이 5~7주령에 포유하면 모견이 으르렁거리는 소리를 내는데 이렇게 되면 곧바로 이유를 하게 된다. 으르렁거리는 소리를 내는 이유 중의 하나는 자견의 날카로워진 치아가 모견의 유두에 고통을 가하기 때문이다.

일부 자견들은 10주령까지 포유 하는 경우도 있지만 6주령에 이유를 하게 되면 자견이 조기에 새로운 환경을 접할 수 있는 기회와 사교 화를 위해 필요한 시간을 많이 제공해주는데 도움이 된다. 사교화 기간 동안 자견들은 우리 밖의 특정한 지역을 배변 장소로 이용하기 시작하는데 강아지가 우리를 벗어나올 때 땅에 코를 대고 냄새흔적을 따라가는 모습을 볼 수 있는데 이러한 냄새는 배설반사작용을 촉발시킨다.

자견은 배변 없이 오랜 시간동안 잠을 잘 수 있다. 그러나 잠에서 깨어 있을 때는 배변을 빈번히 하게 한다. 이러한 생리적 특성을 이용하여 강아지가 특정장소에 배설하도록 훈련시킬 수 있는데 이 배설 장소에서 나는 냄새는 강아지가 와서 배설장소로 계속 이용하도록 하게 만든다.

이러한 특징을 이용하여 자견의 집안 길들이기를 빠른 시간 내에 할 수 있다. 새집으로 왔을 때 자견을 한 시간 정도 우리 주변에서 놀린 다음 우리 속에 가두어 둔다 (필요에 따라 자견 케이지 안에 머물게 한다).

강아지의 반응에 따라 수분에서 한 시간 가량 가두어 둔 다음 배설장소에 데리고 가 배설시킨다. 이러한 방법은 자견을 단시간 내에 집안 길들이기를 하는데 도움이 된다. 이 기간 동안 자견은 어미의 고형물 사료를 점진적으로 섭취하게 되는데 어미의 젖을 더 이상 먹을 수 없는 6주령이 되면 자견은 영양소 요구량을 전적으로 고형물 사료로부터 섭취할 수 있게 된다.

따라서 모견 사료 급이기는 자견들이 쉽게 사료에 접근할 수 있고 섭취할 수 있도록 가능한 낮게 해준다 묵통의 턱이 높으면 자견이 물통에 빠져 죽은 위험이 있기 때문에 물통의 턱이 높지 않아야 한다. 이유(離乳)는 매우 간단하다.

자견을 같은 장소에서 키우려하면 어미를 다른 곳으로 보내고 자견을 다른 곳으로 이동 시키려면 모견, 보호상자, 사료로부터 떠나 새로운 집으로 보내면 쉽게 새로운 환경에 적응하게 된다.

④ 이유에서 새로운 집으로

새집으로 데려온 이유자견은 갑자기 바뀐 환경 때문에 어려움을 겪는다. 대부분의 이유 자견들은 친숙한 보호상자나 제한된 공간 이외의 새로운 세계에 노출되면 스트레스를 받는다. 새로운 환경을 접하게 된 자견은 관리 방법에 따라 새로운 환경과 좋은 관계를 맺든지 아니면 참담한 결과를 초래하게 된다.

새집에 오게 된 이유자견은 주위 환경에 대한 친근감이 없어 밤에는 외로움을 느껴 울거나 짖는다. "조용히 해" 하고 소리치는 것은 강아지가 주인의 관심을 끌기 위해 짖는데 대한 긍정적인 반응으로 간주되므로 나중에 관심을 끌기 위한 수단으로 계속 짖어 대기도 한다.

이러한 문제는 밤중에 작은 케이지를 집으로 이용하게 하거나 옛 우리에 있었던 깔짚의 일부를 집어넣어 주고, 괘종시계나 라디오 같이 소리를 낼 수 있는 기구를 이용하면 쉽게 극복할 수 있다.

고통스러워하거나 관심을 필요로 하는 경우는 주인이 관찰하면 쉽게 알 수 있다. 강아지가 나중에 자라서 출입이 허용되는 장소에 한하여 출입을 허락하고 나중에 환영받지 못할 지역은 처음부터 출입을 제한하여야 한다. 그러기 위해서는 개를 쫓는 도구나 임시 문을 이용할 필요가 있다.

이러한 방법은 개의 출입을 집의 일부분으로 제한하거나 출입 금지된 곳의 출입을 제한할 수 있다. 개는 자기만의 특정 제한할 수 있다. 개는 자기만의 특정 제한 구역을 인식하도록 쉽게 훈련시킬 수 있다.

2. 강아지 선택

개를 키우려는 것은 중대한 결심으로, 내가 돌봐주지 않으면 이후 10년간을 혼자서는 살지 못하는 동물과 함께 살아야 되는 것이다. 따라서 개와 가족이 서로 호흡이 맞아야 된다. 우선 개를 기르기 시작하면 집과 정원을 어지럽히기 쉽고 털이 잘 빠지는 개는 그것만으로도 일손이 증가하게 된다는 점을 알아야 된다.

그러므로 자기가 사육하고자 하는 개를 선택할 때는 개의 크기, 피모타입, 성별, 연령, 혈통서 유무, 순종인가 잡종인가, 어떤 목적으로 기르는가, 어디서 구입할 것인가 등을 충분히 고려해야 한다.

초대형종의 체격은 당당하게 크지만 성격은 반대로 온순한 것이 많아, 집안에서 조용히 지정된 장소에서 얌전하게 앉아 있다. 다만 차에 태울 때는 넓은 공간이 필요하고, 수명이 짧은 단점이 있으며 운동을 시키기 위해서는 넓은 공간이 필요로 하므로 이를 참조해야 한다.

대형종 보통 성격이 매우 활달해 철저히 제지하지 않으면 다른 개나 사람에게 영향을 미친다. 이 대형종 역시 초대형과 같이 운동을 시키기 위해서는 넓은 공간이 필요로 하므로 이를 생각하고 구입해야 한다.

중형종은 대체로 가족과 집, 차에 어울리기 쉬운 적당한 크기로, 종류가 대단히 많아서 선택의 폭이 넓다.

소형종은 안고 다니기에 적당한 크기로 초대형견이나 대형견처럼 운동을 시키기 위해 넓은 공간이 필요치 않고 비교적 다루기가 수월하므로 처음 개를 기르는 사람에게 알맞다.

3. 강아지 성장에 영향을 미치는 요인

① 유 전 (Genetic potential)
② 환 경 (Environment Condition)
③ 신체상태 (Physical condition)
④ 품 종 (Breed)
⑤ 지역분포 (Geographical distribution)

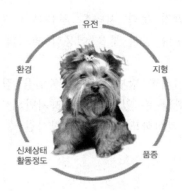

4. 왜 강아지는 특별한 영양을 필요로 하나?

① 강아지의 성장은 생후 1년에 이루어지기 때문에 이 시기에 영양공급은 매우 중요하며 특히, 처음 몇 달 동안은 급속하게 성장한다.

② 이 성장기간에 골격형성, 근육형성, 모질개선, 질병에 대한 저항성을 갖추게 되며 이를 위해 성장하는 강아지는 성견에 비해 체중 대비 2배 정도의 영양을 필요로 한다.

③ 강한 골격과 치아를 갖기 위해 필요한 영양이 요구되고 원활한 몸의 기능, 맑은 눈, 빛나는 모질, 그리고 건강한 성견이 되기 위해 필요한 영양이 요구된다.

④ 애견의 일생 중 가장 큰 스트레스 요인은 성장기와 임신기(포유기, 비유기)인데 전람회 출전견, 사냥견, 스포츠견 들이 되는 강아지는 추가적인 영양을 필요로 한다.

5. 강아지 먹이 급여요령

① 갓 젖 뗀 강아지에게는 소화되기 쉬운 가장 쉬운 상태의 먹이를 주어야 한다.

② 초소형 견종은 6개월, 소형 견종은 10개월, 중대형 견종은 12 ~24 개월 만에 발육이 완성된다. 최소한 이 기간에는 강아지용 애견 식품을 급여해야 한다.

③ 소형 애완견의 경우 이유 전(6 ~8 주)까지는 습식 상태로 급여한다.

④ 밥그릇은 매일 청소하고 신선하고 깨끗한 물을 항상 급여하며, 건조식품을 물에 불려 줄때는 가능한 너무 차지 않은 물에 불려 주어야 한다.

⑤ 우유는 오히려 좋지 않다. (강아지는 유당소화능력이 사람에 비해 떨어지므로 설사를 할 수 도 있다)

6. 먹는 습관 길들이기

① 가족들이 식사하면서 사람이 먹던 것을 주지 말 것

② 정해진 시간에 정해진 곳에서 애견 식품을 준다.

③ 가급적 시간은 가족들의 식사시간에 맞춘다.

④ 식탁 옆에서 구걸할 때 음식대신 가볍게 쓰다듬어 줄 것.

⑤ 바닥에 떨어진 음식을 주어먹지 않도록 가르친다.

⑥ 애견의 입맛이 까다로운 것은 애견에 원인이 있는 것이 아니라 사람에게 그 원인이 있다.

⑦ 가족 모두가 간식을 일절 주지 말고 물과 애견식품만을 먹도록 유도한다.

⑧ 시간을 정해놓고 애견식품을 주되 20분이 지나서 남는 먹이는 치워버리고 정해진 다음 시간까지 어떤 먹이도 주지 않는다. 다음에도 같은 방법을 반복해서 2-3일 지나면 대부분 애견 식품을 먹게 된다.

⑨ 인정에 끌려 다시 사람이 먹는 음식을 주게 되면 다음에는 그 만큼 더 습관을 고치기 어렵게 된다.

⑩ 애견은 자기가 음식을 거부하면 더 맛있는 것을 줄 줄 알고 고집을 부리는 것. 따라서 고집을 꺾어야 한다.

⑪ 아무리 고집이 쎈 애견이라 하더라도 먹을 것을 놔두고 굶어 죽지는 않는다.

7. 신생자견 사육 기초

1) 신생자견의 성장과정

강아지는 태어날 때 엄마와 연결되어 있던 탯줄을 배에 달고 있게 된다. 탯줄을 엄마와 아기를 연결해주는 끈인데, 이 끈 속에 큰 혈관이 있어서 엄마로부터 아기에게 영양분을 공급해주어 아기가 뱃속에서 성장하도록 해준다. 강아지도 마찬가지로 이 탯줄에 연결된 상태가 떨어지면 출생이 이 된다. 뱃속에서 나와 탯줄이 끊어지고 남아 있는 탯줄 혈관은 태어나 2-3일 쯤에 떨어지고 배꼽이 된다. 그리고 12-14일 쯤에 눈꺼풀이 갈라지면서 눈을 뜨게 되는데, 이때쯤 태어날 때 몸무게의 두 배로 자라게 된다. 그리고 16일 쯤에 서서히 걷기 시작해서, 21일 경에는 정상적으로 걸을 수 있게 된다. 또 이때 첫 번째 이빨이 나고 소리를 알아듣기 시작한다. 이 시기에는 듣고 보고하는 감각기관이 발달하는 시기이므로 매일 조금씩 자극을 주어 부드럽게 만져주면 나중에 자신감 있는 개로 성장한다고 한다.

2) 신생자견의 건강상태 확인하는 방법

① 머리에 숨구멍이 열려 있지 않아야 한다.

② 입천장이 갈라져 있는 구개열이 없어야 한다.

③ 혀나 입안의 색깔이 파랗게 되면 청색증으로 건강하지 못한 강아지다.

④ 콧구멍 안에 액체가 차 있으면 위험하다.

⑤ 몸 전체가 윤기 나는 털로 덮여 있어야 건강하다.

⑥ 발바닥 패드에 이상이 없어야 한다.

⑦ 호흡이 편안하고 가슴이 대칭이어야 한다. 가슴이 패어있는 기형이 종종 있다.

3) 환경관리

① 강아지는 대부분 태양의 길이에 영향을 받아 보통 봄과 가을에 출산 하지만 가을 과 겨울에 태어나는 경우도 많습니다. 특히 겨울철에 출산하게 되면 특별히 조심 해야 하는데, 강아지에게 가장 중요한 것이 체온을 유지하는 것이기 때문이다.

② 갓 태어난 강아지는 체온을 스스로 조절할 수 없기 때문에 어미개의 도움이 절대 적으로 필요한 데, 만일 어미가 없는 경우에는 사람이 이를 대신 해주어야 한다.

③ 갓 난 강아지에게 적당한 외부 환경온도는 30도 정도로 강아지의 체온인 36도 정 도를 유지할 수 있는 온도면 충분하다. 그러나 30도 정도의 환경온도는 몇 주가 지난 강아지에게는 높은 온도이기 때문에 시간이 지나면서 환경 온도를 조금씩 감소를 시켜주면 된다.

④ 가장 흔하게 사용하는 방법으로는 전구의 발열이나 전기장판을 이용하는 것인데, 조심해야 할 것은 강아지의 체온을 직접 올리는 것이 아니라 외부 온도를 올려서 강아지 체온이 따라 올라가게 하는 것이다.

⑤ 신생자견의 몸을 스스로 움직이지 못하기 때문에 전구의 빛이 직접 강아지의 피 부에 닿거나, 전기장판 위에 강아지를 바로 놓아두면 화상을 입게 된다. 따라서 전구의 빛은 간접조명이 되게 하고, 전기장판은 수건을 충분히 덮어두어 강아지 의 피부가 열에 직접 노출되지 않도록 해야 한다. 그리고 물주머니 같은 보온 팩 을 이용할 때는 수건으로 감싸서 온도를 조절하면 되지만 물은 금방 식기 때문에 자주 갈아주도록 한다.

⑥ 적절한 보온을 위해서 담요를 덮어 주는 것은 좋은 방법이다. 물론 소란하지 않 고, 외부의 자극이 없는 안락한 환경을 만들어 주는 것도 필수적이다.

4) 건강관리

① 갓 난 강아지인 생후 3주 동안의 신생자견 시기에 건강상 가장 중요한 것은 체온 유지, 체액유지, 혈당유지이다.

② 체온이 떨어지면 강아지는 활동이 둔해지고, 몸 안의 대사기능도 떨어져 생명을 위협 받게 된다. 또한 체온이 떨어진 강아지는 어미개가 싫어하고 돌보지 않고 밀쳐내 버려 몇 시간 지나지 않아 죽게 된다.

③ 사람이나 강아지나 몸의 70 % 정도가 물인데, 몸 안의 물이 부족한 상태를 탈수 라고 한다. 체액은 몸의 수분을 말하는데, 수분이 10 % 정도만 부족해져도 강아 지는 아주 위험한 상태에 빠진다.

④ 심장과 뇌는 혈액 안의 당분을 연료로 세포들이 움직이는데, 혈액 속의 당분 부 족한 것을 저혈당이라 한다. 강아지에게 저혈당은 아주 위험한 상황으로 혈당이 떨어진 상태로 몇 분만 지나도 뇌는 손상을 받게 된다. 이러한 상태를 저혈당성 쇼크라고 한다. 저혈당 상태가 심하면 체온이 떨어지고, 경련이 일어나거나 몸이

딱딱하게 굳어지고, 때에 따라서는 발작 증세를 보일 수도 있다.
⑤ 체액과 혈당은 어미 개의 젖이나 음식을 통해 공급되기 때문에 신생자견은 영양 관리와 체온유지에 각별히 신경을 써야 한다. 체온과 체액과 혈당은 강아지에게 가장 기본이 되는 생체 조건이고 이것들이 부족해지면 목숨을 잃게 된다.

5) 주의할 점

① 강아지가 우는 것은 배가 고프거나 졸리 울 경우이다. 물론 몸이 불편하거나 어미개를 찾을 때 울기도 한다. 대부분은 배가 고파서 울게 되는데 이때는 배가 불룩하지 않고 홀쭉하게 들어가 있다.
② 신생자견은 두 세 시간에 한번 씩 젖을 먹는다. 이때는 몸집도 작고 위도 작아서 한꺼번에 많은 양을 먹을 수 없고 또한 성장속도가 빨라 몸 안에 에너지를 소비하는 대사율이 높아 자주 먹어야한다
③ 신생자견을 사람이 돌보게 될 때는 적어도 3시간에 한 번씩 먹이를 주어야 하고, 젖을 먹인 뒤 에는 반드시 어미개가 하는 것처럼 항문과 생식기 주변을 젖은 손수건으로 살포시 닦아 주어 오줌과 똥을 싸게 해야 한다. 그러나 먹이를 준다고 계속 깨어 있도록 하면 안 되고, 젖을 먹인 뒤에는 가능한 잠을 잘 수 있도록 해 주는 것이 중요하다.

8. 자견의 사육 기초

자견은 강아지를 말하는데, 수의학적으로 생후 3주에서 생후 1년까지를 말한다. 이 시기는 강아지가 외부 환경에 대한 감각기능을 발달시키고, 혼자 독립해서 움직이고 먹이를 찾아 먹을 수 있도록 성장하고, 성적으로 성숙해서 짝짓기도 가능해지는 기간이다. 발육속도가 빨라 음식을 많이 먹고, 활발하게 움직이며, 사람과 다른 동물들과 사귀는 시기이기 때문에 입양시기로 권장되고 있다. 그러나 자견은 아직 어린 강아지여서 전염성 병원균에 대한 저항력이 약해 감염병에 쉽게 걸리는 시기이기도 하다. 따라서 예방접종 등의 관리가 필요한 때이다. 대부분 개들은 자견시기를 무사히 넘기면 건강하게 일생을 지내는 경우가 많다.

1) 강아지를 입양하기 전 생각할 점들

아장아장 걸어 다니며 장난기 있는 몸짓으로 사람에 애정을 보이는 강아지는 우리들에게 즐거움과 행복감을 준다. 어린이날 선물로 가장 받고 싶어 하는 것이 강아지인 것은 어쩌면 당연한 것처럼 보인다. 대부분의 사람들이 여건이 된다면 강아지와 함께 생활하길 바랄 것이다. 강아지의 입양은 집안에 새 식구를 맞아들이는 것과 같

다. 입양한 강아지는 적어도 10년 동안 식구들과 함께 생활을 하게 되기 때문이다. 이러한 강아지를 '반려동물' 이라고 부른다. 가족을 새로 맞이하는 데는 그 만큼 신중한 결정과 책임감 있는 마음가짐이 필요하다. 그리고 그 강아지를 돌보고 기를 수 있는 여건이 되는 것인가 따져 보아야 한다. 유리창 너머 앙증맞은 모습에 반하여 순간적으로 결정한 입양은 사람과 강아지 모두에게 불행한 결과를 가져오는 경우가 많다.

우선, 강아지를 입양하려면 강아지를 돌볼 수 있는 시간과 경제적 여건이 충분한지 생각해봐야 한다. 강아지를 입양하고 하루 종일 혼자 놔두는 경우가 있는데, 이것은 너무나 잔인하고 무책임한 일이다.

2) 강아지 입양하기

① 집단으로 분양하는 곳에서 데려오는 것 보다 가정집 혹은 전문가에게 데려오는 것이 가장 좋다.
② 입양 적기는 생후 3 개월이다.
③ 입양 날짜는 휴일 전날로 정하는 것이 좋다. 다음날 시간을 두고 돌볼 수 있기 때문이다.
④ 전 주인으로부터 정보를 상세히 듣도록 한다.
⑤ 예방접종 날짜와 횟수 종류의 증서가 있으면 받아온다.

3) 강아지를 데려 오기 전에 갖추어야 할 물건들

강아지를 입양하면 새 식구가 생기는 것이기 때문에 이것저것 준비할 물건들이 많다.

① **이름표** : 여기에는 개의 이름, 보호자의 전화번호를 반드시 기록하여 강아지의 목에 매어준다. 행여 있을지 모른 사고 때 매우 요긴하게 사용되기 때문이다. 그리고 이름을 불러주어야 강아지와 사람사이의 관계가 형성된다. 나만의 특별한 강아지, 그 강아지의 이름을 목에 걸어주는 것이 강아지에 대한 관심의 출발이다.
② **침구** : 자견 시기에는 잠자리가 중요하다. 편안한 잠을 잘 수 있어야 집안에 적응하는 시간도 빨라진다. 체구에 알맞은 부드럽고 가볍고 체온을 유지할 수 있게 적당히 쿠션이 들어간 것이 좋다.
③ **장난감 뼈** : 막 이가 돋아나기 시작하면서 강아지들은 물어뜯기를 좋아하기 때문에 장난감 뼈다귀가 있으면 좋다. 또한 적합한 개 껌은 양치질 하는 효과가 있기도 하다. 그러나 가죽으로 표백이 심하게 된 제품은 개에게 위장관 장애를 일으킬 수도 있으니 주의하는 것이 좋다.

④ **입마개** : 입마개는 때때로 문제를 일으킬 때 사용된다.

⑤ **털 손질 도구** : 빗질은 피부병을 예방하고, 강아지와의 접촉 기회를 제공해 준다. 털의 종류에 맞는 빗을 선택하는 것이 좋은데, 양질의 모직 솔은 가늘고 부드러운 털을 피부에 붙도록 빗겨 주는 데 쓰이고, 금속제 솔과 빗은 보다 두껍고 긴 털에 생긴 엉킴이나 얼룩 달라붙은 오물들을 제거하는 데 쓰인다.

⑥ **밥 그릇** : 먹는 것이 제일 중요하니까 깨끗한 밥그릇을 준비하는 것이 중요하다. 개들은 각기 제 밥그릇을 가지고 있는 것이 좋다. 또한 항상 깨끗이 관리되어야 하며 미끄러짐을 방지할 수 있는 것이어야 하다.

⑦ **목걸이와 줄** : 가죽으로 만든 목걸이와 줄은 성장한 개에게 알맞다. 강아지에게 사용할 목걸이와 줄은 곧 체격이 커질 것을 예상하고 구입하는 것이 좋다. 개는 항상 목걸이와 이름표를 달고 다니도록 버릇을 들이는 것이 좋다. 잘 훈련된 경우 외출할 때 강아지가 스스로 목줄을 입에 물고와 산책할 것을 요구하기도 한다.

⑧ **집** : 실외에서 키울 때는 물론 비바람을 막을 수 있는 공간이어야 하겠지만, 실내에서도 강아지의 잠자리가 정해져 있는 것이 좋다. 먹고 잘 수 있는 공간이 정해지면 대소변을 길들이기도 쉬워지기 때문이고, 강아지에게도 자기 집이 있으면 안정감을 느끼게 된다. 바닥은 신문지나 애견용 패드를 이용하면 물을 엎질러도 흡수 할 수 가 있어 편리하다.

4) 건강한 강아지 고르는 법

① **눈** : 맑고 총명하고 눈곱은 없어야 건강하다. 눈빛은 색조가 좋아야 하고 감염이나 염증이 없어야 하며, 하얀 동자(결막)에는 충혈이 없어야 좋다.

② **귀** : 귀 안은 분홍색이 정상인데, 발적이나 분비물이 없어야 건강한 강아지이다. 갈색분비물이나 검은색 또는 냄새가 심하다든지 하면 귀 안에 진드기나 염증이 있을 가능성이 높다.

③ **피부** : 기름기가 많다거나 종기가 있어서는 안 되고 털이 빠져 있는 것도 좋지 않다. 얼굴, 다리, 엉덩이 꼬리 주변을 잘 살펴보아 털이 빠지지 않았는지 확인하는 것이 좋다.

④ **치아** : 잇몸은 분홍빛이며 냄새가 나지 않아야 건강하다. 그리고 몇몇 품종을 제외하고는 아래턱과 윗 턱이 알맞게 물려있어야 정상이다.

⑤ **항문부위** : 항상 청결하고 습기가 없어야 건강하다. 설사나 생식기에서 나오는 분비물이 묻어 있는 것도 살펴본다.

⑥ **전반적인 상태** : 활발하게 잘 움직이는 강아지가 건강하다. 한쪽에 웅크리고 있거나 기운이 없어 보이는 강아지는 건강이 매우 좋지 않은 것을 뜻한다. 호기심이 많고 사람에게 관심이 많은 강아지가 좋다.

5) 집에 도착하면

밀미를 했으면 조용한 곳에서 쉬게 아는 배터가 필요하나. 세일 빈서 화장실을 일려주는 것이 중요하고, 우선 신선한 물을 마시게 한다. 그리고 강아지는 이 시기에는 하루에 18시간 정도를 자야 하기 때문에 필요 이상으로 건드리지 않아야 좋다. 집안에 아이들이 있는 경우 하루 종일 강아지를 귀찮게 해서 병이 나는 경우가 종종 있다. 먹이는 원래 있었던 곳에서 먹던 먹이를 일부 가져와서 그 것을 먼저 주는 것이 음식에 잘 적응하는 방법이다.

6) 이전에 기르던 동물이 있다면

강아지를 새로 입양할 때 전에 기르던 강아지가 있다면 서열을 분명하게 알려주는 것이 좋다. 처음부터 접근하지 않도록 하고 강아지가 잠이 들었을 때 보호자와 함께 관찰 할 수 있도록 하는 것이 좋다. 어떤 개들은 보호자의 사랑을 독차지하기 위해서 심한 질투를 보이는 경우도 있으니 처음 기르던 강아지에게 먼저 애정을 보여주고 어린 강아지를 돌봐줘야 좋다. 만약 고양이를 기른다면 강아지와 고양이는 처음 만남에서 두려움을 느끼지만 않으면 매우 잘 사귀고 함께 지낼 수 있으므로 선입견을 버리고 고양이와의 대면도 마찬가지로 자고 있는 때하도록 한다.

7) 데려온 첫날 개가 이상하면

① 음식을 먹지 않을 때

경계심이 많은 경우 처음 보는 장소와 사람들 때문에 다소 겁을 먹을 수도 있다. 이런 경우 일시적으로 식욕이 감소 할 수 도 있지만 일반적으로는 곧 먹기 시작한다. 그러나 만일 하루정도가 지나서도 먹지 않으면 문제가 있는 것으로 생각하고 병원에 가야 한다. 만일 하루 종일 아무것도 먹지 않으면 저혈당 증상이 나타날 수 있기 때문에 영 먹지 않으면 입에 부드러운 음식을 넣어 주는 방법도 좋다. 또한 손바닥에 음식을 올려놓고 먹기를 권유하면 잘 먹는 경우가 많다. 강아지는 식기보다 손바닥에 있는 음식을 더 좋아한다. 사람의 애정이 담겨있고 보다 적극적인 급여방법이 되기 때문이다.

② 배설하지 않을 때

자견은 세 시간에 한번정도 배설을 하게 된다. 대부분 음식을 먹고 몇 분 지나지 않아 대소변을 보는데, 이것은 음식이 위에 들어가 위장관을 자극하여 변의를 느끼게 하기 때문이다. 만일 집에 데려오고 하루가 지나도 대변을 보지 않는다면 소화기 질환이 있을 가능성이 높으므로 진찰을 받아보는 것이 좋다.

③ **기운이 없고 시무룩할 때**

어린 강아지는 매우 활동적이다. 그런데 기운이 없이 시무룩하고 잘 움직이려 하지 않는다면 문제가 있는 것이다. 만일 밥도 먹지 않고 움직이지도 않는다면 심각한 질병의 증상일 수 있다. 그러나 겁을 먹고 새로운 환경이 두려워 일시적으로 행동을 하지 않는 경우가 있기 때문에 하루정도 지켜보고 만일 하루가 지나서도 움직이려 하지 않는다면 바로 병원에 데려가야 한다.

④ **쉬지 않고 짖을 때**

종종 하루 종일 무엇인가 짖어 대는 경우가 있다. 흔히 처음 입양한 강아지에서 보이는 현상인데, 새로운 환경에 대한 요구나 적응의 표현일 수 있다. 대부분 적어도 2.3일 정도 짖는데, 특히 밤에 더욱 낑낑 덴다면 엄마 개나 보호자의 관심을 요구하는 것 일 수 있다. 그럴 때는 부드럽게 말을 걸면서 같이 놀아주는 것도 도움이 된다. 그러나 만일 강아지에게 독립심을 주고 혼자 자기를 원한다면 처음 하루 이틀은 짖어 대는 것을 무시하고 반응을 보이지 않는 것이 좋다.

9. 개의 번식생리

1) 번식 생리 일반

개의 번식 적령기는 생후 약 10~12 개월 이후에 시작되며 개의 영양상태 나 여러 가지 질병요인 등에 의해서 번식적령기가 늦추어지거나 빨라지기도 한다. 어떤 개는 생후 14 ~ 15개월이 지나서야 비로소 발정을 나타내는 성성숙이 늦게 발달하는 개체도 있다. 이런 경우 발정증상이 분명하게 나타나면 아무런 문제가 없으나 발정증상이 미약할 경우에는 번식견 으로써는 적당하지 못하다. 그리고 생후 15개월 이상이 되어도 발정이 오지 않는 개는 생식기의 발육부전이라고 판단하여 번식견으로는 사용치 않는 것이 바람직하다.

① 약 12주령이 되면 육성견은 호기심이 많고 성장이 매우 빠르고 사료섭취량이 많아지고, 달리기, 걷기, 기타 다른 행동에 있어서 효율적인 동작을 배우게 된다. 또한 이 시기에 이성에 대한 지각을 갖게 된다.

② 14~16주령에 이갈이가 시작되면서 사료를 먹는데 문제가 생길 수 있으며 6개월령이 되면 젖니가 영구치로 완전히 대체된다. 이유시기와 비교시 성장기는 점진적인 변화가 일어나며 성숙기로의 전환시점은 성성숙 시점으로 간주한다.

③ 암캐의 첫 성성숙 징후는 9~11개월 사이에 나타나며 징후로는 생식기가 팽창되고 생식기를 핥거나 하고, 점액성의 분비물이 나타나고 암캐는 수컷을

접촉하려고 많은 노력을 한다.

④ 출혈기미는 보이지 않는데 이는 암캐가 생식기를 깨끗하게 핥아주어 혈흔을 남기지 않기 때문이다. 난소제거수술을 할 것인지 아닌지 아니면 암캐의 활동을 통제하기 위해 가두어 둘 것인지 (종부를 시키든 안시키든) 미리 결정할 사항이다. 수놈을 유인하는 암캐의 발정냄새(Pheromone)의 발산을 억제하는 물질들을 활용할 수 있다.

⑤ 암캐에 발정이 오면 화장실이나 안전한 우리에 가두거나 발정한 암캐를 다룰 수 있는 전문 개 기숙사로 보낼 수 있다. 암캐가 아무 개와 교미하여 새끼를 배는 것을 원치 않는다면 암캐는 어떠한 일이 있더라도 풀어놓지 말고 산책할 때 데리고 나가더라도 느슨하게 풀어 주어서는 안 된다.

⑥ 고도의 훈련을 받은 암캐라도 발정기 동안에는 수컷과의 접촉을 위해 주인에게 복종을 하지 않는다. 일부 개주인은 수컷과의 관계차단과 집주위의 혈흔발생을 방지하기 위해 팬츠를 착용시킨다.

⑦ 만약 종부시키기를 원한다면 종부에 적합한 체구와 일령, 즉 첫배새끼가 태어날 때의 나이가 12개월령이 될 수 있는 나이에 종부를 실시한다. 다수의 개 사육가들은 재발정 까지 기다렸다가 종부 시키도록 권장하고 있는데 이러한 권장은 확실한 근거에 의한 것이 아니다.

⑧ 일반적으로 큰 개사육장에서는 암놈의 육체적 성장상태가 좋은 개는 첫 발정 때 종부를 시킨다. 그 후 발정시기에는 아무런 육체적, 물리적으로 스트레스가 없이 거르지 않고 계속 종부를 시킬 수 있다.

⑨ 새끼를 생산하고자 할 때에는 성질, 체형, 혈통, 건강 등을 고려하여 종모견과 종부견을 선발해야 하고 새끼를 효율적으로 키울 수 있는 시설의 확보 등에 관한 세부적인 계획의 수립이 요구된다.

⑩ 종부는 기본적으로 암캐가 수놈을 받아들이는 시기를 기준으로 한다. 이때가 바로 배란주기가 형성되는 시점으로 생식기관이 발달하여 배란이 되고 이를 수란 하여 수정하게 되면 자궁에 이르러 착상하게 된다.

⑪ 첫 종부시 암캐는 여러 가지반응을 보인다. 5~6주령 이전에 한배새끼로부터 격리된 후, 종이에 배변 훈련을 시키면서 종부시까지 다른 개들에게 노출시키지 않은 암캐는 흥미로운 반응을 나타낸다. 첫째, 많은 경우에 개들이 상대방 개가 같은 종족이라는 사실을 알지 못하며 설사 같은 개라는 것을 인식한다고 하더라도 종부를 어떻게 하는지를 모른다.

⑫ 한배새끼와의 사교화 기간 동안 어울려 노는 행동을 통하여 개들이 정상적인 성적행위를 하는데 필요한 정보나 방법을 어떻게든 터득하게 된다. 종부하여 새끼를 낳았을 때 사교화에 대한 경험이 없는 모견은 지극히 부실한 어미가 된다.

⑬ 일반적으로 종부경험이 없는 수놈을 처음 종부하는 암놈과 종부를 시키지 않는 것은 암놈이 수놈을 받아들일 준비가 되지 않았을 때 종부를 시키면 수놈을 물거나 해를 미칠 수 있는 행동을 하여 차후 수놈의 종부 활동에 좋이 않은 영향을 미칠 우려가 있기 때문이다.

⑭ 일반적으로 처음 종부시키는 수컷은 경험이 많은 암놈과 종부시킨다. 모견은 종부 후 임신과 분만으로 이어지는 임신기간이 약 63일이다. 암캐에 있어서 분만은 일생을 통해 매우 중요한 육체적, 생리적인 변화이다. 임신기간 동안 모견의 체중은 임신 전 체중보다 약 15%정도 증가하게 된다.

⑮ 임신초기 6주 동안 사료의 섭취량은 일반적으로 증가하지 않는데 이때까지는 태내에 축적되는 물질은 매우 소량이기 때문이다. 그러나 임신말기 3주 동안은 체중이 20% 정도 증가하며 임신기간 중 체중 증가율이 가장 높은 시기이다.

⑯ 임신기간이 정확하게 63일로 일정한 것은 아니다. 모견이 분만장소의 환경에 익숙해 질 수 있는 시간이 필요하기 때문에 모견을 분만예정 5일전에 따뜻하고 새끼를 낳기에 적합한 분만장소로 이동시켜 주어야 한다. 모견이 분만시간에 임박하게 되면 불안해하면서 머리를 엉덩이 쪽으로 돌리고 궁둥이를 핥거나 엉덩이를 바라본다.

⑰ 분만 12~18시간 전의 모견 직장 온도는 약 1℃ 정도 떨어진다. 분만 후 모견이 어린강아지를 깨끗하게 핥아주는데 이는 어린 강아지의 혈액순환을 자극한다.

⑱ 또한 어미의 체온이나 주위의 보온으로 새끼들의 체온을 따뜻하게 해줌으로써 분만직후 24℃~26.5℃ 정도로 떨어진 강아지 체온은 정상적인 체온인 38~40℃ 로 회복된다.

⑲ 정상적인 모견은 새끼를 잘 돌보므로 젖이 충분하고 새끼를 잘 돌보는 것 같으면 가능한 한 방해하지 말고 내버려두는 것이 좋다. 강아지의 상태는 느낌으로 알 수 있고 보다 좋은 강아지 상태파악 방법은 체중 및 증체량을 지속적으로 측정하여 강아지의 상태를 관찰하는 것이다.

⑳ 어린 강아지들이 활기 있고 견실하게 증체가 된다면 그 강아지들은 아무런 문제가 없을 것이다. 그러나 어린 강아지가 늘어지거나 활력이 없다고 판단이 될 때는 즉시 조치를 취해주어야 한다. 어린 강아지가 추위를 느껴 사료나 모유를 충분히 먹지 못할 때 보온 등이나 보온패드를 이용하여 보온을 해주면 쉽게 해결된다.

2) 발정주기

암캐의 발정주기는 빠른 것은 6 ~ 7개월령에 초회 발정하지만 8 ~ 9개월령에 초회 발정하는 것이 일반적이며 드물게는 10 ~ 12 개월이 되어야 초발정이 이루어지는 품종도 있다. 소형품종일수록 발정주기가 짧으며 그레이하운드와 같은 대형품종은 1년에 1회 발정을 한다. 일반적으로 개는 1년에 2회 발정이 오는 것이 아니라 8개월 정도에 1회 즉 2년에 3회 발정이 온다고 보면 될 것이다. 그리고 개는 계절마다 발정이 오는 것이 아니라 일정한 주기를 가지고 반복해서 오기 때문에 주인이 자신의 개의 발정주기가 몇 개월인가를 알아두는 것도 좋은 방법이 될 것이다.

수캐는 일정한 발정기가 없고 발정기의 암컷이 주위에 있으면 그 냄새에 유인된다. 개의 이성에의 접촉은 전적으로 이 냄새 의하는 것이다. 여우나 고양이, 혹은 사슴이 울음소리에 의해 이성을 찾는 방법과는 전혀 다르다. 상대의 선택권은 전적으로 암컷에게 있지만 그 기준도 종잡을 수가 없다. 이는 보기에 종견으로서 우수한 수컷을 피하고 별로 우수하지 않은 수컷과 쌍을 이루는 경우도 많기 때문이다. 또한 암컷이 바닥에 앉아 버리면 아무리 힘센 수컷이라도 어쩔 수가 없다.

① 발정전기

발정은 보통 늦봄과 가을에 많이 나타나며 발정은 점진적이고 3 ~ 12 일의 긴 발정전기가 있으며, 이 시기에는 음부는 부어있고 굳어있는 것처럼 보이며 자궁으로부터 피와 같은 분비물이 배출된다. 개가 발정전기에 이르게 되면 식욕이 증가하게 되고 털빛에 윤기가 흐르게 된다. 그리고 평소보다 불안해하며 자주 음부를 핥으며 매우 신경질적으로 된다. 또한 오줌의 횟수가 많아진다.

② 발정기

암캐가 수캐를 허용하는 기간은 평균 4 ~12일간 계속되며 대체로 4 ~5일 동안 지속되는데 이 시기를 발정기라 한다. 발정기를 알 수 있는 주요 증상은 자궁에서 분비되던 피와 같은 붉은 분비물이 점차 엷어져 분홍빛이 되고 발정극기에 가서는 분홍색이 거의 없어지고 소량의 무색투명한 액체로 되며 음부는 점차 정상크기로 되돌아간다. 또 이시기에 암캐의 음부 주위를 손으로 자극하면 꼬리가 옆으로 돌아가 수캐가 교미하기에 편리한 자세를 취한다. 이 시기는 대체로 발정이 시작된지 약 10~14일 정도 지나서 나타나며 이 때 교미를 시키는 것이 가장 적당하다. 그리고 배란은 발정기의 개시 후 1 ~ 3일에 일어나며 대부분의 난포가 배란을 끝낼 때까지는 대략 12 ~ 72 시간이 걸린다고 한다. 이렇게 출혈이 있는 시기에 집안에서 기르는 개들은 기저귀나 위생팬티를 해주는 것이 위생적이다. 또한 발정이 시작되면 DHPPL 등의 백신과 구충을 해줌으로써 태어날 새끼들에게 모체이행항체가를 높이는 것이 중요하다.

* 일자별로 본 발정 양상

① 1~4일 선명한 붉은 출혈이 있으며 외음부는 충혈 되어 부풀어 오르기 시작한다.

② 4~10일 검붉은 색상의 출혈이 증가되면서 외음부는 가장 크게 부풀어 오르며 수캐에 대한 관심을 나타내기 시작한다.

③ 10~11일 배란기에 해당되는 시기로서 출혈량이 감소되어 핑크색의 투명한 분비액으로 되며 외음부 역시 위축되며 수캐를 받아들일 태세를 적극적으로 나타낸다.

④ 11~14일 교배적기로사 11일-12일에 1차 교배, 13일-14일 정도에 2차 교배를 하는 것이 제일 수정율이 높다.

⑤ 15~16일 외음부는 수축하여 작아져 평소의 상태로 돌아간다. 분비액이 급격히 감소하며 수캐를 싫어하며 다가오지 못하게 함으로서 발정주기가 끝이 난다.

* 발정기 동안의 여러가지 소견

일수: 국부의 상태/ 출혈과 혈액의 상태/ 수캐에 대한 관심도

① 1일: 크게 충혈 되어 부풀어 오른다 출혈이 시작 된다

② 3일: 출혈량이 증가, 빛깔이 짙어진다.

③ 7일: 가장 크게 부풀어 오른다 출혈량이 많고, 빛깔이 더욱 짙어진다. 수캐에게 대단한 관심을 나타낸다.

④ 10일: 출혈량이 감소되어 핑크색의 투명한 분비액으로 된다. 수캐를 받아들일 태세를 적극적으로 나타낸다.

⑤ 16일: 점차 수축하여 작아진다. -> 평소의 상태로 돌아간다. 분비액이 급격히 감소하기 시작한다. 수캐를 싫어하며 다가오지 못하게 한다.

3) 교배훈련

자연 상태에서의 교미행위는 본능적인 교훈을 통하여 종족이 보존되어 갈 수 있음에도 불구하고 사람에 의하여 인위적으로 제한 사육이 된 다음부터는 본능적인 기능을 제대로 수행치 못하는 사례들이 나타나기 시작하였다. 이는 기본적인 생태 환경을 무시하고 사람 본위의 방법으로 사람이 개입함으로서 나타난 현상이다. 따라서 교배훈련의 시작과 끝은 자연 상태로 환원하는 방법을 제공하는데 초점이 맞추어주는 것으로 이해되었으면 한다.

① 종웅견(種雄犬)으로 사용할 수 있는 품종적 제한

순종 번식이냐 잡종 번식이냐에 따라 종웅견의 선택이 달라야 하지만 종웅견은 품종의 고유특징을 90% 이상 지닌 개체로 선정하되 철저하게 8촌 이내의 근친

번식이 안 되도록 유의하여 선정하여야 한다. 물론 순종 번식은 잡종번식에 비하여 산자수나 성장지수나 항병력 등이 상대적으로 약하기 때문에 순종 번식을 할 필요가 없는 분들은 순종를 고집하지 말고 사육목적에 맞는 종웅견을 선택하여 잡종강세(雜種强勢)를 이용하는 것이 합리적일 것이다.

② **종견(종웅견)으로 선발 할 수 있는 연령적 제한**

종견으로 사용하는 수명을 길게 하려면 종웅견은 반드시 성성숙과 체성숙이 완료된 개체가 선택되어야 한다. 성성숙은 계절적인 요인에 체성숙은 섭취한 사료의 질과 사육기간에 좌우되지만 일반적으로 소형견은 18개월- 20개월, 중형견은 20-22개월 개월, 대형견은 22-24개월령에 성징이 확실하고 표준 체중에 도달한 개체를 대상으로 선택한다.

③ **종웅견의 선택기준**

1. 순종 보존을 위한 번식의 경우에는 품종별 특징이 100 % 유지되어야 한다.
2. 고환 양측이 정상적으로 외부로 돌출 되어있어야 한다.
3. 피부 질환 및 켄넬코프 등 감염 질환이 없어야 한다.
4. 유전력을 감안 체형과 얼굴이 잘 생겨야 한다.
5. 심리적으로 웅견다워야 한다.

④ **성적(性的) 동기유발 및 성성숙 유도 훈련**

평상시 사육 중에는 암수를 구분하지 말고 동거 사육하여 자연스러운 암수 교감을 형성시키고 모방 성행위나 또는 자위행위를 나무라지 말고 그대로 놔두어 스스로 동기 유발이 되도록 하여준다. 다만 그룹 사육을 하던 중 발정 징후가 있으면 격리시키어 놓아 불필요한 출산 방지는 물론 더욱 그리움을 갖게 되도록 하여준다.

⑤ **교배 훈련시 착안 사항**

동물의 본능은 근본적으로 암컷이 수컷에 비하여 더 적극적이고 수용적이다. 자연 생태 환경에서는 암컷이 발정에 의한 유인호르몬 또는 향취를 내품어 수놈을 유인하거나 수컷이 울음소리를 내면 암컷이 수컷을 찾아가 교미하는 것을 보아 알 수 있다. 이러한 것들을 이용한 것이 교배 훈련일 것이다.

- 암컷을 수컷이 사는 곳으로 이동하여 안정된 둘만의 시간을 갖도록 한다.
- 미경험 수컷은 경산견으로 암컷을 선택하여 자연스럽게 유도되도록 한다.

- 암컷이 미경산 견일 때에는 경험이 있는 수컷으로 선택하여야 한다.
- 특히 첫 교배시에는 암컷은 수컷과 체중이 같거나 아니면 체중이 적은 것으로 선택하여
- 주어야 기능장해를 예방 할 수 있다.

4) 교미

① 교미를 시키기 위해서는 우선 정확한 발정기의 시작일 을 알아야 하는데 정확한 날짜를 파악하기가 매우 어렵지만 난자가 4 ~ 5일 동안 자궁 내에서 수정 능력을 유지하기 때문에 1차 교미 후 2 ~ 3일 후 한 번 더 교미를 시켜주는 것이 확실한 방법이며 산자수를 증가시켜 주는데도 좋은 결과를 얻을 수 있다. 그리고 암캐의 경우 최초의 발정은 넘겨 보내는 것이 좋다. 이는 암캐가 성성숙이 이루어져 임신을 할 수 있다 해도 체성숙이 제대로 이루어지지 않았기 때문에 제대로 착상이 이루어지지 않아 산자수도 작을 뿐만 아니라 태어난 새끼들도 문열이의 발생이 많은 편이다. 수컷은 1개월에 4, 5회 이상 교배시키는 것은 삼가도록 해야 하는데 너무 자주 교배를 시키면 개의 수정 능력이 떨어지게 되기 때문이다. 그리고 같은 날 2마리의 암컷과 교배를 시키는 것은 피해야 한다.

② 수정적기를 알아내기 위해서는 세심한 주의가 필요하다. 매일 질의 분비물을 관찰하거나 동작을 살펴보아야 하며, 암캐는 평소보다 냉정함이 없어지고 경계하는 도수가 많아지며 부지런히 국부를 핥기도 한다. 암캐가 발정기때 수캐를 불러 모으기 위해 풍기는 성적인 냄새는 발정기 때 분비량이 증가하는 에스트로겐이라는 호르몬의 자극으로 인한 질전정이 그 원천이다. 수캐의 성욕은 환경의 변화에 따라서 영향을 받기 쉬우며 교미 시 낯선 사람이 있을 때는 때때로 교미를 하지 않기 때문에 암캐를 수캐가 있는 곳으로 데려가는 것이 바람직하며 조용한 분위기를 만들어줘야 한다.

③ 여름철에 교미를 시킬 때는 냉방장치가 되어 있는 실내에서 시키거나, 더운 낮을 피해 서늘한 아침이나 밤에 실시하는 것이 적당하다. 소형견이나 겁이 많은 암캐의 경우 교미의 미숙이나 지나친 흥분으로 실패할 수도 있으므로 암캐의 주인이 암캐의 머리를 잡고, 수캐의 주인은 한손으로는 암캐의 뒷다리를 잡고 한손으로는 음부를 삽입하기 좋게 만들어주어야 한다. 연결이 된 직후에 암캐가 심하게 흥분하여 난폭해지는 경우가 있으므로 2 ~ 3분정도 수캐를 잘 잡아주어야 한다. 확실히 연결이 되었으면 수캐를 암캐의 등에서 내려 방향을 바꿔준다. 암캐가 대단히 난폭하여 보조자를 물려고 할 경우에는 붕대 같은 것으로 입을 묶어두는 것이 안전하다.

④ 교미지속시간은 일정하지 않으며 대체로 10 ~ 20분 정도의 시간이 소요되며 길게는 40 ~ 50분까지도 소요되지만 교미 지속시간의 장단은 임신의 여부와는 크게 관계가 없다. 왜냐하면 수컷의 사정은 접촉직후에 있기 때문이다. 교미가 끝난 직후에는 30 ~ 40분간 암캐를 조용히 휴식을 취하게 하는 것이 좋다. 교미를 실시할 때 암캐와 수캐의 선택은 목적에 따라 신중을 가해야 하며 개에 있어서의 유전형질은 부모견에서만 받아오는 것이 아니라 2대, 3대위의 선조견들에게서도 받아 나오는 경우가 흔하기 때문에 선조견의 혈통도 고려해서 선택하는 것이 바람직하다.

⑤ 암캐가 한번 교미 후 다른 수컷과 교미하면 양쪽의 새끼를 다 낳는 수가 있다.

5) 배란기와 교배일의 결정

발정 10일 - 13일 사이에 2회 교배

10. 임신

① 교배를 시킨 뒤에는 임신이 되었는지 확인을 해야 하는데, 사람처럼 소변을 통한 임신의 유, 무를 체크하지는 못하고, 실제로 임신의 기미가 나타나는 5주일 이후부터 육안으로 가능하다. 개의 임신기간은 9주일(63일)로 임신기간 동안 전반에 확인될 수 있는 것은 2주일쯤부터 생기는 외음부의 이완, 식욕이 떨어지고 활기를 잃는 입덧, 유선의 응어리 등이다.

② 개의 임신기간은 평균 63일 정도이며 대개 60 ~ 65일 정도의 임신기간을 갖는다. 임신기간의 차이는 암캐의 체질이나 태아의 수가 많고 적음에 따라 달라지며 태아가 많을수록 약간 빨리 분만하게 된다.

③ 임신기간 중에는 육류나 치즈, 우유, 계란등과 같은 영양가 높고 소화 잘되는 먹이를 주는 것이 좋으며 임신 1개월 이상이 되면 태아가 모견의 위를 압박하게 되므로 조금씩 자주 먹이를 주는 것이 좋다. 그리고 변비를 예방하기 위해서는 야채를 적당히 섞어주는 것이 좋다.

④ 충분한 영양분 보충은 건강한 태아와 어미를 위해서 대단히 중요한 문제이다.

⑤ 점차 고단백질 영양분의 섭취를 늘려 가도록 하고, 만약 임신기간 중에 식욕부진을 보일 때에는 즉시 동물병원으로 데려 간다.

⑥ 저혈당증을 유발하거나 난산의 원인이 되기도 한다.

⑦ 그리고 한 번에 많은 양을 급여하기 보다는 급여횟수를 늘려서 소화 장애를 일으키지 않도록 한다.

⑧ 교미 후 3주 정도는 운동을 무리하게 시키지 않는 것이 좋다.

⑨ 임신 초기에 무리하게 운동을 시키게 되면 유산의 가능이 있습니다. 그리고 이 기간이 지난 다음부터는 너무 무리하지 않게 적당한 운동을 꾸준히 시키도록 하시는 것이 좋다.

11. 분만

① 분만 예정 1주일쯤 전부터 분만실을 준비하여 모견이 익숙해지게 한다. 분만은 주로 밤에 이루어지므로 분만예정일이 가까워졌을 때 밥을 먹지 않고 자리를 발로 긁는 등의 분만증상을 주의 깊게 살펴야 한다.

② 분만을 위해서는 15 ~20장의 신문지를 펴놓고 그 위에서 분만하도록 해서 분만실이 지저분해지는 것을 막아주는 것이 좋다.

③ 분만은 진통에 의해서 시작되며 첫 번째 강아지가 태어나면 약 30 ~ 60분 간격으로 다음 새끼가 분만되는 것이 보통이며, 새끼가 분만되면 모견은 상반신을 일으켜 이빨로 새끼를 감싸고 있는 태막을 찢고 탯줄을 끊은 후 새끼의 몸을 돌려가며 혀로 핥아 점액이나 양수 등을 닦아낸다. 만약 어미개가 태막을 찢지 못하면 새끼가 질식사하기 때문에 옆에서 주인이 지키고 있다가 손으로 태막을 찢고 탯줄을 소독된 실로 몸에서 1 ~ 2cm 되는 곳을 묶고 나머지는 잘 소독된 가위로 잘라낸 후 마른 수건으로 코 및 입주위와 몸 전체를 잘 닦고 호흡이 개시된 것을 확인(낑낑거리는 소리)한 후 어미의 젖부위에 넣어주면 새끼가 스스로 알아서 젖을 빨아먹게 된다.

④ 새끼가 분만시 모유를 힘차게 빨아먹는 것은 매우 중요하다. 모유에는 여러 가지 질병에 대한 면역소(항체)들이 풍부하게 포함되어 있으며 태변의 배설을 도와주는 작용을 가진다. 그리고 모유를 빨아먹음으로써 코로 호흡하는 것에 익숙해진다. 모견은 포유하면서 새끼의 전신을 핥아서 잘 건조시키고 항문의 주변을 자극해서 태변의 배설을 촉진시키며, 새끼의 배설물을 모두 먹어치운다. 새끼를 한 마리씩 낳을 때마다 곧이어 가벼운 진통으로 하나의 태반이 배출되며 모견은 태막이나 태반 그리고 양수, 혈액까지도 먹어치운다. 모견이 태반을 많이 먹는 것은 소화불량 및 설사의 원인이 되기 때문에 한두 개는 먹도록 하고 나머지는 배출 즉시 치워버리는 것이 좋다.

⑤ 모견이 다음 태아의 분만을 위해 진통이 시작되면 다시 흥분을 하는 경우가 있어 포유중인 새끼가 위험해질 수도 있으므로 초유를 충분히 먹은 새끼는 안전하고

따스한 상자로 옮겨 체온을 보호해 주는 것이 바람직하다.

⑥ 분만을 완전히 끝낸 후 모견을 밖으로 데리고 나와 배뇨, 배변을 시키며 그 사이에 새끼와 어미가 편안하게 지낼 수 있게 육성견사를 따뜻하고 안락하게 만들어 주어야 한다. 특히 새끼에게는 보온이 가장 중요하다는 것을 잊어서는 안 된다. 모견은 따뜻한 수건으로 배를 잘 닦고 유방을 마사지해서 유방 응어리를 풀어준다.

1) 분만 1기

사람과 비교해 보면 1기 진통은 좀 긴 편이다. 1기 진통은 자궁이 수축하기 시작해서 자궁의 경관이 완전히 열릴 때 끝나게 된다. 자궁이 수축하는 현상은 관찰 할 수 없다. 대부분 6-24 시간정도 진행되며 자궁의 경관이 확장되고 새끼를 낳을 보금자리를 찾는 행동을 보이며, 안절부절 하고, 신경질적 반응을 보일 수도 있다.

2) 분만 2기

분만 2기는 새끼를 낳는 과정을 말한다. 경관이 완전히 열리고 자궁속의 태아가 완전히 출생되면 분만 2기가 끝난다. 대부분의 보호자들은 분만 2기에 병원에 문의를 하여 늦는 경우가 많다. 특징적인 증상은 복부의 수축이 강하게 일어나며 태아가 나오는 것을 확인할 수 있다.

3) 분만 3기

태아가 분만되고 난 뒤 태반이 자궁으로부터 나오는 시기이다. 태반은 5-15분 이내에 배출하지만 암캐는 보통 보호자가 보기 전에 먹어버리는 경우가 많다. 새끼가 두 마리 이상미면 분만 2기와 분만 3기는 반복적으로 함께 나타나게 된다.

4) 난산

난산은 새끼를 정상적으로 분만하지 못하는 모든 증상을 총칭한다. 난산에 해당하는 상황은 다음과 같다.

① 지속된 분만 : 교배 후에 70일 이상이 되었을 때
② 골반의 폐쇄 : 이전의 사고의 의한 골반의 골절
③ 태아분만 지연 : 45-60분 동안 지속되는 수축기
　　(새끼가 나오지 않는 상황에서)
④ 약한 수축 : 새끼가 나오지 않는 상황에서 4시간 이상 되는 약한 수축현상

⑤ 분만 1기의 실패 : 직장체온이 떨어지기 시작한 후에 24-36시간이 지날 때
⑥ 고통을 느끼는 어미 : 새끼가 나오는 것의 실패
⑦ 방사선적으로 명백한 이상 : 위치이상 태아 사이즈 태아의 폐사 등
⑧ 질병 : 어미가 분만을 할 수 없을 정도의 질병에 걸려 있을 때

5) 분만 시 주의 사항

만일 어미개가 스스로 알아서 분만하면 어미에게 모든 것을 맡겨두는 것이 좋다. 자연분만 하는 상황에서 사람이 잘 못 건드리면 새끼를 먹어버리거나 이상한 행동을 하는 경우가 있기 때문에 보호자는 조심스럽게 관찰 하다가 분만을 정상적으로 하지 못할 때 도와주어야 한다. 새끼는 막에 싸여 나오는데 이것을 어미 개는 핥고 물어뜯어서 이 막을 벗기고 새끼를 계속 빨면서 탯줄을 끊어주는 것이 정상이다. 그런데, 간혹 어떤 개들은 새끼를 낳기만 하고 도망 다니는 경우도 있다. 이럴 경우에는 빨리 태막을 벗겨주고 탯줄은 실로 묶고 잘라주어야 한다. 묶는 길이는 피부로부터 0.5cm 정도를 띠고 묶어야지 너무 붙여서 묶으면 혈액이 나올 수도 있다. 그리고 되도록 이면 어미가 탯줄과 태막을 먹지 않게 해야 한다. 또한 사람이 받아준 새끼는 숨을 쉴 수 있도록 따뜻한 수건으로 온몸을 마사지 해주고 입속의 이물을 제거해 준다.

6) 분만 후 모견의 관리

① 모견의 건강은 곧바로 갓난 새끼의 건강과 연결이 된다. 모견에 회충이 있으면 강아지에게도 회충이 생기고, 모견이 설사를 하면 강아지도 설사를 하게 된다. 그러므로 강아지의 이상적인 발육을 위해서는 우선적으로 모견의 건강이 선행되어야 한다.

② 모견은 분만이라는 심한 피로에다 밤낮 구별 없이 강아지들을 돌보고 포유나 강아지의 분뇨를 핥는 일에 온 신경을 쓰고 있기 때문에 매우 쇠약해져 있고, 운동부족의 상태이기 때문에 소화불량 및 설사를 일으키기 쉽다. 모견은 포유로 인해 많은 에너지량이 요구되므로 우유, 치즈, 계란 노른자, 육류, 내장 등 영양가가 높고 소화가 잘되는 먹이를 조금씩 자주 먹이는 것이 좋으며 소화불량이 일어나지 않도록 세심한 주의를 기울여야 한다. 그리고 포유량이 증대될수록 먹이내의 영양가를 높여주어 비유량을 증가시켜주고 모견의 건강을 유지시켜 주어야 한다.

③ 임신기간이나 포유기간 중 모견은 본능적으로 신경이 매우 예민해지기 때문에 낯선 사람이나 다른 개들이 접근할 수 없는 조용한 곳에 두어야 하는데 다소 어두운 곳이 모견의 신경을 안정시키고 강아지를 위해서도 좋다. 분만 후 3 ~ 4주일을 경과하게 되면 모견은 먹은 것을 토하여 강아지에게 먹이거나 자기

먹이의 일부를 강아지에게 먹이므로 강아지가 과식하거나 딱딱한 것을 먹어 목구멍이 막히지 않게 주의를 기울여야 한다.

출산이 끝나면 어미개는 식욕이 무척 왕성해진다. 젖을 빨기 시작할 때는 음식을 평상시 양의 세배이상 늘려주어야 한다. 출산을 하면 다음날부터는 생식기 쪽으로 녹색이나 검은색 분비물이 계속 흘러나오는데 이것은 태반의 흔적 때문이다. 일주일 이상 분비물이 계속 나오는 것은 문제가 있는 것이니까 병원에 문의하는 것이 좋다. 또한 새끼수가 많은 경우에는 산욕마비라는 증상이 오는 경우가 많다. 칼슘과 무기질의 부족으로 발생하는 이 질병은 어미 개를 굉장히 위험한 상태에 빠뜨리게 된다. 호흡이 거칠어지고 몸이 뻣뻣해지며 심하면 심장에 무리가 올 수 도 있다. 그러나 사전에 병원에서 산욕마비 예방약을 처방 받아 먹이면 이러한 질병을 방지 할 수 있다. 치료는 서둘러 하면 비교적 쉽게 되는데, 재발 하는 경향이 많다.

7) 제왕절개 후 모견관리

① 사람의 경우는 빠른 진화를 하다 보니 독특한 형태의 체형과 지나치게 큰 두뇌의 용적으로 인해 출산시의 위험이 증가하게 되어 제왕절개를 자주 행하고 있지만 동물세계에서는 아주 특이한 경우로 어미의 사망을 가져 올수 있는 중대한 사태이다.

② 제왕절개는 자견의 크기, 골반상태, 태아수, 모견의 건강상태, 자궁파열 등으로 인한 난산 시나 난산이 될 가능성이 있을 때에 실시한다. 개들은 환경에 민감하여 제왕절개 후의 어미 개는 강아지를 돌보지 않을 수 있기 때문에 어린 강아지에 대한 주인의 세심한 관심과 배려가 필요하다.

③ 제왕절개시 대개 자연분만보다는 모유량이 적게 분비되고, 모견도 자견에 대한 모성애가 적다. 모견이 자견의 배설물들을 다 제거해 주는지 보고 그렇게 하지 않으면 주인이 일일이 1일 3-5회 이상 젖을 먹은 후 배설시켜줘야 한다.

④ 자견은 모유를 먹고 크는 것을 원칙으로 하고, 초유는 꼭 먹이도록 해야 한다. 초유 속에는 어미개의 모체이행항체가 있기 때문이다.

⑤ 어미 개는 분만에 의한 피로와 젖 먹이기 그리고 밤낮으로 새끼를 돌보느라고 저항력이 많이 떨어져 있는 상태이다. 또한 분만 시 태반과 새끼들의 똥과 오줌을 먹기 때문에 소화기관 역시 좋지 않은 상태이다. 그러므로 이때 소화 흡수율이 좋은 양질의 음식을 급여함으로써 영양 보충은 물론 저항력을 회복시켜 주는 것이 급선무 이다.

⑥ 단백질이 풍부하고 지방과 칼슘 등의 무기질이 풍부한 음식을 하루에 3-4회 급여한다.

12. 애견 기르기 일반

(1) 기본 용품

1) 목걸이

강아지의 목에만 매는 것으로 쓰임새는 이름표를 같이 달 수 있어 신원 파악이 되며 외출 시 목걸이에 강아지 끈을 걸 수 있어 편리합니다. 재질은 가죽과, 비닐, 금속이 있으며 목에 너무 꽉 조이지 않게 조정하며 연결 고리가 튼튼한 것을 고른다.

2) 강아지 줄

강아지를 산책시킬 때 끄는 것으로 튼튼한 것을 먼저보고 다음에 칼라나 굵기를 보고 고른다. 굵기가 가늘면 강아지도 날씬해 보이며 요사이는 다양한 칼라의 끈을 구하기 쉬우므로 강아지의 모색에 맞춰 구입할 수 있다. 재질은 헝겊, 가죽, 나일론 등이 있다.

3) 마스크(MUZZLE)

재갈이나 부리망의 역할을 하며 평소에 물을 위험이 있는 성견에게 사용하며 강아지나 성견의 치료 시에도 사용하고, 강아지의 질병시 음식요법이나 단식을 해야 되는 강아지에게도 유용합니다. 갑자기 마스크가 필요할 땐 끈이나 헝겊으로 묶는 방법도 있다.

4) 식기

애견 용품점에서 강아지 종을 말한 후 식기를 사면 강아지에게 알맞은 식기를 구할 수 있다.

만일 구입을 안 하고 가정에서 사용하던 것을 고를 때에는 식기의 바닥면이 윗면보다 같거나 넓은 것을 고른다. 바닥면이 윗면보다 같거나 넓은 것을 고른다. 바닥면이 좁으면 식기가 자주 넘어져 집안을 더럽히는 일이 생긴다. 강아지 종의 입의 모양을 고려합니다. 퍼그 같이 입이 짧은 강아지 종은 구경이 넓고, 깊이가 얕은 것을 고르고 콜리와 같이 입이 긴 강아지 종은 구경이 좁고 깊이가 있는 식기를 고른다.

귀가 길게 늘여져있거나 털이 긴 견 종 또한 구경이 좁은 식기를 선택해야 개의 귀나 털이 밥그릇 속에 들어가는 것을 방지할 수 있다. 식기의 안쪽 바닥면과 벽면이 완만한 곡선을 그리는 식기를 고른다. 식기의 바닥면과 벽면이 직각을 이루고 있으면 음식물이 그 사이에 남아있어 매번 세척해야 되는 불편함이 있다. 식기의 재질은 금속재와 합성수지가 있다.

5) 장난감

강아지에게는 노는 일이 매우 중요하다. 어느 동물이나 어린 시절 놀이를 통해 체력을 단련시키고 사냥기술을 습득하기 때문이다. 종류는 주인과 같이 물고 잡아당길 수 있는 PULL, 이나 FUN RING, 주인이 던지면 물고 올 수 있는 고무제품, 강아지 혼자 놀 수 있는 고무공이나 CHEW 가 있다.

주인과 던지기 놀이를 할 때에는 막대기나 돌은 피한다. CHEW는 말 그대로 씹는 것으로서 뼈를 압축한 것, 가죽으로 만든 것 등 다양하다. DOG CHEW 의 활용도는 많다. 장난감으로서 뿐만이 아니라 갉아대기 잘하는 강아지에 게 있어서는 그 집안의 구두 및 가방 등의 보호, 이갈이를 하는 시기의 강아지에게는 치아 건강, 성견 에게도 치석방지, 나아가서는 강아지의 스트레스 해소용 등에 효과 가 있다. 사람도 화가 나거나 불안하면 많이 먹는 스트레스성 비만이 있듯이 강아지를 키우다 보면 강아지가 스트레스를 받았을 때 뭔가를 물어뜯거나 물고 흔드는 모습을 자주 볼 수 있다. 이때 봉제 인형이나 양말 등을 씹으면 털이나 실 등이 강아지의 기도를 막아 질식사하는 경우도 종종 발생한다.

6) 미용 재료

빗, 브러시, 발톱깍이, 칫솔, 샴푸, 린스 등이 있다.

7) 기타

강아지의 목걸이에 다는 메달이나 액세서리, 변기, 생리대 등이 있다. 강아지에게 물건 운반을 시킬 경우 주로 바구니를 사용하는데 이때 바구니는 강아지 가 물 수 있는 손잡이가 있고, 강아지가 물었을 때 바구니의 바닥이 지면과 20 cm 이상 떨어지는 크기가 적당하다.

손잡이가 얇거나 딱딱할 때에는 그 부분을 헝겊 등으로 싸서 개의 입이 상하지 않게 한다.

(2) 개 일반 관리

1) 개 의 손질 (Grooming)
① 개 손질의 목적

아주 단순해 보이는 개 손질에 사실은 여러 가지 중요한 목적이 있다. 첫째로, 개 손질을 통해 여러분은 개가 혹시 상처를 입었거나 아니면 건강상의 문제가 있는지를 조기에 발견할 수 있다. 기생충이 있는지의 여부도 개 손질을 통해 알 수 있다. 둘째로, 개 손질은 개의 혈액순환을 도와 개의 수명을 연장해 준다. 셋째로, 개 손질은 개로 하여금 주인이 자신을 돌보고 있다는 느낌과 함께 신체적 접촉을 통해 주인과 개간의 강한 유대관계를 형성시켜준다.

② 개 손질의 순서와 방법

a. 개의 눈이 맑고 반짝이는지 살펴본다. 개의 눈 가장자리의 눈꼽 등은 깨끗한 천이나 티슈 등으로 살짝 닦아준다.

b. 개의 귀가 깨끗하고 냄새가 나지 않는지 살펴본다. 만약 귀가 더러우면, 개를 위한 귀 세척액이나 알콜 등을 솜에 묻혀 닦아준다. 개의 귀는 매우 더러울 경우만 닦으면 된다. 지나치게 깨끗하게 닦으려고 하는 것은 오히려 귀를 상하게 할 수 있다.

c. 개의 입을 살펴본다. 입술을 들어 이빨과 잇몸을 살펴보고 치석이 있는지와 잇몸이 붓거나 이상한 색깔을 하고 있는지 (잇몸의 색깔은 핑크색이 정상) 본다. 그리고 개의 이빨은 정기적으로 칫솔 질을 해 주어야한다.

d. 개의 발을 들어 발바닥에 이물질 등이 박혀있거나 상처가 나지 않았는지 살펴본다. 개가 발을 지나치게 핥거나 이빨로 자근자근 씹는 것은 발에 이상이 있는 징후일 수 있다.

e. 개의 발톱이 너무 길지 않은지 살펴본다. 발톱이 너무 길 경우 개의 걸음걸이에 문제를 야기시킬 수 있다. 발톱을 깎을 겨우, 모세혈관이 흐르는 핑크색 속발톱 바로 앞까지 깎으면 된다. 짙은 색 발톱을 가진 개의 경우는 발톱이 앞쪽으로 휘기 시작하는 부분까지 자르는 것이 좋다.

f. 브러시로 개의 털을 빗어준다. 이때 피부에 상처나 딱지 등이 있는지 살펴본다. 또한 이상한 냄새가 나는 곳이 있는지 유심히 살펴본다. 만약 있다면, 어디에서 냄새가 나는지 (귀, 입, 피부, 생식기 등)를 알아낸다. 이상을 조기에 발견하면 뒤늦게 발견하는 경우에 비해 훨씬 손쉽고 어려움 없이 이상을 치료할 수 있다.

g. 브러싱을 할 때 개의 속털이나 겉털이 엉기지 않도록 잘 빗어준다. 개의 털을 빗어주는 것은 개의 혈액순환을 돕고 개의 피부에서 분비되는 기름을 골고루 발라주는 효과가 있어 개 냄새를 줄이는 역할도 한다.

h. 개샴푸를 이용해 정기적으로 목욕을 시킨다. 이때 샴푸가 개의 피부에 남지 않도록 물로 충분히 헹궈 주지 않으며, 개의 피부에 피부질환이 생길 수 있다. 개의 목욕은 특별히 이물질이 묻거나 하지 않은 경우 2주일에 한 번 정도면 충분하다.

③ 개 손질의 영향

위에서 언급했듯이 주인이 자신의 몸을 살펴보고 또 손질해주도록 자신을 맡기는 행동을 통해 개는 주인이 자신에 대한 통제력을 가지고 있다는 사실을 점점 더 깊이 인정하게 된다. 또한 사람이 자기 몸을 살펴보는데 익숙해지면 진찰을 위해 수의사를 찾았을 때도 편하게 진찰을 받을 수 있다. 한마디로 말해, 개 손질을 통해 주인이 자신에 대해 신체적 통제력을 가지고 있다는 것을 분명하게 인지하게 되고, 그 결과 주인에게 더더욱 복종하고자 하는 마음을 갖게 한다.

(3) 목욕하기

애견의 목욕은 냄새가 심하게 나거나 털이 엉킨 경우 등 꼭 필요한 때만 시키도록 한다. 잦은 목욕은 피부에 심한 자극을 주어 피부질환이 발생할 수 있고, 귀속에 물기가 남아 중이염 등 귀와 관련된 질병이 발생할 수 있다. 실내견들은 1주에 1회가 적당하다.

그리고 강아지 털의 지방성분을 제거 시켜 털에 윤기가 없고, 건강하게 자라지 못하는 원인을 제공하기도 한다.

우선 목욕을 하기 전에 충분한 빗질을 해서 빠진 털을 제거한다.

1) 애견의 귀에 물이 들어가지 않도록 솜으로 살짝 막아 준다.
   애견의 귀에 물어 들어가면 각종 귀와 관련된 질병이 발생할 수 있다.
2) 애견의 몸에 물이 충분히 젖으면 전용샴푸를 물에 풀어 거품을 내어서 안마하듯 골고루 문질러 준다. 이때에 털이 엉키지 않도록 주의 하여야 한다. 머리 부분은 마지막으로 씻겨 줘야 하는데 애견이 머리에 물이 묻으면 몸을 심하게 흔들기 때문이다.
3) 목욕할 때 정기적으로 항문낭을 짜주고 애견용 탈취제를 뿌려주면 냄새를 예방할 수 있다.
4) 머리에서부터 샴푸성분이 남아 있지 않도록 깨끗이 씻어주고, 전용 타올로 잘 닦아준다.
5) 드라이어와 빗으로 털 결의 반대 방향으로 빗질하면서 뽀송뽀송하게 말려 주어야 한다. 털에 습기가 남아 있으면 감기에 걸릴 위험이 있으며, 발가락 사이에 물기가 남아 있으면 습진이 발생할 수 있다. 만약 드라이어를 처음 사용하신다면 애견이 무서워 할 수 있으므로 앞쪽부터 말려준다.
6) 마지막으로 귀속에 들어간 물을 면봉을 이용하여 모두 제거하고, 애견용 귀 청결제를 이용하여 각종 귓병에 대비 한다. 그리고 눈에 안약을 넣어 마무리 한다.

(4) 털관리

아름다운 애견은 태어나면서 갖추어지는 것이 아니라 가꾸어 나가는 것이라고 한다. 애견미용을 통해서 그 애견의 아름다움과 특징을 잘 나타낼 수 있고, 피부를 자극해 혈액순환을 돕게 된다. 뿐만 아니라 털에 기생하는 각종 기생충과 먼지를 제거할 수 있고, 엉켜진 털을 손질할 수 있는 기회를 갖게 되는 장점이 있다. 그러므로 자주 애견미용을 실시하여 건강하고 아름다운 애견으로 가꾸어 나가도록 한다.

1) 빗질하기

① 애견의 털은 속 털과 긴 털로 되어 있으며 여름에는 많이 빠지고 겨울에는 풍부해진다. 털이 조밀해야 따뜻한 공기 틈이 형성되어 체온을 유지 할 수 있게 된다.

② 애견의 털은 빗질을 통해서 피모가 더욱 윤택해 지고 피부 마사지 효과를 얻을 수 있다.

③ 만일 장모종이라면 매일 빗질을 하여 습관화 한다.

④ 빗질을 할 때는 반드시 털끝부터 빗어서 밑으로 내려간다. 얽힌 털을 빗을 땐 아프지 않도록 주의 한다.

2) 엉킨 털 처리하기

① 털이 조금 엉킨 부분은 이빨간격이 넓은 빗을 이용하면 쉽게 풀어 줄 수 있다. 그리고 일단 풀어지면 쉽게 잘 빗겨진다.

② 우선 간격이 넓은 빗으로 빗고 다음에 가는 빗으로 빗기도록 한다.

③ 털이 많이 엉킨 경우는 엉킨 부분 아래에 빗을 넣고 그 윗부분을 가위로 잘라내면 되고, 뭉친 부분을 칼이나 가위로 잘라서 몇 부분으로 나눈 다음 빗질을 해줘도 좋다. 정도가 심하면 애견 미용실에 가는 것도 바람직하다.

3) 털이 긴 개의 경우

① 와이어 브러시나 하운드 글러브 또는 짧은 브리슬 블러시를 털이 긴 개한테 사용하는 것은 절대로 빗질 하는 것이 아니다. 겉 부분의 모피가 부드러워 보여도 안 보이는 속부분의 모피는 빗질이 닿지 않으면 털이 꽉 엉킬 수 있다.

② 겉에만 빗질을 한 개는 잠시 동안은 멋져 보이지만 불편해 한다. 나중에는 겉 모발도 속의 엉킨 부분으로 말려 들어가고 이정도가 되면 짧게 자를 수밖에 없다. 시간이 드는 작업이고 개도 당황해 한다.

③ 털이 긴 개는 빗질을 소홀하게 하지 말아야 한다는 것이다. 그리고 견종에 맞는 빗을 선택해야 한다는 것이다.

※ 주의사항
① 미용을 시작할 때에는 항상 부드러운 솔부터 시작하여 차차 딱딱한 것으로 바꿔 나가도록 한다.
② 반드시 애견 전용미용기구를 사용해야 하며, 애견의 성장정도에 따라서 도구를 달리해야 한다.
③ 빗질 시에는 강아지의 약한 피부를 긁어서 손상을 일으키지 않도록 주의해야 한다.

4) 귀 관리

평상시에 귀의 관리가 제대로 되어 있지 않은 애견의 귀에는 냄새는 생각보다 고약하다. 대부분의 사람들이 개의 냄새가 털에서 난다고 생각하지만, 개의 냄새는 주로 귀속이나 입 속에서 발생한다. 그리고 귀의 관리상태가 좋지 못하면, ear mite, 외이염, 중이염 등의 질환에 쉽게 감염되고, 실제로 귀 질환으로 고생하는 애견들이 의외로 많다.

① 귀지가 차는 것을 방치해 두면, 귀 진드기가 붙거나 귀 고름을 일으킬 수 있다. 귀 진드기는 애견을 몹시 가렵게 하여 귀나 목의 털을 손상시키고, 귀 주변의 피부를 찢어지게 만들기도 한다. 그리고 분비물을 배설하여 귀속이 습윤하고 불결해지며 염증을 동반한 심한 악취를 내기도 한다.
② 이를 예방하기 위하여 귀전용으로 사용하는 ear Cleaning solution등을 사용하여 5일 간격으로 한 번씩 귀를 닦아주면, 귀 진드기 예방은 물론 보다 확실한 귀의 손질 방법이 될 수 있다.
③ 귓속에 털이 너무 많으면 뽑아 주도록 한다. 공기 순환이 잘되지 않아 염증을 일으킬 수 있으므로 손가락으로 잡아서 살그머니 뽑거나 겸자 가위를 사용하여 깨끗이 뽑아 준다. 귓속의 털을 뽑아준 뒤에는 항생제 연고를 발라주면 염증 예방에 도움을 줄 수 있다.

※ 관리요령
① 귀가 길어서 귓속에 통풍이 잘되지 않는 견종은 하루에 한 번 정도는 귀를 들어서 통풍이 되도록 한다.
② 귀속의 털이 길어지지는 않았지만 귀속에 귀지가 차지는 않았는지 수시로 확인을 한다.

③ 그리고 가끔 귀속에서 나쁜 냄새가 나지는 않는지 확인 한다.

④ 목욕을 시킬 때는 귀에 솜을 막아주어 물이 들어가는 것을 방지하도록 한다.

5) 눈 관리

애견의 눈은 건강관리에 있어서 다른 어떤 문제보다 중요하다. 털이나 먼지가 눈에 들어가거나 눈곱을 떼어주지 않는다든가 하는 등의 눈 손질을 게을리 하면 눈이 탁해지고 눈과 관련된 각종 질병이 발생할 수 있는 원인을 제공 한다. 그리고 눈 손질을 게을리 하면 눈물 자국이 남아 외관상 대단히 보기 싫어지게 된다. 이런 이유로 지속적인 눈의 손질이 필요하게 되는 것이다.

※ 눈의 손질

① 눈 주변의 털을 묶어준다.

어느 정도 자란 눈 주변의 털은 고무 밴드나 세트페이퍼를 사용하여 예쁘게 묶어준다. 고무밴드 만을 사용해서 묶어주면 털에 상처가 생기거나 곧바로 풀릴 염려가 있으므로 가급적 세트페이퍼를 이용하도록 하고, 처음 묶게 되면 머리를 흔들어 곧바로 풀어지게 된다. 이럴 때는 익숙해질 때까지 계속 묶어주면 잘 적응한다.

② 눈 주변의 털을 잘라준다.

눈 주변의 털을 처리하는 방법에는 묶어주는 것과 잘라주는 것이 있다. 잘라 줄 때는 가윗날의 끝이 눈을 향하지 않도록 조심하여 잘라 준다. 간혹 눈이나 얼굴에 상처를 입는 사고가 발생하기도 한다. 그리고 잘린 작은 털이 눈에 들어가는 수가 있으니 확인한다. 주의할 점은 애견의 이마까지 넓은 범위로 잘라서는 안 된다는 것이다. 이마의 털을 지나치게 많이 잘라내면 귀여움이 반감 될 수도 있다.

③ 눈에 티끌이나 먼지가 들어갔을 때는 즉시, 제거 하도록 한다.

눈에 티끌이나 먼지가 들어가게 되면 눈이 충혈 되고 계속해서 눈물을 흘리게 된다. 이런 경우 에는 먼저, 눈에 들어간 티끌이나 먼지를 깨끗하게 씻어내고 안약을 점안하여 더 이상 눈물이 흐르지 않도록 해야 한다. 간혹 애견의 눈에 눈곱이 끼어 있는 것을 볼 수 있다. 이것은 대부분 들어간 티끌이나 먼지가 자연스럽게 유출된 것이므로 크게 걱정할 필요는 없다.

발견즉시 제거해 주는 것이 좋다.

④ 계속 눈물을 흘려 눈 주변의 털이 붉은 눈물 자국이 생기기도 한다.

길게 자란 눈 주변의 털을 방치 하였거나, 눈물샘에 선천적인 결함이 있는 경우로 장모종에서 흔히 볼 수 있다. 이러한 증상을 Tear Staining Syndrome (TSS) 라 하고 교정 수술을 통하여 눈물의 분비량을 조절함으로서 증상을 개선할 수 있다. 또한 비루관 (nasolacrimal duct)가 막혀 눈물이 비강으로 분비되지 못하고 넘쳐 생기는 경우라면 비루관 개통으로 증상이 개선될 수 있다.

6) 치아관리

사람과 마찬가지로 애견도 정기적인 양치질이 필요하다. 양치질을 게을리 하면 입 냄새가 심하게 나고, 심각한 치아의 손상을 가져온다. 애견이 자라면서 치아 사이에 각종 음식물 찌꺼기가 쌓이고 이것들이 치석으로 변하여 오랫동안 방치하면 잇몸에서 피가 나거나 이가 빠지는 등 각종 치아질환을 유발하는 원인이 된다. 따라서 정기적인 양치질과 스케일링이 필요하게 된다.

※ 치아관리 (이빨 닦기)

① 시작은 언제부터

양치질은 생후 3 - 4 개월부터 시작해서 일주일에 2 - 3 번 정도 정기적으로 해 준다. 이때에는 이빨을 닦는 의미보다 나중에 영구치로 바뀌었을 때 거부감을 갖지 않도록 일찍 시작하는 것이다. 비록 처음에는 상당한 거부감을 나타내겠지만 습관이 되면 잘 적응할 것이다.

② 양치질은 어떻게

처음에는 애견이 거부감을 느끼지 않게 거즈나 부드러운 천을 손가락에 감아 치아와 잇몸을 부드럽게 닦아 주고, 어느 정도 적응이 되면 애견 전용칫솔과 치약으로 구석구석 깨끗이 닦아 준다. 이때에 애견이 잘 참으면 수시로 칭찬을 하고, 맛있는 영양제와 간식으로 애견을 유도하면 많은 효과를 볼 수 있다.

③ 애견 전용칫솔과 치약을 사용

애견 전용칫솔은 칫솔모가 부드러워 애견의 잇몸에 자극을 최소화 할 수 있다. 그러므로 가급적 사람이 사용하는 칫솔은 사용하지 않는 것이 바람직하다. 애견 전용 치약은 먹어도 이상이 없도록 만든 제품이다. 간혹 사람이 사용하는 치약이나 소금을 사용하는 경우도 있으나 애견의 건강에는 좋지 않다.
잇몸에 염증이 있으면 거즈나 부드러운 천에 구강 세척제를 발라 치아와 잇몸을 닦아 준다.그리고 재감염을 막기 위해 칫솔을 자주 소독하거나 교체 한다.

④ 정기적인 스케일링

양치질만으로 치석을 완벽하게 제거 할 수 없다. 따라서 1년에 1-2회 정도 스케일링을 시킨다. 만일 치아에 축적된 치석이 많고 유치가 남아 있으면, 우선 스케일링과 발치를 하고 양치질을 시켜야 한다. 치석이 남아 잇는 상태에서는 양치질이 차아와 잇몸에 도움을 주지 못한다. 치아 관리를 위해서 씹을 수 있는 물건 (개껌이나 씹을 수 있는 장난감)을 주는 것도 플러그 축척을 줄이는데 도움을 준다.

7) 발 관리

애견의 발톱도 사람과 같이 자란다. 다른 점이 있다면 애견의 발톱은 안으로 말리면서 자란다는 것이다. 특히 실내에서 애견을 기르는 경우에는 매우 빠른 속도로 발톱이 자라게 된다. 발톱관리를 소홀히 하여 방치해 주면 발톱이 길게 자라 다리의 패드를 잘못하게 되고, 이윽고 걸음걸이에까지 악영향을 주게 될 뿐만 아니라 발톱이 걸려서 의외의 외상을 입는 원이니 되기도 한다. 그리고 사람의 몸에 상처를 입힐 수도 있는 만큼 애견의 발톱이 적당한 크기로 자라면 깎아 주어야 한다.

가. 발톱 깎는 법

① 발톱 안쪽 부분에는 혈관이 통하고 있다. 이 부분을 잘라내면 상당한 출혈을 하고 통증을 유발한다. 그리고 다음부터 발톱 깎기를 싫어하게 된다. 흰색 발톱을 가진 견종은 햇빛에 비쳐보면 이 부분이 붉게 표시된다. 하지만 검은색 발톱을 가진 견종은 이 부분이 보이지 않으므로 대략적인 눈대중으로 잘라야 하므로 주의를 요한다. 발톱 안쪽 부분에있는 혈관은 발톱이 자람과 동시에 자라나게 되고, 발톱을 잘라내게 되면 줄어들게 된다.

② 발톱을 자른 뒤에 잘라낸 곳을 줄로 갈아서 다듬어 주도록 한다.

③ 경험이 많지 않거나, 검은색 발톱을 가진 견종은 실수할 가능성이 많으므로 가급적 동물병원이나 전문애견 미용사의 도움을 받도록 한다.

④ 가급적 목욕 후에 발톱을 깎아 준다. 목욕 후에는 발톱이 부드러워 자르기 쉽고, 애견도 싫어하지 않는다.

나. 출혈이 있을 때 처치법

① 발톱을 잘라서 출혈이 있을 경우에는 출혈부위에 지혈제를 사용하여 강력하게 압박한다. 이어파우더는 징크성분이 55%이상 들어있어 귀털을 뽑을 때 발생되는 모근의 상처도 방지해주고 지혈제 효과도 있다.

② 세균감염을 막기 위해서는 곧바로 외출이나 목욕을 시키지 말아야 한다.

13. 개의 질병

(1) 부위에 따른 분류

1) 피부병

가. 탈모증

증상 : 털이 빠지는 증상을 탈모증이라고 하는데, 먼저 털갈이에 의한 탈모와 질병의
의한 탈모를 구분해야 한다. 털갈이는 몸 전체적으로 털이 빠지는데, 주로 가
볍고 부드러운 솜털이 빠져 나온다. 질병에 의한 탈모는 주로 몸에 부분적으
로 털이 빠지고, 가려움증을 느끼는 경우가 많다. 그리고 털이 빠진 부위가
헐거나 붉게 변하고 염증이 있으면 병적인 탈모이다.

원인 : 탈모의 원인은 매우 다양하다. 기생충, 세균, 호르몬 장애, 곰팡이 등이 흔한
탈모의 원인이다.

대책 : 정확한 원인을 알아내는 것이 중요하다. 질병에 따라 치료방법은 매우 다양한
데 가능한 초기에 진단하는 것이 좋으므로 빨리 병원에 간다. 경우에 따라 피
부 보조제 등으로 탈모를 예방할 수 도 있다.

나. 아토피

증상 : 최근에는 개에게도 아토피가 많이 생기고 있습니다. 아토피는 특정한 원인에
대하여 관민반응을 보이는 것으로 피부의 가려움증과 호흡곤란과 같은
증상으로 나타납니다. 가려움증으로 인해 피부 상처나 세균의 이차 감염이
발생할 수 있습니다. 대부분 개들은 호흡기 증상보다 피부과 증상으로
아토피가 나타납니다.

원인 : 보통 한 살에서 세 살 사이에 발생하고, 유전적 원인이 대부분입니다.
아토피의 알레르기를 일으키는 물질을 확인하면 치료와 예방이 가능하지만
원인물질을 확인하는 것이 쉽지는 않습니다. 집 먼지 진드기도 큰 원인이 될
수 있고 벼룩이나 꽃가루 등 다양한 원인에 의해 알레르기 반응을 보입니다.
피부가 아토피 증상을 가지게 되면 피부 결합이 느슨해지고 약해져서 감염이
되기 쉽고 수분도 잘 빠져나가 기 때문에 건조해지게 됩니다.

대책 : 알레르기의 원인이 되는 물질을 찾아서 그것들을 제거하고 이차적인 감염을
치료하면 증상이 호전되나 지켜야 할 것은 거기에 다시 노출이 되면 언제든지
재발할 수 있다는 점을 주의해야 합니다. 알레르기를 일으키는 물질을
항원이라 하는데, 항원검사에 따른 원인물질을 확인하고 그 알레르기 반응을

줄여주는 항체요법을 동물병원에서 상담하는 것도 좋은 방법입니다.

다. 지루증

증상 : 피지에 문제가 있는 것을 지루라고 하는데, 지루에는 건성지루와 습성지루가
있다. 건성지루는 건조한 비듬과 분비물이 피부에 많이 생기고 가려움이 심한
것이고, 습성지루는 끈끈한 점액이 묻어 있고 냄새가 심하게 난다.

원인 : 다양한 원인이 있는데, 선천적인 경우와 기생충, 영양상의 문제, 아토피, 진
균감염 등이 흔한 원인이다.

대책 : 원인에 따라 치료가 다르므로 정확한 진단을 먼저 해야 한다. 특히 약용샴푸
들이 많은데, 함부로 사용을 하면 증상을 악화시키고 지루를 만들기도 한다.

라. 개선충 (옴)

증상 : 개선충은 피부에 사는 아주 작은 벌레인데, 매우 심한 가려움을 유발해 신경
질적으로 긁어 대기도 한다. 특히 귀 끝을 손으로 가만히 누르면 뒷다리를 부
르르 떠는 '이개족반사'가 특징이다. 자주 긁기 때문에 비듬이 많이 생기게
되고 피부가 헐고 염증이 생긴다.

원인 : 옴이라는 기생충이 원인인데 보통 지저분한 곳이나 집단사육 하는 환경에서
여러 마리의 강아지가 같이 지내면서 전염되는 경우가 많다.

대책 : 옴의 치료제는 다양한 형태로 여러 가지가 있다. 주사, 샴푸, 연고, 바르는
약 등 여러 가지 제제가 있지만, 치료기간은 상태에 보통 3주정도 걸린다. 그
리고 사람에게도 감염이 될 수 있는데, 여자와 어린아이들이 민감하게 반응한
다. 최근에는 등에 바르는 약으로 옴을 예방하고 있다.

마. 모낭충

증상 : 모낭충은 털주머니에 사는 벌레이다. 탈모가 주된 증상이고 주로 다리 끝이나
얼굴주변에 자주 발생한다. 옴에 비해 가려움증은 별로 없지만 모낭충 특유의
피부 비린내가 나고 심항 염증을 일으키게 된다.

원인 : 모낭충은 유전되기도 하며 보통 면역이 약한 개들에게 발생한다. 감염이 쉽고
다른 이차적으로 세균감염을 일으키게 된다.

대책 : 발견즉시 치료하면 완치되지만 온몸에 퍼진 경우 치료되지 않을 수 있다.

바. 벼룩 알레르기

증상 : 벼룩에 의해 알레르기가 일어나면 매우 심한 가려움증을 보인다. 특히 아랫배
부위에 빨간 반점이 생기고 털이 빠지는 증상이 나타난다.

원인 : 벼룩은 가려움증 뿐 아니라 빈혈과 리켓치아 질병을 옮기기도 한다.

대책 : 옴과 같이 벼룩을 예방하는 약이 있어 한 달에 한 번씩 발라주면 된다.

2) 호흡기계 질병

가. 단두종 증후군
원인 : 단두종은 주둥이가 짧은 퍼그, 시츄, 페키니즈 등을 말하는데, 이러한 품종들은 선천적으로 코가 짧아 입천장과 목젖에 해당하는 연구개가 늘어져서 숨길을 막는 증상이 나타날 수 있다. 또한 코가 짧아서 숨쉬기고 곤란하여 호흡이 어려운데 이러한 증상들을 총칭해서 단두종 증후군이라고 부른다.
증상 : 숨을 쉴 때마다 연구개가 떨려 소리가 나고, 잘 때는 코고는 소리가 심하며, 비염과 기관지염 등을 보이기도 한다.
대책 : 길어진 연구개와 좁아진 콧구멍을 교정하는 수술이 필요하다.

나. 상부 호흡기 질환
증상 : 상부호흡기는 코, 콧구멍, 인후두, 기관을 말한다. 호흡기 질환은 급성으로 심한 것들이 아니면 일반적으로 상부 호흡기 감염이 먼저 일어나고 그 다음 기관지와 폐로 진행하는 하부호흡기 질환이 발생한다. 비염은 바이러스나 진균 또는 세균에 의해서 처음에 맑은 콧물과 약간의 재채기를 동반하는 경우가 많은데, 또한 부비강에 염증이 진행되면 코가 붓거나 막혀서 숨쉬기가 곤란하고 때로는 코 안쪽의 점막이 부어서 피가 나오기도 한다. 상부호흡기 질환의 특징적인 증상은 재채기이다.
원인 : 가장 흔한 것은 바이러스와 세균의 감염이고 드물게 곰팡이가 원인이 되기도 한다. 비강협착 같은 해부학적인 이상은 일부 품종에서 선천적 발생하기도 하고, 때에 따라 알레르기가 원인이 되기도 한다.
대책 : 감염에 의해 발생한 상부호흡기 질환은 약물 처치로 비교적 쉽게 치료된다. 그러나 선천적인 해부학적 이상이 있는 비강협착 이나 단두종 증후군 같은 경우에는 수술적인 교정이 필요하다. 수술은 비교적 까다로운 성형외과 수술에 해당하지만 수술이 성공하면 정상적으로 생활 할 수 있다.

다. 비염
비염이란 코의 내부점막에 염증이 생긴 상태를 말하며 급성과 만성염증으로 구분된다.
① 원인
직접적인 원인이 되는 외상, 종양, 감염, 기후의 급변, 자극성 가스 등을 원발성 원인이라 하고 홍역이나 알레르기 같은 다른 원인이 제공된 후 발병되는 것을 속

발성이라 한다. 주로 전신적인 항병력이 약해져 있을 때 건조하거나 환기가 안 좋으면 비점막에 세균 등의 미생물이 침입하는 것이 일반적인 현상이다.

② 증상

A. 급성비염

재채기를 동반하며 처음에는 콧구멍에서 맑은 수양성 콧물 (nasal discharge)이 흐르다가 곧이어 짙은 흰색 또 는 염증색의 의 농이 흐르게 되며, 비공의 내벽은 비후되고 발적증상을 나타낸다. 그리고 때때로 결막염이 나타나기도 하는데 이는 눈의 분비물이 코를 통해 흘러 들어가는 통로인 누관 (lacrimal duct)이 막히기 때문이다. 체온은 정상보다 다소 높은 39.0~ 39.5℃를 나타낸다.

B. 만성 비염

한쪽 또는 양쪽 비공에서 비루가 계속 반복되어 흐르는 경우를 만성비염 이라 하며 비루에서 심한 악취가 날 경우에는 치근염(이빨의 뿌리부분에 염증)이나 뼈에 질병이 있는지 확인하여야 할 것이다. 비염이 심할 경우에는 내벽에 궤양 (Ulcers)이 형성되기도 한다.

③ 예방 및 치료

가장 정확하고 효과적인 치료를 위해서는 비염 전문의에게 정확한 진단을 받는 것이 중요하다. 그리고 가벼운 증상일 경우에 가장 먼저 할 수 있는 방법으로는 비강점막의 건조를 방지해 주기 위해 증기(Steam)를 자주 쏘이는 것이 중요하다. 그리고 멸균된 탈지면으로 분비물을 잘 닦아내고 항생제를 nebulizer를 이용하여 분무하여야한다. 대증요법으로는 개의 체력향상과 항병력 강화를 위해 대사촉진제와 비타민A를 주사해 준다. 그리고 항생제를 사용하면 도움이 된다.

라. 하부 호흡기 질병

증상 : 하부호흡기는 기관지와 폐포를 말하는데, 감염된 질병들은 상부호흡기를 통해 하부호흡기로 질병이 진행되어 온다. 따라서 대부분 하부호흡기 질환은 증상이 오래가고 치료가 늦게 되는 경우가 많다. 대부분 기침을 하고 열이 나고 식욕이 없는 것이 특징이다.

원인 : 대부분 바이러스, 세균, 진균 등의 감염과 알레르기가 원인이다. 때에 따라 세균과 바이러스나 곰팡이가 혼합적으로 감염 되는 경우가 있다.

대책 : 하부호흡기 감염증을 치료기간이 오래 걸리는 경우가 많아 꾸준한 치료가 필요하다. 또한 체력을 많이 소모하기 때문에 영양관리에 주의하고, 오랜 기간 항생제를 투여해야 되는 수도 있어 약물검사를 할 경우도 있다.

마. 폐렴 (pneumonia)

폐는 체내의 대사산물이 이산화탄소를 체외로 배출시키고 신체의 열, 에너지, 정상 컨디션 등을 위해 필수적인 산소를 혈액으로 공급하여 주는 역할을 하는데 여기에 어떤 기계적인 손상이나 세균의 침입으로 폐렴이 발생하게 된다.

① 원인

손상에 의한 폐렴은 교통사고나 총상 등 가슴부위의 심한 손상으로 인해 급작스럽게 발생되며, 염증성 폐렴은 폐 조직에 세균이 침입했을 때 일어나며 혹한에 시달리거나 영양실조, 각종 질병시 개의 저항력이 약해졌을 때 많이 발생한다.

② 증상

호흡이 매우 거칠어지며 점차 들이쉬는 숨은 짧아지고 내쉬는 숨은 길어지면서 호흡속도가 빨라진다. 그리고 경우에 따라서는 기침을 하지 않는 경우도 있지만 대부분 기침을 하며 콧물이 흐른다. 세균성 폐렴의 경우는 41℃ 이상의 고열을 동반한다.

③ 예방 및 치료

개가 기침을 하거나 콧물이 흐르는 등 가벼운 호흡기 증상을 나타 낼 때는 가능한 한 빨리 치료를 실시해서 증상이 악화되는 것을 막아야 하며 폐렴에 걸렸을 경우에는 광범위 항균제로 장기간의 치료를 해야만 치료가 가능하며 영양제를 병용투여해서 회복을 촉진시켜 주도록 한다.

바. 기관 협착증

기관은 파이프처럼 생긴 물렁뼈로 된 숨길인데, 어떤 경우 이 물렁뼈가 약해져서 파이프 속이 눌리는 경우가 있다. 이것은 기관협착증이라고 부른다. 늙거나 혹은 유전적인 영향으로 기관협착증이 발생하는데, 기관이 좁아진 마큼 숨쉬기가 힘들어 심한 기침을 하고 호흡곤란증세를 보인다. 때에 따라서는 호흡 경련 등의 증세에 따라 쇼크로 사망하는 수도 있다. 요크셔테리어 품종에서 잘 걸리는데, 수술로 교정 하거나 꾸준한 약물 투여로 치료할 수 있다.

3) 소화기 질병

가. 식도 질병

① 식도염

종종 식도에도 염증이 생기는 수가 있다. 뜨거운 음식을 먹거나 혹은 자극적인 화학물질이나 위산이 역류해서 식도 점막 세포를 다치게 하면 식도에 염증이 생긴다. 식도에 염증이 생기면 구역질이 나고 침을 흘리고 음식을 삼키는 것을 싫어한다.

② 식도 이물

갈비뼈, 탁구공, 바늘 같은 이물을 꿀꺽하고 삼키다가 식도에 걸리는 강아지들이 종종 있다. 이러한 경우 응급상황으로 속히 치료하지 않으면 생명이 위험하게 된다. 식도에 이물이 걸리면 침을 흘리고 음식을 삼키지 못하고 토하며 목을 아파한다.

③ 거대식도

어떤 질병이나 혹은 유전에 의해 식도가 늘어진 경우가 있다. 식도가 크게 늘어나서 거대식도라고 부르는데, 음식을 먹으면 늘어진 식도에 고여 있다가 입으로 게워내는 특징이 있다. 따라서 음식을 먹지 못하고 살이 빠지고 때에 따라 음식물이 기관으로 넘어가 폐렴을 일으키기도 한다.

나. 위장의 질병

① 급성위염과 출혈성 위장염

갑자기 심각한 구토 증세를 보이는 경우가 있는데 이러한 것은 음식물의 자극이나 세균 또는 바이러스와 같은 병원균에 의해 위의 점막 세포가 손상된 때문이다. 또한 심한 스트레스에 의해서도 위에 염증이 생겨 출혈을 보이고도 한다. 때에 따라서는 면역계통에 손상이 있어 위에 출혈을 일으키는 위장염으로 진행되기도 한다. 속히 치료 받으면 완치되는데 방치하면 위험하다.

② 위내 이물

강아지는 특히 아무거나 가리지 않고 먹는 습성이 있어 이물을 삼키는 경우가 많다. 장난감이나 스타킹은 물론 심지어 바늘이나 칼을 삼키기도 한다. 이유 없이 구토를 할 때는 위내 이물이 있는 경우가 종종 있다. 위안에 이물이 있으면 위점막이 자극되어 구토와 구역질이 나타난다. 강아지에서는 다른 증상을 수반하지 않고 급성 구토를 보이는 경우 위내 이물이 있는 경우가 많다. 대부분은 수술로 치료되는 경우가 많다.

③ 위 염전

위안에 가스가 차올라 위가 꼬이는 것을 위염전이라고 부른다. 위가 꼬이고 가스가 더 차오르면 숨이 막히고 체액 대사에 이상이 생겨 쇼크로 사망하게 된다. 보통 대형 품종의 개에서 잘 발생하고 성품이 온화한 개보다는 예민한 개에서 더 쉽게 발병한다. 사료나 물을 한꺼번에 많이 먹고 난 뒤 곧 바로 운동을 하거나 식이성 인자나 염증성 위장질환 등이 원인이 되어 위 운동의 장애 때문에 위가 염전된다. 응급상황으로 처치하면 회복 할 수 있지만 시간을 치료시기를 놓치면 생명이 위태롭게 된다.

④ 위염 (gastritis)

개의 위점막은 전체가 다 소화액을 분비하는 위선으로 구성되어 있으며 이로 인해서 개가 구토를 쉽게 일으키는 것으로 알려져 있다. 위염이란 이러한 위점막에 염증이 생긴 증상을 일컫는다.

i. 원인

개는 먹이를 찾아다니는 선천적인 습성이 있으며, 이로 인해 강아지들은 아무 것이나 주워 먹기 때문에 위염을 일으키기 쉽다. 가장 심한 위염의 경우는 세균에 의해 위염이 발생되고 여기에 다시 아주 단단한 뼈 등이 위벽을 계속 자극하거나 음식물이 위 내에서 섞였을 때이다. 또한 홍역과 같은 바이러스가 관여되는 경우도 많으며 이 경우는 대개 다른 개에게도 전염이 된다. 최근 연구 결과들은 사람의 위염 원인 병원체인 Helicobacter 균종이 개에게서도 발견되며, 이로 인한 위염 및 위궤양 유발의 가능성이 추정되고 있어 이에 대한 확인이 요구되고 있다.

ii. 증상

위염의 가장 중요한 증상은 구토이다. 정상적인 개라도 이유 없이 구토를 하지만 위염 시의 구토는 매우 심하며 수양성 구토물이 나온다. 심한 구토로 개가 침울해지고 탈수가 되면 혀의 앞부분이 갈색으로 변하며 세균이나 바이러스가 침입했을 때는 대체로 장염(enteritis)이 발병된다.

iii. 예방 및 치료

강아지의 경우 이물질 등 아무 것이나 먹지 않도록 주의를 해야 하며 닭 뼈와 같은 갈라지기 쉬운 뼈나 단단한 뼈 혹은 부패된 먹이 등을 주지 말아야한다. 일단 위염에 걸리면 심한 구토를 하게 되어 개는 심한 스트레스를 받게 되고 탈수를 일으키게 되므로 구토를 방지해주는 것이 급선무이나 이물질이나 중독성 물질을 먹었을 때에는 오히려 구토를 유도하는 것이 좋다. 진토제로는 메토크로푸라미드 제제 등이 있으며 위벽 보호제로는 비스무스 등이 있다. 치료 시 주의해야 할 사항은 탈수로 인한 체력약화를 방지하기 위해 음수에 전해질제제를 용해하여 공급하거나 전해질액을 정맥주사 해주어야 한다. 그리고 광범위 항균제나 앰피실린 같은 제제를 병행하는 것도 2차 감염을 막아줄 수 있다. 치료기간 중에는 부드러운 음식이 좋으며 증상이 호전되면 점차 고형사료를 주는 것이 현명한 사양관리 일 것이다.

다. 장염

① 기생충성 장염

기생충이 장을 자극하는 경우에도 장염이 생기게 된다. 대부분 자견 시기와 실외견에게 흔히 발생하는데, 주로 일어나게 되는데 일반적으로 회충 흡충 편충 원충 등 기생충성 장염의 원인이 된다. 특히 원충에 의한 장염은 위험할 수 있다.

증상 : 단순하게 기생충에 의한 장염일 경우 설사나 구토 증상을 보이지만, 식욕은 좋은 것이 특징이다. 때로는 변으로 기생충이 나오면서 설사와 구토 등의 임상증상이 없는 경우도 있지만, 때에 따라 심한 경우 변에서 피가 ane어 나오기도 한다.

원인 : 기생충만 감염이 되어 장염이 되는 경우도 있지만, 때에 따라 기생충에 의한 면역저하 현상에 의해 장염이 되기도 한다.

대책 : 구충제는 꾸준히 먹이는 것이 좋다. 생후 15일부터 기생충 예방을 시작해야 하고, 심한 경우 한번에 구충이 안 되므로 병원에서 현미경 검사나 기타 다른 검사를 통해서 정확한 기생충의 종류를 진단 받고 주사 치료도 받아야 한다. 심장사상충과 기생충 예방을 위한 구충제는 다달이 먹이는 것이 좋다.

② 세균성 장염

증상 : 가장 흔한 장염의 원인은 세균에 의한 것인데, 심한 설사를 하게 된다. 주로 어린 강아지들이 세균성 장염에 잘 걸리며 배가 아프고 식욕이 없고 구토가 있을 수도 있다.

원인 : 흔히 이질균이라고 불리는 세균의 감염에 의해 장염이 된다. 이들 세균은 때에 따라 독소를 내기도 하여 심한 복통이 올 수도 있다. 대표적인 세균은 캠필로박터, 살모넬라, 클로스트리디움 등이 있다.

대책 : 장염을 일으키는 세균들은 불결한 곳에서 잘 자라고 또 물을 통해 전파되기 때문에 소독을 잘하고 환경을 깨끗이 하면 예방할 수 있다.

③ 바이러스성 장염

증상 : 바이러스가 장내로 들어와 장점막 상피세포에서 증식하며 점막세포를 손상시켜 증상을 일으키게 된다. 바이러스에 의한 장염은 순차적인 진행을 보이는데, 밥을 먹지 않다가, 구토를 하고, 설사와 혈변을 보이는 순서로 진행되는 경우가 많다. 구토와 설사가 심하면 몸 안의 수분이 빠져나가 목숨을 잃게 된다. 이러한 탈수 증상이 바이러스성 장염의 주요한 특징이다. 또한 바이러스가 장점막을 침범하는 동안 혈액이 섞인 설사를 하기도 한다.

원인 : 여러 가지 바이러스가 강아지에게 장염을 일으킨다. 파보, 코로나 등의 바이러스가 가장 흔한 원인이다.

대책 : 바이러스는 초기에 치료해야 회복할 수 있다. 치료시기가 조금이라도 늦으면 사망률이 높아지기 때문이다. 탈수와 쇼크를 막고 수액을 기본으로 치료하면 회복되는 경우도 많이 있다. 예방접종을 통해 바이러스 장염을 예방할 수 있다.

라. 대장염

대장염은 대장에 염증이 생긴 것으로 일반적인 장염과 다른 증상을 보이는 경우가 많다. 장염은 대부분 소장의 염증을 말하는데, 대장은 변을 담아두고 배설하는 기관이기 때문에 대장염으로 인한 증상은 배변을 어려워하는 증상을 보인다. 변을 시원하게 보지 못하고 여러번 조금씩 나누어 보거나, 변을 볼 때 힘들어하고, 때로는 피가 묻어나오는 수도 있으면 설사를 수시로 하는 경우도 있다. 대장염의 원인은 심각한 스트레스와 알러지, 세균, 기생충 등이다. 대장염은 장염보다 증상은 심하지 않지만 오래도록 낫지 않고 만성화되는 경향이 있다.

마. 췌장염

췌장은 십이지장 옆에 붙어 있고 소화액을 분비하는 기관이다. 간혹 한꺼번에 고기를 많이 먹고 심한 구토를 하면서 몹시 배를 아파하는 개들이 있다. 이런 경우 췌장염을 의심해 볼 수 있다. 한번에 많은 양의 지방음식을 먹게 되면 췌장에서 지방을 소화하기 위해 많은 소화액을 분비하다 췌장에 염증이 생기는 것이다. 급성췌장염은 아주 심각하여 사망할 수도 있지만 적절한 치료로 회복되는 경우가 대부분이다.

4) 눈의 질병

가. 각막염

각막은 눈을 감싸고 있는 유리창 같은 조직으로 눈동자 가장 바깥쪽의 투명한 막이다. 각막염은 각막에 염증이 생긴 것으로 대부분 외부의 자극이나 감염에 의해 각막염이 발생한다. 눈꺼풀이나 속눈썹 혹은 눈 주변의 털이 각막을 찌르거나, 눈을 부빌 때 발톱에의 상처를 입는 경우가 가장 흔한 각막염의 발생 원인이다.

증상은 갑자기 눈을 잘 못 뜨고, 눈을 시어하고 눈물과 눈곱이 많이 흐르게 된다. 자세히 살펴보면 검은 동자가 다친 것을 볼 수도 있다. 종종 눈꺼풀이 붓기도 하는데, 치료는 각막의 손상정도에 따라 안약으로 간단히 치료할 수 있는 상태에서 수술을 해야 되는 단계까지 다양하다.

나. 결막염

결막은 눈꺼풀 안쪽과 각막이 연결되는 부분의 조직이다. 결막에 염증이 생기면 작은 실핏줄이 늘어나 붉게 눈이 충혈 되는 것을 볼 수 있다. 때로 가려움증 때문에 눈을 심하게 부비면서 각막염을 일으키기도 한다.

원인은 털이나 먼지 등의 이물이 들어가 결막을 자극한 경우나, 세균 바이러스 등의 감염 또는 알레르기 등입니다. 결막염은 각막염에 비해 비교적 쉽게 치료된다.

다. 백내장

증상 : 백내장은 수청체가 백색으로 탁하게 변화되는 것을 말한다. 노령견에게 보이는 대표적인 질병이다. 보스톤 테리어, 골든 리트리버, 코카 스파니얼, 미니어쳐 슈나우저, 시베리안 허스키, 올드 잉글랜드 쉽독 등에서 잘 발생하지만 품종에 관계없이 백내장 증상을 보일 수 있다. 눈을 보아 수정체 안쪽이 하얗게 흐려져 있는 것을 관찰 하게 되면 백내장을 의심해야 한다. 당연히 시력이 떨어지고 진행되면 실명할 수도 있다.

원인 : 성견의 경우에는 당뇨병의 의한 합병증으로 오는 경우나 선천적인 경우가 많고 노령견은 노화에 의해 나타난다. 단백질이 수정체에 쌓여가며 수정체 색깔이 백색으로 변화되는데, 수정체의 한 부분이나 전체가 하얗게 변화되어 간다. 백내장은 회복되지 못하므로 치료는 수술을 하게 된다. 대부분은 수정체를 제거해서 사물을 식별 할 수 있도록 해주게 된다.

라. 건성 각결막염

눈물이 부족해서 각막과 결막이 건성화 되는 것을 건성 각결막염 이라 한다. 안구가 건조해져서 각막이나 결막에 염증이 생기게 되고 가려워서 앞발로 자꾸 긁게 된다. 건조 상태가 방치되면 염증이 심해진다. 원인은 선천적으로 눈물이 부족한 경우나 나이가 들어감에 따라서 눈물샘이 위축되거나 기능장애에 의해 발생하기도 하고, 홍역 등의 감염에 의해 안구가 건조해지는 경우도 있다. 치료는 인공누액을 이용한다. 때론 눈물 분비를 촉진하는 약을 쓰기도 하는데 점안액이 마르지 않고 오래가는 약제를 사용하기도 한다.

마. 안검 내번증

안검은 눈꺼풀을 말하는데 안검 내번증이란 안검이 안쪽으로 말려 들어가 있는 상태를 말한다. 눈꺼풀이 안쪽으로 말려있기 때문에 눈동자를 찌르고 자극하여 각막 표면에 불쾌감이나 통증을 일으키고 각막염과 결막염을 유발한다. 가려움 때문에 눈을 문지르고 눈물이 많이 흐르게 된다. 안검 내번증에 의한 만성 각막염이 되지 않기 위해서는 조기에 치료하는 것이 좋다. 원인은 선천적인 안검의 이상이다. 치료는 수술로 교정하는 것이다.

바. 안검 외번증

안검 내반증과는 반대되는 현상이나. 안검이 위도 추켜올려 있거나 늘어서 있어 눈꺼풀 안쪽의 눈물샘이나 결막이 항상 공기에 드러나기 건조해지고 세균 감염이 쉽게 된다. 이에 따라 안검의 저항성이 떨어지고 눈곱이나 눈물이 많이 나오게 된다. 또한 눈을 신경 쓰는 동작을 되풀이 하게 된다. 결막염이나 각막염이 발생하기도 한다. 세인트 버나드, 불독 등 얼굴의 피부가 늘어져 있는 개에게 많이 나타난다. 결막염이나 각막염이 있을 때 치료는 가벼운 경우 증상이 쉽게 회복되지만, 원인치료는 수술로 안검을 교정하는 것이다.

사. 순막 노출증

어느 날 갑자기 강아지의 눈 안쪽에 콩알만하게 빨간 혹이 돋아나는 경우가 있다. 개의 눈 안쪽에는 제 3안검이라는 특별한 조직인 순막이 있는데, 이것이 밖으로 빠져나온 것이다. 대부분 유전적인 원인과 염증 때문에 순막 노출증이 발생한다. 주로 비글, 코커 스패니얼과 같은 품종에서 흔히 발생한다. 치료는 점안약은 별로 효과가 없기 때문에 수술을 해야 한다.

아. 유루증 (Tear staining syndrome, TSS)

유루는 눈물이 흐르는 것으로 유루증이란 눈물이 과도하게 흘러 눈 밖으로 넘쳐나는 것을 말한다. 주로 말티즈, 푸들 같은 품종에서 흔하게 나타나는데, 눈물 속의 라이소자임 색소가 흰털을 물들여 갈색이나 검은 색으로 지저분하게 변색시키게 된다. 또한 시츄 같이 눈이 큰 품종에서도 유루증이 잘 발생한다. 안검내번증 등에서도 유루증이 나타나지만, 눈물이 흘러 코로 빠져나가는 누비관(nasolacrimal duct)이라는 구멍이 막히는 경우에도 발생한다. 눈물의 과다분비는 눈물분비량 평가 검사로 알 수 있고, 눈물의 분비량을 줄여주는 수술을 하거나 누비관의 폐쇄시에는 누비관을 뚫어주는 수술을 한다.

눈물이 빠져나가는 관이 막히는 경우가 '누비관 폐쇄증'인데, 누비관은 눈물이 코로 흘러 빠져나가는 눈물의 하수도와 같은 도관이다. 그런데 간혹 이 누비관이 막히는 경우가 있다. 누비관은 머리카락 두께정도로 가늘어서 염증이 있거나 자극이 있으면 쉽게 막힐 수 있다. 때론 선천적으로 누비관이 눌리거나 너무 좁아 잘 막히는 강아지들도 있다. 누비관이 막힐 때는 병원에서 마취를 하고 누비관 개통술을 통해 유루증을 해결 할 수 있다. 눈꺼풀이나 속눈썹이 눈을 찌르는 경우는 주로 눈이 큰 품종들이나 안검내번증이 있는 개들에서 잘 나타난다. 시주가 가장 대표적으로 유루증을 가지고 있는 품종인데 눈동자가 크고 코가 납작해서 눈이 잘 찔리기 때문이다. 구조적으로 눈꺼풀이 눈을 찌르는 상태라면 성형수술을 통해 유루증을 해결할 수 있다.

이 외에 다른 원인으로는 눈물샘 자체의 문제나 각막 또는 결막의 염증으로 눈물이 많이 흐르는 경우가 있다. 눈물은 정상적으로 눈물 분비량 측정지를 통해 검사해보면 1분에 5 mm 정도 분량으로 흐르는데, 때에 따라 이 눈물 양이 많거나 적은 경우가 있다. 눈물 분비량이 적으면 안구 건조증이 되고 눈물 분비량이 많으면 유루증이 된다. 만일 눈물 분비량이 많은 경우에는 눈물을 줄여주는 치료를 받는다. 유루증은 강아지에게 습진 등 피부병을 만들고 또 시큼한 냄새를 풍겨 문제가 된다. 평상시에는 눈물이나 눈곱을 강아지용 안구세정제를 이용하여 닦아 내는 것이 도움이 된다.

5) 귀의 질병

가. 외이염

외이염은 외이도에 염증이 있는 것을 말하는데, 외이도란 고막까지의 귓구멍을 말한다. 코커스패니엘 같이 귀가 늘어져 있는 품종에서 흔히 발생하는데, 알레르기가 있는 개들에서 외이도염이 나타나기도 한다. 외이도염의 증세는 귓속에서 악취가 나고 검은색 또는 갈색의 귀지가 나오게 된다. 심한 경우 귀가 붓고, 가려움으로 상처가 생기기도 한다. 원인은 세균과 곰팡이 등의 혼합감염이 대부분인데, 종종 기생충이나 이물 때문에 외이도염이 발생하기도 한다. 또한 귀구멍 안의 귀지에 이상이 생기는 경우에도 분비물이 많은 외이도염이 발생한다.

보호자들은 외이도염이 있는 경우 귀청소를 더 자주 해주는데, 이것은 외이도염을 오히려 악화시키는 결과가 된다. 따라서 염증의 치료를 먼저 해주어야만 한다.

나. 귀 진드기

어린 강아지에게서 흔히 볼 수 있는 외부 기생충 중 하나가 외이도 내에 번식한 개선충의 일종인 귀 진드기이다. 심한 가려움증을 일으키고 악취를 내며 흑갈색의 지저분한 귀지가 생긴다. 귀 진드기는 귓구멍의 피부에 자극을 주기 때문에 감염된 강아지는 귀를 심하게 흔들게 된다. 치료는 비교적 쉽고 재발을 위해 진드기 예방약을 바르는 것이 도움이 된다.

6) 치과질병

강아지 때는 입장난은 좋아해서 양치를 길들이기 적합한 시기이다. 이때를 놓치고 양치하는 것이 습관화 되지 못한 개들은 대부분 3살을 전후해서 심한 치석을 가지게 된다. 치석은 치아와 잇몸사이에서부터 생겨 잇몸에 염증을 일으키고 치아 뿌리를 썩게 만들고 심한 입냄새와 구내염을 일으킨다. 또한 병원성 세균의 서식처가 되어 심한 경우 심장 질환을 일으키기도 한다. 치석은 음식의 찌꺼기가 이에 끼거나 타액 속의 칼슘 등이 치아 표면에 침착하여 생기는데, 강아지들은 풍치보다 치석이 많이 생긴다. 예방을 위해서는 양치를 하고 정기적인 스켈링이 필요하다.

7) 항문낭 질병

가. 항문낭이란?

개에게 있는 특이한 구조물로 항문 양 옆에 있는 항문낭(anal sac)이 있는데 항문낭은 개 특유의 냄새가 나는 곳이다. 이곳에서 분비되는 항문낭 액은 적을 쫓거나 자신의 영역을 표시하는 역할을 하는 것으로 야생동물의 영역 표시 방법으로 사용되던 것으로 추정되는데 애완동물의 경우에 항문낭은 냄새와 항문낭 염증의 원인이 되기 때문에 정기적인 관리가 필요하다.

나. 항문낭 짜주기

① 주로 목욕하기 전에 실시하는 것이 좋다.
② 개를 움직이지 않게 한 후 꼬리를 잡아들어 올린다.
③ 오른손으로 항문 부위에 휴지를 덮는다. 항문의 조금 아래에 엄지손가락을 시계로 8시 방향에 두고, 나머지 손가락은 4시 방향에 둔다.
④ 연속적으로 엄지와 다른 손가락도 함께 가까이 대어 개의 항문 주변을 향하여 안쪽에서 바깥 위쪽 방향으로 밀어 올린다. 항문낭에서 액이 나오면 종이로 닦아 준다.
⑤ 이러한 방법을 2-3회 반복하여 항문낭액을 완전히 제거한다.
⑥ 항문주위에 조금 묻어 있는 항문낭액은 목욕시 닦아 낸다.

다. 항문낭 염증이 있는 경우

항문낭 염증이 있는 경우 개의 항문 주위에 역한 냄새를 풍기는 액들이 흘러나와 묻어 있는 경우가 많으며 개는 항문이 가려워 바닥에 항문을 비비는 행동을 자주 보인다. 동물병원에 내원하여 치료를 받아야 하면 심한 경우에 항문낭을 제거해주는 수술을 받는 것이 좋다. 제 때 치료나 수술을 받지 않는 경우에 항문낭 염증의 악화로 항문 주위 괄약근 손상으로 배변이 흘러나오는 어려운 상황을 맞을 수 있다. 시추, 퍼그, 시나우저 등에서 자주 항문낭 염증이 발생하는 것으로 보고되고 있다.

8) 비뇨생식기 질환

가. 급성 신부전 (acute renal failure)

급성 신부전은 콩팥이 갑자기 기능 이상을 일으키는 것을 말한다. 외부 비뇨기관을 통해 세균이나 바이러스가 콩팥까지 거슬러 올라가 감염되거나 또는 독성 물질에 자극을 받거나, 요도나 방광에 결석이 있어 오줌길이 막히는 경 콩팥에 손상을 입고 신부전 증상을 보이게 된다. 또한 어떤 특정 약물이나 부동액, 양파, 포도 등도 콩팥에 자극을 심하게 주어 급성 신부전을 일으킨다. 콩팥 기능이 갑자기 안 좋아지면, 몸

안의 수분을 조절하지 못하고, 전해질 균형이 깨져 구토를 하는 증상을 보인다. 또한 입에서 냄새가 나기도 하고, 식욕부진과 설사 증상이 나타나기도 한다. 이에 따라 탈수가 되고, 오줌 양이 감소하게 된다. 콩팥은 진단이 어렵고 치료고 힘들기 때문 중독증상을 발견하면 빨리 치료를 시작하는 것이 좋다.

나. 만성 신부전 (chronic renal failure)

만성 신부전은 천천히 콩팥의 기능이 나빠져 오랫동안 신부전 증상을 보이는 경우인데, 여러 가지 질병의 말기에 나타나는 증상이기도 하다. 식욕이 없고 물을 많이 먹게 되고 오줌도 많이 누게 된다. 체중 줄고, 설사와 변비 등의 소화기 증상이 함께 나타난다. 콩팥이 기능을 하지 못하기 때문에 몸 안의 산과 알칼리의 균형이 깨지고 전해질 이상이 초래된다. 혈액과 오줌의 성분이 변화되어 피검사와 오줌검사로 진단한다. 또한 초음파를 통해 콩팥의 상태를 관찰하기도 한다. 장기적인 치료가 필요하며 특별한 처방식을 먹여야 한다.

다. 사구체 신염 (Glomerular nephritis)

대부분 7년 이상의 노령견에서 발생한다. 사구체 신염의 75% 정도는 수캐에서 발생한다. 혈전의 의해서 마비가 오기도 하며, 심하면 요독증 (uremia) 증상을 보인다. 요독증은 오줌의 노폐물을 여과시킬 수 없어 이것에 중독된 것을 말한다. 오줌 분석을 하면 오줌에 단백질이 섞여 나오는 것을 알 수 있다. 원래 단백질은 콩팥에서 걸러 다시 흡수해야 하는데 이 기능이 망가져서 복잡한 장애를 나타내게 된다. 몸이 붓거나 구토를 하고 숨차할 수도 있는 증상들을 보이게 된다. 식욕부진 탈수 구토 등의 증상과 함께 입 냄새가 심하게 날수도 있다.

라. 방광염

오줌을 누려고 하는데 잘 나오지 못하거나 오줌에 피가 고름이 섞여 나와 오줌 색깔이 이상하면 방광염을 의심해 볼 수 있다. 방광염은 가장 흔한 하부 비뇨기계의 질병이다. 결석 때문에 방광염이 발생하기도 하지만, 생식기를 통해 요도로 세균이 상행 감염되어 방광염이 나타나기도 한다. 방광염에 걸린 개는 오줌을 자주 누게 된다. 오줌 양은 늘지 않지만 여러 번 누려하는 것이 특징이다. 또한 오줌 눌 때 통증을 느낄 수 도 있으며 힘겨운 자세를 취하기도 한다. 병원에서 쉽게 진단하지만 치료기간은 오래 걸릴 수 있다.

마. 결석

설석은 봄 안의 부기실이 붕겨서 놀저럼 변한 것을 말한다. 결석은 종류가 아주 많은데 문제가 되는 것은 결석의 종류 뿐 아니라 결석이 생긴 위치이다. 제거하기 편리한 곳에 생긴 결석은 쉽게 치료 되지만 콩팥 안쪽에 생긴 결석 같은 경우 문제가 심각해진다. 콩팥에서 방광과 요도 사이에 어디에든 결석이 생기면 오줌 색이 변하고 오줌을 자주 누려한다. 결석은 위치에 따라 신장결석, 방광결석, 요도결석 등으로 구분하는데, 결석인 존재하는 위치에 따라 임상증상이 조금씩 달라진다. 오줌 줄기에 피가 묻어나올 때 처음 나오는 오줌에 피가 있는 것과 오줌을 다 본 뒤에 피가 떨어지는 것은 증상과 결석의 위치가 다르기 때문에 보호자가 관찰하여 수의사에게 말해 주어야 할 사항이다. 또한 오줌색이 아주 붉게 변하는 것과 오줌에 빨간 피가 섞여있는 것은 다른데, 앞에 것은 피 속에 적혈구가 깨져 오줌과 뒤 섞인 것이고, 뒤의 것은 오줌에 피가 묻어있는 것이다.

결석은 수술이나 내과적인 치료로 제거하거나 녹여내고 처방식을 통해 치료한다.

(2) 대사성 질환

1) 갑상선 기능 저하증

증상 : 선천적 또는 후천적으로 갑상선 기능 저하에 따른 피부의 탈모증세가 나타날 수 있다. 셰퍼드, 에어데일테리어, 코카 스파니엘, 그레이트 댄, 미니어처 슈나우저, 올드 잉그리쉬 쉽독 등의 품종에서 잘 발생하고 대부분 3-6살 전후로 발병한다.

원인 : 몸의 좌우가 대칭적인 탈모 증세와 피부에 색소가 침착 하는데 이것은 갑산성 기능이 저하되어 체내의 대사가 원할 하지 못하기 때문에 나타나는 증상이다. 기운이 없고 잠이 많거나 피부에 윤기가 없고, 추위에 약하고, 변비를 보일 수도 있으며 드물지만 발작을 비롯해서 신경증상을 보이는 경우도 있다.

대책 : 혈액검사와 호르몬 검사를 통해 갑상선의 기능을 진단하고, 치료는 지속적인 호르몬 요법을 시도한다.

2) 부신 피질 기능 항진증 과 부신피질 기능 저하증

뇌하수체의 문제가 생긴다든지 부신종양 및 스테로이드 제제의 과잉 복용 등으로 부신 기능이 항진되거나 약화되어 발생한다. 부신 피질 기능이 항진증은 비글, 보스

턴테리어 등에서 잘 걸리고 다음 다뇨, 다식 등의 증상과 함께 배가 항아리처럼 불러오는 것이 특징이다. 털이 심하게 빠지고, 근육에 힘이 없고, 호흡이 거칠어지는 증상을 보이기도 한다. 탈모, 근육의 약화, 거친 호흡, 등이 나타난다. 부신 피질 기능 저하증은 쿠싱 증후군이라고도 하는데, 개 보다는 고양이에게 많다.

3) 당뇨병

췌장의 이상이나 원인 불명으로 인슐린 호르몬 분비에 문제가 생기는 경우에 당뇨병이 발생한다. 당뇨병은 식욕부진, 오줌에 단 냄새, 오줌의 혼탁, 구토, 쇠약, 체중 저하, 입냄새 증가 등의 증상으로 발견되기도 하며 이상 증상이 느껴지는 경우에 동물병원에 내원하여 오줌 검사 또는 혈액 검사를 통하여 당뇨병 진단이 가능하다. 당뇨병의 경우에 처방식을 급여하여야 하며 혈당 수치가 높은 경우에 인슐린 주사를 맞아야 한다. 합병증의 예방을 위하여 지속적인 관리가 필요하다.

4) 저혈당증 (hypoglycemia)

만성 소모성 질환에 걸린 경우 또는 영양 결핍의 경우에 섭취한 당에 비해 배설되는 당의 증가로 저혈당증을 보이게 된다. 저혈당증을 보이는 개체는 활동할 수 있는 에너지원의 고갈로 운동실조와 심한 경우 혼수상태로 발견이 된다. 응급으로 동물병원에 이송하여 포도당 주사를 정맥내로 투여하여 혈당을 높여주어야 한다. 이 후 계속적인 영양 관리가 필요하다. 어린 연령의 강아지는 비축된 당이 체내에 적어 사료를 한 두 끼 거르는 경우에 저혈당증에 빠지기 쉽다. 식욕이 적은 말티스, 요크셔테리어, 치와와 등의 소형견종의 어린 강아지 사육에는 각별한 주의가 요구된다.

5) 뼈와 관절의 질환

가. 골절

교통사고나 싸우다 물린 경우에 골절이 흔히 발생한다. 하지만 보호자는 개가 골절을 당했는데도 알지 못하고 지나가는 수가 있다. 이렇게 되면 보통은 다리를 들고 다니며 골절된 부위가 붓기도 하지만, 골절된 처음 며칠은 증상이 안 나타날 수도 있수도 있다. 골절은 처음 3일 이내에 치료하지 않으면 교정이 어려워질 수도 있으니 주의가 필요하다. 골절은 심하지 않은 경우 기브스와 같은 포대나 외부고정 방법을 이용하고 경우에 따라서는 내부고정 재료들로 수술을 한다.

나. 고관절 이형성

고관절은 엉덩이 관절을 말하고 이형성은 형성이 잘되지 못한 상태를 말한다. 즉 고관절 이형성은 고관절의 형성 이상 상태인데, 생후 2살 이전에 발생하는 경우가 많다. 주로 대형견에서 자주 나타나지만 소형견에서도 종종 발생한다. 원래 고관절 이형성은 유전적인 문제이기 때문에 번식 대상에서 제외되지만 국내에는 고관절 이형성을 판별하고 관리하지 않아 대형견의 고관절 이형성이 많은 편이다.

고관절 이형성의 정확한 진단을 위해서는 방사선 사진에 의한 정형외과 적 평가가 필요하다. 교정은 체중 20 kg 미만이라면 수술이 비교적 간단하지만 아주 큰 대형견은 인공관절을 이식하는 복잡한 수술을 하여야 한다. 고관절 이형성이 있는 개는 운동을 제한하고 관절 약을 한동안 먹여야 한다.

다. 대퇴골두 괴사증

골반 뼈에 끼워지는 대퇴골의 머리 부분이 괴사되는 경우가 있다. 뼈조직의 괴사 때문에 대퇴골두 괴사증이라고 부fms다. 대부분 소형견에서 발생하는데 통증을 보일 수도 있으며 다리를 절거나 대퇴골두 괴사증이 있는 쪽 다리를 들고 다니게 된다. 방치하면 다리의 변형이 심해져 교정이 어려워 질 수도 있다. 대부분 수술을 통해 완치될 수 있고 치료가 잘되는 편이다.

라. 슬개골 탈구

슬개골은 무릎뼈를 말하는데, 슬개골 탈구란 무릎뼈가 빠지는 것이다. 슬개골 탈구가 있으면 다리를 들고 다니거나 절게 되는데 오래되면 관절변형이 된다. 침대나 높은 곳에서 뛰어 내리면 갑자기 소리를 지르거나 갑자기 뒷다리를 절면 슬개골 탈구를 의심해 볼 수 있다. 하지만 경우에 따라서는 증상이 나타나지 않고 진행되는 경우도 있다. 무릎에 있는 인대가 무릎뼈를 감싸고 있는데, 슬개골 탈구는 인대와 무릎뼈 사이의 구조적인 변형이 되어 발생한다. 진행 정도에 따라 4단계로 구분을 하는데 일찍 수술을 하는 것이 좋다. 처음에는 인대만 빠지다가 시간이 지나면 밑에 있는 경골이라는 다리뼈가 돌아가게 되고 더 심해지면 골반에도 이상이 오기 때문이다.

마. 영양성 골절

뼈에 필요로 하는 무기질과 영양소가 부족하여 뼈가 부러지는 것을 영양성 골절이라고 한다. 사료를 먹지 않고 사람 밥만 먹는 다든지 성장기에 적절한 영양이 공급이 되지 않을 경우 뼈의 영양상태가 나빠 뼈의 강도가 약해서 작은 충격에도 골절이 되는 경우가 있다. 영양골절의 경우 뼈가 취약하기 때문에 수술도 힘들고 치료가 어려워진다. 영양성 골절은 적합한 음식을 제공하면 사전에 예방할 수 있는 질병이다.

바. 관절염

관절에 염증이 생기는 경우는 감염이 되는 경우와 그렇지 않은 경우가 있다. 나이가 들면서 생기는 퇴행성 관절염은 감염과는 무관하게 생기는 염증이다. 또한 좋지 못한 자세나 관절연골의 점진적인 기능악화 또는 인대손상 등이 원인이 되는 경우에도 비감염성 관절염이 생기게 된다. 관절염의 임상증상은 사람과 비슷하여 축축한 날씨에는 증상이 더 심해지게 되고 운동을 싫어하고 걷지 않으려 한다. 관절이 붓기도 하고 다리를 펴거나 굽힐 때 통증을 느끼게 된다. 방사선 촬영을 통해 진단하는데, 심한 경우 관절액을 검사하기도 한다. 치료는 체중을 줄이고 수영과 같은 물리요법과 함께 치료 한다.

6) 미네랄 영양소 결핍

가. 칼슘 (Calcium)

칼슘은 뼈의 형성과 세포의 기능에 필수적인 영양소로 성장기 동물의 칼슘 결핍은 구루병 (rickets)이라 하여 다리뼈가 구부러지고 등이 굽는 증상을 보이고 골다공증 (osteoporosis)으로 뼈가 약해져 골절이 자주 발생하게 된다. 임신과 출산 기간에 칼슘의 부족은 산욕열 또는 유열 (milk fever)이라 하여 호흡근육의 마비로 호흡이 어렵고 의식불명으로 응급 치료를 받지 못하는 경우에 사망에 이르는 무서운 결과를 초래한다. 성장기 강아지와 임신 및 출산 기간의 개는 칼슘 영양소 공급에 주의를 기울여야 한다.

나. 인 (phosphorus)

인은 칼슘과 더불어 뼈의 형성에 관여하며 인 영양소의 결핍은 구루병 (rickets)이나 골연화증 (osteomalacia)이 일어나며, 이물질 섭취 (pica), 번식률 감소 등의 증상을 보인다.

(3) 감염성 질병

1) 바이러스 감염증
가. 광견병

모든 온혈동물에 감염되는 치명적인 법정전염병으로서 사람이나 다른 동물을 물었을 때 타액을 통해 전파되어 사람에게는 공수병을 일으킨다. 국내에서는 철책선 인근의 오소리, 너구리 등 야생동물이 감염되어 이 동물이 개나 소 등의 동물을 물어 광견병을 일으키고 있다. 사람도 감염되면 치명적인 인수공통감염병으로 주의를 요한다.

① 원인 및 침입경로

원인은 레오바이러스(Reo virus)에 속하는 광견병 바이러스(Rabies virus)로 병든 개의 타액 속에 있다가 상처나 공기, 점막감염으로 등으로 침투된 바이러스는 말초신경을 따라 중추신경계로 침범하여 신경증상을 일으킨다. 바이러스가 침입한 부위에 따라 다르나 보통 15-25일 만에 발생하며 경우에 따라서는 1년 후에 발병하는 경우도 보고된다.

② 증상

광견병에 걸린 개는 불안해하는 전구기 증상이 36시간 정도 진행되며 병견은 멀리 방랑하면서 다른 동물이나 개줄 파이프 등과 같은 무생물을 물어뜯는 등 점차 광폭한 상태가 되고 눈의 충혈과 침을 흘리며 꼬리를 가랑이 사이로 밀어넣는 등의 광조기 증상을 나타낸다. 그 후 후구부터 마비증상을 보이기 시작하고 나중에는 인후두가 마비되어 쉰 소리를 내거나 먹이를 삼킬 수가 없게 되어 물을 먹을 때 심한 통증이 따르기 때문에 물을 두려워하게 되는 「공수병」에 걸린다. 질병의 말기에 가서는 근육이 마비가 되어 입을 벌린 체 침을 흘리고 휘청거리다가 쓰러져 죽게 되는데 대체적으로 발병일로 부터 1주일이면 죽게된다.

③ 예방

동물은 1년에 한 번 이상 광견병 백신을 접종하는 것이 최선의 예방책이다. 사람의 경우 만일 의심이 가는 개에게 물렸을 때에는 물린 부위의 피를 짜내고 즉시 비눗물로 세척한 후 병원이나 보건소에 가서 상담하는 것이 좋다. 사람을 물은 개는 광견병 예방주사를 접종했는지를 반드시 확인한 후 일정한 장소에 10일 동안 입원시켜 광견병 여부를 확인한다. 이는 광견병에 걸린 개가 1주일 이내에 죽게 되는 것이 일반적으로 10일 동안 경과해도 개에게 아무런 이상이 없으면 광견병은 의심을 하지 않아도 된다.

④ 예방백신 사용법

사독백신 : 3 - 4개월령 1차 접종 후 3-4주후에 2차 보강접종 하고 매년 동일한 방법으로 추가 접종함.
생독백신 : 3 -4 개월령에 근육주사 한 후 매년 1회씩 추가 접종한다. (국내에서

생산되는 백신은 모두 생독백신이다)

나. 파보 바이러스 감염증

본 질병은 전염력과 폐사율이 매우 높은 질병으로 어린 연령의 개일수록, 백신 미접종의 개체일수록 증상이 심하게 나타나며, 심한 구토와 설사가 따르므로 강아지에게는 치명적인 질병이다.

① 원인

개 파보바이러스가 원인체로 감염된 개의 변을 통해 접촉이나 경구적으로 전염이 이루어지며 주요 증상은 출혈성 장염의 형태로 많이 나타난다. 다행히 사람에 전파되지 않는다.

② 증상

a. 심장형

3 ~ 8주령의 어린 강아지에서 많이 나타나며 심근 괴사 및 심장마비로 급사하기 때문에 아주 건강하던 개가 별다른 증상 없이 갑자기 침울한 상태로 되어 급격히 폐사되는 것이 특징이다.

b. 장염형

8 ~ 12주령의 강아지에서 다발하며, 구토를 일으키고 악취 하는 회색설사나 혈액성 설사를 하며 급속히 쇠약해지고 식욕이 없어진다. 강아지의 경우 급속한 탈수로 인해 발병 24 ~ 48시간 만에 폐사되는 수가 많다.

③ 예방 및 치료

DHPPL 예방접종이 최선의 방법이다. 파보바이러스 감염증도 다른 바이러스성 질병과 마찬가지로 일단 발병되면 치료가 쉽지 않으며 철저한 예방을 해야 하는 질병으로, 강아지에게 심장형으로 왔을 때는 급사하기 때문에 치료가 불가능하며, 장염형 으로 나타났을 때는 구토와 설사로 많은 체액이 손실 되어 지속적인 체액공급이 필요하므로 전해질 제제를 투여해주는 것이 좋다. 또 세균에 의한 2차 감염을 막기 위해 항균제를 주사해주는 것이 좋으며 면역증강제를 투여해주는 것도 좋다. 그러나 가장 좋은 것은 사전에 예방을 해주는 것으로 파보백신을 미리 접종해서 강아지에게 면역력을 생기게 해주는 것이다. 그리고 철저한 소독으로 바이러스까지 잡는 소독약을 사용해서 견사 및 동물을 소독해주어서 질병의 전염을 막아야 한다.

다. 개 홍역 (canine distemper)

선염싱이 상아고 폐사율이 높은 선신삼념승으로서 눈곱, 소화기증상, 호흡기증상, 신경증상 등의 임상증상을 보이며 병이 경과하는데 소수의 사례에서는 발바닥이나 코가 딱딱해지고 균열이 생기는 경우도 있다. 일반적으로 개과와 족제비과의 4 ~ 5개월령의 어린 동물 등이 많이 감염되며 임신한 모견이 홍역에 걸리는 경우에는 사산이나 허약한 강아지를 분만하게 된다.

① 원인

Paramyxovirus 속의 Canine distemper virus가 원인체로서 혈청형은 한가지이며 눈물이나 콧물을 통한 공기 전파와 접촉 및 경구감염이 가능하다. 이 바이러스는 개과의 개, 여우, 이리, 너구리 및 족제비과의 족제비, 밍크, 스컹크, 페렛 등에 공통적으로 감염된다. 다행히 개 홍역은 사람에 전파되지 않으며 사람의 홍역 원인체와는 다르다.

② 증상

흡입 감염된 canine distemper virus는 임파절을 통하여 혈류로 들어가 약 1주일간 증식하면서 바이러스혈증 (viremia)을 일으키는데 약 50% 정도는 10일 이내에 항체가 형성되면서 2~3일간 가벼운 식욕감퇴, 결막 염, 발열 등의 증상을 일으키며 회복되는데 이를 1차 발증이라 한다. 바이러스에 노출된 후 14-18일 정도에 전신적인 증상 (발열, 의기소침, 식욕감퇴, 침 흘림)과 호흡기증상(혈액화농성안루, 비루, 기침), 소화기증상(구토, 설사, 체중감소, 탈수증)을 보이며 폐사에 이른다. 간혹 보이는 두부의 경련 및 마비, 껌 씹는 것처럼 이빨의 부닥침 (chewing), 보행실조, 의식을 잃고 누워서 자전거 페달을 밟듯이 허공에 발을 휘젓는 증상 (pedaling) 등의 신경증상은 바이러스가 뇌에 침입한 경우에 나타나는 증상으로서 이러한 증상을 보이는 것은 예후가 좋지 않아 안락사를 시키는 것이 좋다. 다른 감염병과 다른 특이 사항으로 홍역은 사람의 간질과 같이 발작하는 신경증상 시기를 제외하고는 식욕이나 다른 활동이 정상적으로 보여 치료시기를 놓치는 경우가 많이 발생한다.

③ 예방적인 사양관리

DHPPL 예방접종이 최선의 방법이다. 완전하지는 않지만 유일한 예방법은 소독과 정상적인 예방백신을 사용하는 것뿐이다. 다만 평상시에 항병력을 높게 유지하기 위하여 풍부한 단백질과 비타민, 미네랄 결핍이 없도록 사양관리를 하면 큰 도움이 될 것이다.

④ 홍역 감염시의 대책

a. 동물 몸에 직접 분무가 가능한 소독제 희석액을 견사, 주위 토양, 동물 자체에

1일 1회 이상 충분히 살포하며 면역증강제를 주사한다.
　b. 증상에 맞는 진통제, 해열제, 대사촉진제, 소화제, 2차 감염을 예방하는 항균제
　　와 손실된 체액을 보충해주는 아미노산 + 전해질 제제 등을 적절하게 사용하면서
　　에너지원을 지속적으로 보충해주 는 방법을 택하면 좋은 결과를 유도 할 수도
　　있다.

라. 전염성 간염 (infectious hepatitis)

　개의 홍역(canine distemper)과 유사한 증상을 나타내는 질병으로서 강아지 때 급
사되는 경우를 제외하고는 사망률이 10% 정도로 가볍게 내과 하는 경우가 대부분이
며 국내에서 판매되는 백신에 의하여 비교적 잘 방어가 되는 질병이다.

① 원인

　Canine adenovirus에 속하는 개 전염성간염 바이러스 (infectious canine
hepatitis virus) 감염이 원인이다. 병든 개의 오줌을 통해 배출된 바이러스에
접촉하거나 바이러스의 경구감염으로 전파된다. 다행히 이 바이러스는 사람에
전파되지 않고 사람의 감염 바이러스와는 종류가 다르다.

② 증상

　잠복기는 5일 정도 되며, 발병되면 고열이 나고 눈 점막의 충혈, 편도선의 부종,
그리고 구토나 설사가 발생될 수도 있다. 정도에 따라 황달이 나타나며 7일정도
지나면 회복기에 들어가는데 이때 눈의 각막이 희게 또는 자주 빛으로 흐려지는
경우가 많으나 2차 감염이 없는 한 회복되면 자연히 맑아진다.

③ 예방 및 치료

　DHPPL 예방접종이 최선의 방법이다. 병성이 약한 질병이기 때문에 치료가 대체로
쉬우며 개의 체력보강과 소화·식욕촉진을 위해 대사촉진제의 사용과 소화제,
면역촉진제 등을 주사해 주면 도움이 된다. 그리고 2차 세균감염 방지를 위해
광범위 항균제를 병행하는 것이 현명한 방법이다. 예방 및 치료시에는 동물 몸에
직접 뿌릴 수 있는 전문 소독약제를 희석하여 동물과 견사 주위에 살포하면
방역에 큰 도움이 된다. 물론 최대의 예방법은 DHPPL 종합백신을 정확한 시기에
접종하는 것이 중요하다.

마. 개 코로나 바이러스 장염

　개에서 전염성이 강하고 구토와 설사를 주증상으로 한다. 개 파보 바이러스
감염증과 유사하여 개 파보 바이러스와 감별 진단이 필요하다. 다행히 사람에

감염되지 않는다.

① 원인

1970년 초 독일에서 처음 개 코로나 바이러스 (canine corona virus: CCV)를 분리하였으며 개과에 속하는 모든 동물에 감수성이 높고 실온에서 병든 개의 분변 내에 있는 병원체는 6개월 이상 감염력을 가진다. 그러므로 오염된 먹이나 분변을 섭취할 수 있는 불결한 장소에서는 소화기 감염이 쉽게 일어날 수 있다.

② 증상

모체이행항체의 역가가 방어능력이하로 떨어지는 4 ~ 16주에 주로 발병하는데 뚜렷한 임상증상이 나타나기 전의 초기증상은 무기력, 발열, 식욕결핍이 나타나고 임상증상이 나타나는 시기(바이러스가 혈액 내에 나타나는)에는 장점막 섬모의 괴사와 탈락으로 분비성 설사와 구토증상을 보인다. 파보바이러스에 비하여 열이나 혈액변의 발생은 약하게 나타나고 때로는 복부 내 가스가 차서 통증을 보일 때도 있다.

③ 예방

개 코로나 바이러스 예방접종을 실시하는 것이 최선의 방법이다. 다른 바이러스 질병과 마찬가지로 철저한 예방이 우선이므로 대규모 사육이나 지저분한 시설에서는 소독을 철저히 하는 것이 최우선의 예방책이라고 할 수 있다. 또한 탈수에 대한 대책으로 전해질 제제를 투여하며, 세균의 2차 감염을 막기 위해 항균제를 투여하고, 면역증강제를 같이 투여하는 것이 좋다.

바. 개 감기

개의 감기로서 켄넬코프와 증상이 유사하지만 병원체가 다르다. 개의 감기는 개 파라인플루엔자 바이러스 감염에 의하며 다행히 사람에 감염되지 않는다. 그럼에도 불구하고 개가 감기에 걸리면 주인도 감기가 걸린 경우가 많은데 이는 집안 환경이 감기에 걸리기 쉬운 환경에 노출되어 있어 개와 주인 모두 감기가 걸린 것뿐이고 병원체는 다르다. 따라서 개에서 사람이 감기가 옮지는 않는다.

① 원인

Canine parainfluenza 바이러스 감염이 원인이다. 호흡기 전파로 바이러스가 공기 중에 떠다니며 코로 들어온 바이러스에 의하여 감기가 유발된다. 다행히 이 바이러스는 사람에 전파되지 않고 사람의 감염 바이러스와는 종류가 다르다.

② 증상

발병되면 열이 나고 눈 점막의 충혈, 콧물, 재채기 등의 증상을 보인다. 정도에 따라 진행되어 폐렴에 이를 수 있다.

③ 예방 및 치료

DHPPL 예방접종이 최선의 방법이다.

사. 개 허피스바이러스

개에서 한 번 감염되면 어린 연령에 치명적인 허피스바이러스 감염증으로 유사산의 원인이 된다. 다행히 사람에 감염되지 않는다.

① 원인

개 허피스 바이러스(canine herpes virus) 감염에 의하여 발병된다. 개 허피스 바이러스는 감염된 개체에 치유 없이 평생 감염이 유발되며 추운 겨울과 같은 스트레스 상황에 노출된 감염된 개는 체내에서 바이러스 증식이 일어나 체외 배출로 전파가 유발된다. 한국에서는 1992년 겨울 경기도 오산에서 진돗개에서 출산된 한 배 새끼가 출생 후 일주일 만에 폐사하여 부검의뢰된 케이스를 서울대학교 수의학과에서 최초로 개 허피스바이러스 감염증 확인을 하고 보고하였다.(당시 개 허피스 바이러스 확인을 담당한 김옥진 교수는 현재 원광대학교 교수로 재직)

② 증상

2주령 이하의 어린 강아지는 허피스 바이러스의 전신 감염증으로 전신 장기 출혈과 괴사에 의하여 수포 형성, 고통스런 울부짖음 등의 증상을 보이다가 사망에 이른다. 나이든 개체는 감염 후 특이 증상 없이 평생 감염이 이루어져 전파를 유발하는 감염원이 된다.

③ 예방

현재 예방접종이 개발되어 있지 않아 감염된 개체와의 접촉 차단이 최선의 예방이다. 또한 추운 겨울에 출산하는 개체들은 따뜻한 보온에 주의하여야 한다.

2) 세균성 감염증

가. 렙토스피라증 (leptospirosis)

1898년 이래 유럽 등지에서 많이 발생한 질병으로 갑작스런 고열, 오한, 황달 그리고 유산을 일으키는 등의 증상을 보이며, 사람에게도 전파되어 비슷한 증상을 보이는 인수공통전염병으로서 렙토스파시라 세균에 감염된 들쥐에 의히어 전피되는 길병이다.

① **원인**

Leptospira 세균인 「렙토스피라 케니콜라」 및 「렙토스피라 익테로헤모레지」 라는 세균 감염에 의하여 발생되며 주요 감염 경로는 렙토스파이라 세균에 감염된 쥐의 오줌에 의해 전파되며 이 세균에 감염된 개나 소, 돼지와의 접촉도 원인이 된다. 또한 토양에 오염된 렙토스파이라 세균에 노출된 경우에 피부 상처 부위를 통하여 감염이 유발될 수 있다. 특히 주의해야 할 것은 사람에게도 감염되는 인수공통감염병으로 두통, 결막염, 황달, 유산 등을 일으키므로 철저하게 예방을 하여야 할 것이다.

② **증상**

개의 경우에는 렙토스피라증의 주요증상은 출혈형과 황달형으로 나눌 수 있으며 출혈형의 경우 41℃이상의 발열과 심한 구토가 있으며 뒷다리의 통증으로 다리를 절뚝거리기도 한다. 병이 진행되면 구강점막에 궤양이 형성되고 출혈성 설사를 일으키면서 저 체온이 되어 수일 내에 폐사에 이른다. 황달형의 경우도 비슷한 증상을 보이나 간의 손상에 의해 황달증상을 보이는 것이 특징적이다.

③ **예방 및 치료**

DHPPL 예방접종이 최선의 방법이다. 과거에는 치료가 어려운 병으로 알려졌으나 최근에 와서는 강력한 광범위 항균제가 개발되면서 치료 용이하게 되었다. 광범위 항균제를 사용하거나 penicillin + streptomycin 의 합제, 또는 Amoxacillin 등의 항균제를 선택하되 72시간 유효 농도가 지속되는 약품을 사용하면서 증상을 완화시키는 해열제, 소염제 등을 병행한다. 식욕부진이 있는 개체는 전해질과 아미노산 합제 등 보조치료제를 병행하면 큰 도움이 될 것이다. 예방을 위해서는 개 혼합백신인 DHPPL를 접종해 주는 것이 중요하며 또한 들이나 야외에서 개가 불결한 곳에 코를 대고 냄새를 맡지 못하게 하고 아무것이나 주워 먹는 습관을 교정시켜야한다. 치료제 선택시 전문 수의사나 동물약품 전문가에게 문의하는 것이 좋다.

나. 켄넬코프 (kennel cough)

① **원인**

보데텔라 브롱키셉티카 (*Bordetella bronchiseptica*) 세균이 관여해서 일어나는 급성호흡기 질병으로 번식장 (kennel)과 같이 집단 사육하고 환기가 잘 안되는 불결한 사육환경에서 키우는 개들의 경우에 집단적으로 발생한다.

② 증상

어린 강아지에게서 심한 증상을 나타내며 나이든 개에도 감염이 된다. 수양성 비루와 폭발적인 건성기침이 특징적이며 연속적인 기침 후에 구토가 뒤따른다. 목에 가시가 걸린 것처럼 캑캑 거리며 심한 경우에 토하기도 하여 목에 가시가 걸린 것으로 잘못 판단하기도 한다.

초기에는 발열증상이 보이지 않다가 세균이 2차 감염이 이루어지면서 체온이 39 ~40 까지 급속히 올라갔다가 정상화되며 세균에 의한 폐렴이 유발되기도 한다.

③ 예방 및 치료

Kennel cough 예방접종이 최선의 방법이다. 감염된 개체는 해열제나 거담제등의 사용으로 증상을 다소 완화시킬 수는 있다. 그러나 가장 최우선의 방법으로는 개의 체력 보강을 위해 영양가 높은 먹이를 급여하고 2차 감염 예방 및 치료를 위해 광범위 항균제를 주사하고 면역증강제를 함께 투여하도록 한다.

다. 개 부루셀라병 (canine brucellosis)

유산을 제외한 특별한 임상증상을 나타내지 않고, 진단상 어려움이 많고, 항상 보균동물로 존재함으로써 집단적으로 사육하고 있는 번식장에서는 매우 중요한 전염병이다. 사람에도 감염될 수 있는 인수공통감염병으로 발생시 신고의 의무가 있는 법정전염병이다.

① 원인체

*Brucella canis*에 의해서 야기되지만 이 균외에 *B. abortus*, *B. suis*, *B. melitensis*에 의한 감염도 보고된 바 있다.

*Brucella canis*는 Brucella속의 0.5 - 0.7 X 0.6 - 1.5um 크기의 그람음성의 비운동성인 작은 간균으로 숙주 세포내 기생하는 세균이다. Brucella배지, 혈액배지, Tryptic soy agar 에서 3-5일간 호기성 및 CO_2 배양시 모두 발육한다. 직경 1 - 1.5mm의 반투명 소집락을 형성하며 Mucoid 상으로 된다.

② 감염경로

이 질병의 전파방법은 주로 유산 후 유산태아나 유산물질, 질 분비물로 부터 부루셀라균의 흡식이나 섭식에 의해서 이루어진다. 또한 감염 후 3-11주 사이의 정액에는 많은 수의 균이 있으므로 좋은 감염원이 될 수 있다.

③ 증상

*B. canis*는 암캐의 경우 임신된 자궁에만 감염되어 태반의 상피세포에 국소화 (colonizing) 하여 태아조산 및 유산을 일으킨다. 암캐는 때때로 임신 전 기간에 그리고 한배 새끼의 모든 생존태아나 죽은 태자에게 모두 전파함으로써 생존태아 의 경우라도 대개 수 시간 또는 수 일안에 죽는다. 임신하지 않는 암캐는 대개 임 상증상을 나타내지 않지만 자궁분비물 또는 오줌을 통해서 계속해서 원인균을 배 설한다.

④ 예방 및 치료

유사산을 보이는 경우 브루셀라 감염 의심으로 진단을 시도하는 것이 좋으며 브루셀라 의심 동물과 접촉을 피하는 것이 좋다. 번식장의 경우에 철저한 견사 소독이 요구된다. 브루셀라 세균은 세포내 기생하기 때문에 치료가 어렵다. 또한 법정전염병이기 때문에 진단되면 신고를 하여야 한다.

라. 개 라임 병 (canine Lyme Disease. canine Borreliosis)

진드기에 의하여 전파되는 질병으로 사람에 감염이 일어나는 인수공통감염병이다. 다행히 한국에서 보고되지 않은 질병으로 미국에서는 많은 발생이 일어나고 있다.

① 원인체

Borrelia burgdorferi 세균에 의하여 감염이 일어난다. 나선모양의 스파이로헤트 세균이며 그람음성의 세균으로 야생 쥐, 다람쥐와 같은 야생 설치류 및 사슴에 존재하는 세균으로 알려져 있다.

② 감염경로

개와 사람에 전파는 진드기 일종인 deer tick (Ixodid)에 의한다.

③ 증상

감염된 개는 열과 식욕부진, 임파절 종창, 관절염 및 보행 장애 등의 증상을 보인 다. 심한 경우 콩팥의 손상으로 사망에 이른다. 사람의 경우에도 발열과 관절 통 증 및 종창 등의 증상이 보고되어 있다.

④ 예방 및 치료

진드기 예방을 하고 유행 시기에는 진드기 접촉 위험이 있는 산행을 줄이는 방법으로 예방을 한다. 감염된 개체는 Amoxicillin, Tetracyc_ line과 같은 항생제를 위주로 치료를 시도한다.

3) 기생충 감염증

가. 심장사상충

심장사상충 (Heartworm, Dirofilaria immitis)은 현재 가장 광범위하게 퍼져있는 기생충으로 사람에게는 중간 숙주인 모기를 통해 전염된다. 사람의 사상충증은 유충이 죽어 폐내에 전색을 형성하는 것으로 알려져 있는데 이러한 경우는 드물게 발생되며 대개 무증상이다. 그러나 폐전색이 형성되면 방사선 사진에서 결절로 나타나며 정확한 진단을 위해서는 외과적으로 생체검사와 조직학적인 평가를 받아야하는 문제를 일으킨다. 사람의 사상충증 예방은 개의 심장사상충을 줄여나가는 것이므로 모든 심장사상충을 치료하는 것이 바람직하다. 또한 심장사상충의 예방은 사람의 사상충증 발현률을 현격히 줄일 것이다.

① 원인충

심장사상충(*Dirofilaria immitis*)은 온대지방의 개의 우심실과 폐동맥에 기생하는 사상충(絲狀蟲)으로 길이는 우 25-30cm, ♂ 12 -16cm이다.

② 생활사 (life cycle)

암수 성충의 교미에 의하여 산출 (産出)된 마이크로필라리아 (microfil_
aria)는 비 감염기 마이크로필라리아로서 감염견의 혈액 속에서 2년간 생존케 되며 모기의 흡혈에 의하여 모기체내 (말피기관)로 이동한 후 2회의 탈피과정을 거쳐 감염기 자충(제3기) 으로 성장하게 되며 이 감염기 자충이 모기의 흡혈로 다시 개의 피부에 침투→ 피하 조직에서 67~80일간 생존하면서 2회 탈피과정을 거쳐 제 5기 유충으로 변한다. 제5기 유충은 정맥벽을 통하여 천공 → 혈관 → 폐동맥 정착 단계를 거치 게 된다. 체내의 우성충은 약 7년간 생존하면서 마이크로필라리아를 산출하여 지속적인 전염원이 된다.

③ 증상

3가지 유형의 증상을 보이는데 다수의 성충이 일시에 죽어서 폐동맥을 막아 생기는 증상으로서 호흡곤란, 운동기피, 발작성 실신, 객혈 등의 증상이 관찰되며 말기에는 복수, 하복부의 피하부종, 흉수 등을 볼 수 있는 유형의 폐성심증과 돌발적인 쇠약, 식욕감퇴, 혈색소뇨증, 호흡곤란, 복수 등의 증상을 보인 후 수일이내에 폐사하는 간 기능부전증후군증이 있고 기침 객혈, 숨을 거푸 쉬는 소리를 내는 알레르기성 증상으로 구분된다. 폐성심증과 간기능부전증후군증은 청진시 심내 잡음, 제2심음 분열음이 있다.

④ **예방**

궁산 배개세인 노기의 활동기 봉안 삼념이 우려 될 시에는 매월 1회씩 이보멕틴 제제를 투여 한다.

⑤ **태반감염**

감염견의 혈액 속에 있는 마이크로필라리아는 태반을 통하여 이행이 되나 비감염기에 해당되어 발병하지 않으나 출생 후 모기의 흡혈에 의하여 감염을 받을 수 있다.

⑥ **치료 방법**

진단시약에 의하여 확인

a. **제제**

이미트사이드

b. **치료**

심한 기침이나 객혈, 폐경화, 우측성 심부전증을 나타낸 개체는 구충은 금기

- **1단계**

아스피린 kg/bw 당 5 mg (혈전예방)/ 프레드리소론 체중 kg당 0.1~0.2mg / bw 추천용량 (시미티딘 1일 1회 필요시 투여)/ 상기 용량을 3주간 사용후 이미트사이드 (요추 3~5번사이에 주사)

「레바 미솔 (levamisol hydrochloride)」을 10mg/ kg으로 1일 2회 2주간 경구투여를 하는 것으로 미온적이지만 치료를 할 수 있다.

- **중증의 경우 (혈뇨, 기침 증상 발현)**

1단계 처치 후 이미트사이드 사용하고/ 3주간 약제 경구투여 / 1개월 후 항원검진

나. 원충감염

① **지알디아증**

주원인은 *Giardia canis* - 2 개의 핵과 편모를 가진 이자형의 원충으로서 개의 상부소장에 기생하면 돌발적으로 악취가 나는 수양성 설사와 식욕감퇴를 주 증상으로 하는 급성형과 만성적으로 흡수장애를 일으키는 만성형으로 구분된다. 지알디아 람블리아(*Giardia lamblia*)는 인간 및 다른 포유동물의 소장에 기생하며 전세계적으로 존재하는 원충이며 풍토성 또는 전염성 장관질환과 설사를 유발한다. 감염은 섭취한 포낭의 소장에서 영양체로 부화되어 일어나며 혈관을 타고 퍼지지는 않고 장관 상피에 붙어 있다. 개나 고양이의 지알디아

(giradia)가 사람에 감염된다는 명확한 결론이 내려진 것은 아니지만 예방적으로 관리하는 것이 좋다. 분변으로 배출되는 포낭은 열이나 건조한 상태에서는 견디지 못하나 신선한 물에서는 수개월간 생존 가능하다. 염소 소독 수돗물에서 저항한다. 지알디아 감염증은 선진국이나 개도국이나 모두 흔하다. 사람 사이의 전파는 개인위생이 나쁜 공공장소나 동성연애자 사이에서 일어날 수 있다. 음식을 익혀 먹고 물을 끓이거나 정수함으로 예방할 수 있다. 이환된 동물은 모두 치료한다.

주 치료제는 metronidazole 30mg/ 체중 1kg 당 1일 2회 5일간 경구투여

② 트리코모나스증

비위생적인 견사에서 사육되는 자견에 *Trichomonas* spp 편모를 가지며 운동성이 있는 원충이 감염되어 발생하는 질병으로서 수양성 설사를 유발하는 원인이 된다.

주 치료 방법으로는 metronidazole 30mg/ 체중 1kg 당 1일 2회 5일간 경구투여

③ 크립토스포리디아증

콕시디아 속 원충인 크립토스포리디움 (Cryptosporidium)의 중요한 보균가축은 소이지만 개와 고양이의 분변에서도 검출되며 이 원충은 많은 동물을 감염시키고 감염된 동물의 대변으로 나온 낭포체는 전염성 가지고 있다. 낭포체는 꽤 단단하며 소독약제중 염소 소독제제에는 저항성을 가지고 있다고 보고되고 있다. 사람이나 동물의 분변 내에 전염성 낭포체와의 접촉을 최소화하는 것이 전염을 예방하는 최선의 길이다. 사람이 경구적으로 낭포체 (oocysts)를 섭취하면 부화하여 포자소체 (sporozoite)가 되고 이 포자소체는 장관상피 세포로 가서 감염을 일으킨다. 사람에서는 무증상이나 자연 치유되는 경향을 보이기도 하지만 심한 경우 위험할 수도 있으며 일단 감염되면 가족 구성원간의 접촉, 동물의 분변에 의한 오염, 의료인 간의 접촉 등으로 전파된다 한다. 최근에 정상인이나 AIDS 환자 등의 면역결핍증 환자에서 설사를 유발하는 것으로 보고되고 있다.

④ 톡소플라즈마증

톡소플라즈마증은 편성 세포내 원충인 톡소플라스마 곤디 (*Toxoplasma gondii*)의 감염에 의해 발생하며 대부분의 조류 및 포유동물에서는 불현성감염을 일으키지만 간혹 설사를 유발하거나 유산, 폐렴, 건염, 안증상, 중추신경증상 등을 일으켜 디스템퍼와 혼돈될 수 있는 질병이다. 사람에 감염되면 인체의 면역능력에 따라 무증상에서 뇌염, 폐렴 등의 증상을 나타낼 수 있으면 급성형으로 나타나거나 만성화 할 수 있다.

a. 생활사 (life cycle)

이 원충은 비고양이 생활사와 고양이 생활사로 구분되며 비고양이 생활사는 쥐, 양, 돼지 등의 중간 숙주 내에서 일어나는 무성의 타키조이트 (tachyzoite) 형태로서 온혈동물에 기생하지만 고양이가 종숙주이다. 톡소플라스마 곤디 (*T.gondii*)는 침투는 하지만 분열하지 못하는 적혈구를 제외하고는 모두 포유류의 세포 내에서 성장 가능하다. 이 기생충의 주 생활사는 고양이와 그 먹에서 이루어진다. 인체의 감염은 트로포조이트 (trophozoites)에 감염된 음식을 섭취하거나 고양이의 분변으로부터 나온 낭포체 (oocyst)를 먹게 되어 발생한다.

b. 병원성

사람이 임신기간 중에 감염된다면 태아의 1/3 정도가 태반 감염될 수 있다고 보고되고 있다. 태반감염이 되면 사산되거나 신생아의 안구 질환을 야기 시킬 수 있다. 고양이 또한 trophozites의 섭취에 의한 경구감염으로서 감염후 1~2일부터 oocyste를 분변 내로 배설하며 급성 감염기 동안 고양이는 하루에 1억 개의 기생충을 배출한다. 바로 이러한 이유 때문에 임신한 산모는 고양이의 분변에 접촉하지 않아야 할뿐더러 고양이 분변통은 하루에 한 번씩 철저하게 세정해야 하는데 산모를 시켜서는 안 된다.

c. 치료

치료는 설파디아진 (Sulfadizine)을 체중 kg 당 60mg을 1일 4회로 구분하여 투여하거나 설파모노메톡신 (Sufamometoxin)을 동량 투여하거나 한다.

⑤ 아메바증

아베마란 무성생식으로 기생하는 원충류로서 크기가 10-60μ 정도인 이질아메바 (*Entamoeba histolytica*)가 개, 고양이, 쥐, 돼지 등에 감염되어 대부분 무증상으로 경과되지만 급성으로 진행되는 경우 소화기관내에서 궤양을 일으키며 점액성 설사를 유발하기도 한다. 세계인구의 약 10% 정도가 *E. histoltica*에 감염되어 있는 것으로 보고되고 있으며 전파는 오염된 물, 음식 혹은 손에 살아있는 포낭을 섭취함으로 감염되는 것으로 알려져 있다.

⑥ 바베시아증

진드기 매개성 주혈원충증 (住血原蟲症)으로서 *Babesia canis, Babesia gibsoni* 등의 원충이 문제가 되며 주 증상으로는 발열, 빈혈증상, 혈색소뇨, 황달이 특정인 증상을 보이며 종대된 간이나 비장 등이 촉진된다. 인간이 감염되면 초기에는 비특이적인 발열질환으로 나타난다. 바베시아는 적혈구 안으로 들어가 말라리아와 형태적으로 유사하게 보인다. 야생동물과 가축에서의 바베시아 감염은 전세계적으로 발생한다.

치료제로는 Berenil (diminazene aceturate) 3.5mg / kg 당을 7% 용액으로 만들어 근육 또는 피하주사를 하되 필요에 따라 수혈 또는 철분제, 항균제, 비타민B 복합제와 병행 투여한다. 단 과량 투여시 신경증상을 일으킴으로 2주 이내에 재 투여는 삼간다.

다. 외부 기생충

① 개 선충 (scabies)

주원인은 개 선충 (*Sarcoptes scabies*)의 감염으로 옴이라고도 불리는 증상을 유발한다. 개 선충에 감염된 개는 가려움에 피부를 긁고 긁는 상처에 감염된 세균에 의하여 피부에 염증이 유발된다. 인수공통감염병으로 사람도 감염되며 감염된 피부에 오돌도돌한 빨간 돌기들이 생기고 가려움증을 느끼게된다.

개 선충의 예방은 정기적인 피부 위생 관리가 필요하며 개 선충 오염 빗이나 클리퍼의 사용에 주의하고 감염된 개와의 접촉을 피하여야 한다. 피부를 긁으면 동물병원에 내원하여 진단 후 치료를 요한다.

② 개 모낭충 (demodex)

주원인은 개 모낭충 (*Demodex canis*)의 감염으로 모낭충에 감염된 개는 모낭 안에 기생충 감염에 의한 염증으로 털이 빠지고 가려워 긁은 피부에 2차 세균감염으로 염증이 유발된다. 모낭충은 개선충에 비교하여 보다 치료가 어려워 장기 치료가 요구되며 흔히 재발이 유발되기 때문에 관리에 주의를 요한다.

③ 귀 이 (Ear mite)

주원인은 ear mite의 감염으로 증상이 유발된다. 귀 속에 귀지와 염증을 유발하며 가려워 긁기 때문에 귀에 2차 세균 감염이 일어난다. 정기적인 귀 청소와 위생적 관리로 예방할 수 있다.

④ 이 (lice) 및 벼룩 (flea)

주원인은 이와 벼룩으로 이와 벼룩의 감염은 위생적 관리로 예방할 수 있다. 외부 기생충을 예방하는 약제들이 다양하게 개발되어 있어 편리하게 이용할 수 있다.

라. 내부 기생충 감염증

개는 태반을 통하여 기생충에 감염되어 생후 20-25일 정도면 벌써 성충이 되어 충란을 배출시키는가 하면 신체의 면역 능력을 저하시켜 백신에 의한 항체가 형성에도 지장을 초래한다. 감염기 유충은 각 장기를 뚫고 다녀 통과한 부분에 염증을 유발하고 간이나 뇌에도 영향을 끼치게 되는 등 소모성 질환의 근본 원인으로서 작용한다. 개이 기생충은 일반저오료 충란에서 섬충이 되는데 3주일 정료가 소요되어 개가 종속주인 기생충은 장내에서 증식이 되면서 생활사를 갖게 된다. 일반적으로 기생충의 종류를 류형(類形)으로 분류하면 다음과 같이 분류 할 수 있다.

① **선충류(線蟲類)**

선 형태의 모양을 한 견회충(*Toxocara canis*), 견소회충(*Toxocara leonina*), 개편충(*Trichuris vulpis*) 등이 있으며 구충류(鉤蟲類)는 갈고리가 있는 형태를 갖춘 견십이지장충(*Ancylostoma caninum*), 비경구충(*Uncinaria stenocephais*)이 있고

② **조충류(條蟲類)**

납작한 선모양의 형태를 한 깃갱충으로서 긴촌충(*Diphyllobothrium latum*), 촌충(*Echinococcus spp*) 일반조충(*Taenia* spp), 두상조충(*Taenia pisifomis*), 고양이 조충(*Taeniataenia formis*), 다두조_충(*Multiceps* spp) 등이 있다.

③ **흡충류(吸蟲類)**

창형흡충(*D. lanceolatum*) 묘흡충(*O. tenuicollis*). 간흡충(*Fasciola hepatica*), 폐디스토마(*P. westermanii*) 등이 있다.

a. **회충증**

개에 있어서 가장 많이 감염된 선충류로서 모견의 체조직에 잠재하던 3기 자충이 임신말기(42일경)에 태반을 통과 태아에 감염되거나 아니면 분만 후 약 30일 정도 모견의 유즙을 통하여 배설되어 포유 자견이 감염됨으로 생후 20일이면 대부분의 자견이 회충에 감염된 것으로 보아야 한다. 회충이나 개 편충같은 선충류가 감염되어 있으면 강아지에서는 빈혈이 심하게 나타나고 등은 야위나 복부는 팽팽하게 커진다. 생후 2~3주령의 강아지는 반드시 기생충 구제를 10일~15일 간격으로 최소 3회 이상 반복 투여하도록 하고 모견은 포유중에는 자견과 동시에 구충제를 투약한다. 선충류의 감염이 심하면 영양탈취 및 유충의 채내이행으로 인한 기계적 자극에 의해 쇠약, 설사, 빈혈, 기침 등의 증상을 나타내며 피부병, 간장장애, 복막염 등을 일으키기도 한다. 어린이들이 흙을 먹는 습관과 위생관념의 미흡 때문이겠지만 1~5세정도의 어린이들에게 자주 발견되는 개회충증은 충란을 입으로 섭취하여 유발되는 것으로서 섭취된 충란이 유충이 되면 인체의 장관 벽을 뚫고 지나가며 여러 조직을 이행하고 다닌다. 이들은 인체 내에서 정상적인 생활사를 갖출 수 없기 때문에 인체 면역계에 의해 파괴되지만 그전까지는 장관 내 이행이 지속된다. 대부분은 무증상으로 진행되지만 중추 신경계와 심근에 호산성 육아종성

반응을 일으키기도 한다. 드물게는 발열, 체중감소, 기침, 폐, 발진 등과 더불어 전안구염, 포도막염, 맥락막염 등을 일으키고 실명하게 된다는 보고서도 있다. 이러한 이유로 공공장소에서는 분변 처리에 관심을 기울여야 할 것이며 보호자에게 개회충의 생활사를 알려주고 인체 감염성을 교육하여 분변 등에 오염되지 않도록 주의시킬 필요가 있다.

b. 구충증

견섭이장충등의 충란이 외부에서 부화한 감염기 자충이 경피감염 (피부를 통하여 감염) 또는 경구감염을 통하여 증상을 일으키며 주요 임상 증상으로는 흑변, 심혈성빈혈, 피부소양증 등이 있다

c. 조충증

촌충(Tapeworm) 또는 충충류(Cestode)인 편절 기생충으로서 개 조충(*Diy_lidium canium*)은 개에서 아주 흔하며 중간숙주는 벼룩이다. 사람의 경우 우연히 이 유충을 지닌 벼룩을 섭식하여 발생하는 것으로 보고되고 있다.

조충이 기생할 때에도 선충의 기생시와 비슷한 증상을 나타내며, 특히 이러한 조충은 사람 특히 어린아이에 감염되는 경우가 많지만 대개 무증상으로 경과하고 소수의 경우에만 심한 복통, 소화장애, 오심, 구토증 상을 일으키며 경우에 따라서는 신경증상을 일으키기 때문에 철저히 구제를 해야 한다. 조충이 있을 때에는 대변이나 항문주위의 털에 쌀알 크기 만한 촌충의 편절들을 볼 수 있으며, 특징적인 증상으로는 장염이 심하게 나타나며 항문이 심하게 가려워 엉덩이를 땅에 끄는 행동을 하기도 한다.

d. 포낭충증

국내에서는 문제가 되지 않는 질병으로서 주로 양을 방목하는 목야지에서 사육되는 개들이 감염원이 될 수 있다.

단방조충, 다방조충 (*E. granulosus, multilocularis*) 등의 충란을 섭식하여 감염된다. 인체에 섭식된 충란은 문맥순환을 거쳐 간, 폐 등 여러 장기에 포낭을 형성한다. 포낭충낭(echinococcal cyst)은 천천히 자라나는데, 공간점유 효과가 나타나기 전까지는 무증상이지만 포낭이 터지면서 황달, 발열, 소양감, 두드러기, 호산구 증가증, 과민반응으로 급사하거나 흉통, 각혈 등의 증세를 보인다. 사람은 이 포낭을 수술로 제거해야 하며 전세계적으로 분포하는 것으로 알려져 있으며, 양이 중간숙주 역할을 한다. 개는 종숙주이며 개의 분변으로 나온 충란은 바로 감염을 갖는다. 양과 개가 같이 있는 곳에서는 단방조충과 다방조충의 역학과 공중보건학적 관리에 관심을 갖고 주기적으로 변 검사를 통해 충란의 확인을 받아야하고 감염된 개는 반드시 치료한다.

4) 곰팡이 감염증

피부 곰팡이 감염증은 진균에 의하여 유발되며 인수공통감염병으로 사람 피부에도 감염이 유발된다. 다양한 곰팡이에 의하여 피부 병변이 유발되며 세균과 외부 기생충 감염증과 감별 진단이 필요하다. 우드 램프에 의하여 피부에 자외선을 쬐어 형광을 발하는 것을 확인하여 피부 곰팡이 감염증을 진단할 수 있다. 피부를 긁어 도말하여 현미경으로 관찰하여 곰팡이 포자를 관찰하는 것으로 진단하기도 한다. 곰팡이는 치료가 어렵고 흔히 재발하기 때문에 주의를 요한다.

(4) 병원체의 예방

1) 기생충의 예방 및 치료

자연환경에 널리 분포되어 있어 다양한 전파방법으로 감염되는 기생충의 감염예방을 단순한 구충제로만으로는 어려움이 있어 기생충의 기초적인 생활사를 평소에 알아 두어야 할 필요가 있으며 다음과 같은 요령으로 관리하면 구충은 물론 건강한 개의 상태를 유지 할 수 있을 것이다.

　가. 조속한 분변 청소 및 위생적 처리
　나. 동물 자체 및 주변 정기적인 소독
　다. 청결하고 영양이 풍부한 먹이급여
　라. 이, 벼룩, 모기 등의 해충 구제
　마. 쥐의 구제
　바. 선충류 및 조충류, 흡충류 구충이 가능한 종합구충제

일반적인 구충프로그램으로 신생 자견 15일, 25일, 40일령 쯤 구충을 실시한 후 집 안에서 키우는 개는 2개월마다 야외에서 키우는 개는 월 1회씩 연속 구충하는 것이 현명하다.

2) 예방접종

가. 생독과 사독백신

임상적인 감염증을 일으키는 바이러스나 세균의 균종을 분리하여 면역형성을 위한 백신을 제조하는데 그 제조과정에서 살아있는 상태로 계대 (繼代))한 후 약독화 (弱毒禍)하여 제조한 백신중 바이러스 백신은 생독백신, 균 백신은 생균백신이라 말하며 이와는 반대로 이들을 포르말린 등의 화학적 처리를 하여 사멸시킨 후 그 세포를 이용하여 제조한 백신을 사독 혹은 사균백신 또는 불활화백신이라 칭한다. 두 가지 제조방법에 의하여 만들어진 백신은 각각의 장단점이 있어 그 목적에 따라 제조 방법은 선택된다. 일반적으로 생독백신의 경우 접종 후 3주정도 되면 최고도의 면역을 획득

케 되며 사독(사균) 백신은 10일에서 21일 간격으로 보강 접종을 한다. 현제 시판되는 백신은 대부분 안전하여 권장량의 2-3배의 백신을 접종하여도 큰 부작용이 발생되지 않을 뿐 아니라 생독 백신의 경우에도 1/2 정도의 백신으로도 모체이행 항체의 소실 시기를 잘 맞추면 면역 형성이 되니 접종시에 좀 흘렸다고 다시 재접종 할 필요는 없을 것이다.

① 생독(생균)백신 장점

1. 모체이행항체의 소멸 시기에 접종하면 1회 접종으로 면역력이 생성된다.
2. 제조비용이 사독에 비하여 상대적으로 적어 값이 저렴하다.
3. 면역이 형성된 경우 사독에 비하여 면역 지속기간이 길다.
4. 냉동 건조 되어있어 냉장고에서 동결이 되어도 사용이 가능하다.
5. 생독 백신은 적은 바이러스량으로 감염방어능력을 형성한다.

② 사독(사균) 백신 장점

1. 안정성이 높고 겔 또는 오일로 제조되어 사용이 용이하다.
2. 생독백신에 비하여 냉장보관이 용이하다.
3. 개발하는데 오래 걸리지 않는다.
4. 보강접종으로 면역증강효과가 크다.
5. 유효 항원만 정제 추출함으로써 부작용 경감과 면역원성 향상된다.
   (사독 백신은 반드시 2 ~ 3주의 간격을 맞추어주어야 효과가 있다.)

나. 혼합백신 (DHPPL)

일반적으로 비교적 간섭 현상이 덜하고 표적장기 (Target organ)가 다른 백신을 사용자가 쓰기 편하게 몇 개씩 묶어 DHP, DHPP, DHPPL, DHPPLL, DHPPCL 로 명하는 혼합백신이 생산되고 있다.

그러나 우리는 사랑하는 개를 위하여 가능한 최소한 혼합되어있는 백신을 사용하는 것이 현명하다는 것을 인식하여야 할 필요가 있다. 특히 표적장기 (Target organ) 가 같은 백신은 반드시 별도로 백신을 하는 것이 유리하며 파보백신처럼 생독과 사독백신이 각각 개발되어있는 경우에는 반드시 최소 15일 정도의 간격을 두고 사용하는 것이 현명하다.

다. 모체이행항체 (母體移行抗體)

개는 분만 직후 일반 비유기 젖보다 더 진한 형질의 젖을 분비하는데 이를 가리켜 「초유」라고 하고 그 초유에는 모견이 살아오면서 체험한 질병에 대한 면역물질과 백신 접종에 의하여 형성된 면역물질이 함유되어있어 이를 모체이행항체라고 부르며 그 항체의 수준을 계수화 시켜 놓은 것을 항체가 (抗體價)라고 한다. 모체이행항체에 의한 항체 획득은 자신의 노력이 아닌 젖을 통한 항체 획득이라는 의미로 「수동면역」이라 하고 그 반면에 백신에 의한 항체 형성은 바이러스의 체내 증식에 의하여 형성된 항체라고 하여 「능동면역」이라고 한다. 모체이행항체는 질병 별로 항체가 수준이 달라 반감기에 의하여 어떤 질병은 방어 항체가 수준 이상으로 남아있는데 비하여 어떤 질병은 이미 방어 항체가 수준 이하로 저하되어 바이러스에 노출되면 감염이 된다. 일반적으로 충분한 항체를 소유한 모견의 초유를 충분히 먹은 자견의 경우라 하더라도 생후 90-100일 경이면 대부분 방어항체가 수준 이하로 모체이행항체가 소실되며 이때가 백신 적기가 된다. 그러나 동복자견 (同腹子犬)이라고 하여도 초유를 섭취한 시간이나 초유량 섭취량이 달라 개체마다 그 백신 접종 적기가 다르다는 이유 때문에 통계적으로 3-5회 정도의 기본 백신 접종 프로그램이 요구되고 있다.

라. 백신 접종시기 선택시 고려사항

　일반 가정에서 한·두마리 사육되는 자견들은 DHPPL, 코로나, 켄넬코프, 광견병 백신, 구충제 투약 등 순차적인 프로그램을 적용하면 되지만 대단위 집단 비육견 사육을 하거나 또는 번식을 위주로 하는 사육자는 백신의 방어 효과와 경제성 그리고 노동력까지 고려한 선택이 되어야 한다. 「DHPPL」 백신 접종 시기를 결정하는 것은 생각보다 무척 어렵다. 왜냐하면 강아지가 섭취한 초유의 양과 그 어미가 지니고 있는 항체가의 높고 낮음에 따라 모체이행 항체의 소멸 시기가 다를 뿐 아니라 혼합된 5종의 각 질병 항체의 소실 주기가 일치하지 않기 때문이다. 만약 모체이행 항체가 충분히 떨어지지 않는 상태에서 백신을 접종하게 되면 주입된 생독바이러스와 모체이행항체간에 중화반응이 발생하여 접종 효과를 기대할 수 없게 되는 반면 한편으로는 모체이행 항체가 충분히 떨어지기를 기다리다가 그 사이에 감염이 이루어질 수 있기 때문에 문제가 되는 것이다. 그러므로 백신 접종시 간섭현상까지 고려하여 일반적으로 바이러스량이 보강된 유명 브랜드를 선정하여 3-4회 정도 백신을 접종하도록 프로그램을 작성하게 된다.

　집단 사육농장은 다음의 요소를 고려하여 전문가와 협의하여 백신접종 프로그램을 작성하여 운영하되 항상 질병의 양상을 주시하여 수정한다.

1. 농장별로 주로 발생하는 바이러스 질병과 일령 별 또는 계절별 발생시기를 기록이나 객관적인 자료에 의하여 검토하여 해당 감염증의 백신을 질병 발생 14일전에 접종한다.
2. 모견의 백신 여부와 백신 접종 일자에 따라 모체이행항체가 다르므로 이에 맞는 백신프로그램을 조정 할 필요가 있는데 보다 합리적인 방법이 있다면 연도별 백신접종 계획과는 별도로 발정초기 보강을 해두는 방법을 택하면 훨씬 용이하게 프로그램화 할 수 있다.
3. 외부로부터 도입 한 후 잠복기를 지나 발병 할 수 있음으로 외부 도입견은 소독

을 실시하고, 최소한 1주일간 격리 사육하여야 하며 도입 당일은 스트레스를 줄일 수 있도록 따스한 물과 포도당, 전해질, 비타민 등이 들어있는 항스트레스제를 먹이고 2-3일 후에 백신 접종하는 것이 현명하다.

마. 국내에서 판매되는 백신종류

백신명	예방 목적 질병	구분	기본 접종 간격
혼합백신	DHPPL	생독+사독	생후 30일령, 2주 간격으로 5회
코로나백신	Corona virus	사독	생후 30일령, 2주 간격으로 2회
켄넬코프백신	Boardetella brochiceptica 불화화 Parainfluenza virus	사균	생후 30일령, 2주 간격으로 3회
광견병백신	Rabies virus	생독	3개월령, 6개월에 1회
파보사독백신	Parvo virus	사독	생후 30일령
파보생독백신	Parvo virus	생독	생후 30일령
켄넬톡시백신	Boardetella brochiceptica	내독소형 사균	2~3주 간격 2회
홍역백신	Distemper virus	생독	년 1회
전염성 간염백신	Hepatitis virus	생독	년 1회
독감백신	Parainfluenza virus	생독	년 1회

바. 백신 사용시의 유의사항

현재 국내에서 생산 또는 수입 판매되는 백신의 종류로는 DHPPL. PC(파보생독+코로나사독). Corona K.(코로나 사독). P(파보생독), P-K(파보사독) 백신. 켄넬코프생균백신과 사균백신. 켄넬코프 톡소이드백신. 광견병 백신도 생독과 사독 백신 등이 있다.

이와 같이 다양한 백신이 있는데 여기다가 동일한 백신을 몇 차례씩 주사를 놓아야 하기 때문에 요즈음의 개는 백신 스트레스에 시달리고 있다고 하여도 과언이 아닐 것이다.

제조사가 혼합백신을 만들 때에는 바이러스 유형간에 간섭 현상이 덜하고 안전하며 표적장기(Target organ)가 다른 백신을 몇 개씩 묶어 DHP, DHPP, DHPPL, DHPPLL, DHPPCL 이라는 혼합백신을 생산하고 있어 일반 사양가는 다음과 같은 사항을 인지하고 있어야 한다.

가. 파보백신처럼 생독백신과 사독백신이 각각 개발되어 혼용되고 있는 경우에는

생독백신은 DHPPL과 병행하여 사용 할 수 있지만 사독은 최소 15일 정도의 간격은 두고 사용한다. 최근에 우수한 파보 생독백신이 개발되기 전 집단화된 비육견 농장에서 제일 폐사율이 높았던 바이러스 감염증이 파보바이러스 장염이었으며 이때 생후 20일령에 사독백신을 조기에 사용하도록 프로그램화 되었던 일도 있었다.

나. 코로나백신은 사독백신임으로 DHPPL과 병행하여 사용할 수 있지만 너무 어리거나 병약한 개체는 가능한 1주일 정도의 간격을 두고 접종하는 것이 합리적이다.

다. 코로나 백신은 사독 백신임으로 2회 정도의 백신만 접종한다.

라. 켄넬코프 백신은 사균 백신임으로 이론적으로는 DHPPL과 처음부터 병행하여 주사를 놓으실 수는 있지만 최소한 6주가 경과한 후에 실시하고 가능하다면 DHPPL 3차 때부터 10 일 간격으로 2회 정도 접종한다.

마. 광견병 생독백신은 3개월 이상 된 개체에 사용하되 근육주사하고 사독 백신은 일령과 체중에 관계없이 1ml씩 피하 또는 근육에 접종하도록 권장되나 가능한 3개월 이상이 되면 접종하였으면 한다. 자료에 의하면 사독백신의 경우에는 약 3년 정도의 방어효과가 있는 것으로 나와 있으나 이 또한 생독백신과 마찬가지로 각 제조사의 권장은 매년 보강접종 하도록 권장되고 있다.

사. 백신 취급시의 일반적 유의사항

a. 백신은 2~8℃의 냉암소에 보관하되 생독백신은 열에 노출되지 않도록 하고 사독백신은 동결되지 않도록 함.

b. 사용 전에 유효기간을 확인한다.

c. 접종방법과 사용량을 정확히 숙지한다.

d. 반드시 건강한 동물에만 접종한다.

e. 백신을 사용 후 잔여량과 공병 등은 소각 또는 매몰한다.

아. 백신 접종시 유의사항

a. 주사기, 주사바늘, 백신 병 등을 소독약품으로 소독하지 말 것

b. 피하지방조직 내에 주사하지 않도록 주의한다.

c. 백신은 접종하기 전에 희석액 병을 손으로 잡아 냉기를 감소시킨 후에 사용한다.

d. 사독백신은 사용직전과 도중에 흔들어서 균질한 상태에서 사용한다.

e. 희석된 백신은 곧바로 사용한다.

f. 백신 접종시 피하주사를 사용하고 근육 주사시 자료실의 도면을 참조하여 지정된 근육에 접종한다.

g. 피하주사 후에는 반드시 충분한 마사지를 하여 경절이 생기지 않도록 한다.

h. 백신을 임의적으로 혼합하여 사용해서는 안 된다.

자. 개 예방접종의 종류와 접종 프로그램

모체이행항체가 소실되기 이전인 생후 6주령부터 예방접종을 실시하여 방어항체 수준을 끌어올리기 위해서 아래 표와 같이 백신을 프로그램에 따라 반복 접종을 한다.

백신종류	예방 목적 질병	기본 접종 간격
종합백신 (DHPPL)	개 홍역, 개 간염, 개 감기, 개 파보장염, 렙토스피라	• 생후 6주부터 2~4주 간격으로 5회 접종 • 이후 매년 1회 보강접종
코로나 장염	Canine corona virus	• 생후 6주부터 2~4주 간격으로 2~3회 접종 • 이후 매년 1회 보강접종
켄넬코프	*Boardetella bronchiseptica* Parainfluenza virus	• 생후 8주부터 2~4주 간격으로 2~3회 접종 • 이후 매년 1회 보강접종
광견병	Rabies virus	• 생후 3~4개월령 1회 접종 • 이후 6개월마다 보강접종

(5) 동물의 혈액형

동물들도 긴급한 상황이나 면역력이 떨어질 때 면역력이 높은 개의 혈액을 뽑아 수혈한다. 참고로 소의 경우는 A, B, C, F - V, J, L, M, N, S, Z, R -S ,T 등 12가지 혈액형이 있고, 말은 7가지, 면양은 8가지, 돼지는 15가지, 닭은 13가지의 혈액형을 가지고 있다.

개의 경우는 위에 열거한 동물이나 사람처럼 A, B 등 이렇게 나누지는 않고, 7가지 정도의 다른 동종항체계가 존재한다. 개에 있어서 수혈을 할 때 중요한 것은 A인자가 중요한 역할을 하며 약63%의 개가 A+(양성)이고 나머지 37%가 A-(음성)이다.

개의 경우 수혈을 할 때 피를 제공하는 개는 반드시 A-(음성)인 강아지여야 하는데,

그 이유는 A-(음성)의 피는 양성이나 음성인 개 모두에게 특별한 부작용 없이 피가 서로 섞일 수 있기 때문이다. (사람이 ∩형처럼) 그리고 개이 A+(양성)인 개는 A+(양성)인 개에게만 수혈을 할 수 있다. 다른 동물의 경우는 서로의 혈액형에 관계없이 1회에 한하여 그냥 수혈을 할 수 있다.

(6) 인수공통감염병 (Zoonosis)

인수공통감염병이란 전염병들 중에서 사람과 동물에게 공통으로 감염될 수 있는 질병을 말한다. 사람과 동물에게 같이 전염되는 방법은 사람으로부터 동물로, 또는 동물로부터 사람으로 전염될 수 있다. 인수공통감염병의 종류는 세균, 바이러스, 기생충, 원충 등 이 있다.

인수공통감염병중 가장 대표적인 것이 광견병이다. 광견병은 개로부터 사람에게 감염되고 개와 사람에게 같은 증상을 보이는 바이러스이다. 개로부터 전염될 수 있는 인수공통감염병을 살펴보면 아래와 같다.

1) 기생충

가. 장기 유주증 (Visceral Larva Migrans)

기생충은 알에서 부화하여 애벌레를 거쳐 기다란 성충으로 자라는데, 애벌레인 유충이 몸속에서 간이나 콩팥 등 장기로 옮겨 다니는 수가 있다. 이것을 장기 유주증이라고 부른다. 단순한 기생충 감염보다 위험해서 유충이 유주해간 장기를 손상시키기도 한다. 대부분 선충류인 개회충 (Toxocara canis, roundworm)의 알을 먹게 되면 감염되는데, 학교에 다니기 전의 어린 아이들(1~5세 령)에게 쉽게 감염된다. 개의 개회충 알이 사람의 입속에 들어가면 인체에서 알이 부화하여 유충이 되고 몸속의 장관벽을 뚫고 지나가며 여러 조직으로 돌아다니게 된다. 개회충은 사람의 몸속에서는 정상적인 생활사를 가지지 못하고 인체 면역에 의해 죽게 되지만 그전까지는 장기들 속을 돌아다니게 된다. 대부분은 증상이 없지만 때에 따라 유충이 뇌나 심장 까지 침범해서 위험한 경우도 있다. 증상은 몸에 열이 나고 체중이 빠지고, 기침을 하거나 피부 발진이 있을 수 있고 눈에 통증을 일으킬 수도 있다. 유충이 눈에 들어간 경우에는 실명하게 된다.

기생충에 감염된 강아지는 감염된 강아지 생후 21일 째부터 충란을 분변으로 배설하게 된다. 개회충은 대부분 태반감염을 통해 강아지에게 감염되므로 생후 2~3주령의 강아지와 어미 개는 반드시 기생충 치료해야 한다.

나. 피부 유주증 (Cutaneous Larva Migrans)

십이지장충 (Hookworm)으로알려진, 개구충 (Ancylostoma caninum), 브라질구충 (A. braziliense) 등의 유충은 장기 유주증으로 사람의 피부로 파고드는 경우가 있다. 이들 기생충의 애벌레는 특정한 효소를 분비하며 피부나 점막을 녹이고 뚫고 들어가게 된다. 강아지 역시 경피감염, 경구감염, 경유방감염 등으로 감염되기 때문에 어미개의 젖을 통해 쉽게 유충을 섭취하게 된다.

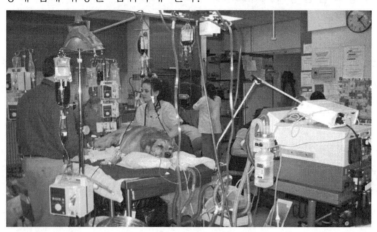

다. 그 외의 기생충

조충, 포낭충, 사상충 등이 사람에게 감염 될 수 있다.

2) 원충감염

원충은 말라리아와 같이 혈액 안에 기생 할 수 있는 작은 기생충을 말한다. 사람에게 전염될 수 있는 개의 원충은 혈관과 위장 안에 기생하다 사람에게 감염되게 된다.

인수공통전 병으로 감염될 수 있는 원충은 지알디아증 (Giardiasis), 크립토스포리디 (Cryptosporidiosis), 톡소플라즈마증(Toxoplasmosis), 아메바증 (Amebiasis), 발란티듐증(Balantiasis), 크립토스포리디아증(Cryptosporid_iosis), 바베시아증(Babesiosis) 등이 있다.

3) 세균감염

여름철에 이질균이 유행해서 배탈과 설사를 일으키는데 개의 대표적인 이질균인 캠필로박터 균과 클로스트리디움 균은 사람에게도 설사를 일으킬 수 있다. 또한 개의 생식기 질환과 유산을 일으키는 브루셀라균도 사람에게 전염될 수 있다. 이 전염병들은 모두 세균인데 소독을 철저히 하고 손을 깨끗이 씻으면 모두 예방됩니다.

렙토스파이라는 개에서 신장의 손상을 유발하는 치명적인 병원체인데 오줌으로 배출되어 사람에게 감염될 수 있다.

4) 바이러스감염

대표적인 인수공통전염병을 유발하는 개의 바이러스는 광견병으로 광견병바이러스감염은 감염된 개가 사람을 물어 교상부위에 개의 침에 분비되어있는 바이러스가 침투하여 감염을 유발한다. 감염된 사람은 신경계를 타고 바이러스가 뇌 세포로 이동하여 증식, 뇌손상을 유발하기 때문에 치명적인 종말을 유발한다. 그러나 이러한 비극적인 광견병 유발은 국가의 적극적인 예방접종 실시 정책 덕분에 그 발생이 거의 일어나지 않고 있는 실정이다.

5) 피부에 증상을 나타내는 질병

개에게 옮을 수 있는 전염병들 중에 피부병을 일으키는 외부기생충들이 있다. 벼룩에 의해 알레르기가 나타날 수도 있고, 이나 옴이 옮아 무척 가려운 증상을 보일 수도 있다. 특히 벼룩과 옴은 개들이 쉽게 감염되어 강아지와 함께 있는 보호자까지 감염되는 경우가 많다. 또한 털이 빠지는 증상을 보이는 곰팡이 피부병도 사람에게 붉은 반점을 만들면 피부병을 일으킬 수 있다.

이상의 모든 인수공통 전염병들은 감염되면 심각해 해를 입히거나 목숨을 위협할 수 있지만, 평소 강아지의 건강관리를 잘하고 예방접종과 구충을 하면 모두 예방되는 질병들이다.

14. 훈련

(1) 애견에 대한 이해

1) 개와 인간의 역사

개가 사람과 친하게 된 것은 역사적으로 야생의 개가 사람의 생활주변에서 먹이를 구해 먹다가 자연스럽게 사람의 이동을 따라 다니게 되면서 함께 살게 된 것이다. 그러면서 야수의 접근을 미리 알고 울부짖어 알려주므로 위험방지에 유효함을 알고 점차로 필요성과 애정을 갖게 되면서 사람생활 속에 함께 살게 된 것이다. 공동생활을 하면서 개의 거짓도 꾸밈도 없는 순진한 성격은 비록 그 주인이 악인이든 바보이든

가난한 사람이든 일단 주인으로 섬기면 어떠한 대접이나 취급에도 묵묵히 참고 견디며 친하게 따르는 모습은 사람의 참된 벗으로서 얼마나 아름다운 모습인가 하는 것을 알았던 것이다.

개에 대한 신뢰 그리고 따뜻한 보살핌은 사람에 대한 신뢰와 존경으로 나타나고 상호간의 교감이 생기고 친해지게 되어 함께 생활하는데 기초가 되었던 것이다.

사람에 대한 친화감이 없었다면 다른 야생동물처럼 훈련은 어려웠을 것이다.

2) 애견의 용도와 훈련의 필요성

개를 사람과의 공동생활에 적응 시키는 데는 사람이 못 가진 뛰어난 성능을 살리고 발전시켜 우리 사람사회에 기여하도록 하기 위하여 훈련이 필요한 것이다.

훈련은 견종이나 목적에 따라 달라진다. 애완견은 재롱을 가르쳐서 가족의 화목을 도모하고 자녀의 정서교육에 도움을 주고 개의 능력을 장애인을 위하여 맹인안내견, 보청견, 휠체어보조견, 치료보조견등 장애인 도우미개로 활용하여 장애인에게 생활에 편리함을 줌과 동시에 생활에 활력을 주고 소외된 생활에서 사회 속으로의 복귀를 도와 줄 수 있고 도우미 개를 통하여 장애인과 비장애인 간의 다리 역할을 하여 장애인을 이해하는데 도움을 줄 수 있다. 또한 경비견, 군용견, 경찰견, 가정견, 적십자구조견, 사냥견, 마약탐지견, 호신견등 개를 통해서 우리 사람에게 도움을 줄 수 있는 것은 너무나 많다.

그러나 개는 사람과 같은 사고력도 갖고 있지 않고 사람의 말을 이해 할 수도 없으므로 처음부터 어떤 용도에 쓰이기 위하여 여러 가지 것을 요구받고 있는지 알 리가 없다. 그러므로 아주 간단한 동작부터 가르쳐 이를 구성하고 종합하여 하나의 과목 혹은 작업을 수행토록 해야 하는 것이다.

3) 개의 본능과 능력

애견의 교육은 개가 지닌 본능 중에서 필요한 본능은 더욱 발전시켜 이용하고 불필요한 본능은 못하게 하는 것이다. 그렇기 때문에 개를 교육하고자 하는 사람은 개의 본능이 어떤 것이고 이를 바탕으로 한 성능은 어떠한가를 알지 않으면 안 된다.

원래 개의 본질은 야생의 조상에게서 75퍼센트, 사람과 함께 살게 된 조상에게서 15퍼센트 이어 받은 본능이며 그 개 자신이 체득한 정신적인 특성은 겨우 10퍼센트에 지나지 않는다고 한다. 이를 보더라도 야생시대의 조상에게서 물려받은 본능이 현대의 개에게 얼마나 많은 영향을 주는지 알 수 있다.

개의 본능 중에서 가장 중요한 것은 자기보존욕과 종족보존욕이다. 그 중에서 자기보존욕이 없이는 멸종해 버리고 말 것이다.

자기보존욕은 식욕, 도망본능, 자기방어본능 및 일부의 사회본능으로 이루어져 있다. 그 중에서 식욕은 사냥, 족적추구, 수색 및 물품운반의 성능이며 이것들은 추적욕, 수색욕, 물품운반욕으로 나타나고 소신성, 불신성, 불안성은 도망본능에서 나오고 또 불안하기 때문에 물고 덤비는 것같이 겉으로만 강한 체 하는 것은 자기방어본능을 나타내는 것이다.

종족보존욕 중에는 사회적 본능이나 생식욕이 있다. 사회적 본능은 투쟁, 방위, 권세, 복종, 군생, 귀가, 경계, 감수의 본능에서 이루어지고 이러한 본능은 다시 용기, 권세, 순종성, 사람에 대한 애착, 경계성, 물건이나 가축무리 지키기 등으로 나타난다.

그러나 개에게도 개성이 있고 명견은 각기 특별한 성능을 가짐과 동시에 그 기질, 인내력 및 성격의 강하고 약함에도 차이가 있다.

다음에 사람과 함께 살게 된 이후의 조상에게서는 사람에 대한 신뢰성, 고도화된 습득력 및 도주본능의 상실 즉 사람에 대한 태도의 확실성을 이어 받고 있다.

후천적으로 습득한 정신상의 특성은 개 스스로의 체험, 학습을 바탕으로 한 것으로 이것은 본능적인 것이 아니다. 도망본능에서 오는 적당한 불신성은 위험을 적시에 알기 위하여 필요하다. 그러나 도망본능은 충분히 억제되고 개선되지 않으면 안 된다. 그리하여 사람에 대한 애착심과 신뢰성을 어떤 경우라도 도주본능 보다 우선하도록 해야 한다.

4) 특정인에 대한 친근감과 충실성

훈련할 때 개의 심리에서 중요한 것은 특정인에 대한 친근감과 충실성이다. 가정에서 기르는 개가 가족들과 다른 사람을 확실하게 구별해서 대하는 것은 가장 좋은 예이다. 더욱 개중에는 가족 중에서도 특정인에만 특별한 친근감과 절대적인 충실성을 갖고 다른 사람에게는 그렇지 않은 경우가 있는데 어떤 개라도 크건 작건 이런 경향은 있다. 이 친근감이란 절대적인 상호 신뢰감을 표현하는 말인데 개가 특정인을 자기가 가장 귀중한 애정과 신뢰와 존경의 대상으로 일체의 경계심을 풀고 절대적인 복종을 나타내는 상태이다.

이것은 사람의 신앙상태와도 비길 수 있을 정도이다. 이런 특정인에 대한 친근감과 충실성은 훈련할 때 기초가 되는 것이다. 그러므로 개의 신앙을 손상하고 친근감과 충실성을 부정하는 것 같은 거친 취급은 절대로 해서는 안 된다.

5) 환경에 대한 순응성

개 자신이 처해 있는 환경에 어떻게 적응하고 어떻게 행동하느냐를 결정하는 순응성은 개가 자신에게 불리한 것을 피해 유리한 것으로 향하려는 성향이다. 훈련에 응용되는 순응성은 보통 상과 벌에 의해서 이루어진다. 예전에는 흔히 벌에 의한 공포심을 갖게 해서 개가 말을 듣게 하는 방법을 사용했으나 근래에는 심리학의 발달과 더불어 벌보다는 칭찬하는 훈련법이 더 좋은 훈련법이라 생각된다. 벌에 대한 공포심을 이용하는 방법 대신 흥미나 경쟁심이나 우월감이나 생리적 욕망에 연결되는 행동을 잘 활용하는 것이 환경에 대한 순응력을 살리는 것이다.

즉 개가 자발적으로 행동할 수 있도록 보다 합리적인 환경을 만들어 주는 것이 동기부여이다. 이 동기 부여 방식은 개 자신이 주어진 환경에 대하여 어떻게 행동 할 것인가를 스스로 판단하여 적절한 행동을 취할 수 있도록 자발성과 적응성을 몸에 배게 하는 훈련법이다. 이것이 진정한 훈련의 기초가 되는 것이다.

6) 개 심리의 특이성

훈련시 문제가 되는 개 심리의 특이성은 개가 추리를 하는가에 대한 것이다. 개의 심리 가운데는 질투심, 기억력, 이해력, 복종성, 욕망, 충실성, 모방성 등 여러 가지 선천적인 성질이 있다. 우리는 개가 사람과 동등한 능력을 갖고 있다고 생각하는 경우가 많다. 하지만 개는 추리력이 없다고 본다. 개가 어떤 행위를 표현하는 것은 유전에 의한 본능이나 경험이나 훈련을 통하여 습득한 것이다. 이것을 심리적으로 생각할 때 이것은 기억에 모방능력이 더해서 개의 정신과정의 배경을 만들고 있기 때문이다. 결론적으로 개는 추리하지 않으며 개에게 경험하지 않은 것을 요구하지 말 것이며 추상적인 말로서 개를 이해시킬 수 없다는 것이다.

개는 개로서 취급해야지 결코 인간적인 조건을 강요해서는 안 된다는 것을 명심해야 한다. 벌은 언제든지 어떤 목적을 달성하기 위한 보조 수단이라는 것을 잊어서는 안 된다. 훈련을 가능하게 하는 개의 심리는 사람에 대한 친근감, 충실성, 환경에 대한 순응성의 3대요소와 훈련시 중요한 개 심리의 특이성인 개는 추리하지 않는다는 것을 항상 염두에 두고 훈련에 임해야 한다.

① 개와 사람의 감정의 같은 점과 다른 점

개와 사람은 모두 감정의 동물이기 때문에 우리는 항상 감정을 느낄 수 있는 기회를 찾는다. 그러나 사람과 개는 감정을 밖으로 표현하는 방법에는 차이가 있다. 개는 감정을 인지적 기능을 가진 뇌를 통해서 표현하지 않고 어떤 감정을 느낀 순간 다른 부수적인 생각 없이 직접적으로 표현한다. 그러나 사람은 어떤 감정을 느낄 경우 이에 따른 어떤 행동을 하기 전에 자신의 감정에 대하여 이런저런 생각을 하고 난 후 행동을 하게 된다. 이러한 차이점이 사람으로 하여금 개보다 어떤 현상이나 상황에 대해 종종 늦게 반응하도록 만든다. 이런 개에 비해 늦은 반응시간은 개의 훈련에 있어서 훈련자가 의도하지 않았던 방향으로 개의 행동을 유도하는 결과가 될 수 있다. 따라서 개의 훈련을 할 때는 감각적이고 즉각적으로 반응할 수 있도록 자신을 준비 시키는 것이 매우 중요하다.

② 개는 주인이 화내는 것도 좋아 하는가

개는 주인이 자신을 칭찬해 주는 것을 무엇보다도 좋아한다. 그러나 주인이 자신에게 관심을 갖지 않는다고 생각되면 주인의 주의를 끌기 위하여 주인을 화나게 하는 경우가 종종 있다. 왜냐하면 개 자신에게 화를 내는 것이지만 무관심 보다는 낫기 때문이다. 개가 가장 견디기 힘든 것은 주인의 무관심 인 것이다.

사람은 가끔 감정을 앞세워 개에게 화내는 것이 자신이 강하고 엄격한 주인으로서 개에게 대하는 것이라고 착각할 때가 있다. 하지만 화가 난 표정과 짜증이 섞인 목소리는 개를 자극하게 되지만 비교적 낮게 깔리는 간결하고도 확신에 찬 명령은 개에게 무엇을 해야 할지 분명하게 알려준다.

③ 감정적 의존과 거부의 두려움

펄스 (Fritz Peris)라는 학자는 "의존과 거부에 대한 두려움은 인간 정신질환의 가장 큰 요인이다"라고 말했다. 이 말은 개에게도 똑 같이 적용된다. 이 지구 상에는 개보다 더 인간에게 의존적인 동물은 존재하지 않는다. 인간은 개에게 먹 을 것과 잘 곳 그리고 건강을 제공해 준다. 인간은 야생의 늑대를 여러 세대에 걸친 선택적 교배를 통해 기본적인 욕구조차도 스스로 해결하지 못하는 아이와도 같은 개를 만들어 놓았다. 이처럼 주인에게 의존할 수밖에 없다는 사실은 개들로 하여금 주인에게 거부당하면 어쩌나 하는 두려움을 갖게 한다.

사람들이 자신의 분노나 화풀이를 개에게 하는 것은 개들로 하여금 어떤 특정한 행동을 회피하게 만들 뿐 아니라 두려움을 갖게 한다. 이러한 두려움은 개에게 순간적으로는 자극이 될 수도 있지만 결국은 개로 하여금 자신감과 자신의 가치 를 상실하도록 하여 목적견인 경우 원하는 역할을 할 수 없도록 만들고 만다.

④ 기본적인 생존을 위한 것들의 만족

사람은 생존을 위한 기본적인 욕구가 있다. 즉 의, 식, 주 그리고 안전에 대한 욕구가 있고 이러한 기본적인 욕구가 만족되지 않는다면 정상적인 사회생활을 하 는 것이 불가능 해진다. 이것은 개의 경우도 마찬가지 이다. 개는 주인이 자신에 게 먹을 것과 잠자리와 또 안전을 제공해 줄 수 있고 또 항상 제공해 줄 것이라 는 것을 믿을 수 있어야 한다. 그렇지 않으면 개는 생존을 위해 배고픔과 목마 름, 또는 잠자리와 안전을 찾기 위한 쪽으로만 관심을 갖게 되고 주인이 원하는 행동은 제대로 할 수 없을 것이다. 따라서 훈련자는 개에게 정해진 시간에 먹을 것을 주고 항상 개를 잘 보살펴주고 있다는 느낌을 가질 수 있도록 해야 한다.

7) 도전과 저항

가. 도전을 하는 이유

개들이 주인에게 도전하는 이유는 간단하다. 이 사람이 나의 우두머리로서의 능력을 가지고 있는가를 확인하는 것이다. 이것은 자연이 동물에게 준 지혜로서 자신의 무리를 이끄는 우두머리가 아직도 건재한지를 가끔씩 확인해보는 것은 무리의 구성원인 자신의 생존을 위해서도 반드시 필요한 것이다. 대장이 건재한지를 아는 데에 한 번 그에게 도전해보는 것보다 더 좋은 방법이 어디 있겠는가. 만약 여러분의 개가 단순한 확인을 위해 도전해 보는 것이고 당신이 개에게 당신의 건재성을 간단하고 분명하게 보여준다면, 개는 곧바로 당신을 우두머리로 하는 무리 구성원으로서의 일상으로 돌아갈 것이다. 그러나 개가 당신에게 도전하는 이유가 당신이 무리의 우두머리로서의 일을 제대로 하지 못해서라고 한다면 이는 스스로를 돌아보라고 하는 경고로서 받아들여야 한다.

나. 도전에 대처 하는 방법

중요한 것은 개의 도전을 감정적으로 받아들이지 말아야 한다. 이것은 여러분의 개가 개인적 감정이 있어서 그러는 것이 아니고 생존을 위한 자연의 섭리중 하나일 뿐이기 때문이다.

또한 개의 도전에 대해 짜증을 내며 고함을 치며 대응하지 말아야 한다. 이러한 냉정하지 못한 모습은 개로 하여금 여러분이 정말 무리의 우두머리로서 자신감을 가지고 있지 못한 것이라고 생각할 수 있다. 그렇다고 지나치게 개를 윽박질러 겁을 먹게 하는 식의 반응은 개와 주인과의 상호 관계를 불편하게 할 수 있다.

그렇다면 어떻게 해야 하는가? 개로부터 도전을 받았을 때 도전은 하지 못하도록 하고 서로의 관계는 향상시키는 방법이 바람직하다.

예를 들어, "앉아"라고 명령했으나 개가 앉기보다는 당신의 무릎위로 올라오려고 할 때 받아주지 말고 보다 자신 있고 분명한 태도로 "앉아"라고다시 명령을 한다. 그러나 이것은 절대 화가 난 표정과 목소리로 명령하라는 것이 아니다. 개와 눈을 맞춘다거나 아니면 개를 손으로 만진다거나 하는 행동은 삼가 한 채 힘 있는 하지만 감정에 치우치지 않은 태도로 "앉아"라는 명령을 다시 할 경우 개는 여러분의 명령을 보다 심각하게 받아들일 것이다.

다. 개의 도전의 형태

개의 도전은 매우 눈치 채기 힘든 교묘한 형태로도 자주 나타난다.

예를 들면 해야 할 일을 하는 대신 놀자고 만하는 행동, 명령에 대한 딴전피우기,

또는 주인이 아끼는 물건을 망가뜨리는 행위등도 도전의 한 형태일 수 있다.

라. 도전의 시기

　아마도 개는 여러분이 가장 힘들고 어려워하는 순간 당신에게 도전할 것이다. 그러나 이것 역시도 개인적인 감정이 있어서가 아니라 생존을 위한 자연의 섭리가 개를 통해 나타나는 것일 뿐이다. 개의 도전의 이유는 무리의 생존을 확실히 하고자 하는 것이다. 따라서 무리의 우두머리는 일상적일 때뿐만 아니라 위기나 어려운 상황에서도 지도력을 발휘할 수 있어야 무리가 생존할 수 있기 때문에 여러분이 가장 곤란하고 힘든 순간 여러분의 개는 여러분에게 도전할 가능성이 높다.

마. 도전의 예방

　도전을 예방하기 위해서는 훈련자는 개의 리더로서 항상 일관성 있고 분명한 태도로 개의 안전을 지켜줄 수 있다는 믿음을 개에게 주어야 한다. 이 경우 개는 당신의 태도, 행동 등을 통해 리더로서의 자질을 수시로 확인할 수 있으므로, 당신에게 불필요한 도전을 행하지 않을 것이다. 개가 이미 숙지하고 있는 명령어들을 자주 개에게 사용하고 또 그 명령을 개가 따르도록 함으로써도 개로 하여금 훈련자가 확실한 무리의 리더라는 사실을 수시로 확인시켜줄 수 있다.

바. 저항

　저항은 도전의 한 형태이다. 개도 사람과 마찬가지로 떠밀리거나 질질 끌려 다니는 것을 싫어하기 때문에 처음 몇 번은 끌려 다니다가도 그것이 반복되면 저항하게 된다. 개 줄을 잡아서 개를 끌면 개는 본능적으로 끌려가지 않으려고 한다. 따라서 개가 원하는 방향으로 가도록 하기 위해서는 개가 그 방향으로 갈 수 있는 긍정적인 동기부여를 통해서 유도하는 것이 바람직하다.

사. 적극적 저항과 소극적 저항

　적극적 저항이란 짖기, 물기, 으르렁거리기, 끌어당기기 등으로 직접적으로 훈련사와 대립하는 것이며 소극적 저항은 땅에 엎드려 꼼짝 않기, 멀뚱멀뚱 쳐다만 보기, 주인에게 무조건 달라붙기, 못들은 척 하기, 배를 하늘로 향한 채 "나는 못해"라는 식으로 저항하는 것을 말한다. 적극적인 저항은 대담한 성격을 갖은 개들이 주로하고 소극적인 저항은 여리고 사교적인 성격의 개들이 쓰는 방법이다.

아. 저항의 대처 방법

개의 저항에 대해서 정면으로 훈련자의 의도를 고집하기 보다는 개의 주의를 환기
시키는 방법을 쓰는 것이 좋다. 왜냐하면, 결국은 주인의 뜻대로 개를 유도하면서도
개에게는 따뜻하고 자신을 사랑하는 주인으로서의 관계를 유지할 수 있기 때문이다.
예를 들면, 갑자기 웃는 다거나, 웃긴 행동을 하는 등 개가 저항을 하던 원인을 잊어
버리도록 한 후, 다시 원래의 명령을 개에게 내린다. 이때 중요한 것은 개가 저항을
하던 자리에서 다른 자리로 이동을 하는 것이 바람직하다. 원래의 장소를 저항이라는
행동과 연관시킬 가능성이 있기 때문이다.

소극적 저항의 경우는 개의 주의를 환기시킨 후 원래의 명령을 내리는 방법이 적당
하며, 적극적 저항의 경우에는 물리적 교정이 필요한 경우가 많다. 다만, 물리적 교
정은 다른 방법들을 시도했는데도 효과가 없을 경우에 시도하는 것이 바람직하다.

8) 사람과 개의 차이

선진국에서는 개를 반려동물 (companion animal)이라 하고 닭이나 돼지는 산업동
물 (industrial animal)이라고 분리한 것처럼 개는 아주 오랜 전부터 순화되어 사람
과 함께 해오면서 애정을 받다보니 사람은 때때로 개의 심리를 인간의 심리 상태와
같을 것으로 생각한다. 인간과 개는 생리학적이나 심리학적으로 근본적으로 다르다.
인간은 지적 신경과 동물적 신경이 공존해서 사회를 구성해 나가는데 필요한 지성과
이성과 본능이 조화를 이루어 인간의 정신은 균형을 유지하는 반면 개는 지적 신경이
없고 동물적 신경만을 가지고 있으므로 본능적인 것과 태어나면서부터 체험한 여러
가지 생활상의 지혜가 축적된다. 그러나 이 지혜는 사고적 (思考的)인 지혜가 아니기
때문에 다른 곳에 응용하지는 못한다고 한다. 또 생태학적으로 보면 뇌의 형태는 사
람의 경우 체중의 1/35-40의 뇌수 (腦髓)를 가지나 개는 1/90 -151 정도이며 인간의
전두부 (前頭部)는 뇌의 전 면적의 약 30%를 점하고 있으나 개는 6%에 불과하다고
한다. 뇌의 전두부는 행동과 언어를 관장하는 곳으로서 개에게는 거의 없고 다만 행
동과 후각 (嗅覺) 부분만 발달되어 있다. 이를 가리켜 인간은 시각적인 세계에, 개는
후각적인 세계에 살고 있다고 하기도 한다.

9) 꼬리의 표현

흔히 반가우면 개가 꼬리를 흔든다 한다. 꼬리의 각도에는 개의 체형이나 견종에
따라서 약간의 차이가 있는데, 일반적으로 45도 나 등마루 보다 높게 들어 올리는 것
은 경계나 흥미를 나타내는 경우이고 반대로 엉덩이 아래로 내리는 것은 앞서 설명한

대로 공포의 자세이며, 겁을 먹을 때는 웅크린 자세로 뒷다리 사이에 꼬리를 구부려 넣는다. 그러나 초이펫트나 이탈리안 그레이 하운드는 보통의 자세에서도 꼬리가 공포의 위치에 있다. 그러나 반대로 보통 즐거움을 나타낼 때는 꼬리를 흔드는데, 꼬리를 단미(斷尾) 하였을 때는 엉덩이 전체를 흔들어서 즐거움을 나타낸다고 한다. 개의 심리를 한 가지 행동으로만 판단할 수 있는 것은 아니며 개의 몸의 표현이나 동작을 함께 봄으로써만 비로소 판단할 수 있는 것이다.

10) 눈의 표현

개의 성질은 얼굴은 물론 몸의 각 부분을 통해 나타난다. 그 중 가장 알기 쉬운 것이 눈으로, 눈의 움직임은 감각적으로 받은 자극에 따라 곧바로 나타나는 반응으로 눈을 보면 그 개의 성질을 알 수 있는 것이다. 즉 꼬리가 개의 심리의 표현이라면 눈은 개의 성질을 나타낸다고 할 수 있다. 기운찬 눈, 싱싱한 눈, 차분한 눈, 조용하고 맑은 눈, 날카로운 눈, 둔한 눈, 물끄러미 쳐다보는 눈, 얼빠진 눈, 두리번거리는 눈, 열중해서 보는 눈, 딴데로 돌리는 눈, 맥빠진 눈, 내리뜬 눈, 감은 눈, 반짝반짝 빛나는 눈 등 그 눈의 표정은 매우 다양하다.

일단 개를 볼 때는 반드시 개의 눈을 마주본다. 똑바로 쳐다보면서 그 반응을 시험하는 것이다. 이 때 나타는 반응으로 개의 성질을 어느 정도 판단 할 수 있다.

  ⅰ. 눈이 빛나고 사람의 눈길을 받고도 아무런 불안 없이 되받아보는 개 - 성질이 좋은 개
  ⅱ. 눈을 반짝이며 발끈 되받아 날카롭게 응시하며 반항적인 자세를 보이는 개 - 거친 개
  ⅲ. 시선을 받기는 하지만 다소 힘이 빠진 듯이 느껴지는 개 - 뿌리가 튼튼하고 얌전한 경연성 (硬軟性)의 개
  ⅳ. 눈을 마주쳤을 때 불안해하거나 한참 눈을 감았다가 뜨거나 아무 일도 없었다는 듯이 맑은 표정을 짓는 개 - 기는 약하지만 좋은 성질의 개
  ⅴ. 눈을 깜박거리며 애교를 부리는 개 - 비교적 성질이 좋은 개지만 기가 약하다.
  ⅵ. 눈을 깜박거리거나 내리뜨거나 불안해하는 개 - 경우에 따라 반항적인 개 일 수도 있다
  ⅶ. 눈을 전혀 쳐다보지 않고 내리뜬 채로 부끄러움을 타는 듯 한 개 - 기가 너무 약하다.

11) 눈으로 나타내는 개의 심리상태

개가 눈을 가늘게 뜨고 절반쯤 감은 상태가 되는 것은 기쁘거나 복종할 마음일 경우이다. 반대로 눈이 크게 열리고 빛나고 있는 것은 공격성을 나타낼 때이다. 따라서 군의 리더는 눈의 신호만으로 다른 개를 위협하기도 하는데, 하위의 개를 제지시킬 경우에는 가만히 노려보면 된다. 복종 당하는 개는 눈을 마주치지 않도록 고개를 숙이고, 얼굴을 돌린다. 그러나 도전하려는 개는 같이 노려보는데 어느 한 쪽이 신체적 공격을 할 때까지 한참동안 서로 노려본다.

하위 견은 리더가 승인할 경우 허락을 의미하는 상냥한 시선을 이해하고 감사하게 받아들인다. 따라서 주인이 가끔 상냥하게 눈을 마주쳐 주면 그 때의 행동을 승인해 주는 의미가 전달되고 개와 좋은 관계를 유지할 수 있다.

12) 자세

개는 눈과 꼬리뿐만 아니라 여러 자세를 취하여 자신의 마음을 표현하는데, 우선 공격태세를 취할 때는 발돋움을 하고 가슴을 앞으로 내밀며 머리 주위와 등마루의 털을 세워서 자신을 크게 부풀려, 상대를 위압하려고 한다. 이때 꼬리는 등마루와 수평이 되도록 하고 흔들지 않으며 천천히 구불거린다. 개가 정말로 공격하기 직전에는 머리를 아래로 세우고 짖는 것을 멈춘다. 입을 크게 벌리고 짖으면서 공격태세를 취하는 것은 놀래서 짖고 있는 것으로 상대방이 공격을 하면 도망친다. 또 복종의 태도를 취하는 자세는 공격과는 반대로 유연한 자세를 취하며 보통 납작 엎드리거나 배를 보이고 눕는다.

13) 4가지 유형의 기질과 훈련법

개를 훈련시킬 때에는 기질을 이용한다. 기질이란 개가 내적인 훈련과 외적인 자극에 대해 반응하는 신경계와 그 감각 기관을 기초로 거기에 적절한 반사적 행동을 일으키는데 이것이 곧 기질인 것이다. 심리적, 성질적인 차이에 따라서 동일한 자극에도 불구하고 각각 다르게 양성이 나타난다.

개가 자극을 받았을 때 반응하는 동작에 따라 나누는데 경성(硬性:굳은 성품)의 개, 경성 같은 개, 연성(軟性)의 개, 연성 같은 개 등 4가지가 있는데 그에 의한 분류로 자극에 대한 감수성의 강약과 감각 감도의 예리함, 자극에 의한 충격 인상에 대한 기억, 더불어 감각 기관의 상태까지를 포함한 것이다.

① **온순한 성격의 개**

감각은 상당히 예민하여 충동에 대해 빨리 반응하고 감각 인상에 대한 기억력도 좋은 편이다. 반사적으로도 잘 움직일 것 같으나 생각하는 것만큼은 아니다. 충동이 강하거나 가벼운 지도적 충동이 복합되면 반항하여 움직이지 않거나 도망을 쳐서 애를 먹인다. 쉬운 것처럼 보이면서도 의외로 훈련시키기가 힘든 개다. 완만한 충동을 기분 좋게 받아 내도록 하는 것이 중요하다.

② **강한 성격의 개**

감각이 강하고 예리하다. 자극에 대해서는 예민하지만 가볍게 받아넘기는 경향이 있어 충격 인상은 비교적 약하다. 그 대신 한번이라도 강한 자극에 의한 충격을 받으면 이를 피하고자 하는 심리에서 기억에 새겨 둔다. 충동의 강약으로 인상을 잊기도 하고 기억하기도 한다. 즉 강하고 약한 양면을 고루 갖춘 좋은 기질의 개로서 감수성이 뛰어나고 지시적 충동을 주어 지도한다. 반사적인 지시를 잘 받아들이므로 훈련은 쉽다. 그 중에는 감각이 그다지 예리하지 않고 충동에 대해 느긋하게 반응하는 것도 있다. 인상은 잘 잊어버리는 것처럼 보이지만 의외로 오래 기억한다. 끈기 있게 지시, 충격을 주어서 훈련을 시키면 상당히 확실하게 기억한다. 다만, 느린 것이 결점이다.

③ **온순한 성격에 기가 약한 개**

사소한 자극에도 민감하게 반응하여 강하게 남는다. 매우 섬세한 개이므로 반응도 날카롭고 적당히 지시 충동을 주어도 잊지 않으므로 이런 특성을 잘 이용하면 비교적 확실한 훈련을 시킬 수가 있다. 단 미세한 자극이라도 매우 강하게 느끼고 이를 피하려고 하므로 상당히 주의해서 해야 한다. 이 기질의 개는 적절한 방법으로 훈련을 시키면 싫증을 내지 않는다. 냄새 판별과 같은 훈련에서는 상당한 성과를 거둘 수가 있다. 그러나 원래 기질이 약한 개이므로 갑작스러운 환경의 변화가 일어났을 때는 큰 영향을 받는다. 따라서 경계훈련과 같은 훈련은 이러한 개에게는 무리가 되는 편이다.

④ **강한 성격에 성질이 강한 개**

자극에 의한 충격은 느끼지만 곧 잊어버리고 기억도 하지 않는다. 감각은 강하고 예리하며 즉시 감수하지만 거의 흘려버리므로 즉시 잊는다. 한두 번 다소 호되게 당해도 태평하다. 기질이 튼튼하므로 다소 고통스러운 훈련을 시켜도 별로 피곤을 느끼지 못한다. 강하게 밀어붙이되 고삐를 늦추어서는 안 된다. 가르치는데 힘이 들지만 훈련을 시킨 보람은 있다. 단 기질이 있으면서도 독살스러운 성격을 가진 개는 매우 어렵다.

(2) 훈련의 실제

강아지가 식구가 되기 위해서는 가족의 생활에 순응해야 하기 때문에 사람들과 관계에서 지켜야 할 것들에 대해 훈련을 통해 알려줄 필요가 있다. 개들은 야성 본능이 있기 때문에 아무 훈련도 하지 않고 방치해 두면 개는 본능대로 마구 행동할 것이고 이것은 통제 불가능한 상태로 진행될 수도 있다. 개가 가족과 순응하지 못하고 계속 말썽을 부리게 된다면 함께 생활하는 것이 불가능해지게 되어 서로에게 불행한 결과가 된다. 따라서 처음부터 훈련은 강아지와 사람 모두를 위한 일이라는 것을 알고 냉정하고 단호하게 가르쳐야 할 것은 가르쳐야 한다.

1) 훈련의 기본 사항

가. 상
칭찬은 기분 좋게 해준다. 강아지를 격려하고 쓰다듬으면서 "좋아 정말 잘했어" 등의 말을 진심 어리게 따뜻한 마음으로 건네주고 먹을 것으로도 보상을 해준다.

나. 신뢰관계
신뢰 관계는 강아지가 보호자의 말을 따르는 중요한 수단이다. 불속에 뛰어드는 호랑이도 조련사의 상이나 벌 때문이 아니라 조련사의 명령에 따라 위험함이 없었다는 신뢰 때문에 위험한 불구멍을 통과하게 된다. 한번 신뢰관계가 이루어지면 평소에 강아지가 명령을 잘 따른다 하더라도 일일이 상을 줄 필요가 없고, 가벼운 윙크를 해주는 것만으로도 충분한 공감을 얻을 수 있다.

다. 벌
벌이 폭력이 되어서는 안 된다. "엎드려", "안 돼"라고 낮은 어조로 단호하게 말하는 것만으로도 강아지는 지금 벌을 받고 있다고 느끼게 된다. 강아지의 엉덩이를 가볍게 때리면서 말하는 것 정도는 허락되지만, 만약 정 말을 듣지 않는 경우 강아지를 때리게 되면 지배적인 성향이나 공격적인 성향을 가진 개들은 물려고 하고 더욱 성격이 포악해 질 수 있다. 또한 어떤 경우에는 영문도 모르고 자기가 맞게 되어 더 혼란에 빠지게 되는 수도 있다. 벌을 폭력이 되지 않도록 하는 것은 반드시 주의해야 할 사항이니 꼭 기억해야한다.

2) 복종훈련

개는 원래 그 조상인 늑대와 같이 리더를 중심으로 행동하는 무리사회의 동물이다. 주인이 개가하는 대로 방치해 두고 너무 귀여워 만 하게 되면 개는 자기가 가족 중에서 리더라고 생각하게 된다. 그래서 주인에 대해서도 자기가 원하는 대로 되지 않으면 으르렁거리거나 이빨을 보여서 위협하게 되고 공격까지도 하는 상태가 되어 버린다.

* 산보에서 앞으로 가며 가고 싶은 방향으로 잡아당긴다.
* 산 보중 다른 개나 낯선 사람과 스쳐 지나갈 때 짖거나 공격하기도 한다.
* 자신의 물건을 빼앗기지 않으려고 주인을 위협한다.
* 불러도 오지 않는다. 명령을 무시한다.
* 식사 중에 가까이 있는 사람을 위협한다.
* 빗질이나 목욕시 주인을 위협한다.

위와 같은 행동은 모두 개가 리더가 되려고 주인에게 도전하는 때의 행동으로 물어 뜯고 하는 등 한편으로 귀엽게만 보이는 행동도 개가 지배성을 나타내고 있는 행위일 수 있다.

가. 주인은 우선 개의 주의를 끄는 것이 중요하다.

개의 주의를 끈다. 즉 개를 리더에게 주목하게 하는 것은 시선을 맞추는 것에 의해 가능하다. 아이컨텍트는 개와의 커뮤니케이션의 중요한 경로이므로 아주 잠깐 순간적으로 눈이 마주친 것만으로도 반드시 칭찬해주어 그 행동을 즐거운 것이라는 인상을 심어 주는 것이 중요하다.

나. 리더는 의지 할 수 있는 존재라는 것을 인식하도록 한다.

먹이를 이용해서 주인에게 의지하지 않으면 살아 갈 수 없다는 것을 개에게 인식시키는 것이다. 사료를 자유롭게 먹도록 하는 것이 아니고 하루에 몇 번 정해진 시간에 리더가 주도록 함으로서 개의 독립심이 강해지는 것을 막을 수 있다.

다. 식사는 리더가 먼저이다.

주인과 개가 식사시간이 같더라도 반드시 주인이 먼저 식사한 후에 개에게 식사를 하도록 한다. 리더가 먼저 식사하는 동안 기다리도록 하고 짖으며 먹고 싶어 해도 무시한다.

라. 포상과 칭찬은 좋은 행동에만 한다.

훈련기간 중에는 명령에 따를 때까지 절대로 포상을 한다거나 칭찬을 하지 않는다. 또 행동 교정을 하고 있는 기간은 명령에 따랐을 때 건네주는 포상 이외의 간식은 주지 않는다. 예를 들어 개가 귀여움이 받고 싶어 주인의 옆에 왔을 때 쓰다듬어 주기 전에 "앉아"를 시키고 명령에 복종했을 때 그 포상으로 많이 칭찬해 준다.

마. 문과 현관 등의 출입은 리더가 먼저이다.

현관과 문 등에서 개가 신이 나서 먼저 뛰어 나가려고 하므로 반드시 개를 기다리게 하고 리더 뒤에서 따라 오도록 한다.

바. 개와 놀 때도 항상 리더가 승자이다.

* 개와 리더와의 힘겨루기가 되는 끈 잡아당기기는 반드시 리더가 승자가 되도록 해야 한다.
* 개가 너무 흥분하지 않도록 놀이는 짧은 시간에 끝낸다.
* 반드시 리더가 주도권을 잡는다. 예를 들어 개와 놀고 난 후 장난감을 집어 올려서 개가보고 있는 곳에서 정리한다.
* 놀이는 개가 놀자고 할 때 시작하는 것이 아니고 리더가 장난감을 가지고 와서 놀이를 시작하도록 한다.

사. 하루에 한번정도 개의 배와 몸을 쓰다듬어 준다.

개가 배를 보이는 것은 극히 자연스러운 복종의 포즈이다.
개 몸의 구석구석을 만져주며 동시에 건강 체크도 하도록 한다.

아. 개는 리더에게 자리(장소)를 양보하도록 한다.

테리트리(영역)를 관리하는 것은 리더이다. 의자에 개가 있을 때 리더가 앉으려고 하면 개가 비키도록 한다. 또한 개가 자고 있는 좁은 복도를 지나갈 때는 피해가거나 살살 지나가지 말고 개를 비키게 하여 지나간다.

자. 한 번의 명령으로 복종 할 수 있도록 한다.

개에게 명령을 할 때는 낮고 확실한 어조로 말한다. 리더의 명령은 절대적이다. 어떤 간단한 명령이라도 한 번의 명령에 복종하도록 한다.

차. 마즐 콘트롤은 자연스러운 지배적 행동이다.

개의 사회에서는 상위자가 하위자의 입부분을 가볍게 무는 것을 자주 볼 수 있다. 이것은 서로의 신뢰와 상하 관계를 확인하기 위한 이른바 양식 같은 것이다. 리더인 주인이 개의 입부분을 가볍게 쥐고 잠시 있는 것을 마즐 콘트롤이라고 하며 개의 상하관계의 표현과 같은 것으로 주인이 리더성을 표시하게 되는 것이다. 개에게 "누가 리더인가"를 가르치는 것은 인내심을 갖고 시종일관으로 개를 대하고 훈련을 하는 것이다. 개에게는 항상 상냥함과 엄함을 갖고 개를 대한다. 난폭하거나 신경질적이 되어서는 안 된다. 당신자신이 기분이 좋지 않거나 피곤할 때는 훈련을 하지 않는다. 하다가 중간에 포기하면 당신의 패배이다.

3) 적당한 시기

가정에서 훈련을 할 수도 있고 전문적인 훈련소에 보내서 훈련을 할 수 도 있다. 훈련소는 대개 생후 6개월이상이 되어야 입소할 수 있다. 그러나 강아지들은 2-3개월 경에 보고 학습한 습성이 평생 동안 유지되는 경우가 많다. 그래서 이 시기를 '사회화기'라고 합니다. 따라서 이 시기에 완전한 인식을 하게 하는 것이 중요하다. 훈련은 꼭 훈련소가 아니라 집에서 본인이 또 가족 전체가 시킬 수가 있다. 몇 가지 기본적인 것들만 알려준다면 집에서 사람과 사는데 아무 문제가 없다.

특히 배변훈련은 훈련소에서 가르쳐 주지 않는다. 훈련소에서 배워온 대소변도 환경이 바뀌면 잘 지켜지지 않을 수도 있다. 가정에서 대소변 훈련을 위해서는 집에 온 처음 2. 3일 동안 잘 살펴 성격을 파악 한다. 성격에 따라서 때로는 강하게 때로는 약하게 훈련을 시키는 강도를 조절해야 하기 때문이다. 가족 모두가 훈련을 할 때는 반드시 일관성을 가지고 행해야 한다. 예를 들어 "기다려", "안 돼"등의 언어도 통일을 해야 강아지가 혼란스럽지 않다. 생후 2-3 개월의 사회화 시기는 결코 다시 주어지지 않는 기회이다. 이 소중한 시기에 잘 훈련이 되면 개가 다 자랐을 때 진정한 가족 일원이 될 것이다. 처음 들인 시간과 노력은 반드시 몇 배의 보상이 되어 돌아온다. 반드시 처음 중요한 시기를 보호자와 함께 충분히 보낼 수 있도록 하는 것이 중요하다.

4) 개 훈련의 기초

개를 훈련할 때 가장 기초가 되는 부분을 설명해 보기로 한다.

① 연상 (association)

연상이란 두 가지의 사건이나 사물사이에 분명하고 간결한 연관관계를 설정하는 것이다. 예를 들어 "앉아"라는 명령어(또는 수신호)와 함께 개의 등 꼬리부분을 살며시 눌러 개를 앉도록 만드는 행위를 여러 번 반복하여 행한다면, 개는 얼마가지 않아 "앉아"라는 말과 앉는다는 행동을 연관시키게 될 것이다. 그리고 손으로 등을 눌러 앉히지 않아도 "앉아"라는 명령어에 따라 스스로 앉기 시작할 것이다. 개를 교육하면서 많은 명령어들이 이러한 연상을 통하여 개들에게 그 의미가 전달되게 될 것이다.

② 유대관계 (bonding)

사람이 사회생활을 하면서 나 아닌 어떤 사람과 함께 할 때 서로의 상호작용을 통하여 유대관계를 갖지 않는다면 함께 하는 파트너로서의 원만한 관계를 유지하기가 어렵다. 개와 훈련사와의 관계도 마찬가지라고 생각한다. 사람은 개의 주인으로서 개에게 무조건적인 복종만을 강요한다면 그 개는 주인에 대한 두려움만을 갖게 될 뿐이지 그 주인을 위하여 충성을 다하고자하는 마음이 들지 않게 될 것이다.

주인과의 유대관계는 함께 하는 파트너쉽을 위한 기초이다. 개를 대하는 훈련자의 태도가 종속관계가 아닌 반려동물로서 개가 하고자하는 말을 들을 수 있고 들어주려 노력할 때 상호 교감이 될 수 있으며 훈련자의 개에 대한 사랑과 인정 그리고 약속은 전염적 이어서 개로 하여금 훈련자에 대한 사랑과 존경, 헌신으로 되돌아오게 될 것이다.

③ 일관성

개를 훈련하면서 개에게 많은 것을 요구하게 되고 그 요구를 개가 잘 들어 주기를 바란다. 하지만 훈련자들은 간혹 자신의 감정에 따라 개들의 동일한 행동에 관용을 베풀기도 하고 어떤 때는 심한 질책을 하기도 하며 개와 훈련자와의 의사전달의 약속인 명령어도 동일한 행동을 요구하면서 여러 가지의 말로서 개에게 명령하고 들어주기를 원하는 경우가 있다. 하지만 개들은 인간들에 비해 두뇌가 훨씬 작기 때문에 훈련이나 개 핸들링에 일관성이 결여되어 있을 경우 위에서 말한 연상을 하는데 큰 어려움을 겪게 된다. 일관성은 연상 작용을 분명하게 만들어 주어 학습을 촉진시킨다.

5) 신체적 감정적 동화 (Synchronization)

개들은 신체적으로 뿐만 아니라 감정적으로도 서로의 행동을 모방한다. 이를 신체적 감정적 동화 (同化)라고 한다. 보통은 무리의 우두머리가 하는 행동이나 분위기를 다른 개들이 모방하게 된다. 이는 마치 수많은 양떼 중에서 한 마리가 울타리 안으로 들어가자 이를 따라 다른 모든 양들이 울타리 안으로 들어가는 것과도 비슷하다.

① 생존수단으로서의 동화(同化)

이러한 동화는 우연히 일어나는 일이 아니다. 이것은 바로 무리의 생존을 위해 해온 반드시 필요한 의미 있는 행동인 것이다. 만약 사냥을 앞둔 늑대 무리 중에서 반은 자고 있고 반은 신나게 뛰어 놀고 있다면 뛰어놀던 늑대들은 피곤해서 막상 사냥을 나갔을 때 자기의 역할을 제대로 못할 것이다. 즉, 무리로 사냥을 하는 이점을 살릴 수 없게 되는 것이다. 이처럼 동화란 늑대사회에서는 생존수단인 것이다. 함께 사냥하고 놀고 또 함께 잠자는 것이 이들의 생존을 가능하게 해왔던 것이다.

② 개와 훈련자와의 동화

늑대가 조상인 개들도 이러한 동화의 본능을 가지고 있다. 만약 개가 차분해지기를 원한다면 훈련자는 분위기를 차분하게 만들어야 한다. 훈련자 자신의 마음과 행동을 모두 차분하게 가라앉히고 얼굴의 표정까지도 평온하게 만든다면 당신의 개도 곧 당신을 따라 차분해지는 것을 볼 수 있을 것이다. 반대로 개가 신체적으로 또한 정신적으로 긴장하기를 원한다면, 훈련자의 몸과 마음을 긴장시키고 몸을 조심스럽게 움직이면서 주위에 무슨 일이 일어나는지 긴장되고 걱정스런 모습으로 살펴보라 마치 먹이를 향해 조용하게 다가가는 육식 동물처럼 말이다. 그러면 여러분의 개도 당신을 따라 조용하면서도 긴장하는 모습을 보이게 될 것이다. 그리고 만약 여러분의 개가 신체적 또한 감정적으로 활기에 차서 기쁘게 뛰어 놀기를 원한다면 훈련자 자신을 신체적 감정적으로 활기에 넘치도록 만들어 보라. 웃는 표정과 흥분된 동작 및 움직임 모두가 당신의 개를 활기차게 만들 것이다.

그러나 만약 훈련자의 기분이 가라앉아 있다면 이 역시 개에게 전염된다. 그런데 이러한 훈련자의 부정적인 감정은 간혹 개들에게 다른 종류의 감정을 야기 시키게 된다. 예를 들어 훈련자가 화를 낸다면 개 역시 훈련자에게 화를 낼 수도 있지만, 오히려 개가 훈련자를 두려워할 수도 있다. 만약 훈련자가 두려움을 나타낸다면, 개도 두려움을 나타낼 수도 있고, 경우에 따라서는 훈련자를 보호하려고 할 수도 있다. 어떠한 경우에건 훈련자의 감정과 행동은 개의 감정과 행동에 지대한 영향을 미치게 될 것이다.

만약 훈련자의 개가 매우 활동적인데 이를 좀 가라앉히고 싶다면, 훈련자는 단지 조용히 비활동적인 상태를 유지하기만 하면 될 것이다. 이렇게 하면 당신의 개는 곧 당신의 조용하고 차분한 상태를 쫓아올 것이기 때문이다.

③ 훈련자가 해야 할 일

개가 어떤 성향을 가지고 있는지를 잘 관찰하여 파악하고 주위의 여러 가지 자극과 유혹 등이 커진다고 하더라도 신체적 감정적 동화 등 필요한 기술을 사용하여 개가 안정된 상태를 유지할 수 있도록 하는 것이다. 예를 들어 개가 매우 불안해 하고 있다면 훈련자는 지극히 자신감에 넘친 모습을 보여줌으로써 개가 당신과 동화하여 자신감이 넘치도록 만들 수 있다. 만약 개가 매우 긴장하고 있다면, 당신이 긴장이 풀린 편안한 상태를 유지함으로써 당신의 개 역시 당신에게 동화하여 긴장을 풀도록 할 수 있다.

반면 개가 매사를 자기의 뜻대로 하려는 성향이 강하다면 훈련자는 개보다 더욱 더 강한 의지를 보여줌으로써 개로 하여금 당신에게 복종하도록 할 수 있다. 훈련자의 아주 작은 기분이나 감정의 변화에도 당신의 개는 민감하게 동화할 것이다.

6) 훈련방법

개는 추리력(推理力)이 있는가? 라는 질문에 대하여 여러 가지 논란이 있을 수 있 겠지만 필자는 개는 사람처럼 이성(理性)을 갖고 판단하거나 어떤 상황에 대하여 추리(推理)할 수 있는 능력이 없으며 생각하지 않고 행동할 뿐이다. 라고 말하고 싶다. 개의 심리 중에는 질투심, 기억력, 이해력, 복종심, 욕망, 충실성, 모방성 등 여러 가지 성질이 있다. 많은 애견가들이 개와 함께 생활하면서 자신이 기르는 개는 사람과 동등한 능력을 갖고 있다고 생각하기 쉽다. 하지만 개가 어떤 행위를 표현하는 것은 개의 본능이나 경험 또는 학습을 통하여 취득한 것이라 할 수 있다. 예를 들어 주인 이 산책할 때 입는 옷을 입으면 개가 좋아서 빨리 나가자고 보챈다. 이것은 개가 추리하는 것이 아니라 다만 주인이 산책하는 옷을 입으면 언제나 자기를 데리고 외출을 하는 과거의 경험을 생각해 냈기 때문이다. 또한 이런 때 개 줄을 가져오게 해서 개 줄을 매고 산책을 하였다면 주인이 산책할 때의 옷을 입으면 개는 개 줄을 가져와서 어서 나가자고 보챌 수 있을 것이다.

이것은 산책하니까 개 줄을 가져와야한다고 생각하는 것이 아니라 학습이나 경험을 통해서 가져오게 되는 것이다. 개에게 경험하지 않은 것을 요구하는 것은 무리이며 추상적인 말로서 개를 이해시킬 수는 없다.

유능한 훈련자는 개의 훈련을 위해서는 자신의 감정까지도 조절할 수 있는 연기자의 자질과 여러 가지 상황에 바로 바로 대처할 수 있는 능력이 있어야 한다고 생각된다. 사람의 교육은 여러 사람을 모아놓고 설명을 하면 각자의 능력만큼 이성을 갖고 판단해서 받아들이지만 개의 훈련은 열 마리에게 동일한 행동을 요구하기 위해서는 상황에 따라 열 가지 아니 스물, 서른 가지의 훈련방법을 생각해내고 그중에서 가장 효과적인 훈련법을 상황에 맞게 적용할 수 있어야 가장 이상적인 훈련이 될 수 있다. 그럼 가장 기본이 되는 훈련방법에 대하여 알아보고 이 방법을 항상 염두에 두고 훈련하고자하는 개의 성격이나 습성, 개성 또는 상황에 따라 가장 효과적인 훈련법을 적용한다면 훈련자나 훈련받는 개도 감정을 상하지 않고 즐거운 마음으로 많은 노력을 들이지 않고도 원하는 훈련을 할 수 있을 것이다.

가. 동기부여 (Motivation)

이 훈련법은 개로 하여금 어떤 행동을 반복해서 할 수 있는 동기를 만들어 주고 개의 행동과 포상 사이의 연상관계를 형성하도록 하는 것이다. 개들이 어떤 행동을 반복해서 하는 이유는 그 행동이 자신에게 긍정적인 느낌이나 만족을 주기 때문이다. 예를 들어 습관적으로 쓰레기통을 뒤지는 개의 경우는 과거 쓰레기 냄새가 나는 곳을 뒤져봤더니 대부분의 경우 먹을 것이 있었다는 경험이 반복되어 쓰레기를 뒤지는 습관으로 발전 한 것이다. 그렇다면 주인이 원하는 행동을 개가하도록 하기 위해서는 원하는 행동을 했을 때 개에게 상을 주면 개는 상을 받기 위하여 그 행동을 다시 하게 될 것이다. 이처럼 포상을 통해 훈련을 할 때 제일 먼저 해야 할 일은 원하는 행동과 상 사이에 연상관계를 형성시키는 것이다.

그 다음은 형성된 연상관계를 정기적으로 강화시켜 주어야 하는 것이다. 그렇지 않을 경우 개는 아직 확고하게 형성되지 않은 연상관계를 잊어버릴 것이다.

이 훈련법은 개가 아주 즐거운 마음으로 훈련을 할 수 있지만 훈련자는 상황판단을 잘하여 포상 자체가 목적이 되지 않도록 해야 한다.

나. 모양만들기 (Modeling)

모양 만들기 훈련방법은 훈련자가 물리적으로 개의 자세를 만드는 방법이다. 예를 들어 개에게 처음으로 "앉아"라는 명령어를 가르칠 때, "앉아"라는 명령어와 함께 한 손으로 개의 가슴을 살며시 지탱하며 다른 손으로 개의 엉덩이 윗부분을 아래로 누르는 방법을 통해 개가 앉는 자세를 취하도록 하는 것입니다. 이러한 방법의 반복을 통해 개로 하여금 "앉아" 라는 명령어와 개가 앉는 자세를 취하는 것과의 사이에 연상관계가 형성되도록 하는 것이다. 몇 번 이러한 훈련을 반복하면 개는 곧 물리적인 접촉 없이도 "앉아"라는 명령어만으로 앉게 될 것이다.

모양 만들기 훈련법은 개에게 처음으로 명령어를 가르칠 때 유용하다. 특히 개가 명령어가 무엇을 요구하는지를 잘 이해하지 못할 때 효과적인 방법이 될 수 있다. 이 훈련방법의 단점은 사람의 손이 자신을 만질 경우 개의 주의가 산만해지면서 명령어와 원하는 자세 사이의 연상관계를 빨리 만들지 못할 수 있다는 것이다.

다. 연상훈련 (Association Training)

연상이란 두 가지의 사건이나 사물사이에 분명하고 간결한 연관관계를 설정하는 것이다. 예를 들어 "앉아"라는 명령어(또는 수신호)와 함께 개의 등 꼬리부분을 살며시 눌러 개를 앉도록 만드는 행위를 여러 번 반복하여 행한다면, 개는 얼마가지 않아 "앉아"라는 말과 앉는다는 행동을 연관시키게 될 것이다. 그리고 손으로 등을 눌러 앉히지 않아도 "앉아"라는 명령어에 따라 스스로 앉기 시작할 것이다. 개를 교육하면서 많은 명령어들이 이러한 연상을 통하여 개들에게 그 의미가 전달되게 된다. 또한 개가 어떤 행동을 할 수 있는 조건을 만들어주고 기대하는 그 행동을 할 때(또는 하기 직전에) 명령어를 반복적으로 말해주고 칭찬해 줌으로서 그 행동과 명령어와 칭찬과의 연상관계를 갖도록 하는 것이다.

예를 들어 배변훈련을 할 때 개를 자신의 용변 냄새 등이 묻어있는 신문지가 있는 용변장소로 데리고 가서 용변냄새를 맡도록 한다. 개들은 다른 개나 자신의 용변냄새는 개로 하여금 용변을 보고 싶은 자극을 주게 된다. 개가 냄새에 자극받아 용변을 보려고 하면 "하나. 둘"(절대적인 명령어라기보다는 원하는 행동을 유도하는 유도어)이라는 용변을 유도하는 말을 해주고 개가 용변을 보기 시작하면 "옳지"라고 말하며 칭찬을 해 주는 것을 반복하다 보면 그 개는 배변의 행위와 "하나, 둘"이라는 명령어와 칭찬과의 연상관계를 갖게 "하나, 둘"이라는 배변 유도어를 듣게 되면 변의를 느끼게 되어 배변을 하게 된다.

연상훈련방법의 단점은 비교적 시간이 많이 소요되는 훈련방법이라는 것이다. 개가 원하는 행동을 할 때까지 개를 지켜보며 기다려야 하기 때문이다. 그러나 장점으로는 전문가의 특별한 도움 없이도 자신의 개가 점차적으로 원하는 행동을 할 수 있도록 훈련이 가능하다는 점이라 할 수 있다.

라. 반사훈련 (Reflex Training)

반사훈련이란 훈련자의 어떤 행동에 개가 보이는 반사적 행동을 이용해서 개를 훈련시키는 방법입니다. 개의 신체 중 일부를 만지거나 쓰다듬는 등의 행동을 통해 개로부터 원하는 반사행동을 유도하고, 원하는 행동을 하는 순간 명령어 또는 명령수신호를 내린다. 예를 들어 엎드려 있는 개를 앉도록 하기 위하여 엎드려 있는 개의 앞발을 살짝 밟아주면 개는 밟히면 아프게 되니까 바로 일어나게 된다. 또 악수 하는 것을 가르치기 위하여 받고자하는 개의 앞발을 살짝 건드려주면 개는 자연스럽게 앞발을 들게 된다. 이런 때 바로 정해진 명령어와 칭찬을 함으로서 원하는 행동을 하도록 만드는 것이다. 반사훈련도 활용도가 그리 큰 훈련방법은 아니지만 개의 신체 중 일부를 만지거나 쓰다듬음으로써 원하는 반사행동을 유도할 수 있다는 것은 잘 기억할 필요가 있다.

마. 표적훈련 (Targeting)

개들은 어떤 소리나 냄새 또는 움직이는 물체가 있으면 개의 뛰어난 감각을 이용하여 관심을 보이고 주의력을 집중하게 된다. 이렇게 행동, 소리, 냄새 등을 이용해 개를 원하는 장소로 유도하거나 개에게 원하는 자세를 취하도록 하는 훈련방법이다. 사실 사람들은 아주 오래전부터 개를 자기에게 오도록 유도하기 위해서 박수를 친다거나 또는 앞무릎을 손바닥으로 치는 등의 행동을 본능적으로 해왔다. 이러한 행동은 바로 개를 표적으로 유도한 행동이었다고 할 수 있다.

그러나 행동 등을 통한 표적으로의 유도는 훈련을 위해서만 쓰여야지 일상생활에서 지속적으로 쓸 경우에는 문제가 생길 수 있다. 즉, 명령을 할 때마다 손가락을 가지고 표적으로 유도해 준다면 개는 곧 명령어 또는 명령수신호는 잊어버리고 손가락을 통한 표적으로의 직접적인 유도가 있을 때까지는 명령을 행하지 않게 될 수 있기 때문이다. 어떤 훈련법이건 그 방법은 훈련을 위한 수단이 되어야지 목적이 되어서는 안 된다는 것을 항상 염두에 두기 바란다.

청각장애인 도우미개의 경우가 이 표적훈련법을 활용하는 대표적인 예이다.

바. 잘하고 못한 것에 대한 즉각적인 지적

개가 원하는 행동을 했을 때 "옳지"라고 칭찬 해 주고, 개가 원하지 않는 행동을 했을 때, "안 돼"라고 지적하여 주는 것은 개의 훈련에 있어서 매우 중요하다. 이러한 반복적인 "안 돼/옳지"를 통해 개가 원하는 행동을 하도록 만들 수 있다. "옳지"와 이에 뒤따르는 칭찬은 개로 하여금 "옳지"라는 말을 들은 행동을 자꾸 반복하도록 만들며, "안돼"라는 말은 "안 돼"라는 말을 들은 행동을 앞으로는 점점 하지 않도록 만들 수 있다. 여기서 중요한 것은 "옳지" 또는 "안 돼"라는 말을 하는 타이밍이다. 개가 어떤 행동(원하는, 또는 반대로 원하지 않는)을 하는 바로 그 순간 "옳지" 또는 "안 돼"라고 말해야 개가 자신이 한 행동과 "옳지/안 돼"를 연관시킬 수 있다. 개의 행동이 있은 후 한참 후에 "옳지" 또는 "안 돼"라고 말한다면, 개는 자신의 행동과 "옳지/안 돼"사이를 연관시키지 못한다. 어떤 경우는 주인이 원했던 것과는 전혀 엉뚱한 행동과 "옳지/안 돼"를 연관시킬 수도 있다. 예를 들어, 주인이 외출했다 집에 돌아와 보니 개가 마루에 오줌을 싸놨고, 주인은 화가 나서 개에게 화를 낼 경우, 개는 자신이 오줌을 쌌기 때문에 주인에게 혼이 난다고 생각하지 못한다. 오줌을 싼 것은 한 시간 전이이었기 때문에 그 일과 지금 주인이 야단을 치는 것과를 함께 연관시킬 수 있는 능력이 개에게는 없다. 따라서 아마도 개는 "주인이 돌아와서 반갑게 맞았더니 야단을 맞더라. 앞으로는 돌아왔을 때 반갑게 맞아야 할 지 말아야 할지 잘 모르겠는 걸……."이라고 생각할 수도 있는 것이다.

한편 "옳지"라는 말은 활기가 넘친 분위기로 하는 것이 바람직하며, "안 돼"의 경우는 단호하지만 감정적이지 않은 목소리로 하는 것이 중요하다. 많은 사람들이 "안 돼"라고 할 때, 자신이 원하지 않는 행동을 개가 했다는 생각에 화가 나서 감정적인 목소리고 "안 돼"라고 말하는 경향이 있다. 그러나 이럴 경우, 개는 주인에게 두려움을 느끼고 움츠러들게 된다. 따라서 단호하지만 감정이 섞이지 않은 분위기로 "안 돼"라고 말하는 것 역시 매우 중요하다.

사. 포상 과 교정

개의 훈련이란 개의 본능이나 습성 중에서 훈련자가 원하는 환경이나 목적에 적응시켜 이용가치가 있는 것은 보상을 통하여 목적에 맞게 다듬어주고 필요하지 않은 것은 교정을 통하여 하지 않도록 함으로서 훈련자가 원하는 목적이나 행동으로 유도하는 것이다. 이렇게 보상과 교정은 개의 훈련에 있어서 가장 중요한 부분이라고 할 수 있다. 훈련은 이 보상과 교정의 연속에 의해서 이루어진다.

그러므로 훈련자가 이 보상과 교정을 어떻게 행하느냐에 따라 훈련의 성패가 달려 있다고 볼 수 있다.

① 원하는 행동으로 유도하기

훈련자가 원하는 행동을 했을 때는 칭찬, 애무, 먹이 또는 개가 좋아하는 것을 활용하여 보상을 해주고, 원하지 않는 행동을 했을 때는 칭찬하는 말이나 물리적인 교정을 하며, 상관없는 행동들은 무시함으로써 개로 하여금 훈련자가 원하는 행동을 하도록 만들어 가는 것이다.

② 타이밍 (Timing)

개가 원하는 행동을 하거나 원하지 않는 행동을 할 때, 그 행동으로부터 수백분의 일초 이내에 칭찬 또는 교정을 한다. 이처럼 칭찬 또는 교정이 행동과 거의 동시에 이루어질 경우 개는 적은 수의 반복만으로도 분명한 연상을 하게 되어 훈련시간과 노력을 절약할 수 있다.

③ 타이밍은 왜 중요한가?

교정을 힐 때는 개의 어떠한 행동에 내하여 교징을 가하는 것인시를 냉확히 하고, 교정하고자 하는 행동을 하는 순간 곧바로 교정을 가하는 것이 필요하다. 만약에 교정을 가하고자 하는 행동을 한 뒤 조금 있다가 교정을 가한다면 개는 엉뚱한 행동에 대해 자신이 교정을 받았다고 생각할 수 있다. 예를 들어 개가 다른 개를 향해 짖다가 앉았을 때 훈련자가 앉아있는 개에게 교정을 가 했을 경우 개는 자신이 다른 개에게 짖은 행동이 잘못되어 교정을 받은 것이 아니라 자신이 앉은 행동에 대해 교정을 받았다고 생각할 것이다.

④ 책임 가르치기

사람의 경우 무엇을 배우는 동안은 재미있어서 열심히 하지만 일단 배우는 과정이 지나면, 그것은 일이라 생각되고 그렇게 되면 새로움에서 나오는 재미도 없어져서 하기 싫고 꾀를 부리게 된다. 개의 경우에도 마찬가지로 생각되는데 어떤 목적을 위하여 훈련시킨 개들에게는 이처럼 일이 되었을 경우에도 그것을 해야 할 책임이 있다는 것을 가르칠 필요가 있다.

책임을 가르치기 위해서는 개에게 무엇을 해야 한다는 것 뿐 아니라 어떤 것은 하면 안 된다는 것도 분명하게 알려주어야 한다. 개에게 주어진 명령이나 상황에 말을 듣지 않고 꾀를 부리는 등 부적절하게 반응할 경우 그에 상응하는 결과가 있다는 것을 알도록 해야 한다. 그러나 우리는 개를 앞에 앉혀 놓고 이러한 사실을 납득이 가도록 얘기해 줄 수는 없다. 훈련자는 항상 일관된 칭찬과 교정을 통하여 하기 싫어도 꼭 해야 한다는 책임감을 갖도록 할 수 있을 것이다.

아. 포상(칭찬)의 방법

개들이 어떤 행동을 반복해서 하는 이유는 그 행동이 개 자신에게 긍정적인 느낌이나 만족을 주기 때문이다. 개로 하여금 원하는 일을 하도록 하기 위해서는 원하는 행동을 할 때 상을 내리면 개는 그 상을 받기 위하여 그 행동을 다시 하게 될 것이다. 이처럼 포상을 통한 훈련을 할 때 중요한 것은 원하는 행동과 포상 사이의 연상관계를 형성 시키는 것이다. 그 다음은 형성된 연상관계를 정기적으로 강화 시키는 것이다. 그렇지 않을 경우 아직 확고하게 형성되지 않은 연상관계를 잊어버리게 될 것이다.

① 포상의 종류

포상의 방법에는 여러 가지가 있겠지만 중요한 것은 훈련자가 훈련하고자 하는 개를 잘 관찰하여 그 개가 무엇을 가장 좋아하고 또 무엇을 싫어하는가를 정확하게 파악하여 가장 좋아하는 것을 포상의 방법으로 선택하는 것이다. 대부분의 개들이 먹을 것을 좋아하지만, 공을 아주 좋아하기도 하고, 부드럽고 정다운 말로 격려를 해주거나, 가슴이나 어깨부분을 쓰다듬으며 가볍게 두드려 주는 것을 좋아하기도 한다.

② 포상의 방법

가장 효과적인 칭찬을 하기 위해서는 개의 성격이나 상황에 따라 칭찬의 방법이나 정도를 조절해야 한다. 예를 들어 매우 흥분을 쉽게 하는 개에게 "엎드려"를 시킨 다음 이에 대한 포상으로 열정적으로 쓰다듬어 준다면 그 개는 쓰다듬는 즉시 "엎드려"자세를 깨뜨리고 바로 일어서 버릴 것이다. 이런 경우는 마음이 담긴 조용한 칭찬이나 천천히 살살 쓰다듬어주기를 이용하는 것이 효과적이다.

반면에 소극적이고 여린 성격을 갖은 개의 경우에는 분위기를 한껏 띄운 목소리와 행동으로 칭찬을 해 주는 것이 필요하다. 그러나 이처럼 소극적이고 여린 성격을 갖은 개에게 지나치게 거칠고 열정적인 칭찬은 오히려 개에게 두려움을 느끼게 할 수 있다. 이런 거친 칭찬은 여린 성격을 갖은 개로 하여금 방금 했던 행동을 또 다시 하게 하는 것이 아니라 오히려 회피하도록 할 수 있다.

하지만 신체적 접촉에 둔감하고 자신의 의지가 강한 개의 경우에는 큰소리의 열정적인 몸짓과 큰 행동의 칭찬이 오히려 적합한 상이 될 것이다.

③ 상황에 따른 포상 방법의 변화

개의 기분과 상황에 따라 포상의 방법도 달리 해야 한다. 예를 들어 개가 아주 피곤한 상태거나, 주위가 산만한 환경에서 개에게 원하는 행동을 하도록 하기 위해서는 평상시보다 더 열정적이며 개를 강력하게 끌어 들일 수 있는 포상의 방법이 필요하다. 또한 똑 같은 포상방법의 반복은 개로 하여금 지루함을 느끼게 하여 포상의 효과를 약화 시킬 수 있기 때문에 다양한 포상의 방법을 섞어서 활용하는 것이 바람직하다.

④ 포상의 계속적 사용과 간헐적 사용방법

먹이를 이용하여 개를 훈련시킬 경우 처음에는 원하는 행동을 했을 때마다 먹이를 주는 계속적 사용방법을 사용한다. 이 방법은 개에게 새로운 것을 가르칠 때 원하는 행동과 상과의 연상관계를 빨리 형성 시키는데 도움이 된다. 그러나 개가 이런 연상관계를 형성하고 난 다음에는 원하는 행동을 했을 때마다 먹이를 주지 말고 어떤 경우에는 먹이를 주고 어떤 경우에는 먹이를 주지 않는 간헐적인 방법을 사용한다. 이때 개로 하여금 먹이를 주지 않을 때도 원하는 행동을 했을 때 먹이를 먹는 것과 같은 기대감을 갖도록 하는 것이다. 이처럼 원하는 행동을 했을 때 먹이를 주기도 하고 안주기도 하는 간헐적인 방법으로 훈련을 하게 되면 개는 배운 내용을 가장 오래 기억하게 되고 개들에게 나중에 일이 되었을 때 책임감을 갖도록 할 수 있다.

⑤ 가장 효과적인 포상 방법

개로 하여금 어떤 행동을 다시 하도록 만드는데 가장 중요한 것은 될 수 있는 한 많이 성공하도록 유도해 주는 것이다. 즉 처음부터 너무 어려운 것을 요구하거나 너무 정확한 행동을 기대하여 개로 하여금 실패를 경험하게 하면 개는 그 행동을 다시 하고자 하는 마음이 별로 들지 않을 것이다. 그러나 정확하지는 않지만 원하는 행동에 비슷하게 한 것으로도 칭찬을 받았을 때 개는 성공 했다고 느끼고 그 행동을 또 하고 싶어 하게 된다. 따라서 "성공은 가장 효과적인 동기부여 방법이다"

또 한 가지 매우 중요한 것은 칭찬할 때 마음속으로부터 우러나는 진실한 마음으로 칭찬을 하라는 것이다. 개는 우리가 생각하는 것보다 훨씬 더 우리의 마음과 감정을 민감하게 알아차린다. 훈련자가 입과 행동으로는 칭찬을 하고 있지만 그 칭찬이 형식적이고 진실된 마음이 담기지 않은 칭찬일 때 개는 그것을 곧 알아차리고 칭찬에 대해 시큰둥하게 반응하게 될 것이다. 따라서 칭찬을 할 때 무엇보다 중요한 것은 진심으로 잘했다는 마음속에서 우러나는 칭찬을 해야 한다는 것이다.

자. 교정의 목적

교정은 개를 깜짝 놀라게 하며 신체적 또는 감정적으로 불편함을 느끼게 하는 방법이다. 교정은 절대로 벌이나 복수가 되어서는 안 되며 훈련자가 개에게 후회하거나 미안함을 느끼게 만들기 위해 사용하는 것도 아니다. 교정 시 가하는 신체적 불편함은 개로 하여금 행동의 변화를 찾도록 유도하기 위한 방법일 뿐 이라는 것을 명심해야할 것이다. 교정을 너무 강하게 가하면 개는 너무 큰 충격을 받아 대안을 찾을 수 없을 정도로 지나치게 움츠러들고, 교정이 너무 약하게 가해지면, 개에게 오히려 저항감만 더 갖게 할 수 있기 때문에 적절한 교정이 필요하다. 흔히 "안 돼"라는 말을 가장 흔히 사용하는데, 부적절하게 쓰이는 경우가 많다. 어떤 강아지들은 그것이 자기 이름인줄 아는 경우도 있다. "안 돼"는 항상 같은 어조로 항상 같은 톤으로 말을 해야 효과가 있다. 좀 더 큰 효과를 얻으려면 될 수 있는 한 낮은 어조로 같은 개가 으르렁거리는 것처럼 해야 효과가 있다.

① 교정이 전달하는 메시지

교정은 빠르고 감정 없이 객관적으로 가해야 한다. 화풀이나 실망감이나 좌절감 없이 교정은 체벌이 아니고 단순히 "지금 하고 있는 것은 옳지 않아 "그만해 "와 같은 메시지의 전달이다. 교정 시 훈련자의 감정이 포함되면 교정은 체벌로 변하고 이러한 체벌은 주인의 감정을 만족시킬지는 모르지만 개는 훈련자를 두려워하게 될 뿐 아니라 원하지 않는 개의 행동을 변화 시키는 데는 도움이 되지 않는다.

② **교정이 필요한 행동과 필요하지 않은 행동**

어떤 행동은 교정 없이도 훈련자가 개의 특정행동을 무시하는 것만으로도 그 행동을 점차로 없앨 수 있다. 예를 들어 훈련자나 가족이 집을 비웠다가 집에 돌아왔을 때 개가 지나치게 야단법석을 떨며 훈련자에게 달라붙을 경우 훈련자는 단순히 개에게 전혀 아무런 반응도 보이지 않음으로서 점차 개의 지나친 야단법석을 없앨 수 있다. 왜냐하면 개가 밖에서 막 들어온 사람한테 야단법석을 떨며 달라붙는 것은 그 사람으로부터 어떤 반응을 얻고 싶어서인데 그 사람이 아무런 반응도 보이지 않는다면 개는 점차로 이러한 지나친 야단법석을 떠는 행동이 아무런 효과가 없다고 생각하고 이 행동을 그치게 될 것이다.

그러나 여러분이 개가 쓰레기를 뒤지는 행동에 대해 아무런 반응도 보이지 않는다고 해서 개가 스스로 그 행동을 그만둘 것이라고 생각하는 것은 무리이다. 왜냐하면 쓰레기를 뒤지는 행동에는 좋은 냄새와 또 먹을 것을 찾을 수 있다는 보상이 그 자체에서 주어지기 때문이다. 다시 말해서 만약에 개가 원하는 보상이 당신을 통해서 주어지는 경우라면 당신이 개의 특정행동에 대해 아무런 반응도 보이지 않음으로 해서 그 행동을 점차 없앨 수 있지만 그자체로서 보상이 주어지는 행동의 경우에는 개에게 교정을 가함으로서 그 행동을 그만두게 할 수 있다.

③ **교정의 남용은 절대 금물**

반드시 필요한 경우에만 교정을 해야 한다. 많은 사람들은 일단 교정방법 특히 물리적 교정을 하는 방법을 배우고 나면 개에게 동기부여를 통해 원하는 행동을 하도록 유도하는 대신 물리적 교정을 남용하는 경향을 보인다. 그러나 분명한 것은 동기부여(포상)나 신체적 감정적 동화를 통한 방법이 개의 훈련에 있어서 가장 바람직한 방법이라는 것이다. 장애인도우미개와 같이 자율성을 중요시하는 훈련에 있어서는 불필요하게 가하는 교정이나 남용은 아주 위험한 일이다.

그리고 또 한 가지 중요한 것은 반쯤 가하는 교정이란 없다는 것이다. 즉, 교정을 가하던지 안 하던지 확실하게 해야 하는 것이다. 이 행동은 조금 잘 못된 것이니까 반쯤 교정을 가한다고 생각하는 것은 잘못이다. 교정의 강도는 개의 크기와 성격에 따라 달라지겠지만, 기본적으로는 개로 하여금 하고 있던 행동을 중단하고 새로운 행동의 대안을 찾을 수 있는 정도가 적당하다고 할 수 있다.

④ **교정방법의 종류**

- 손가락질을 하면서 "안 돼"라는 강한 어조와 화난표정으로의 음성교정
- 주먹의 엄지 쪽으로 개의 턱을 아래에서 위로 툭 치며 충격을 가하는 방법
- 초크 체인을 당겨서 개의 목에 물리적 불편함을 주는 방법
- 마치 우연히 그렇게 된 것처럼 가장한 교정방법. 예를 들어 개가 바닥의 어떤 물건에 대해 지나치게 쿵쿵거리며 냄새를 맡을 때 우연히 실수로 그런 것처럼 개에게 퉁하고 부딪치는 방법

⑤ 씹는 버릇 고치기

강아지 때는 이갈이를 하기 때문에 잇몸이 가렵고 싱기를 좋아한다. 생후 1개월 정도되면 닥치는 대로 씹으려 하는 경향이 있다. 원칙적인 해결 방법은 강아지가 씹지 말아야 할 물건을 치워두고 다른 씹을 거리를 주는 것이다. 만약 치울 수 없는 것들을 씹을 경우에는 개가 싫어하는 특유의 맛과 향을 보이는 스프레이 약품들을 사용하면 효과가 있다. 경우에 따라 고가의 가구를 씹어 손상을 주거나 전선 등을 물어뜯어 위험에 처하는 경우가 발생할 수 있다.

⑥ 짖어대는 버릇

고치기가 상당히 어려운 버릇이다. 손쉬운 방법은 강아지가 짖을 때면 엄한 목소리로 "안돼"라고 하고 멈추면 칭찬을 해 주는 것이다. 특히 주의할 것은 사람이 같이 소리를 지르지 않도록 하는 것이다. 다른 방법으로는 짖을 때 입에다가 액체를 뿌리는 것이다. 물총 등을 이용하는 것은 효과적인데 강아지가 물을 싫어해서 물총에 맞으면 자신이 혼난다는 것을 알기 때문이다. 또한 대체훈련이 있다. 대체훈련이란 강아지가 짖으려 할 때 다른 행동을 하도록 명령하는 것이다. 예를 들어 짖으려 할 때 '앉아' 라고 하면 주인의 앉아 명령을 따르려고 짖지 못하게 된다. 개가 짖는 것은 지극히 당연한 것이다. 단지 너무 짖는다. 던지 적당하지 않은 시간대에 짖는 것이 문제이다. 짖는 것을 그만 두게 하기 위해서는 우선 왜 짖는 것인지 그 원인을 찾는 것이 중요하다. 몇 일간 짖는 행동을 Check할 수 있다면 그 해결책을 찾는 것도 가능할 것이다. 집에 없을 때는 옆집의 도움을 받든가 비디오나 녹음테이프를 활용하는 것도 좋다. "몇 시에 짖는가(시간대 몇 분간 짖는가).", 어디에서 짖는가. (실내, 실외, 집밖, 정원 안, 차안), 무엇을 보고 짖는가. (사람, 동물, 아무것도 아니다, 모든 물건), 짖고 있을 때 누가 있는가. (가족, 다른 동물들) 등을 메모를 하다보면 무엇인가 보이게 될 것이다. 왜, 무엇이 짖는 동기가 되었는지 알게 되고 그것에 대한 해결법도 알게 될 것이다. 원인을 알았다면 다음은 동기를 약하게 한다. 짖는 원인과 그것에 주어진 강화인자(포상)을 확인 할 수 있으면 그 개의 행동을 바꾸기 위한 수단을 사용 할 수 있을 것이다.

짖는 문제를 해결하기 위해서는 그 개에 맞는 올바른 교정법을 선택하여야 하며 주인 자신이 사용하기 쉬운 행동 교정법 알아야한다. 견 종, 성격, 본능 및 충동 등은 짖는 행동의 바탕에도 영향을 준다. 특정의 성격의 개에게 효과적이었던 방법도 또 다른 개에게는 맞지 않을 수도 있다. 벌을 주는 것에 의해 짖는 것을 그만두게 하는 것은 가능하겠지만 적절하지 않은 벌에 의해 지배적인 개의 공격성을 강화 시켜 버릴 수도 있고 겁쟁이 또는 공포 반응을 보이는 미숙한 개에게 벌을 줘 버리면 사태는 더욱 악화 될 수 있다. 당사자들의 생활환경을 고려하는 것도 중요하다. 주인이 하루 중 대부분을 밖에서 보내는 경우는 부재시에도 준비 할 수 있는 방법과 행동 교정법을 선택하고 실외에서 기르고 있는 경우 등 그 생활환경에 맞는 적절한 방법을 선택하는 것이 중요하다.

포상을 한다.

적절한 행동에는 포상을 해준다. 짖어 버릴 것 같은 상황 하에서 개가 조용히 할 수 있도록 도와주고 동시에 개가 자발적으로 한 것 같이 해주고 나서 포상을 한다.

익숙하게 해줘 버린다.

개가 짖는 상황을 몇 번이고 반복해서 접하게 함으로서 민감한 자극에 익숙하게 해 준다.

포상을 없앤다.

개로서는 자기가 한 행동에 아무런 보상이 없다고 판단되면 그 행동은 감소하거나 없어져 버리게 된다.

벌을 가한다.

쓸데없이 짖는 것 중에는 개의 성격과 준비된 벌의 종류에 따라 효과가 있을 수 있다. 하지만 겁쟁이 개에게 벌은 신중을 기해야 하며 또 벌은 주인이 주는 것이라고 개가 느끼게 하지 말고 주위의 환경에서 오는 것이라는 인상을 개에게 주어야 한다. (예, 분무기, 경적등)

원인을 제거한다.

짖는 원인을 찾아서 제거하거나 주의력을 다른 곳으로 유도하면 좋아 질 수 있다.

관련 짖게 되는 것을 바꾸어 본다.

문제의 원인에 대해 개가 새로운, 보다 바람직한 반응을 보이도록 한다. '역조건부여'라고도 한다.

단계적으로 적응시킨다.

개가 두려워하는 요인을 찾아 서서히 접근시킴으로서 두려움을 해소시켜준다.

주인이 리더가 된다.

주인이 확실한 리더임을 개에게 가르칠 것, 그렇게 하면 개는 짖지 않으면 안 된다고 하는 책임을 포기하게 될 것이다.

타협

서로 조금씩"give and take", 서로 타협에 의해 생각이 다름을 극복 할 수 있다.

양립하지 않는 행동을 훈련한다.

개가 짖을 때 다른 행동을 하게 하기 위하여 포상을 하면서 훈련한다.

장난감의 활용

개를 특정의 장난감에 열중하도록 한다.
(분리불안으로 짖는 개에게 효과 있다)

의존도를 덜어줌

문제의 근원이 특정한 사람과의 과잉 결속으로 인한 분리 불안 이라면 다른 사람으로 하여금 역할을 대신하도록 함으로서 특정인에 대한 관계를 완화시킬 수 있다. 모른 척 하는 방법도 있다.

침착한 음악을 들려준다.

경음악 또는 TV를 계속 켜 놓아 개가 외로워하지 않게 한다.

외출신호에 대한 순응

가방을 든다던지 하는 외출 신호를 반복해서 하면서 외출은 하지 않음으로서 개가 외출 신호에 둔감하도록 한다.

젠틀리더의 사용

개가 짖으려고 할 때 젠틀리더 (말의고삐와 같음)를 사용하거나 개에게 착용하는 것만으로도 효과를 볼 수 있다.(물리적, 심리적 보조수단)

불쾌한 맛으로 행동저지

짖을 때에 개의 구강 내에 소량의 레몬즙을 주입하거나, 사람용의 구취방지 스프레이를 사용해도 좋다. 하지만 이 경우 주인과 벌을 결부시키지 않도록 하며 사람 손을 무서워하지 않도록 해야 한다. 이런 사태를 피하기 위하여 벌을 몇 번 준 다음에는 손위에 개가 좋아하는 음식 등을 놓고 같은 행동(개의 입에 손을 가까이 해서 물건을 넣음)을 반복하도록 한다.

짖음 방지 목걸이

여러 가지 모양의 상품이 시판되고 있다. 짖으면 Shock를 주는 것도 있는가 하면 초음파를 내는 것, 감귤류의 냄새가 나는 것도 있다. 하지만 모든 상품이 짖는 것에 대하여 벌을 주는 것을 전제로 만들어 졌기 때문에 일반적으로는 신체적, 정신적 부작용이 생길 수 있기 때문에 그 사용에 충분한 연구가 필요하다.

성대수술

수술을 하여 성대를 제거하는 방법으로 수술을 받은 후 개는 짖지만 쉰 목소리가 나오게 된다. 어떤 수술이라도 어느 정도의 위험은 동반하는 것이지만 이 수술에는 합병증이 보고되고 있고 수술 후 성대가 재생되어 다시 짖게 되기도 하고 재생된 조직이 기도를 막아 버리는 예도 있다. 수술하기 전에 전문가의 의견을 구한다.

개에게 어떤 Message를 보내고 있는가?

스트레스의 원인이 되는 상황이 생겼을 때 주인이 긴장을 해서 [괜찮아]를 말하면서도 자신의 불안을 밖으로 내 보이는 것은 피해야 한다. 먼저 주인이 긴장을 풀고 [모두 괜찮다]라고 하는 신호를 보내며 개, 그리고 불안의 원인에 주목하지 않도록 한다. 개가 노려보고 있다면 천천히 눈을 깜빡이며 하품을 하면서 얼굴을 돌린다. 이것은 개들 간에 서로 통할 수 있는 상대를 침착하게 할 수 있는 중요한 신호이다.

운동, 그리고 사교

마지막으로 짖는 개에 대하여 무엇보다도 기본적인 대응을 알아본다. 심신 모두 충분한 운동을 시키는 것이다. 개에게도 [할일]이 필요하다. 아침 산보는 개와 주인에게 모두 유익한 것이다. 개는 보다 많은 세상을 경험하게 되어 무엇인가 [이상한일]이 일어나도 과도한 반응을 보이지 않게 된다.

7) 배변훈련

배변훈련은 상당히 긴 시간과 인내심 그리고 끝없는 사랑을 요구한다. 어린아이에게 가르치듯이 차근차근 한 가지씩 가르쳐야 하기 때문이다. 우선은 강아지가 머무는 주변에 배변패드를 깔아준다. 강아지들은 잠에서 깨어난 후, 식사 후에 주로 대소변을 보기 때문에 이 시간에는 강아지 곁에서 대소변을 볼 때까지 인내심을 가지고 지켜보아야 한다. 배변패드를 사용할 때는 대소변 유도제를 함께 사용하면 더욱 효과적이다. 정해준 자리에 대소변을 보면 많이 칭찬해 주도록 한다. 강아지는 영리하기 때문에 칭찬과 꾸중의 차이점을 안다. 그리고 칭찬과 더불어 꼭 포상을 해주어야 한다. 자신의 행동에 대한 칭찬과 포상이 있다면 강아지들은 배변훈련을 즐거워할 것이다. 배변패드의 위치는 일정기간동안 고정시켜 주어서 강아지가 혼란을 일으키지 않도록 신경 써 주어야 한다. 계속 배변패드 위에 대소변을 보면 조금씩 배변패드의 위치를 이동시켜 준다. 만일 강아지가 실수로 다른 곳에 대소변을 본다면 야단을 쳐야한다. 하지만 이미 대소변을 보고 난 후 한참 시간이 지나서 야단을 치면 전혀 효과가 없다. 시간이 지나면 강아지 자신이 대소변을 본 것과 혼나는 것을 연계해서 생각지 못하기 때문이다.

① 애견이 주로 대소변 보는 시기

자고 일어난 후 대소변을 보는 경우가 많다. 특히, 애견이 대소변을 보고 싶어 할 때는 여기저기 냄새를 맡으며 자리를 찾게 된다. 이때 원하는 장소가 아닌 곳에 자세를 취하면 그 순간 "안 돼" 하고 소리 친후 원하는 곳에 옮겨 놓는다. 그러면 애견은 나름대로 자신이 원했던 자리가 아닌 까닭에 금방 일을 보지는 않을 것이다. 이 상태에서 10~20분 정도 꾸준히 지켜보다가 대소변을 보면 즉시 칭찬을 한다.

② 끈기 있는 지속적인 반복훈련만이 최고의 효과를 발휘

가끔 생각날 때 훈련시키는 등 원칙과 목표 없이 기분에 따라 즉흥적으로 배변훈련을 시켜서는 안 된다. 그러면 지금까지 해온 성과마저 잊어버리게 됩니다. 배변훈련에 있어 왕도는 없다. 끈기 있는 지속적인 반복훈련만이 소기의 목적을 달성할 수 있다.

③ 칭찬과 꾸짖음은 해당 행동을 하는 즉시 실시해야 한다.

칭찬과 꾸짖음은 해당 행동을 하는 즉시 실시해 주어야지 만일 대소변을 본 후 한참 뒤에 혼내게 되면 애견은 그 이유를 알지 못해 매우 혼란스러워 한다. 또한 욕실을 배변장소로 이용할 때에는 배변 시에 욕실로 데려가신 후 문을 열고 지켜본다. 애견이 배변을 볼 때 까지 욕실을 벗어나지 못하고 배변을 하면 칭찬을 하고 데리고 나온다. 간혹 바쁘다고 욕실에 애견을 가두는 경우가 있는데 이렇게 되면 애견이 욕실을 자신의 영역이라고 착각하게 된다. 애견은 이 영역을 지키기 위해서 최대한 배설을 참았다가 주인이 확인을 위해 문을 열게 되면 재빨리 밖으로 나가서 배변을 하고 다시 욕실로 들어가게 된다. 그리고 애견이 원하는 장소가 아닌 곳에 배변을 보았다면 냄새를 확실히 없애 주어야 한다. 이렇게 지속적으로 며칠

동안 하여야 하는데, 어떤 경우는 10-15일간 하여야 하기도 한다. 그리고 포상으로 간식을 주는 것도 효과를 볼 수 있는 좋은 방법 중 하나이다.

④ 원하는 장소에서 배변, 배뇨가 안 되는 이유

다음과 같은 예를 생각할 수 있다.

a. 건강이 안 좋다.
b. 적절한 훈련을 받은 적이 없다.
c. 개가 흥분해 있다.
d. 마킹(냄새 묻힘)을 하고 있다.
e. 복종의 뜻을 나타내기 위하여 배뇨한다.
f. 공포, 스트레스, 불안해하고 있다.

⑤ 증상에 따른 교정법

a. 건강이 좋지 은 경우.

강아지의 설사, 방광염, 노견의 실금등과 같이 배변 훈련에 직접적인 관계를 가진 병도 있고 건강이 좋지 않으면 훈련에 집중한다는 것이 개에게는 어려운 일이므로 반드시 훈련 전에 수의사에게 건강Check을 받도록 하는 것이 좋다.

b. 적절한 훈련을 받은 적이 없다.

개가 원하지 않는 장소에 배변, 배뇨를 하는 것은 사육자의 훈련, 관리능력의 결여가 중요한 원인일 수 있다. 화장실은 어디에 있는지 그리고 배변해서는 안 되는 장소는 어디인지를 개가 정말 이해하고 있는가? 생각해 보아야 한다. 처음에는 시간을 정해서 주인이 배변을 시켜 주고 하지만 어느 시기부터는 개가 자발적으로 행동 할 수 있게 되어 개에게 책임을 갖게 하지 않으면 안 되는 것이다. 한편 개의 욕구에 지극히 둔감하고 무심한 주인은 배변 훈련을 성공적으로 할 수가 없다.

c. 흥분한 경우

주인을 오랜만에 만나거나 흥분하기 쉬운 상황이 되면 젊고 활발한 개중에는 배뇨를 하는 경우가 있다. 때로는 순간적으로 동작을 멈추고 배뇨하고 다시 움직이는 경우도 있다. 복종을 나타내는 배뇨와 마킹과는 다르게 몸 전체의 자세는 바뀌지 않는다. 이런 경우는 대개 개의 성장과 함께 없어져 버린다.

이런 경우 개의 방광에 소변이 차 있지 않으면 무의식중에 배뇨하는 일도 줄어든다. 개가 배뇨 할 때까지 될 수 있으면 흥분하지 않도록 한다. '동기부여'를 사용한 유도적인 훈련법으로 평상시에 '조용히'라고 나지막하게 속삭이던가. 침착해 질 수 있는 훈련을 하여 두면 이런 때 응용하는 것도 좋다. 또 개가 흥분할 것 같으면 개를 앉도록 하면 흥분도 가라앉고 배뇨하는 버릇도 사라질 것이다. 또한 개가 흥분하지 않도록 개에게 눈을 맞추지 말고 벽을 본다던지 무관심한 척하는 것도 좋은 방법이다.

d. 마킹 (냄새 묻힘)을 하고 있는 경우

소변으로 하는 마킹은 암수 모두 하며 특히 거세 하지 않은 수컷의 성견에게서 많이 나타난다. 개는 비언어적인 커뮤니케이션으로 생활하기 때문에 자신의 소변 냄새를 묻혀 놓는 것은 세력권의 주장과 구애의 메시지라고도 할 수 있다. 때로는 다른 개가 지나갈 가능성이 높은 곳이나 세력권의 경계선 위에다 묻혀 놓는 경우가 많으며 집 앞의 울타리, 나무, 길게 드리워진 커텐등이 빈번하게 묻혀 지는 장소이며 또 지배적인 메시지로서 다른 개의 잠자리나 소유물 등에 소변을 묻히는 경우도 있다.

이런 경우 집 앞의 길에 사람이나 동물이 지나가기 때문에 마킹을 해야지 라고 행동하는 개가 대부분이기 때문에 케텐을 올려놓던가. 개를 길과 접해 있는 방에는 들여보내지 않도록 해서 자극을 줄여 준다. 라디오 등을 켜서 지나다니는 사람의 소리가 안 들리도록 하는 것도 좋다. 정원에서는 길옆이 아닌 곳이나 산보하러 나가서 세력권으로부터 멀리 떨어진 곳에서 배뇨하도록 유도한다. 수캐는 거세를 함으로서 59%나 마킹이 줄었다는 연구 결과도 있다. 또한 개가 리더가 되기 원하는 본능을 억제시켜 준다면 마킹의 횟수는 크게 줄어 들 것이다. 마킹을 적게 하기 위하여 팬티를 입히는 방법도 있다.

e. 복종의 뜻을 나타내기 위하여 배뇨하는 경우

복종을 나타내는 배뇨는 확실한 의지의 표현이다. 때로는 젊은 개와 경험이 부족한 개들이 동료 또는 주인인 리더에게 경의를 표하기 위하여 배뇨한다. 그리고 복종을 나타내는 몸의 움직임이 동반된다. 배를 내놓으며 시선을 빗기게 하고 상대를 핥음과 동시에 미소 짓는 것과 같이 입술을 뒤쪽으로 잡아당기기도 한다. 이 행동은 인사를 하고 있을 때와 칭찬을 받을 때 잘 나타난다. 난폭하게 취급을 받은 경험이 전혀 없는 개에게도 복종을 나타내는 배뇨를 하는 경우가 있다. 그러나 벌이 내려 질 것 같은 경고가 있는 것만으로도 복종을 뜻하는 배뇨를 하는 개도 있지만 개가 성장하여 자신감이 생기면서 자연적으로 없어지는 수가 많다. 이런 경우 개가 침착해 질 때까지 개의 주위에서 움직이지 말고 잠시 동안 개를 무시하는 것이 좋으며 시선을 맞추지 말고 손으로 쓰다듬지도 말고 개가 공을 좋아한다면 공을 던져주어 인사하기 전에 긴장이나 흥분을 가라앉히는 것이 좋다.

f. 개가 공포, 스트레스, 또는 불안에 짓눌려 있는 경우

불안에는 여러 가지 원인이 있고 불안해하는 개는 적절하지 못하게 배변, 배뇨를 하는 경우가 있다. 이런 개는 짖거나, 물건을 물어뜯거나, 땅을 판다던지, 계속 핥는다던지 하는 스트레스에서 오는 행동이 나타난다. 또한 벌의 경고나 쫓기는 것, 큰 소음 등으로 배뇨나 배변을 하는 수도 있다. 이런 걱정이 많은 개는 안정을 구하고 있다. 거짓외출을 해서 몇 분 후에 귀가하는 것을 여러 번 반복하기도 하고 집안에서 개와 떨어져 있는 시간을 길게 하기도 하고 짧게 하기도 하여 주인과 떨어져 있으므로 불안해하는 것을 완화시킨다. 또는 개를 묶어 따라오지 못하게 하면서 개의 마음을 달래 줄 수 있는 장난 감등을 주고 개가 그것에 싫증을 내고 불안해하기 전에 되돌아온다.

무엇 때문에 스트레스가 쌓였는지를 잘 관찰하여 그것을 해소 하도록 노력하면 개의 행동도 많이 좋아 지게 된다.

⑥ 배변 훈련의 Guide line

배변 훈련에 있어서 가장 중요한 것은 "감시" 하는 것이다. 훈련을 시작하고부터 처음의 몇 일간 실수하지 않도록 한다면 배변훈련의 성공률은 높아 질 수 있으므로 가족 중에 누군가가 집에 있을 수 있는 상황에서 시작하는 것이 좋다.

개는 본능적으로 잠자리를 더럽게 하는 것을 싫어한다. 이런 개의 본능을 이용하여 개가 잠자리와 배변장소를 나누기 어려운 좁은 장소에 개를 일시적으로 가두어둘 수 있으면 개는 배변의 욕구를 참아내는 법을 배우게 된다. 즉 개의 생활권을 축소시킨다는 것이다. 이렇게 가두어 두는 방법은 개가 배변을 참게 하는 것이며 개를 감시하기 위한 것이다. 개집(cage),울타리(circle)가 너무 크면 개가 그 안에 화장실을 만들어 버려 가두어 두는 의미가 없어진다. 이렇게 참도록 하고 있다가 배변할 시간이 되면 화장실로 데리고 가서 변을 보게 한다. 화장실용 울타리 (Toilet circle)사용법은 울타리 안에 잠자리와 화장실을 나눌 수 있도록 조금 큰 울타리를 준비한다. 울타리 한쪽에는 잠자리를 마련하여 주고 다른 한쪽에는 신문지를 깔아 신문지에 배변을 하는 방법을 가르친다. 만일 신문지를 깔지 않은 장소에 변을 본다면 잠자리를 제외한 모든 부분에 신문지를 깔아 주었다가 신문지에 변을 보는 습관이 생기면 신문지의 면적을 차츰 줄여나가서 한쪽 귀퉁이에서 변을 보도록 하고 이것이 익숙하여 지면 울타리의 한쪽 면을 열어주고 생활하면서 신문지에 변을 보도록 하다가 차츰 울타리를 치우고 신문지를 원하는 장소로 조금씩 이동한다.

커버린 성견이나 개집(Cage)에 들어가는 것을 좋아하지 않는 개들에게는 개집에 들어가는 것을 좋아 할 수 있도록 "조건부여"가 필요하다. 억지로 개집에 가두거나 하는 방법은 오히려 개에게 거부감을 줄 수가 있다. 처음에는 개집의 문을 열어두고 그 안으로 개가 좋아하는 간식이나 장난감을 개집 안에 던져주어 개가 자연스럽게 개집 안으로 들어가 머물 수 있도록 한다. 이때 처음에는 개집의 문을 잠가 버리지 않도록 한다. 또 한 가지 방법은 개를 개집에 넣고 문을 열어 놓은 채 개를 쓰다듬으며 개집 옆에 머물면서 개를 안심시키는 것이다. 대부분의 개는 음식을 먹으면 잠시 후에 배변하게 된다. 그러나 배뇨는 보다 빈번하다. 유견은 특히 활발하게 활동하고 있을 때는 1시간마다 배뇨해야 할 정도이다. 그러나 생후 12주가 되면 적절하게 관리가 잘된 개라면 밤중에 7시간 정도는 참을 수 있을 것이다. 밤늦게 사료나 물을 주지 않는 것도 좋은 방법이다.

개를 화장실에 데리고 가는 시간은 아침에 한번, 놀이와 운동 후에 한번, 낮잠 후에 한번, 그리고 밤에 잠자기 직전이다.

바른 장소에서 개가 배변하면 즉시 칭찬을 해 준다. 칭찬의 방법은 먹이든 공이던지 개가 좋아하는 것을 이용하되 화장실 옆에 준비 해 두었다가 바로 칭찬 해준다. 개가 올바르게 배변을 했으면 집안에서 약간의 자유를 허락해도 좋다. 그래도 아직 감시가 필요한 단계이므로 방 하나 정도를 개방하고 관찰한다. 이때 개의 행동이 킁킁 하고 바닥의 냄새를 맡으며 빙글빙글 돌기 시작하는 등 신호를 보내는 행동에 조심한다. 개가 화장실의 장소를 제대로 이해하고 보다 신뢰 할 수 있게 되면 다른 방도 서서히 개방하고 마지막으로 집안 전체를 자유롭게 다닐 수 있도록 한다. 주인의 태도는 항상 일관성 있고 분명해야 한다. Yes인지No인지 확실하게 개에게 전달하는 것이 중요하고 '혹시''어쩌면'과 같은 추상적인 태도로는 개에게 주인의 의사를 전달 하기는 어렵다. 개를 감시하기 위하여 개의 목에 방울을 달아 주는 것도 좋은 방법이다.

몇 번은 잘 하는 듯 하다 가끔 한 번씩 다른 곳에 배변을 하는 경우가 있다. 이때 개의 코를 배변 한 곳에 바짝 들이밀던가, 신문지 등으로 개의 엉덩이를 때리는 경우가 있다. 하지만 이런 방법은 그다지 도움이 되지 않는다. 오히려 주인과 개의 사이에 상처만 생기고 주인을 두려워하게 되어 혼란이 생길 뿐이다. 개가 정말로 벌의 의미를 이해하고 있는지 생각해 보아야 한다. 개는 추리력이 없다는 것을 항상 염두에 둔다.

개가 배변 장소가 아닌 곳에다 배변하려고 한다면 벽을 손으로 두드리던가. 손뼉을 쳐 소리를 내게 되면 개는 그 소리를 듣고 순간적으로라도 행동을 중단할 것이다. 이때를 이용하여 개를 화장실로 데려 갈 수 있으면 대 성공이다.

더럽힌 장소를 청소 할 때는 개에게 보이면 안 된다. 개들 중에는 사람의 관심을 끌거나 사람을 기뻐하게 하려고 무엇이던지 해 버리는 개도 있다. 개에게는 말을 하지 말고 무시 한 채로 냄새가 나지 않도록 물과 세제로 깨끗이 닦아내고 탈취제 등을 뿌린다. 그리고 그 장소가 완전히 마를 때까지 개가 접근하지 못하도록 물건 등을 이용하여 가려둔다. 다음부터는 개를 보다 주의 깊게 관찰하여 재발 방지에 최선을 다한다.

어떤 개가 12월에 새로운 가족에게 왔습니다. 그 집은 단독 주택으로 문을 열어 주면 정원에 가서 배변을 하도록 훈련을 했습니다. 어떤 날은 정원에서 배변을 하고 어떤 날은 베란다에다 배변을 하는데 자세히 관찰을 해보니 베란다에서 배변을 하는 날은 반드시 춥고 눈이 오는 날 이었고 따뜻하고 날씨가 좋은 날은 스스로 정원으로 내려가는 것이었다.

이것은 주인이 가르친 것과 개가 학습한 것이 어긋나 버린 예이다. 이 개가 눈이 오는 날 이 집에 왔고 이 개의 머릿속에서 만들어진 '관련지움'은 '화장실=눈위'이었던 것이다. 날씨가 따뜻해져 정원에 눈이 없고 베란다에 눈이 있으면 베란다가 화장실이었던 것이다. 그 이후 봄이 되면서 눈은 찾을 수 없었지만 다행히도 풀밭도 괜찮다는 것을 배우게 되어 문제는 해결되었다.

⑦ 신문지 이용법

개가 새로운 집에 왔을 때 화장실을 결정하지 못하고 여기 저기 배변을 하는 경우가 있다. 이런 경우 배변하는 장소에 모두 신문지를 깔아 준다. 예를 들어 3군데에다 배변을 한다고 하면 처음에는 3군데 모두 신문을 깔아 주어 신문지에 배변을 하는 습관을 갖도록 함과 동시에 배변 횟수를 관찰하여 배변 횟수가 적은 장소의 신문지는 치우고 깨끗이 청소를 하고 탈취제를 뿌린 다음 개가 그 장소에 접근하지 못하도록 물건 등을 이용하여 막아둔다.

나머지 2군데 중에서 다시 배변 횟수가 많은 장소의 신문지만을 남겨두고 한군데의 신문지를 치운다. 여기에서 중요한 것은 개가 신문지에 배변하는 것을 잘 배웠는가 하는 것이다. 신문지에 배변하는 것을 잘 배웠다면 신문지를 조금씩 원하는 장소로 이동시키면 된다.

배변 훈련은 먼저 개가 원하는 장소(화장실)에서 배변을 하지 않는 원인을 관찰을 통해서 알아내는 것이 중요하고 꾸준한 인내력을 갖고 훈련을 해야 하며 잘못 했을 때 야단치기 보다는 잘했을 때 칭찬 해 주는 방법이 더 좋은 훈련법이라는 것을 항상 염두에 두어야 한다.

⑧ 강아지를 처음 데려 올 때의 배변 훈련

a. 화장실의 결정

강아지의 배변훈련은 새로운 집에 데려오는 순간부터 1주일 동안이 제일 중요하다. 강아지를 데려오기로 결정했다면 먼저 결정을 해야 할 것이 있다. 먼저 강아지의 잠자리와 화장실의 장소를 결정하는 것이다. 실내 또는 실외로 강아지의 화장실을 결정해둔다. 작은 애완견인 경우나 집이 아파트라면 실내의 화장실이나 베란다를 이용하는 것이 좋고 실외로 결정을 했다면 주인은 반드시 배변을 처리하기 위하여 비닐봉지를 휴대하여야 할 것이다.

- 실내 화장실

실내 화장실로 결정을 했다면 화장실용 울타리(toilet circle)가 도움이 되겠지만 비닐 위에 신문지를 깔아서 훈련 할 수도 있고 화장실용으로 마련한 상자에 종이를 깔거나 시판되는 화장실 훈련용 깔판 등을 사용하는 것도 좋은 방법이다. 데리고 온 강아지는 갑작스런 환경변화에 무척 피곤해 있을 수 있으므로 귀엽다고 데리고 놀지 말고 화장실용 울타리나 개의 화장실로 정한 곳에 개를 내려놓고 상냥하게 말을 걸면서 옆에 있어준다. 물을 밥그릇에 준비해주고 편히 쉬게 하는 것이 좋다. 처음부터 집안에 돌아다니게 하는 것은 화장실 교육을 실패하기 쉽다. 처음에 강아지가 변을 원하는 장소에서 보도록 하는 것이 중요하다. 또 화장실 교육은 첫날부터 시작이 중요하므로 그 강아지의 배변리듬을 될 수 있으면 빨리 파악하도록 한다. 처음부터 잘 관찰하는 것이 중요하다. 화장실 교육이 되기 전에 집안에서 놀게 하는 것은 좋지 않다.

- 생활리듬의Check

배변 훈련의 첫 단계는 그 개의 생활리듬을 Check함으로서 언제 개와 함께 놀아주고 언제 배변/배뇨를 시킬 것인가를 알게 된다.

먹은 음식이 소화되어 배설되는 시간은 일정하다. 따라서 자유롭게 식사하도록 하는 것보다는 정해진 시간에 식사를 하도록 하면 배변의 시간도 자연스럽게 바뀌게 된다. 강아지의 일상생활은 잠자기-잠에서 깸-배변/배뇨-먹기-놀기-잠자기의 일정한 패턴이 있다. 배변/배뇨는 대개 잠에서 깨어난 후, 먹이를 먹은 후 그리고 놀이를 끝낸 후에 하는 경우가 많다.

⑨ 배변에 대하여

개는 하루에 몇 번이나 배변을 할까? 화장실 훈련에 있어서 중요한 일이다. 개체에 따라 차이가 있지만 대체로 배변의 횟수는 사료의 급여 횟수와 비례한다. 사료를 하루에 4번 먹으면 배변도 4번, 성견의 경우 하루에 2번 먹으면 배변도 2번으로 생각해도 좋다. 식사를 한 후와 흥분해서 신진대사가 활발해진 때는 대부분의 개들은 자연스럽게 변의를 느끼게 된다.

⑩ 배뇨에 대하여

개들은 보통 잠에서 깨면 곧 배뇨를 한다. 그러므로 화장실 교육은 이 간단한 생리 현상을 이용해서 하는 것이다.

배뇨의 횟수는 개체에 따라 차이가 있으나 강아지 때는 1시간에 1번 배뇨를 할 때도 있지만 차츰 성장하면서 횟수는 점차 줄어 대체로 배변 횟수의 2배 정도가 된다.

⑪ 배변의 명령어

개가 배변, 배뇨를 할 때 "응가""쉬" 또는 "하나""둘" 하면서 일정한 말을 반복해서 들려주게 되면 개는 그 말과 배변의 행위를 연결시켜 배워 가게 되고 나중에는 "응가"라고 말을 하면 개는 변의를 느끼게 되어 배변을 하게 된다. 원하는 곳에서 배변을 하게 되면 그냥 지나치지 말고 마음으로부터 충분한 칭찬을 해준다.

8) 행동훈련 및 명령어

가. 부르기

명령어: 이리와 (COME)

이 훈련은 언제 어디서나 주인이 부르는 소리에 바로 달려오도록 하지 않으면 안 된다. 아무리 다른 훈련이 잘되었다고 하더라도 주인이 부르는 소리에 주인의 곁으로 오지 않는다면, 또 혹시 달아난다면 다른 훈련은 아무런 의미가 없는 것이다. 먼저 개와 충분히 친해져야 한다. 개가 조금이라도 경계심을 갖고 있다면 불러도 오려고 하지 않을 것이다. 개가 주인에게 오고 싶어 안달이 날수 있다면 더없이 좋은 상황이다. 개를 앞에 앉히고 두세 걸음 뒤로 물러나 잠시 후 손뼉을 치면서 부드러운 목소리로 "이리와"하면서 개를 불러들여 칭찬을 충분히 해 주던가 개가 좋아하는 먹이를 주는 방법도 좋다. 줄의 사용에 있어서 너무 강제성을 띠거나 거칠게 다룬다면 품성이 약한 개들은 위축되어 역효과를 가져올 수 있으므로 조심하지 않으면 안 된다.

나. 앉기

명령어: 앉아 (SIT)

일반적으로 모양 만들기 방법으로 "앉아"라는 명령어와 함께 한 손으로 개의 가슴을 살며시 지탱 하던가 목줄을 위로 살며시 올리면서 다른 한 손으로는 개의 엉덩이 윗부분을 아래로 누르는 방법으로 앉는 자세를 취하게 하는 것이다. 또는 먹이를 이용하여 개에게 시선을 맞춘 후 줄을 이용하여 뛰어 오르지 못하도록 하면서 먹이를 서서히 개의 머리 위로 올려 개가 먹이를 바라보면서 자연스럽게 앉는 자세를 취하도록 한다. 강아지에게 "앉아"하면서 무리하게 힘으로 가르치는 것은 효과 없다. 가장 손쉬운 방법은 음식을 이용하는 것인데, 강아지의 이름을 부르면서 음식이 담긴 그릇을 머리 위로 올려 보여주면 강아지는 주둥이를 들면서 곧 앉게 된다. 이와 동시에 "앉아"라고 말하는 과정을 반복하면 쉽게 익숙해지게 된다. 물론 이 훈련도 반복이 필요하다. 훈련을 위해서는 강아지에게 자유급식을 시키지 말고 먹이를 이런 방법을 통해서 주면 효과를 볼 수 있다. 음식도 훈련에 아주 중요한 도구이다.

다. 엎드리기

명령어: 엎드려 (DOWN)

개를 주인의 옆에 앉게 한 후 왼손으로 개의 목줄을 잡고 오른손의 개가 좋아하는 먹이를 개에게 보여준 다음 개가 달려들지 못하게 하면서 먹이를 개의 앞발 사이로 내린다. 개가 먹이를 먹으려고 몸을 구부릴 때 "엎드려"라고 명령하면서 개의 어깨 부분을 살며시 눌러주어 개가 엎드리면 바로 먹이를 주면서 칭찬해 준다. 또는 개를 앉게 한 다음 왼쪽 팔꿈치로 개의 어깨를 살며시 누르면서 개의 앞발을 앞으로 당겨 엎드리게 하고 칭찬해 준다. 이 엎드리기 훈련은 주인에 대한 개의 복종심을 키워주는 훈련이다.

라. 기다리기

명령어: 기다려 (WAIT)

이 훈련은 엎드리기와 함께 개에게 주인에 대한 복종심을 갖게 하는 훈련이며 개를 통제하는데 꼭 필요한 훈련이므로 인내를 갖고 확실하게 시키는 것이 좋다. 먼저 개가 편안하게 느끼거나 머물고 싶은 장소 즉 개의 집이나 단상, 의자와 같이 약간 높은 곳이 좋다. 이런 곳에 개를 엎드리게 한 다음 개의 눈을 바라보면서 "기다려"라고 명령하면서 손바닥을 개의 안면에 막듯이 보여 주면서 개가 움직이지 않도록 한다. 개가 움직이지 않고 잘 머물러 있으면 칭찬을 해주며 개가 좋아하는 것을 준다. 처음에는 개가 움직일 수 있는 자극을 가능하면 삼가고 차츰 여러 가지 유혹에도 주인의 명령에 의하여 기다릴 수 있도록 한다.

또는 주인에게 자꾸 오려고 한다면 개를 대기 하고자 하는 장소에 줄을 매어 놓고 기다리기를 가르치는 방법도 좋다.

마. 집에 들어가기

명령어: 집 또는 하우스 (HOUSE)

일반적으로 개는 자기 집에 들어가 머물기를 좋아 하지만 그렇지 않은 경우 개의 집을 안락하게 만들어 주고 개가 좋아하는 먹이나 장난감을 집안에 던져 주면서 "하우스"라고 명령하고 개가 집에 들어가면 충분히 칭찬해 주면서 기다리게 한다. 개를 억지로 집에 밀어 넣는 방법은 좋지 않다. 가능하면 개가 좋아서 무의식적으로 들어가도록 동기를 부여하는 것이 바람직하다.

바. 옆에 따라다니기

명령어: 따라 또는 여기 (HERE, SIDE)

개와 동행해서 길을 걷거나 함께 산책을 할 때 개가 앞서서 간다거나 이리저리 왔다 갔다 한다면 상당히 불편하다. 이 훈련은 개가 주인과 동행 할 때 주인의 왼쪽 옆에서 주인과 보조를 맞추어 따라다니도록 하는 것이다. 이 훈련을 할 때는 공이나 먹을 것 등 개가 좋아하는 것을 이용하여 개가 주인을 따라다니도록 하면서 "따라"라는 명령어를 익히도록 한다. 조임줄(촉체인)을 사용하면 효과가 있다. 개가 앞으로 가려고 하면 목줄을 순간적으로 강하게 잡아채면서 옆으로 오게 하고 옆으로 오면 충분히 칭찬을 해준다. 또 벽이나 도랑 등 개가 옆으로 갈 수 없는 곳을 이용하여 개가 자연스럽게 주인의 옆을 따라다니도록 하는 방법도 좋다

9) 공격적인 성향을 가진 개의 훈련

개가 공격적인 성향이 있는 경우 그 자리에서 고치려고 하는 것은 위험하다. 때리면 말을 듣는다고 생각하는 경우도 있지만 이것은 오히려 더 공격적인 성격을 만들수도 있다. 사람을 무는 경우는 대부분 아직 어리거나 거세하지 않은 수컷 개인 경우인데, 일단은 중성화를 해보는 것이 좋다. 외국에서는 공격적인 성향이 교정되지 않는 경우 반려동물로 부적합 판정을 내리고 개를 안락사를 시키는 경우가 많다. 공격적인 성향은 그대로 두면 결코 개선되지 않아 위험하기 때문이다. 그러나 태어날 때부터 공격적인 개는 없다. 교육을 잘 못 시킨 것 때문에 공격적인 성향이 강화된 것이다. 훈련을 하는 동안 개에게 져서는 안 되는데, 너무 어리광을 받아주기만 하면제 멋대로 행동하고 자기 맘에 들지 않으면 바로 으르렁대는 버릇이 없는 개가 되고만다. 가족 구성원 안에서 자기의 서열을 확실히 알고 주인을 대장으로 인식하며 아이들과 잘 놀고 다른 사람들과도 사교적으로 잘 지낼 수 있어야 한다. 간혹 주인만알아보고 다른 사람에게 공격적인 성향을 보이는 개를 흐뭇하게 생각하는 보호자들이있는데, 이것은 매우 위험한 발상이다.

10) 훈련에 필요한 지침

- 훈련은 반복 또 반복을 거쳐서 생활의 일부로 만들어야 한다.
- 따분한 훈련은 역효과가 있으므로 항상 개가 재미를 느낄 수 있도록 해 주어야한다.
- 개와 주인이 같은 팀이라는 의식을 가지고 있어야 한다.
- 항상 긍정적인 태도를 가져야 한다. 항상 칭찬을 아끼지 말고 주인에게 관심만 보

여도 찬을 해주어야 한다. 과잉칭찬은 좋지 않지만 처음에는 일단 개가 주인에게 관심을 가져야 하므로 칭찬은 아끼지 말아야 한다.

- 개가 잘 못하면 칭찬을 하지 않거나 관심을 보이지 않거나 따끔하게 꾸짖는 정도에서 끝 내야 한다.

- 훈련 중에 지켜야 할 것은 일관성 즉 하나의 단어를 사용하면 끝까지 같은 단어를 사용해야 한다. 이 말을 사용했다가 저 말을 사용했다가 하면 개가 혼돈이 온다. 그리고 다른 한 가지는 상황의 일관성도 지켜야 합니다. 즉 어떤 명령을 했는데 이제까지는 잘 들었다가 어느 순간에 듣지 않았다고 하자 예를 들어 먹이를 주는 순간이라면 절대 그냥 넘어가서는 안 된다. 즉시 교정을 해 주어야 한다. 그리고 나서 지시대로 하면 칭찬을 해주는 것이다.

- 예의 없이 행동을 하는 것은 처음에 교정을 해주어야 한다. 지금 시간이 없으니 다음에 하지 이런 생각은 개를 버릇없이 키우게 된다.

- 한 가지를 성공하면 거기에 덧 붙여서 다른 것들을 훈련해야 한다. "기다려"를 하면 처 음에는 1분 그다음은 5분 이렇게 계속 늘려 가야 한다. 30분 정도를 하면 성공한 것이라 봐도 된다. 이 개는 30분 동안 가만히 있으면서 주인에 대한 복종심이 점점 강해질 것이다.

- 목걸이와 개 줄에 익숙해야 훈련이 가능하다. 집에 데려오는 순간부터 목걸이를 해야 하고, 목걸이를 하고 사람을 잘 따라오면 반드시 칭찬을 아끼지 않아야 한다. 처음 사용 하는 것은 될 수 있으면 가볍고 가느다란 제품이 좋다. 목걸이에 익숙해야 개줄에도 적응할 수 있다. 개줄은 당신이 강아지의 주인이라는 상징이다. 혹시 강아지가 개줄을 씹는 경우 그냥 놔두어서는 절대 안 된다. 반드시 엄하게 꾸짖어 주어야 다음 훈련을 할 수 있다.

- 개를 꾸며주는 것에 익숙하게 해야 한다. 치아 손질부터 발톱 털의 손질에까지 모든 것에 익숙해져야 하기 때문에 처음부터 길을 잘 들여야 한다. 빗질이나 솔질을 할 때 분명 강아지는 움직이게 되는데 그렇다고 해서 절대로 빗질이나 솔질을 멈추어서는 안 되고, 강아지가 익숙하도록 해야 한다. 전기기계의 진동이나 드라이기 소리에도 익숙해지도록 잘 견디도록 하고 칭찬을 해주도록 한다.

11) 수의사의 검진

행동 교정을 하기 전에 반드시 수의사의 검진을 받는 것이 좋다. 쓸데없이 짖는 것을 포함한 모든 문제 행동은 종종 몸의 이상을 알리기 위한 신호일 수 있다.

12) 낯선 사람의 방문

신문이나 우유를 배달하는 사람이 오는 경우 어떤 개들은 자기 영역에 낯선 사람이 침범한 것으로 간주하고 마구 짖어 대는 경우가 있다. 이런 과정이 반복되면 강아지는 어떤 사람이 침범을 했는데 자기가 짖으니까 그 사람이 영역을 침범하는 것을 포기하고 돌아간다. 라고 생각하게 된다. 그래서 다음부터는 더욱 세게 짖게 된다. 이런 행동을 제지하려면 힘들더라도 신문배달부가 침입자가 아니라는 사실을 알려주어야 한다. 그렇게 하기 위해서는 이런 낯선 사람이나 방문객이 올 때 주인이 직접 나가 반겨 맞이하는 것이다. 그래서 주인이 있는데서 그 사람이 마당으로 들어오게 되면 강아지는 주인과 서열이 같은 것이 저 사람이구나 생각하여 짖는 행동을 멈추게 된다.

13) 공공장소의 에티켓

개와 동행했을 때 공공장소에서 에티켓을 지키는 것은 당연한 것이다.
① 외출할 때는 반드시 개를 줄로 매어서 데리고 다닌다.
② 개가 다른 사람의 요청 없이 그 사람의 몸이나 물건 등을 냄새 맡거나 몸을 접촉하는 일이 없도록 한다. 그 사람은 개를 좋아 할 수도 있지만 그렇지 않을 수도 있다.
③ 당신의 개가 문 앞 등을 막고 있어서 사람들의 통행에 지장을 주지 않도록 한다.
④ 공공장소에서는 물리적 교정은 피한다. 대부분 사람들은 개의 교정에 대하여 잘 모르기 때문에 단순히 개의 학대라고 생각 할 수 있다.
⑤ 여러분의 개가 다른 개나 사람에게 절대로 으르렁거리거나 달려들지 않도록 한다.
⑥ 절대로 공공장소에서 개를 자기 마음대로 뛰어 놀게 풀어놓지 말 것 예상하지 못했던 일이 순간에 일어 날수도 있다.
⑦ 공공장소에서 용변관리는 가장 중요한 에티켓 중의 하나이다. 용변을 보는 시기는 잠자고 일어나서, 식사 후나 물을 마시고 나서, 열심히 뛰어 놀고 나서, 또는 매 4-6시간마다용변을 보고 싶을 때는 대개 아래와 같은 징후를 보인다. 어쩔 줄 몰라 한다. 낑낑거린다. 반복해서 왔다 갔다 한다. 냄새를 맡는다. 빙글빙글 한자리를 돈다. 앞으로 가기를 거부한다. 그러므로 공공장소에 들어가기 전에 개에게 용변을 보도록 하는 것이 좋다. 용변을 보도록 할 때는 비교적 사람이 많이 다니지 않는 표면이 흙으로 된 곳이 좋다. 항상 비닐봉지를 갖고 다니며 개가 대변을 보았을 때는 비닐봉지에 대변을 담았다가 쓰레기통에 버린다.

Chapter **4**
고양이의 종류와 기원

I. 고양이 기원

1. 고양이의 진화 및 사육의 역사

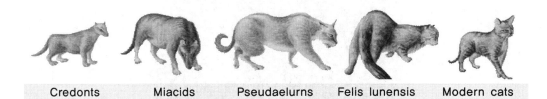

Credonts   Miacids   Pseudaelurns   Felis lunensis   Modern cats

고양이는 식육목 고양이과의 포유류에 속하고, 한자로 묘(描)라고 한다. 애완용 고양이는 아프리카, 남유럽, 인도에 걸쳐 분포하는 리비아 고양이를 사육하여 순화시킨 것이다. 따라서 고양이들의 조상은 5000년 전의 리비아 살쾡이가 선조라고 할 수 있으며, 이 리비아 살쾡이가 고대 이집트 시대 때에 곡물창고의 쥐를 잡아먹었고, 사람들은 쥐로부터 곡식을 보호하기 위해 고양이를 사육하기 시작 하였다. 리비아 살쾡이를 사육하면서 번식을 시작해 시간이 많이 지나며, 지금의 고양이로 모습이 고정 되었다. 시간이 흐르며 고양이는 여러 곳에서 쓰이게 되었으며, 무역선을 통해 여러 지역으로 퍼지게 되었습니다. 아프리카와 인도에 살던 고양이는 유럽과 아시아로도 옮겨지기도 하고, 사람들이 인위적으로 교배를 시켜 종류도 다양해 져서 현재는 약 30~40여 종이 보고되어 있으며, 미국의 CFA (Cat Fancier's Association)에서 인정받은 고양이 종류는 30종에 이른다.

우리나라에서는 중국에서 불교가 전래될 때 경전을 쥐로부터 보호하기 위하여 들여왔다는 설이 있다.

현재 고양이는 개와 더불어 가장 대중적인 애완동물로서 자리를 차지하고 있다.

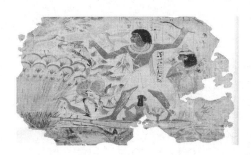 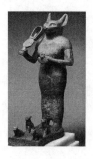 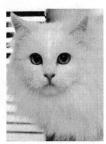

2. 고양이의 선조

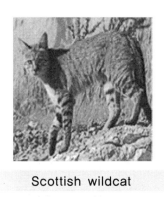

Scottish wildcat

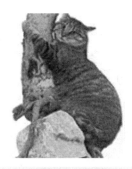

Spanish wildcat

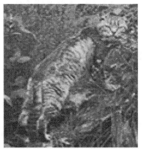

African wildcat

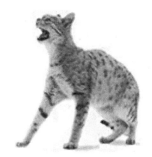

Indian desert cat

고양이는 식육목 고양이과의 포유류에 속한다. 고양이의 선조는 아프리카, 스코틀랜드, 스페인 등의 남유럽, 인도에 걸쳐 분포하였던 야생의 리비아 고양이로 알려져 있다.

인간과 고양이의 만남은 약 5,000년 전으로 거슬러 올라간다. 사람들이 쥐들로 부터 곡물 을 지키기 위해 북아프리카에 서식하는 리비아 고양이를 가축화 한 것이 시초라고 알려져 있다. 온순해서 사람을 잘 따르는 리비아의 들고양이들은 식량이 풍부해지고 고대 이집트의 여러 도시에서 차츰 분포 범위를 넓혀 나가 이후 각지의 들고양이들과 교잡하여 현재의 '고양이' 가 되었다.

고양이는 가축화한 역사가 짧다는 것과 쥐를 잡는 것 이외에는 별로 실용적이지 못하였기 때문에 개들처럼 형태적으로 차이는 별로 없다. 고양이의 품종 연구는 대단한 고양이 애호가였던 빅토리아 여왕에 의해 이루어졌다. 그때까지 각지에서 혼혈과 돌연변이로 여러 가지 종류의 고양이가 탄생하였지만, 현존하는 대부분의 종류는 19~20세기에 영국이나 미국에서 만들어져 품종으로 고정된 것들이다. 새로운 품종을 만들어내고 순혈종을 고정시키는 작업은 지금도 품종 개량가(breeder)들에 의해 계속 되고 있다.

Ⅱ. 고양이 종류

고양이는 장모종(長毛種)과 단모종(短毛種)으로 분류된다. 개와 달리 체격상 차가 적으므로 각 품종 중의 내종(內種)이 발달되어 있다. 고양이는 누가 뭐라고 해도 개와 더불어 가장 대중적인 애완동물이다. 품종은 약 30여 종이 되며 다른 동물에 비해 비교적 오래 사는 편으로 보통 15~25년쯤 산다.

1. 장모종

1) 페르시안 고양이

√ **원산지** : 페르시아 → 영국
√ **기원** : 1800년대
√ **체중** : 3~ 4 kg
√ **털종류** : 장모
√ **체형** : 통통하고 둥글다
√ **털색** : 단일색, 실버, 스모그, 바이칼라 등
      7가지로 분류
√ **눈색** : 청동색
√ **특징** : 둥글고 큰 머리에 작은 귀를 지녔다. 아주 동그란 큰 눈에 짧고 납작
      한 코. 목은 짧고 굵으며 어깨 폭은 넓고 몸통은 짧다. 다리와 꼬리
      도 짧으며 정사각형 체형이다. 긴 털이 장식하듯 몸 전체를 덮고 있
      다.

2) 히말라얀 (Himalayan)

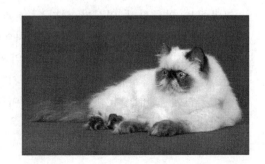

√ **원산지** : 영국, 미국
√ **기원** : 1955
√ **털종류** : 장모
√ **체형** : 통통하고 둥글다
√ **털색** : 포인트컬러

√ **눈색** : 청색

√ **특징** : 새깔은 안면 마스크와 다리에만 나

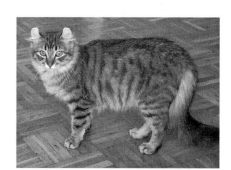

타나며, 몸체는 흰색부터 엷은 황
갈색까지의 다양한 색조로 나타난
다. 히말라얀은 페르시안의 형태
에 시아미즈의 반점 색깔을 결합
시키기 위하여 페르시안을 시아미
즈에 교배시켜서 개발한 품종이
다.

3) 아메리칸컬 (American curl)

√ **원산지** : 미국

√ **기원** : 1881

√ **체중** : 3~5 kg

√ **털종류** : 장모

√ **체형** : 약간 가는 체형

√ **털색** : 다양. 몸 끝은 진한 색

√ **눈색** : 청색

√ **특징** : 아메리칸컬의 귀는 만져보면 견실하고, 얼굴에서부터 머리의 가운데
뒤를 향하여 우아한 아치를 그리면서 뒤집혀있다. 이것은 바로 부모대로부터
물려받은 유전적인 변화이다. 호기심이 많고, 동료애가 있으며, 매우 사람을 잘
따른다.

4) 발리니즈 (Balinese)

√ **원산지** : 미국

√ **기원** : 1950년 돌연변이

√ **체중** : 2.5~5kg

√ **털종류** : 장모

√ **체형** : 약간 가는 체형

√ **털색** : 회색, 청색, 초콜릿 색, 라일락 색

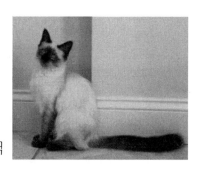

√ **눈색** : 청색
√ **특징** : 발리니즈의 기원은 시아미즈 고양이가 자연발생적인 돌연변이
를 통해 롱헤어가 된 것으로 보는 것이 일반적이다. 시아미즈
와 밸리니즈 사이 단지 털 길이만 다를 뿐이다. 털이 길고 비
단 같은 오버 코트이다. 날씬하고 유연하다.

5) 버만 (Birman)

√ **원산지** : 버마 미얀마 → 프랑스
√ **기원** : 1916년 (1966년 공인) 샴 교배종
√ **체중** : 4.5~8 kg
√ **털종류** : 장모
√ **체형** : 길고 튼튼한 체형
√ **털색** : 네발의 끝이 버선을 신은 듯 하얗다.
√ **눈색** : 진한 파랑
√ **특징** : 버어마에서 이 고양이는 Kittah 승려들의 반려 고양이로서 신성하게 여
겨졌다. 길고, 비단결 같은 털을 지녔으며, 페르시안의 털처럼 굵지
않고, 얽히지 않는 질감을 지녔다. 정말 단단하고, 놀라울만한 강한
근육질이면서도 우아하고 세련되었고, 때로는 약하기까지 한 모순이
양립되어있는 고양이이다. 날씬한 몸매와 흘러내리는 털이 바위처럼
단단한 몸체를 가려줌으 로써 곡예사의 솜씨와 같은 기막힌 비례를
이루고 있다. 거의 둥그런 눈은 청색이고, 강한 얼굴에 큰 턱, 빵빵
한 아래턱, 매부리코를 지녔으며, 콧구멍은 낮게 생겼다. 매우 특징
적인 흰색 발은 이상적인 대칭을 이룬다. 앞발의 장갑이 만일 벽하다
면 고른 선을 그리면서 가로지르고, 발 뒤에 있으며, 다리 뒤에 뾰족
하게 올라가 있고, 레이스라 부른다.

6) 자바니즈 (Jabanese)

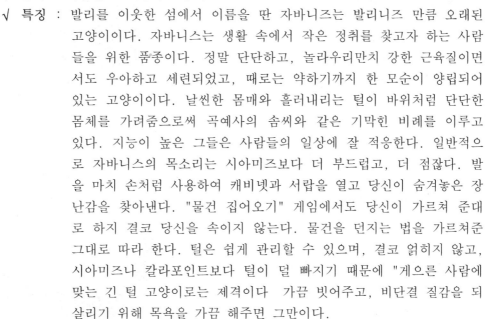

√ **원산지** : 미국
√ **기원** : 1940년 (1963년 공인) 샴 교배종
√ **체중** : 4~8 kg
√ **털종류** : 장모
√ **체형** : 길고 튼튼한 체형
√ **털색** : 화려한 비단결, 칼라포인트
　　　　 쇼트헤어의색깔
√ **눈색** : 에멀럴드 그린색 눈동자
√ **특징** : 발리를 이웃한 섬에서 이름을 딴 자바니즈는 발리니즈 만큼 오래된 고양이이다. 자바니스는 생활 속에서 작은 정취를 찾고자 하는 사람들을 위한 품종이다. 정말 단단하고, 놀라우리만치 강한 근육질이면서도 우아하고 세련되었고, 때로는 약하기까지 한 모순이 양립되어 있는 고양이이다. 날씬한 몸매와 흘러내리는 털이 바위처럼 단단한 몸체를 가려줌으로써 곡예사의 솜씨와 같은 기막힌 비례를 이루고 있다. 지능이 높은 그들은 사람들의 일상에 잘 적응한다. 일반적으로 자바니스의 목소리는 시아미즈보다 더 부드럽고, 더 점잖다. 발을 마치 손처럼 사용하여 캐비넷과 서랍을 열고 당신이 숨겨놓은 장난감을 찾아낸다. "물건 집어오기" 게임에서도 당신이 가르쳐 준대로 하지 결코 당신을 속이지 않는다. 물건을 던지는 법을 가르쳐준 그대로 따라 한다. 털은 쉽게 관리할 수 있으며, 결코 얽히지 않고, 시아미즈나 칼라포인트보다 털이 덜 빠지기 때문에 "게으른 사람에 맞는 긴 털 고양이로는 제격이다 가끔 빗어주고, 비단결 질감을 되살리기 위해 목욕을 가끔 해주면 그만이다.

7) 노르웨이 숲 (Norwegian forest)

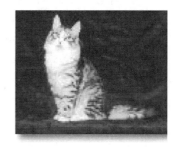

- 노르웨이지안 포레스트 캣
　√ **원산지** : 북유럽 (노르웨이)
　√ **털종류** : 장모
　√ **체형** : 당당하고 큰 체형
　√ **털색** : 다양

√ **눈색** : 초록색, 황금색

√ **특징** : 밝은 에메랄드 녹색 눈에 황금 띠가 둘러있다. 털은 길게 흘러내린
다. 얼굴은 상냥한 표정을 띤다. 귀는 말쑥하고, 발가락은 다듬어져
있다.

8) 래그돌 (Ragdoll)

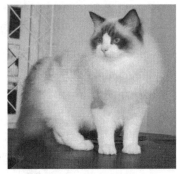

√ **원산지** : 미국

√ **기원** : 1960년대

√ **털종류** : 장모

√ **체형** : 대형

√ **털색** : 바이칼라

√ **눈색** : 푸른색

√ **특징** : 래그돌은 1960년대에 캘리포니아의 번식가 앤 베이커에 의하여
개발되었다. 크고, 사랑스럽고, 긴 털이 아름다우며, 커다란 청색
눈을 지녔다. 몸체는 연한 색깔이며 얼굴, 다리, 꼬리, 귀에 진한
시아미즈 형태의 반점이 있다.

9) 소말리 (Somali)

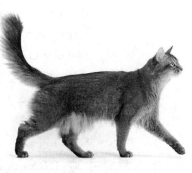

√ **원산지**: 영국

√ **기원**: 1963년 아비시니안의 돌연변이

√ **체중**: 3.5~ 5.5 kg

√ **털종류**: 중모

√ **체형**: 약간 가는 체형

√ **털색**: 적갈색, 붉은 색, 푸른 색, 연갈색

√ **눈색**: 황금색, 초록색

√ **특징**: 작은 여우를 닮아서 귀가 크고, 얼굴에 마스크 무늬가 있고, 목 갈기
털이 풍성하고, 꼬리가 수북하다. 영리하며 역동적이고, 부드러운 목
소리를 지녔으나, 보통은 조용히 지낸다. 부드러운 울음소리로 사람들
과 의사소통을 하며, 매력적인 장식 깃털을 지녔다. 외향적이고, 매우
사교적이며 장난을 좋아하며 동물이나 사람과 함께 있기를 좋아한다.

10) 터키쉬 앙고라 (Turkish Angora)

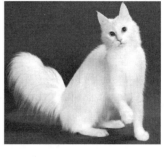

√ **원산지**: 터키
√ **기원**: 1400년대
√ **체중**: 2.5 ~ 5 kg
√ **털종류**: 장모
√ **체형**: 가늘고 길다
√ **털색**: 다양
√ **눈색**: 다양
√ **특징**: 순수한 자연 품종으로서 본래 타타르인이 기르던 마눌 (Manul)에서 기원한 것으로 보인다. 그들이 터키로 건너 와서 오늘날은 터키의 보배로 여겨지고 있다. 고양이 중에서는 가장 영리한 품종이다. 자신의 주인을 일편단심으로 섬기며, 길고, 우아하며, 가는 뼈대와 뾰족한 얼굴을 지녔다. 이 품종은 일반적으로 단일색, 태비, 스모크, 파티 칼라로 나타난다. 흰색이 아직은 가장 인기 있는 색깔이다.

11) 터키쉬 밴 (Turkish Van)

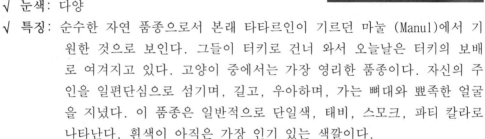

√ **원산지**: 터키 (중앙아시아)
√ **기원**: 고대 터키 → 1950년대 개발,
  1988년 등록
√ **털종류**: 장모
√ **체형**: 길고 튼튼한 체형
√ **털색**: 하얀 몸에 머리와 꼬리에 색이 있다.
√ **눈색**: 호박색, 청색
√ **특징**: 이란, 이라크, 남서소비에트 연합과 극동 터키를 포괄하는 중앙/남서아시아에서 개발된 희귀하고 오래된 품종이다. "van"은 수많은 도회지, 마을, 호수 - 밴 호수 -를 포괄한 지역을 지칭하는 말이므로, 그 지역을 원산지로 하는 독특한 무늬의 고양이를 밴이라고 부른다. 얼룩 유전자를 지닌 원조 품종의 무늬는 흰색의 롱헤어에 가까운 고양이가 머리와 꼬리에만 색깔이 있는 무늬를 가진 형태이다. 터키쉬 밴은 크고, 활동적이고, 영리하다. 털은 매우 독특한 캐시미르 같은 질감을 지녔으며 방수성이 있어서 질감이 그렇게 독특하다. 여기에서 알 수 있는 흥미로운 사실은 물을 매우 좋아하여 원산지에서는 "수영하는 고양이"라고 부른다고 한다.

2. 단모종

1) 샴 (Siamese)

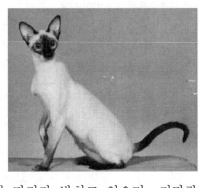

- √ 원산지: 태국
- √ 기원: 14세기➜ 1700년대 개발
- √ 체중: 2.5~ 5.5 kg
- √ 털종류: 단모
- √ 체형: 매우 가늘고 길다.
- √ 털색: 포인트
- √ 눈색: 사파이어 블루
- √ 특징: 근육질이고, 파이프 모양의 몸체를 긴 다리가 받치고 있으며, 기다란 목과 꼬리가 우아하다. 짧고, 빽빽하고, 비단결 같은 털이 긴 몸매를 강조해준다. 기다란 머리는 아주 똑바른 옆모습과 미끈한 쐐기꼴이다. 커다란 귀는 쐐기 꼴을 완성해 주며, 진한 청색의 아몬드 모양의 눈은 기울어서 자리 잡고 있다. 이 고대의 품종은 족보가 있는 고양이 중에서 가장 오래된 고양이이다.

2) 아비시니안 (Abyssinian)

- √ 원산지: 에티오피아➜영국
- √ 기원: 고대 이집트 집고양이.1800년대 말 영국
- √ 체중: 4~ 7.5 kg
- √ 털종류: 단모
- √ 체형: 가는 체형.
- √ 털색: 적갈색, 청색, 붉은 색, 황갈색
- √ 눈색: 황금색, 초록색
- √ 특징: 매우 사람에게 맞도록 길들여진 고양 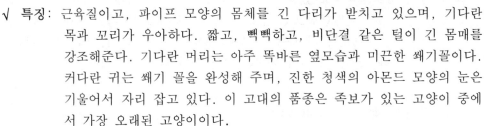 이이다. 무릎 위의 고양이가 아니라 사람과 어울리기 좋아하고, 사람이 뭘 하는지 알고 싶어 하고, 도와주기 를 원하는 고양이이다. 아비스 보다 더 사람에게 충직한 품종은 아마 없을 것이다. 만일 아비스를 동반자 로 기르게 된다면 결코 후회하지 않을 것이다. 아비스는 사람들이 원

하는 바를 행할 수 있는 수준으로 훈련이 잘 된다.

3) 아메리칸 숏헤어 (American short hair)

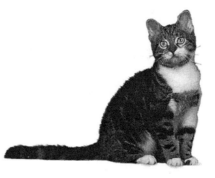

- √ **원산지**: 미국
- √ **기원**: 1600년대
- √ **체중**: 3~ 7 kg
- √ **털종류**: 단모
- √ **체형**: 중형으로 약간 통통
- √ **털색**: 다양
- √ **눈색**: 다양
- √ **특징**: 아메리칸 숏헤어는 미국 고유의 품종이며, 조상은 유럽으로부터 건너
   온 개척자들과 함께 북미에 도입된 고양이들이다."메이플라우어"호와
   함께 몇 마리의 고양이들이 도착했음을 시사하는 기록들이 있다. 긴
   수명, 튼튼한 건강, 어린이 및 개와 잘 어울리는 것, 잘생기고 태도가
   정숙한 것으로 유명하다

4) 아메리칸 와이어헤어 (American wire hair)

- √ **원산지**: 미국
- √ **기원**: 1966년 (1967년 등록)
- √ **체중**: 3.5~ 5 kg
- √ **털종류**: 단모
- √ **체형**: 중형으로 약간 통통
- √ **털색**: 다양
- √ **눈색**: 다양
- √ **특징**: 1966년 뉴욕 주, 업스테이트의 한 고양이 농장에서 태어난 새끼고양이
   들 중에서 자연발생적으로 일어난 돌연변이로 시작되었다. 아메리칸
   와이어헤어와 다른 품종을 구별하는 특징은 털이다. 태어날 때의 털
   전체가 와이어인 것이 이상적이다.

5) 봄베이 (Bombay)

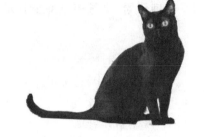

- √ **원산지**: 미국
- √ **기원**: 1953년
- √ **체중**: 3.5~5 kg
- √ **털종류**: 단모
- √ **체형**: 중형으로 약간 통통
- √ **털색**: 검정색
- √ **눈색**: 황금색, 구리 빛
- √ **특징**: 큰 눈과 검정색 짧은 털을 가지고 민첩하고 적응성이 강하다. 버만과 검정색 아메리칸 숏헤어의 혼성 교배종이다.

6) 브리티시 숏헤어 (British short hair)

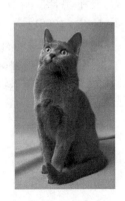

- √ **원산지**: 영국
- √ **기원**: 1901년
- √ **털종류**: 단모
- √ **체형**: 튼튼한 체형
- √ **털색**: 다양
- √ **눈색**: 청동색
- √ **특징**: 브리티쉬 쇼트헤어는 아마도 영국에서 가장 오래된 고양이 품종으로서 조상을 추적하면 로마의 집 고양이로 거슬러 올라간다. 이 품종은 육체적으로 강하고, 사냥 능력 때문에 처음에 인정받았으나, 곧 이어 정숙한 태도와 지구력과 사람에 대한 충직성 때문에 인정받고 가치를 평가 받게 되었다.

7) 샤트룩스 (Chartreux)

- √ **원산지**: 프랑스
- √ **기원**: 1700년대
- √ **털종류**: 단모
- √ **체형**: 중간 체형으로 늠름
- √ **털색**: 청회색
- √ **눈색**: 오렌지색

√ **특징**: 전설에 따르면, 샤트룩스는 프랑스의 카르투지안 (Carthusian)이라는
         이름의 수도승과 살았으며 이미도 그 유명한 카르투지오 술까지도 나
         누어 마셨다고 한다. 최근의 연구에 따르면, 솜털같은 털의 특성 때문
         에 18세기 초에 스페인의 솜으로 잘 알려진 이름을 따서 샤트룩스로
         지어졌다고 한다.

8) 코니시 렉스 (Cornish Rex)

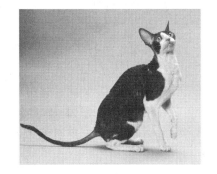

√ **원산지**: 영국
√ **기원**: 1950년대
√ **털종류**: 단모
√ **체형**: 가늘고 몸길이가 매우 길다.
√ **털색**: 다양
√ **눈색**: 다양
√ **특징**: 영국의 Cornwall이 원산지이다. 1950년경에 한 배의 새끼 고양이들이
         한 헛간에서 처음으로 모습을 나타냈다. 외모를 보면, 곡선이 유려하
         면서도 튼튼하게 생긴 고양이이다. 털은 매우 짧고, 몸체에 바싹 드러
         누워 있고, 만져 보면 믿을 수 없을 정도로 부드럽고, 비교하자면 공
         단이나 카라쿨 양, 토끼털이나 비단과 같다. 이 품종은 털 뿐만 아니
         라 머리와 몸체 형태도 독특하다. 커다란 귀가, 달걀 모양 같은 머리
         에 높이 자리 잡고 있으며, 광대뼈가 불거져 있고, 볼은 움푹하며, 로
         마인 코(매부리 코)의 콧대는 높고, 턱은 강하다. 몸체를 보면, 등이
         아치형이고, 가슴이 통 모양이고, 허리는 작고 매우 길며, 다리는 길
         기 때문에 휘페트 견종에 비교된다. 우아한 외모에도 불구하고 지극히
         단단한 몸과 근육을 지녔으며, 잘 발달된 엉덩이와 긴 다리로 빠르게
         달릴 수 있고 순간적으로 멈출 수 있으며, 잽싸게 회전하고, 높이 도
         약할 수 있다.

9) 엑조틱 (Exotic)

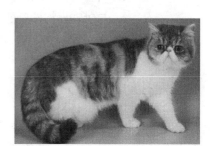

√ **원산지**: 미국
√ **기원**: 1960년대
√ **체중**: 3~ 3.6 kg
√ **털종류**: 단모
√ **체형**: 통통하고 짧은 체형.
√ **털색**: 다양
√ **눈색**: 다양
√ **특징**: 엑조틱의 털은 품종의 특징이며, 부드럽고, 둥그스름한 장난감 곰처럼 보이게 한다. 그들의 멋진 털은 페르시안 보다 빗질을 훨씬 덜 해주어도 되며, 얽히거나 매듭을 만들지 않는다. 이 특별한 품종은 털 관리가 쉽기 때문에 부지런 하지 못한 사람들에게는 때로는 엑조틱이 페르시안 대신에 사랑을 받는 대상이 된다.

10) 하바나브라운 (Havana Brown)

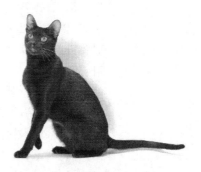

√ **원산지**: 동남 아시아 Siam
√ **기원**: 1956년 (1964년 공인)
√ **체중**: 2.7~ 4.5 kg
√ **털종류**: 단모
√ **체형**: 통통하고 짧은 체형.
√ **털색**: 갈색
√ **눈색**: 녹색, 크고 타원형

11) 코렛 (Korat)

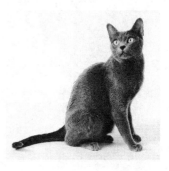

√ **원산지**: 태국 북부 코렛 지방
√ **기원**: 1350년대
√ **체중**: 3~ 3.6 kg
√ **털종류**: 단모
√ **체형**: 중간 크기의 근육질
√ **털색**: 윤이 나는 짙은 은회색에 실버 블루

√ **눈색**: 녹색

√ **특징**: 다른 고양이들게 잘 기내면서도 우선권을 가지려고 하며, 다른 고양이들이 주인 곁에 있는 것을 그냥 보고 있지 않는다. 그들의 고향인 태국에서 수세기 동안 잘 보살펴져 왔다. 털은 몸을 뻗거나 웅크릴 때에 흘러 떨어지지 않으므로 고양이 털 알레르기가 있는 많은 사람들은 가까이 해도 괜찮다. 털뿌리는 연하게 푸르스름한 색깔이며, 끝의 전까지 점점 진해지다가 끝은 은색이 된다. 이 은색은 몸 전체에 걸쳐서 할로우 (후광 효과) 혹은 오로라 효과를 내야하며, 빽빽하게 드러누운 털이 마치 은빛 달라 지폐처럼 빛난다.

12) 망스 (Manx)

√ **원산지**: 영국

√ **기원**: 1800년대

√ **체중**: 3.5~ 5.5 kg

√ **털종류**: 단모와 장모

√ **체형**: 등이 짧고 체형이 둥글다.

√ **털색**: 다양

√ **눈색**: 청동색

√ **특징**: 망스는 영국 해안의 맨 아일랜드(Man 섬)에서 수백 년 전에 기원한 것으로 생각된다. 많은 무역선들이 섬에 정박하여 고양이를 실어 갔기 때문에 조상 고양이가 정확히 누구라고 말할 수는 없다. 분명한 것은 롱헤어와 쇼트헤어 모두 돌연변이의 원조라는 점이다. 새끼 고양이들은 완전한 꼬리, 짧은 꼬리("엉덩이 융기"로 알려진)융기를 지녔거나 꼬리가 아예 없을 수 있다. 한 배 새끼라 할지라도 꼬리 길이가 이렇게 다양하게 나타난다. CFA 챔피언쉽 카테고리에는 오직 엉덩이 융기 고양이만이 참가할 수 있다. 망스의 털에는 쇼트헤어와 롱헤어 (이전의 Cymric) 두 종류가 있다. 쇼트헤어는 이중모를 지녔으며, 바깥 보호털이 약간 단단하고, 윤기가 나는 외양이다. 롱헤어의 털의 질감은 비단결 같다. 털은 중간급 길이이고, 둔부, 배, 갈기 털은 몸체의 털보다 더 길다. 비단결 질감은 부드럽고, 몸체에 매끄럽게 흘러 떨어지면서 빈자리 없이 다 나있고, 이중모인 까닭에 호화롭다. 일반적으로 매우 장난을 좋아한다. 상상을 초월하여 높이 뛸 수가 있고, 방 안의 가장 높은 곳에 앉아있는 것을 수시로 볼 수 있다.

13) 옥시캣 (Ocicat)

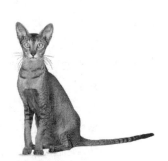

√ **원산지**: 미국
√ **기원**: 1950년대
√ **체중**: 4.5~ 7 kg
√ **털종류**: 단모
√ **체형**: 튼튼하고 긴 몸통.
√ **털색**: 은색, 갈색 바탕에 반점
√ **눈색**: 다양 (청색은 제외)
√ **특징**: 옥시캣은 적당한 형태의 아구티 반점 고양이이다. 아비시니안, 시아미즈, 아메리칸 쇼트헤어의 혈통이 섞인 이 고양이는 야생고양이를 본뜨기 위하여 품종들을 선택하여 개발해낸 유일한 집고양이이다. 이상적인 것은 크고, 활동적이고, 운동으로 단련된 외모를 가지고 매우 단단하고, 근육이 잘 발달 되었으며, 털은 짧고, 빽빽하며, 근육과 반점들은 공단처럼 윤기가나게 해서 최고의 장점으로 부각시킨다.

14) 오리엔탈 (Oriental)

√ **원산지**: 영국
√ **기원**: 샴고양이➔1960년대 개량
√ **털종류**: 단모와 장모
√ **체형**: 체형이 가늘고 매우 길다.
√ **털색**: 다양
√ **눈색**: 초록색
√ **특징**: 긴 얼굴이 날카로운 V 자형을 만들고 큰 귀와 길게 뻗은 코를 가졌다. 아몬드형으로 길게 찢어진 눈은 아름다운 짙은 초록색이다. 애교부리기를 좋아하고 표정이 풍부하다.

15) 러시안 블루 (Russian Blue)

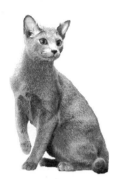

√ **원산지**: 북유럽

√ **기원**: 1800년대

√ **체중**: 3 ~ 5.5 kg

√ **털종류**: 단모

√ **체형**: 약간 가는 체형.

√ **털색**: 청회색

√ **눈색**: 초록색

√ **특징**: 피모는 이중이고 고급 융단을 만지는 듯한 촉감이며 털색은 반짝반짝 빛나는 라이트 블루이다. 둥근 눈은 진한 초록으로 미간이 벌어져있다. 입주위의 독특한 미소는 러시아의 스마일로 불린다. 다리는 길고 몸통은 가늘고 길며 몸놀림이 부드럽고 아름답다.

Chapter **5**
고양이의 특성

Ⅰ. 새끼 고양이의 암수 구별법

갓 태어난 애기 고양이의 암수를 구별하기는 매우 어렵다. 암수 모두 거의 비슷하게 생겼기 때문이다.

그 구분 방법은
   √ 수컷 - 항문과 외부 성기 사이의 거리가 1~2cm 정도 떨어져 있음
   √ 암컷 - 항문과 외부 성기가 거의 붙어 있음
       제일 좋은 방법은 암수를 동시에 한번만 관찰하면 확실하게 알 수 있다.

Ⅱ. 고양이의 신체적 특징

고양이의 몸길이는 47~51 cm이고, 꼬리길이 22~38 cm, 몸무게 7.5~8.5 kg이다. 귓바퀴는 삼각형이고, 귀의 등 쪽에 살쾡이에서 볼 수 있는 흰 무늬는 없다. 앞발에 다섯 발가락, 뒷발에 네 발가락이 있으며, 예리한 발톱이 있는데, 발톱은 속에 감출 수 있다. 앞 뒷발의 발바닥에는 연한 pad (육구, 肉球)가 있어 소리를 내지 않고 걸을 수 있으며, 뒷발이 비교적 길어서 도약력(跳躍力)이 뛰어나다.

1. 눈
㉠ 어두운 곳에서 잘 볼 수 있음
㉡ 사람이 볼 수 있는 빛의 양의 7분의 1정도
㉢ 색을 잘 볼 수 없음

2. 귀
㉠ 개보다 청각이 좋음(가청주파수: 30Hz ~ 60KHz)
㉡ 개의 가청 주파수: 20Hz~40KHz
㉢ 사람의 가청 주파수 : 20Hz~20KHz
㉣ 사람이 들을 수 없는 소리도 들을 수 있음

3. 이빨

㉠ 유치와 영구치가 있음.

ⓐ 유치- 생후 8주 전에 모두 갖춤(26개)

ⓑ 영구치- 생후 3개월~ 5개월 사이 영구치로 이갈이 함 (30개)

㉡ 송곳니-크고 날카로움,

㉢ 어금니-표면이 뾰족함(찢는 기능)

4. 코

㉠ 개보다 뒤떨어짐,

㉡ 세력권(Home Area 와 Hunting Area가 있음)을 냄새로 확인

㉢ 음식의 부패 여부, 맛 등을 냄새로 확인

㉣ 유해 물질의 제거 적당한 온도와 습도의 조절과 냄새를 맡는 역활

5. 꼬리

㉠ 미추라는 작은 뼈로 이어져 있음. 점프나 높은 곳에서 뛸 때 균형유지

㉡ 꼬리의 움직임으로 고양이의 기분을 알 수 있음

ⓐ 심하게 휘휘 돌릴 때 - 기분이 나쁠 때

ⓑ 꼿꼿이 세울 때 - 기분이 좋음

ⓒ 꼬리를 부풀릴 때 - 흥분 또는 공포를 느낄 때

6. 수염

정보 수집을 위한 고성능 측정기로 감각모라고 불리는데 사람에게는 이런 기관이 없다. 입 주위, 눈, 코, 앞다리뒤쪽에 있는 식모 안에도 있다.

7. 등

고양이의 털 색깔을 내는 겉털과 속털에 덮인 몸통은 교묘하게 공격을 피할 수 있는 이점이 있다. 땀샘이 없어 털 손질로 털을 눅눅하게 만들어 체온을 조절하고 피부가 두꺼워 자유롭게 신축할 수 있다.

8. 다리

단거리 경주라면 동물 가운데 상위권에 둔다. 앞발보다 긴 뒷발의 강한 근육과 부드러운 관절이 점프, 나무타기에 최적이다. 뒷발은 추진력뿐이고 방향을 바꾸는 것은 앞발의 역할이다.

Ⅲ. 고양이 타입

고양이는 전문가들이 털 색, 눈 색, 체형 등의 표준(Standard)을 정해서 표준에 가장 가까운 것을 쇼 타입, 그 다음이 브리드타입, 다음 펫 타입으로 분류한다.

```
POINT SCORE
HEAD and NECK(머리와 목) ----------- 20
BODY TYPE(체형) ------------------- 20
EYE SHAPE(눈모양) ----------------- 5
EARS(귀) ------------------------- 5
COAT(털) ------------------------- 20
COLOR(색상) ---------------------- 20
EYE COLOR(눈 색깔) --------------- 10
total. --------------------------- 100
```
위와 같이 모든 품종을100점 만점으로 계산합니다.

Ⅳ. 고양이의 연령과 사람의 연령 비교

고양이의 수명은 약 20년이나 최고 31년의 기록도 있다. 1살 이상이 되면 성성숙이 다되어 사람의 성인에 해당된다고 볼 수 있다.

고양이의 연령	사람의 연령	고양이의 연령	사람의 연령
1개월	3세	8년	48세
1.5개월	4세	9년	52세
2개월	5세	10년	56세
3개월	6세	11년	60세
6개월	10세	12년	64세
9개월	14세	13년	68세
1년	16세	14년	72세
2년	24세	15년	76세
3년	28세	16년	80세
4년	32세	17년	84세
5년	36세	18년	88세
6년	40세	19년	92세
7년	44세	20년	96세
8년	48세	21년	100세

V. 고양이의 습성

1. 감정 표현은 몸짓으로 한다.

　　㉠ 어리광- 꼬리를 꼿꼿이 세우고 머리를 사람에게 비빈다.
　　㉡ 위협- 몸을 크게 보이려고 한다.(등을 둥글게 굽히고 꼬리를 부풀림. 털을 세
　　　　움)
　　㉢ 공포- 실제보다 작게 보이려고 함
　　㉣ 불안 - 몸을 핥는다.
　　㉤ 제 6감으로 사람의 마음을 읽는다.
　　㉥ 좋아한다고 무리하게 안으려고 하면 공격으로 알고 달아남

2. 고양이의 습성

　　㉠ 야행성 동물 - 낮에는 자고 밤 11시경 가장 활발함
　　㉡ 단독으로 생활하는 동물
　　㉢ 어릴 때는 여러 마리를 함께 기르는 것이 좋다.
　　㉣ 적응력이 뛰어나 각기 자기의 생활 스타일을 만들어 갈 수 있다.
　　㉤ 한 밤중에 한자리에 모이는 습성이 있다.(밖에 나가는 경우)

3. 세력권을 가진다.

　　㉠ Home Area - 다른 고양이의 출입을 허락하지 않는 영역
　　㉡ Hunting Area - 가까운 곳으로 다른 고양이와 공유하는 공간(반경
　　　　　　　　　　100~500m)
　　㉢ 냄새 묻히기 - 자기의 세력권에 자신의 냄새를 묻혀 둔다.
　　㉣ 여러 마리를 같이 키우는 경우 고양이들 사이에 우열의 순위가 결정됨

4. 발톱 갈기를 한다.

　　㉠ 고양이의 발톱 갈기는 본능입니다.
　　㉡ 행동개시를 할 때 발톱 갈기를 함

ⓒ 일정한 곳에서 발톱 갈기를 할 수 있도록 도와줌

ⓡ 발톱 갈기를 시작하려고 할 때 발톱 갈기 도구가 있는 곳에 데려다 줌

5. 정해진 곳에 배변하는 습성을 가짐

㉠ 정해진 곳에 배설하는 습성을 가지고 있음

㉡ 맨 처음이 중요함 - 맨 처음 화장실에서 배설하도록 도와주면 거의 성공

6. 자기 구역엔 자기 냄새를 표시

동물은 본능적으로 충분한 먹이가 확보되고 안전하게 숨을 수 있는 곳(자신의 세력권)을 만든다. 사람이 기르는 고양이는 자신이 살고 있는 집을 자신의 구역으로 여기며, 가구 등에 몸을 문질러 자신의 냄새를 묻혀둔다. 자신의 냄새가 나는 장소에 대해서는 안심할 수 있기 때문이다.

이처럼 고양이는 얼굴의 관자놀이와 그 아래 취선을 통해 자기 구역에 자신의 냄새를 묻히는데 어른이 된 숫 고양이는 서서 뒤로 소변을 보는 '스프레이'라 불리는 행동을 통해 자신의 냄새를 남긴다.

동물들은 자기 영역에 자기의 냄새가 나지 않으면 불안해하고 스트레스를 받는다.

7. 야밤엔 외출

고양이는 야행성 동물인 만큼 낮에는 자고 밤이 되면 활기를 띠는 습성을 가지고 있다. 실내에서 키우는 고양이는 비교적 사람의 생활 패턴과 비슷하게 움직이지만 밤 11~12시쯤 가장 활발한 모습을 나타낸다.

풀어놓고 키우는 고양이의 경우에는 한밤중에 2~3번을 외출을 하여 '밤의 집회'에 다녀오기도 한다. 이것은 밤이 깊어지면 빈 공터에 그 지역에 사는 고양이들이 한곳에 모이는 것으로 10마리 이상의 고양이가 조금씩 떨어진 위치에 앉아 있기만 할 뿐 모여서 무엇을 하고 무엇 때문에 모이는지 등은 알려진 바가 없다.

8. 타고난 사냥꾼

고양이는 움직이는 공이나 장난감 등을 가지고 장난치는 것을 좋아한다. 또한 낮은 자세로 몰래 숨어 있다가 갑자기 달려들곤 하는데 이 모든 행동들은 야생동물로서

의 사냥꾼 기질에서 비롯된 것이다.

9. 더 좋은 환경으로 가출.

고양이는 그 어느 동물보다 자신을 깨끗하게 가꾸는 깔끔한 동물로 생활환경에 민감한 편이다.

자신의 생활공간이 쾌적한지 아닌지, 살만한 곳인지, 그렇지 않은지를 판단한다.

고양이가 쾌적하다고 느끼는 생활조건은 주인이 애정을 쏟아주고 먹이가 충분하며 안전이 확보되어 있을 때를 말하는 것으로 자신의 환경이 쾌적하지 못하다 여겨지면 더 좋은 환경을 위해 집을 떠나는 일도 있다.

10. 우열을 위해 싸움

고양이들이 처음 만나면 싸움을 하곤 하는데, 이는 자신의 구역을 위해 그리고 우렬을 가르기 위한 것이다. 두 마리의 간의 다툼에서 한 번 승패가 결정되면 그 이후에는 싸움이 일어나지 않는다. 약한 쪽을 발견하면 길을 양보하거나 달아나는 등 말 그대로 약한 모습을 보인다.

여러 마리의 고양이가 함께 살 경우에는 우열의 순위를 위해 싸우고 난 후에는 그 순위에 도전하지 않는 한 더 이상의 싸움은 없다. 힘이 비슷한 고양이끼리는 서로를 무시하는 태도를 보이기도 한다.

동물행동상담사

동물행동상담사는 동물행동상담을 수행할 수 있는 자격을 취득한 자로서 인간과 반려동물과의 상호작용을 이해하고 반려동물의 행동상담을 통해 동물보호자 가족과 반려동물의 올바른 관계성을 맺도록 도와주며, 인간과 반려동물의 삶의 질을 개선하는데 도움을 주며, 나아가 동물복지와 동물매개치료활동의 역할을 담당한다.

동물행동상담사 자격은 현재 '한국동물매개심리치료학회'에서 민간 자격으로 등록(2013~1205)하여 년 2회 자격시험을 거쳐 발급이 이루어지고 있다.

동물행동상담사는 동물행동 교정을 담당하는 동물행동클리닉을 운영하거나, 애견까페 및 동물병원 등에서 동물의 문제행동 상담 및 행동 교정 방법을 보호자에게 컨설팅하고 행동치료를 담당할 수 있다.

동물매개심리상담사

동물매개심리상담사는 동물매개치료를 담당하는 전문 인력으로서 국내 유일의 동물매개치료 학술단체인 한국동물매개심리치료학회에서 민간자격 인증을 받아 발급하는 동물매개치료 자격증이다. 국내 유일의 동물매개치료 학술단체인 한국동물매개심리치료학회에서 인정하는 동물매개치료 자격증은 오로지 동물매개심리상담사 자격증이다.

동물매개심리상담사 자격은 현재 '한국동물매개심리치료학회'에서 민간 자격으로 등록(직업능력개발원 자격증 등록번호 2013-0454)하여 년 2회 자격시험을 거쳐 발급이 이루어지고 있다.

동물매개심리상담사는 인간과 동물의 유대(human animal bond, HAB)를 활용하여 치료도우미 동물이 중재된 프로그램을 통하여 사람의 심리치료 및 재활치료 효과를 얻는 동물매개치료를 담당하는 전문가로 동물매개심리상담센터 운영 또는 복지관이나 재활시설, 병원 등에서 전문가로 활동할 수 있다.

한국동물매개심리치료학회 (www.kaaap.org)

570-749 전북 익산시 익산대로 460.

원광대학교 동물자원개발연구센터(內 한국동물매개심리치료학회 사무국

(063) 850-6089, 6668. E-mail: kaaap@daum.net

한국동물매개심리치료학회

www.kaaap.org

570-749 전북 익산시 익산대로 460.

원광대학교 동물자원개발연구센터(內한국동물매개심리치료학회 사무국

(063) 850-6089, 6668. E-mail: kaaap@daum.net

한국동물매개심리치료학회는 국내 유일의 동물매개치료 학회로서 동물매개치료 연구와 활동을 수행 하는 각 대학의 교수님과 관련 전문가들의 모임으로 구성된 전문 학술단체이다.

한국동물매개심리치료학회에서는 정기적인 학술대회와 학회지 발간을 수행하여 관련 연구자들에 더욱 유익한 정보를 제공할 수 있는 기회의 장을 제공하고 있다. 또한 민간자격으로 등록된 동물매개심리상담사 자격증 발급을 통하여 동물매개치료 활동과 심리상담 활동을 수행할 수 있는 전문 인력 양성과 보급에 힘쓰고 있다.

Chapter **6**

고양이 기르기

Ⅰ. 고양이의 건강체크

만일 병에 걸렸을 때는 조기에 발견해서 치료를 받을 수 있게 매일 매일 건강관리에 주의를 요한다. 가능하면 한 달에 한번정도 건강체크를 하는 날을 정해 기록을 해둔다. 건강한가, 식욕이나 물먹는 양, 배뇨량이나 색깔, 횟수 등을 점검하는 것도 중요하다. 체온이나 체중도 자주 체크하다.

고양이의 체온 측정법

항문에 체온계를 살며시 2cm 정도 넣어 잰다. 고양이의 평상시 온도는 38~39도로 잠깨자마자는 38도 이하일 경우도 있다. 또 일반 적으로 여름에 높고 겨울에 낮으며, 1일 중에도 아침이 낮고 저녁은 높은 경향이 있다. 안정시의 맥박은 1분에 100~150회, 호흡수는 20~30회이다. 맥은 뒷다리와 몸이 연결되는 부분 안쪽에 있는 동맥에 오른손의 인지를 대어 잰다.

Ⅱ. 고양이 질병

1. 고양이의 비전염성 질병

1) 심근병 (Cardiomyopathy)
① 원인

타우린과 같은 필수 영양소의 부족으로 알려져 있다. 심장은 4개의 방이 있는데 튼튼한 심근으로 이루어져 있어 혈액을 온몸에 퍼지도록 도와주는 펌프와 같은 역할을 하고 있다. 그런데 고양이가 심근증에 걸리면 4개의 방(chamber)은 심장벽은 안쪽에 향해 비대해져 방이 점점 좁아지게 된다. 그 결과 심장에서 전신에 보내는 혈액의 양이 감소하여 순환 장해에 빠지거나, 작은 혈액 덩어리가 작은 혈관을 막아 혈전증이 발생한다.

② 증상

특징적인 증상은 없지만 가벼운 운동을 해도 기침을 하며 청색증이 관찰되어 혀의 색깔이 보라색으로 나타난다. 진행이 되어 호흡 곤란이 생기면 마치 개처럼 혀를 내밀고 헐떡거린다.

③ 진단과 예방

혈액 검사, 심전도, X-ray 촬영으로 정확하게 진단할 수 있다. 예방은 특별한 방법은 없지만 평소의 타우린 부족을 일으키지 않도록 고양이전용 사료를 주어야 한다.

2) 만성신부전 (Chronic renal failure)

① 원인과 병의 진행

원인은 여러 가지 병원체의 감염, 중독성 물질의 섭취, 선천적인 이상 그리고 면역기관의 장애이다. 고양이의 사구체 개수는 사람의 약 1/4밖에 되지 않아 신부전에 걸리면 매우 위험한 상태가 될 수 있다. 실제로 신부전은 고양이의 주요한 사망의 원인이 되고 있다.

② 증상

처음 증상은 물을 자주 마시고 오줌의 양도 많다. 식욕이 떨어지며 여위고 기운이 없어진다. 신부전이 진행되어 요독증을 일으키면 구토, 식욕도 없고, 더욱 진행되면 신경증상을 일으켜 경련을 일으킬 수 있다.

③ 진단과 주의사항

혈액 검사를 통해 진단할 수 있다.
만약, 고양이가 만성 신부전증이라면 다음의 주의사항을 따라야 한다.
- 신선한 물을 언제라도 자유롭게 마실 수 있도록 준비해 두어야 한다.
- 고양이가 스트레스를 받지 않도록 해야 한다.
- 수의사의 지시에 따르고 적절한 식이 요법을 실시한다.
- 고양이를 자주 관찰하고 이상이 있으면 곧바로 수의사와 상담한다.

3) 자궁축농증 (Pyometra)

① 원인

자궁 세균감염으로 농이 쌓인 상태를 자궁 축농증이라고 한다. 자궁은 농(고름)으로 가득 차 있어 복부 전체를 차지하여 배가 많이 부른 상태가 된다. 그래서 임신을 한 것으로 착각하기도 한다. 감염세균에 의하여 요독증이 발생하면 치명적인 여러 가지 장해를 일으킨다.

② 증상

기운이 없으며 식욕 저하, 발열, 복위팽만, 구토, 다음(물을 많이 마심), 다뇨, 그리고 생식기에서 분비물 등이 전형적인 증상이다.

③ 예방과 치료

고양이가 성적으로 성숙하면 이 병에 걸릴 가능성이 있다. 중성화수술 (난소. 자궁적출수술)을 하면 미리 막을 수 있다. 치료는 수술적 방법과 약물요법이 있지만 약물요법은 재발의 위험이 있어 수술을 하는 것이 좋다.

4) 고양이의 Struvite결석증 증상

① 고양이의 Struvite결석증 증상
- 소변을 빈번히 보고 생식기를 자주 핥는다.
- 소변 보는 시간이 길어지고 통증을 동반 한다.
- 소변에 때때로 혈액이 보인다.
- 식욕이 감소한다.

② 진단
- 소변검사, 혈액, 단백질, 결정체 검출
- ph측정 세균배양
- X-Ray

③ 지켜야 할 사항
- 신선한 물을 항상 공급한다.
- 하루 식사량을 조절한다.
- 하루 3~4회 먹이 공급

④ 물 공급과 뇨 희석
- 소금은 물 섭취를 증가 시킵니다.

- 소변량이 증가하면 뇨결석의 위험성이 줄어 듭니다.
- 다량의 소변은 인과 마그네슘 농노를 붉게하고 결석 형성의 위험을 줄여 줍니다.

5) 구내염과 충치

① 원인

구내염을 일으키는 원인은 다양하지만 전염성 전신 질병을 유발하는 전염병에 걸린 경우와 치석이나 이것으로 인한 세균 감염, 진균 (곰팡이) 감염, 비타민 결핍, 신장병 그리고 자기 면역 질환 등이 원인이 될 수 있다.

② 증상과 치료

증상은 침을 흘려 입 주위가 지저분해지며, 입의 통증으로 사료를 먹고 싶어도 먹을 수 없다. 치료는 원인 치료가 바람직하지만, 전신 전염성 질환인 경우에 의한 구내염이라면 대증치료를 합니다.

6) 헤어볼(Hairball)

① 원인

고양이는 자기 털을 핥고 다듬는 습관이 있어서 털을 많이 삼키게 되는데, 털은 소화가 되지 않으므로 변과 함께 배출되기도 하지만 배출되지 않은 털은 위에 남아 서로 엉키게 된다. 이것을 헤어볼(Hairball)이라 하고 야구공 보다 단단하며 크기도 다양한데 위나 기도에 생기기 쉬우며 발생 빈도는 50~80%에 이른다. 자기 털을 유난히 자주 핥거나 길고 굵은 털을 가진 고양이들이 헤어볼 또는 모구증(毛球症)이 발생할 확률이 더 높다.

② 증상

크기가 작은 경우에는 별 문제가 되지 않으나 커지면 소화 기능이 저하되고 심하면 장을 막을 수도 있다. 헤어볼은 소화가 불가능하므로 고양이들은 입으로 뱉어내려고 애를 쓴다. 기침을 하며 입을 벌리고 헛구역질을 하거나 토한다. 주로 나타나는 증상은 설사, 변비, 또는 잦은 구토 등이다.

③ 헤어볼 발생을 증가 시키는 요인.

- 봄, 가을 털갈이 철이 한창일 때.

－ 피부나 털이 건강치 못할 때.

　　　－ 스트레스가 심할 때

　　　－ 어미 고양이가 갓 낳은 고양이 털을 핥아 주는 시간이 길 때.

　　　－ 주인이 고양이 털을 충분히 빗질해 주거나 다듬어 주지 않을 때

　④　헤어볼 예방법

　　　털갈이 철을 비롯해 평소 브러시 질을 자주 해주는 것이 효과적인 예방이며 고양이에게 물리적인 부담을 주지 않는 환경을 조성해서 스트레스 탈모를 줄인다. 수위사의 정기적인 검진도 필요하다. 최근에는 고양이 사료에 헤어볼 제거 성분이 포함된 사료가 시판되고 있어 이러한 사료의 급여로 질병의 예방에 도움이 된다.

　⑤　치료.

　　　심하지 않은 경우 헤어볼 제거제를 먹이고 이로써 해결이 되지 않는 경우 외과적 수술을 한다.

　⑥　헤어볼 제거제 － 사하제, 윤활제, 효소 섬유질 등

2. 고양이의 전염병

1) 바이러스

가. 광견병 (Rabies)

　광견병 바이러스 감염에 의하여 유발되며 광견병에 걸린 야생동물 또는 다른 동물에 의해 물릴 때 생긴 상처로 체내에 들어온 바이러스가 신경세포를 타고 뇌로 들어가 뇌세포를 손상시켜 신경마비와 광폭증상을 보이다 치명적으로 사망한다.

나. 범백혈구감소증 (Feline panleukopenia, FPV)

　고양이 홍역(distemper) 또는 고양이 전염성 장염이라고 불리기도 하는 바이러스 질환으로 고양이 파보바이러스 감염에 의한다. 혈액속에 모든 백혈구가 감소하는 것으로, 심한 장염을 일으키는 것이 특징 이다. 초기에는 발열과 식욕부진이 나타나고 물도 먹지 않으며 구토나 탈수를 일으키고 계속해서 설사를 하는 경우가 있다. 적절

한 치료를 받으면 거의 한 주간 이내에 식욕이 회복되지만 새끼의 경우나 합병증을 가지고 있는 경우에는 사망률이 높다. 원인이 되는 피보바이러스는 저항력이 강하고, 통상적인 소독으로는 효과를 기대할 수 없다.

다. 백혈병바이러스 감염증 (Feline leukemia virus, FeLV)

레트로바이러스에 속하는 고양이 백혈병바이러스 감염에 의해 유발된다. 백혈구에 암이 유발되는 것으로 이 병에 걸린 고양이의 타액에는 대량의 바이러스가 존재하므로 같은 식기로 먹던가, 몸을 서로 핥는 것으로 감염된다. 2마리이상 기르는 경우는 정기적으로 검사를 하고, 이 바이러스를 가지고 있는 것을 알게 되면 고양이의 사인에 크게 연관된 병으로, 감염되면 임파 B종이나 백혈병을 일으킬 수 있다. 또, 증상이 나타나지 않은채 전적으로 쇠약해져 여러 가지 증세를 나타내는 소위 후천성 면역부전 상태 가 되며 다른 병을 합병하는 경우도 있다.

라. 고양이 바이러스성 호흡기 질환

2개의 바이러스(칼리시바이러스, 허피스바이러스)에 의해 발생하는 경우가 많다.

① 고양이 비기관염 (Feline rhinotracheitis)

고양이 허피스 바이러스 (Feline herpesvirus)감염에 의한다.

② 고양이 칼리시바이러스 (Feline calicivirus)

고양이 칼리시 바이러스 (Feline calicivirus)감염에 의한다.

이것들은 공통된 증상이 많으며, 반드시 구별된다고는 할 수 없다. 재채기, 결막염, 콧물, 기침, 침흘림, 구내염 등이 나타나며 발열을 하며 식욕이 없어진다. 한번 걸려도 면역이 있는 기간이 짧고, 재감염되는 병이다. 전염력이 강한 병으로 증상이 가라앉아도 바이러스를 장시간 체내에 가지고 있다거나 가벼운 증상으로 감염이 지속되거나 또 만성축농증으로 변하는 경우도 있다.

마. 전염성 복막염 (Feline infectious peritonitis, FIP)

고양이 코로나바이러스가 원인으로 생기는 병으로 전신의 장기를 침입한다. 복막염으로 인해 복수가 차거나, 가슴에 물이 차는 경우가 있다. 또 복수나 물이 가슴에 차지 않는 경우도 있으며, 눈이나 뇌에 이상이 생기는 경우도 있다. 병이 진행해도 비교적 식욕이 있는 경우가 많으며, 증상 이 나타난 고양이는 서서히 소약해지고 회복의 기미가 없어져 버린다.

바. 고양이 면역결핍증 바이러스 (Feline immunodeficiency virus, FIV)

고양이 면역결핍바이러스가 원인으로 생기는 병으로 면역 저하로 만성 구내염, 치은염, 기도염, 임파절 부종, 설사와 빈혈 증상을 보인다.

2) 클라미디아

Chlamydia Pschittasi 감염에 의한다. 결막염이 유발된다.

3) 기생충

가. 톡소플라즈마

원충에 의한 전염병으로 사람과 고양이에 공통된 인수공통전염병이다. 원충은 고양이 몸 어딘가를 침입, 발열, 폐렴, 설사, 간장애(황달) 등의 여러 가지 증세를 일으킨다.

① 생활사와 형태

반달형 모양의 원충으로 원충의 동물계와 식물계의 중간 단계에 해당하는 생물이다.

② 인체감염경로
- **후천성 감염** : 식육(食肉) 중에서 외계에 분산하여 흙이나 식품 중에서 경구섭취. 잘 익혀지지 않은 상태의 돼지고기. 고양이 분변에서 유래한 것
- **선천성 감염** : 톡소플라즈마 원충에 감염된 임산부에서 태반을 통하여 태아에 감염.

③ 병원성

모체로부터 감염된 신생아에서는 뇌수종, 뇌염 등의 치명적인 증상을 일으킨다. 임산부의 경우에 유산, 사산 등의 치명적인 결과를 얻을 수 있어 고양이를 사육하는 가정에서는 임산부가 있는 경우에 톡소플라즈마 구충에 각별한 주의가 요망된다.

나. 회충
① 생활사와 형태

고양이 회충은 고양이가 회충 충란에 오염된 음식물이 등의 섭취를 통하여 전염된다. 섭취 후 회충의 알(egg)은 부화하여 자충이 되어 소장을 뚫고 복강으로 나와 다시 간장이나 피하로 파고 들어 간다. 그리고 다시 폐를 거쳐 기관지를 지나 다시 소장에 들어가서 회충으로 성장한다. 이렇게 회충의 자충은 고양이의 몸을 돌아다니면서 성장해 가기 때문에 내부장기는 치명적인 손상을 입게 된다. 또한 고양이회충은 어미의 태반을 거쳐서 자궁에 있는 태아에 감염될 수 있다. 드물지만 고양이의 몸을 돌고 있는 중에 뇌로 이행되어 자라는 경우도 있다.

② 예방 및 치료

회충감염은 어린 고양이에게 특히 피해가 크기 때문에 어린 고양이는 동물병원을 방문하여 건강진단과 분변검사를 받아 보아야 한다. 생후 4~6주경에 구충한 후 생후 4개월이 되면 3주 간격으로 구충제를 투여한다.

다. 조충

고양이조충은 길이가 15~40cm로 체절을 가지고 있으며 고양이의 소장에 기생한다. 오이씨 모양의 편절 또는 조충 자신이 신축운동을 하면서 항문을 통해 기어 나온다.

배설된 알(egg)을 쥐(또는 토끼)의 입을 통해 쥐의 몸 안으로 들어간다. 그 쥐를 고양이가 잡아 먹게 되면 소장벽에 기생하여 성충이 된다. 쥐나 토끼가 중간 숙주로 전염의 매개가 된다. 또한 조충의 전염은 벼룩이나 이와 관련이 있는데, 조충의 알은 벼룩에게 잡아 먹혀 그 안에서 발육한 뒤 벼룩이 성숙하여 흡혈을 할 때 감염능력을 가지게 된다. 고양이가 자기의 몸을 핥을 때 감염된 벼룩이 입으로 들어가 감염을 일으키게 된다.

라. 콕시디움 감염증

몸이 약한 고양이가 감염되면 증상이 특히 심하며 장에 많은 병변을 일으킨다. 감염 후 3~5일 정도의 잠복기를 거친 뒤 수양성(watery) 설사가 시작되고 식욕 저하 또는 아무것도 먹지 않고 심한 점액성 혈변을 배출한 후 결국 사망하게 된다.

고양이 변을 통해 배출이 되므로 변은 바로 치워야 하며, 고양이 식기나 용품은 뜨거운 물로 열탕 소독을 하여 다른 고양이가 감염되지 않도록 주의를 해야 한다.

마. 벼룩 감염증

만약 많은 수의 벼룩이 고양이 몸에 기생하여 장기간에 걸쳐 다량의 피를 흡혈하면 빈혈이 생길 수도 있다. 또한 벼룩에 흡혈했던 부분은 빨갛게 일어나며 알러지를 일으켜 고양이가 가려워 할 수도 있다.

벼룩 알러지는 벼룩의 수에는 관계가 없이 한 마리의 벼룩이라도 흡혈을 하면, 벼룩의 타액 때문에 전신적인 알러지 반응을 일으킬 수 있다. 또한 벼룩은 조충(유충) 감염을 일으키기도 한다.

바. 외이염과 귀진드기 감염증

① 원인

귀 안에 작은 개선충이라고 하는 일종의 진드기가 기생하여 일어나는 병이다. 귀속에서 암갈색의 귀지가 보이며 매우 전염력이 강하여 다른 고양이에게 옮기고, 심하게 긁으면 머리나 귀에 상처가 생길 수 있으며 이혈종으로 진행될 수도 있다.

② 증상

고양이의 귀가 세균, 귀진드기, 진균(곰팡이) 등에 감염이 되면 심하게 머리를 흔들거나 몹시 가려워 한다. 심한 악취가 나며 지저분한 더러운 귀지가 쌓여 있다. 치료가 되지 않으면 중이염, 내이염으로 진행될 수도 있다.

3) 진균 (곰팡이) 감염증

가. 곰팡이성 피부병

① 원인과 증상

주로 털 관리가 제대로 되지 않아 곰팡이에 감염되어서 발생하는 피부병이다. 증상은 털이 많이 빠지고 가려움증을 동반하며 몸 전체로 번진다. 또한 피부에서 하얀 비듬이 많이 떨어진다.

② 예방

고양이의 털은 섬세하고 촘촘하기 때문에 털에 남아 있는 습기는 곰팡이성 피부병을 일으킬 수 있다. 털의 청결과 건조가 무엇보다 중요하다. 그러므로 평

소에 햇볕을 많이 받도록 해야 하고, 고양이 주변 환경이 통풍이 잘 되게 해
준다.

털이 빠져 있는 곳만을 부분적으로 치료를 하면 재발할 수 있다. 전신치료가
원칙이다. 먹는 약, 약용 샴푸와 연고를 함께 치료를 해야 빠른 효과를 볼 수
있다

3. 고양이 전염병의 예방접종

1) 고양이 예방접종 종류

① 3종 종합백신

고양이 범백혈구감소증(Feline Panleukopenia virus, FPV)과 바이러스성 호흡기질
환으로 고양이 바이러스성 비기관염(Feline Viral Rhinotracheitis), 고양이 칼리시
바이러스 (Feline Calici virus)의 3개 병원체에 대한 예방

② 4종 종합백신

3종 종합백신 병원체 + 고양이 백혈병 바이러스 (Feline leukemia virus)의 4개 병
원체에 대한 예방

③ 단독백신

- 고양이 전염성 복막염 (Feline infectious peritonitis, FIP)
- 고양이 광견병: Ravies virus 예방
- 클라미디아: *chlamydia psittaci* 병원체 예방
- 고양이 면역결핍 바이러스 (Feline immunodeficiency virus, FIV): lentivius 일
  종

2) 고양이 예방접종 스케줄

고양이 백신은 **생후 8주령**부터 접종하는데, **종합백신**은 흔히 3종 백신으로 「백혈
구감소증(FPV)+바이러스성 호흡기질환(FVR, FCV)」의 3개 병원체에 대한 백신이
혼합되어 있는 제재를 많이 사용하며, 생후 8주부터 접종을 시작하여 3-4주간격으
로 3회를 실시한다.

이후 매 1년에 한번이상 추가접종을 해주며 종합백신 추가접종 시에는 고양이 백
혈병 바이러스 검사를 필수적으로 해주어야 한다.

12주령에 고양이 백혈병 바이러스 백신 1차접종, 16주령에 2차, 이후 1년에 1회 추가 접종한다.

고양이 전염성복막염과 고양이 광견병 예방주사는 생후 16주령에 1차 접종한 후 매년 추가 접종을 한다.

고양이의 기생충 감염은 때로 사람에게도 옮겨 질 수 있기 때문에 기생충 검사 후 건강상태에 따라 구충제를 먹여야 한다.

연 령	백 신 종 류
6~8주령	1차: 3종종합백신 「백혈구감소증(FPV) + 바이러스성 호흡기질환(FVR, FCV)」
12주령	2차: 3종종합백신 「백혈구감소증(FPV)+바이러스성 호흡기질환(FVR, FCV)」 1차: 백혈병 (FeLV)
16주령	1차: 전염성복막염 (FIP), 광견병 (rabies) 2차: 백혈병 (FeLV) 3차: 3종종합백신 「백혈구감소증(FPV)+바이러스성 호흡기질환(FVR, FCV)」
매년	3종종합백신 「백혈구감소증(FPV)+바이러스성 호흡기질환(FVR, FCV)」, 백혈병, 광견병

Ⅲ. 고양이 관리

1. 고양이의 먹이

　㉠ 사람이 먹는 것은 절대로 주지 않는다.

　㉡ 가족의 식사 때 고양이에게 사람이 먹는 것을 주게 되면 식사 때마다 달라고 조르게 되고 더욱 곤란한 것은 음식에 조미료나 염분이 들어있어 질병의 원인이 됨

　㉢ 한 번에 많이 주지 않는다.

　㉣ 아기 고양이는 하루에 3~4회, 어른 고양이는 하루 2회가 기준

　㉤ 간식을 너무 많이 주는 것은 금물

　㉥ 먹기 전에 반드시 냄새로 확인하는 습관

　㉦ 드라이 푸드가 최고

　㉧ 신선한 쇠고기는 날 것으로 주어도 됨

&#9britten; 돼지고기는 반드시 익혀서 줄 것

	  언제나 깨끗한 물을 준비해 준다.(물 대신 고양이 전용 우유를 구어도 좋음)

	  실내에서 키우는 경우 고양이 풀(개다래)을 준비하여 때때로 줄 것

개다래의 생잎이나 줄기 열매 등을 주면 좋아하나, 이것을 먹으면 술에 취한 것 같은 일종의 황홀상태가 되는데, 이것은 개다래나무 성분이 대뇌나 연수(延髓)를 자극하여 마비시키기 때문이다. 이와 같은 현상은 고양이과 동물 전반의 공통된 특징이다.

	  ㉤ 적합한 음식물
		① 닭의 가슴살
		② 육류
		③ 계란 노른자
		④ 생선
		⑤ 밥
		⑥ 야채
		⑦ 고기는 전체의 1/3 정도 급여

1) 고양이 사료

고양이 전용 사료에는 타우린이 포함되어있어 별도의 타우린 공급을 하지 않아도 되는 등의 영양 공급이 용이하다는 장점이 있기 때문에 전용 사료를 공급하는 것이 좋다. 퓨리나, 유카누바, 사이언스다이어트 등의 사료회사 등에서 전용 사료가 시판되고 있다. 일반적으로 자묘용(7개월령 미만)과 성묘용(8개월령 이상)으로 구분하여 연령에 맞는 영양 공급이 될 수 있도록 나오고 있으며, hair ball을 예방할 수 있는 성분이 첨가된 사료도 나오고 있다.

2) 고양이에게 먹여서는 안 되는 식품

가. 고양이에게 먹여서는 안 되는 식품

	  ㉠ 파류 - 빈혈이나 중독, 패혈증의 원인이 됨. 양파, 파류를 사용한 요리도 주의.
	  ㉡ 전복 등의 조개류
	  ㉢ 닭뼈 - 세세하게 부서지기 때문에, 목에 찔리는 위험이 있다.
	  ㉣ 전갱이, 정어리 등 등푸른 생선 - 불포화 지방산이 많기 때문에, 비타민 E를 함
					  께 주어야함

ⓜ 도그 푸드 - 고양이에 필요한 영양소가 빠져 있다.

ⓑ 염분의 진한 것 - 신장병이나 고혈압의 원인이 됨

ⓢ 유제품 - 고양이에 따라서는 유당을 능숙하게 소화할 수 없기 때문에 너무 주면 설사 할 수가 있다.

나. 고양이에게 위험한 화학제품

사람에게는 편리해도, 고양이에게 화학제품은, 필요 없는 물건입니다. 계면활성제 등의 화학제품은, 급격한 증상은 나타나지 않아도 서서히 간장에 쌓여 갑니다. 접하게 하지 않게 주의합시다.

ⓖ 방충제 - 장뇌, 나프탈린, 유기 염소 화합물인 파라지크로 벤젠을 포함한다. 방충제는 매우 독성이 높고, 잘못해 말하면 중대한 증상을 일으킨다. 절대 고양이가 접하지 않게 주의할 것

ⓛ 화장실 방취제 - 파라지크로벤젠 들어 있는 방취제는 위험함

ⓒ 석유계 제품 - 자동차의 부동액은 치사성 강하므로 주의. 등유 등을 넣을 때는, 떨어뜨리지 않게 한다.

ⓔ 제균·항균 상품

ⓜ 세탁 세제

ⓑ 식기 세제

ⓢ 곰팡이용 제품

ⓞ 청소용 세제

ⓩ 합성 샴푸

ⓩ 화장품 - 화장품, 샴푸나 머리손질 제품 등 특히, 아래와 같은 지정 성분을 포함하는 것은, 고양이가 직접 접하지 않게 한다.

① 안식향산

② 오키시벤존

③ 염화 세치르트리메치르안모니움,

④ 염화 스테아릴 새 메틸 벤질 암모늄

⑤ 염산 지펜히드라민

⑥ 파라크로로페노르

⑦ 살칠산

다. 중독성을 일으키는 식물

① 아이리스　　　　　　　② 나팔꽃

③ 아질리아　　　　　　　④ 수국

⑤ 살구, 사과 　　　　⑥ 월계수 극락조꽃
⑦ 가스민 　　　　　　⑧ 서향
⑨ 수선화속 구근 　　　⑩ 은방울 꽃
⑪ 흰독말풀 　　　　　⑫ 철쭉
⑬ 히야신스 구근 　　　⑭ 베라존나
⑮ 꽈리의 열매

2. 건강한 고양이

눈을 크게 뜨고 상쾌한 느낌을 준다. 식욕이 좋아야 하며 살이 통통하게 찌고 털에 윤기가 나 있다. 몸은 부드럽고 탄력이 있으며, 변을 정상이며 설사한 흔적이 없어야 한다. 호기심이 강하고 활발한 개체를 고르면 된다.

구입 후 새끼 고양이가 충분한 휴식을 취할 수 있도록 귀찮게 해서는 안 된다. 충분히 수면 후 장난감을 주어 스스로 놀 수 있게 해준다. 아기 고양이가 2~5개월 되었을 무렵은 가장 귀여운 때여서 더 이상 크지 말았으면 하는 생각이 드는 시기이다. 고양이에게는 이 시기는 아주 중요한 시기로, 살아가기 위한 여러가지 훈련들을 해야 할 시기이다.

3. 먹이와 돌보기

아기 고양이의 식사 횟수는 하루 3~4회가 적당하며 고양이 전용 사료를 먹이면 된다. 사료는 반드시 고양이 사료여야 하며, 어린 고양이에게 성장용 사료를, 다 자란 고양이에게는 어른 고양이 사료를 먹여야 한다. 어린 고양이에게 어른 고양이 사료를 먹이면 성장률이 크게 저하되고, 어른 고양이에게 성장용 사료를 주면 지나친 비만이 되기 쉬우므로 잘 알아서 정확히 먹이를 주어야 한다.

고양이가 자라면 하루 두 끼로 충분하다. 식구들의 생활 리듬에 알맞은 시간을 정해서 물과 식사를 정해진 장소에서 주도록 한다. 가족이 식사를 하는데 가까이 오더라도 주지 말고 , 또 식탁에 올라가려고 하면 확실하게 안 된다는 의사 표시를 하여야 한다. 이렇게 몇 번을 되풀이하면 알아차리고 자기의 식사 장소에서 기다리게 된다.

4. 훈련시키기

나쁜 습관을 하지 않도록 훈련 하고자 할 때는 먹이를 주거나 애정을 베푸는 것과 같은 보상책은 별로 쓸모가 없다. 또한 고통을 주는 것은 고양이의 나쁜 행동을 고정하는데 결코 최선의 방법이 될 수 없다.

▶ 딸랑이

고양이가 무서워하는 것은 바로 딸랑이와 물뿌리개이다. 딸랑거리는 소리를 고양이는 무서워한다. 그리고 물을 뿌려주는 것을 싫어한다.

▶ 물뿌리개

고양이가 카펫이나 커튼을 발톱으로 집적거리면 물뿌리개나 물총으로 고양이한테 물을 뿜어주면 된다.

▶ 알루미늄 호일

고양이가 변기 바깥에 자꾸 일을 보면 그 자리에 알루미늄 호일을 깔아둔다. 고양이는 알루미늄 호일이 발에 닿는 감촉을 싫어한다. 그렇기 때문에 변기를 사용하는 것이 낫다는 것을 알게 된다.

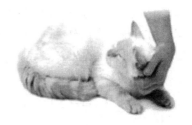

▶ 나프탈렌

고양이가 집안 화초 뿌리를 파지 못하도록 하려면 흙 위에 나프탈렌을 놓아두면 된다. 그 냄새를 고양이는 아주 싫어한다.

5. 스킨십

고양이는 턱 밑을 긁어 주는 것을 매우 좋아한다. 어미 고양이가 새끼들한테 하듯이 사람의 손을 핥으며 안정을 느낀다. 반면에 고양이 턱 밑을 쓰다듬어 주다 보면 기분이 좋아진다. 어린이들한테도 고양이 때문에 가정에서 오가는 애정에 좋은 영향을 미친다. 어렸을 때 쓰다듬어 주는 버릇을 하지 않았던 고양이는 조금만 만지려 들어도 심하게 반항한다. 새끼 고양이의 몸 뒷부분을 한 손의 손바닥으로 받쳐주면서 다른 손으로는 앞발과 머리를 흔들어 준다. 결코 어미가 하듯이 목덜미를 잡고 들어서는 안 된다. 그러다가 약한 몸이 다칠 수도 있기 때문이다. 물론 새끼는 자주 만져주어야 나중에 커서도 쓰다듬는 것을 좋아하게 된다. 머리를 비벼댄다. 고양이는 머리를 사람의 손에 대고 문지름으로써 자신의 체취를 남긴다. 귀 뒤쪽은 혀로 핥을 수 없기 때문에 이곳을 만져주면 좋아한다.

a. 가슴과 귀, 목, 등, 복부를 매일 쓰다듬어 준다.

b. 만지면 고양이가 좋은 하는 부위들

아기고양이 때부터 자주 안아준다든지 쓰다듬어 주는 것이야말로 고양이를 사람과 친숙하게 길들이는 가장 기본이 된다. 쓰다듬어 주는 것을 싫어하는 고양이는 질병이나 상처가 생겼을 때에 발견 및 치료가 힘들며 충분히 보살펴 줄 수도 없다. 그러므로 매일 습관적으로 쓰다듬어 주고 안아주어 사람과의 접촉을 좋아하게 만들어야 한다. 혹 아기 고양이일 때는 만져주는 것을 좋아했는데 어른이 되어 이를 싫어하는 고양이도 있을 수 있다. 그럴 때에는 무리하게 쓰다듬으려 하지 말고 같이 놀이를 한다든지, 사람의 몸 위에 올려놓는다든지, 무릎에 앞발을 걸치게 한다든지 등의 방법을 통해 자연스런 친숙함을 만들어 가는 것이 좋다.

6. 행동

생후 1개월이 지나면 아기 고양이는 스스로 화장실을 찾아 배설을 하게 된다. 이 무렵은 아직 먼 곳까지는 가지 못하므로 잠자리 근처에 화장실을 만들어 준다. 아무데나 배설하지는 않으므로 장소를 정해 깨끗하게 해 놓으면 배변습관을 들일 수 있다.

집으로 처음 데리고 온 날은 이전에 사용하던 모래를 새로운 화장실에 넣어둔다. 그러면 그곳이 화장실이라 고 생각한다. 일정한 장소에서 대소변을 잘 보게 되면 아끼지 말고 칭찬을 해준다. 또 고양이 변기에 화장실 모래를 깔아주면 대소변 가리는 데는 별 어려움이 없다.

고양이는 발톱이 날카로우므로 정기적으로 개나 고양이 전용 발톱깎이로 혈관 분포를 살펴가며 혈관이 손상되지 않도록 깎아 주어야 한다.

실내에서 생활하는 애완용 고양이에게 날카로운 발톱이 필요 없으므로 아예 수의사에게 의뢰하여 발톱 제거 수술을 해주면 발톱으로 인한 문제가 더 이상 생기지 않아 좋다. 2개월이 지나면 뇌의 기능은 완성되고 움직임의 종류나 양이 불어나게 된다. 그리고 6개월이 지나 면 유모기가 끝나고 어린 고양이는 발도 튼튼해지고 호기심을 갖게 된다.

여러 가지 장난감을 가지고 놀기 시작하고 개구쟁이처럼 활동한다. 아기 고양이에게도 집안에서 지켜야 할 매너가 필요하다. 집안 식구들과의 존재를 가르치고 바깥 사회의 올바른 지식을 가르쳐야 잘 적응해 갈 수 있다.

7. 목욕

고양이들은 대부분 물을 두려워하므로 목욕을 싫어한다. 이 때문에 생후 4개월 무렵부터 목욕하는 것을 서서히 길들여야 한다. 목욕은 단모종의 고양이들에게는 별 필요가 없으나 장모종의 고양이들은 털이 쉬 더러워지므로 적어도 1개월에 2번 정도는 목욕을 시켜 주어야 한다. 먼저 빗질을 해서 빠진 털을 제거한 다음 귀에 물이 들어가지 않도록 주의하면서 모근 까지 물이 스며들도록 천천히 감겨 준다. 그 다음 스펀지에 샴푸를 묻혀 거품이 많이 나게 문지른 다음 골고 루 헹구고 다시 린스를 한 후 미지근한 물로 헹궈 준다. 마지막으로 드라이어로 털을 말린 다음 빗질을 해준다.

8. 발톱깍기

실내에서 키우는 고양이의 경우, 발톱이 너무 자라면 부러진다든지 갈라질 수 있다. 그래서 건강한 발을 간직하려면 발톱을 잘라 주어야 한다. 보통 앞발의 발톱은 약 2주일, 뒷발의 발톱은 3~4주일 간격으로 잘라주도록 한다. 동물전용 발톱깍기를 사용하여 발의 앞부분을 위에서 아래로 살며시 누르면 발톱이 나온다.

발톱안에는 혈관이 있으므로 발톱깍기는 혈관 바로 앞에까지만 하며 잘라준다. 발톱을 자르다가 출혈이 나올 경우 당황하지 말고 압박지혈을 실시한다. 즉, 깨끗한 솜을 대고 출혈점을 누르면 가벼운 출혈은 곧 지혈이 된다. 그러나 계속 출혈이 나온다면 즉시 동물병원으로 데려 가야한다.

9. 미용

피모를 중심으로 해서 귀, 눈, 발톱, 등의 손질을 '미용' 이라 한다. 고양이가 잘 손질되어 있으면 보기에도 아름답다. 또 피부병 발생률도 현저히 줄게 된다. 건강한 일상 생활을 계속하기 위해서는 반드시 필요한 일 가운데 하나이다. 필요한 도구는 여러가지의 빗과 브러시, 애완동물 전용삼퓨와 린스 등이다.

■ 장모종 미용

손끝으로 빗기면서 성긴 빗으로 모근 쪽부터 쓸어 올려가며 엉킨 부분을 가위로 옆으로 눕혀서 잘라주고, 빗으로 조금씩 빠진 털을 제거 한다. 목이나 겨드랑이 아래, 귀 뒤, 아랫배 등은 피모가 엉키기 쉬우므로 잘 살펴보도록 한다.

엉킨 것이 남아 있으면 그 주변의 털도 함께 달라붙기 때문이다. 드라이 파우
더를 모근에 뿌려 브러싱과 함께하면 피모이 기름기를 흡수해서 브러시 사용
이 편해질 뿐만 아니라 파우더와 함께 더러움 을 제거해 줄 수 있다. 브러싱
은 털을 일으켜 세워 듯이 털의 밑뿌리에서 위로 쓸어 올리듯이 빗어주는 것
이 요령이다. 가는 빗으로는 머리털을 세우듯이, 또 뺨의 털은 옆으로 빗어주
는 것이다.

■ 단모종 미용

우선 손바닥을 적셔서 고양이의 전신을 상하 또는 원을 그리듯이 몇 번이고
되풀이한다. 털 손질을 하기 전에 하는 마사지는 털이 위로 떠오르도록 하는
데 효과가 있다 한편 샴고양이가 피모를 손질할 때는 가는 빗을 털의 결대로
천천히 빗어주면 그동안 빠진 털들 이 말끔히 제거된다. 또 실크 수건이나 가
죽을 사용해서 전신을 골고루 마사지하는 것도 좋은 방법이다.

10. 일광욕하기

햇볕을 자주 쬐게 해주는 것은 살균과 청결에 중요한 역할을 하므로 고양이의 건강
을 위해 반드시 필요하다. 햇볕이 잘 드는 창가나 베란다 등에 고양이 방석이나 타월
등을 마련해 주는 것이 좋다. 또한 일광욕을 시키데 자유롭게 그늘을 찾을 수 있도록
해 주어 탈수증에 걸리지 않도록 한다.

11. 애정을 가지고 끈기 있게 교육하기

교육을 시키기에 가장 좋은 시기는 태어난 지 2~3개월 때이다. 이 시기에 성격이
나 습관들이 형성되므로 식사예절, 화장실, 발톱갈이 등에 관해 확실히 가르쳐 주어
야 한다. 개들의 교육목적이 사람에게 길들이는 것이라면 고양이 길들이기의 최종 목
적은 고양이의 야생적 본능에서 비롯되는 행동들을 사람이 사는 환경에 보다 적합한
습관으로 발전시켜주는 것이다. 그렇기 때문에 개에게는 벌과 칭찬이 엄연히 구분되
지만 고양이는 칭찬에 대해 별 반응이 없다. 단지 고양이는 자신의 생활에 필요한 것
을 마련해 주기만을 원한다. 단 고양이가 사람을 할퀴거나 잘못을 하면 코를 가볍게
한 대 톡 쳐주는 게 좋다. 너무 아프게 하면 역효과가 난다는 것도 기억해 둔다.

12. 혼자 있는 법에 익숙해지기

고양이가 집에 아무도 없이 혼자 있다고 하여 외로움을 타거나 신경질을 부릴 거라 생각하는 것은 오산이다. 고양이는 야행성 동물로 주로 낮에는 낮잠으로 시간을 보낸다.

이처럼 사람이 없어도 본능적 습성에 의해 혼자 있는 것에 낯설어하지 않으므로 많은 시간을 함께 보낼 수 없을 경우 혼자 있는 것에 익숙해지도록 길들이는 것은 쉬운 일이다. 단 배가 고플 때를 위해 식사는 넉넉하게 준비해 두어야 하며 낮 시간 동안 혼자 있게 한 만큼 밤에는 쓰다듬어주거나 안아주어야 한다. 하루에 한번은 꼭 스킨십을 해준다.

13. 불규칙 속의 규칙 찾기

고양이의 생활은 겉으로 보기에는 단순하며 불규칙적으로 보인다. 그러나 고양이가 하루 24시간을 어떻게 보내는지 유심히 살펴보면 의외로 규칙적인 생활을 한다.

잠자고 일어나고 노는 등의 시간이 일정하게 반복된다는 것이다. 결국 이 일정한 생활 패턴이 고양이에게는 가장 행복하고 안정된 생활이므로 이 패턴을 유지 시켜주는 것이 중요하다. 아기 고양이 때부터 매일 사람과 같이 어딘가로 외출하는 생활을 하고 있다면 그것이 그 고양이의 생활패턴이 되는 것이다. 그러므로 갑자기 차에 태운다든지, 모르는 곳에 데려가는 것은 고양이에게 큰 공포심을 불러일으킬 수 있다. 이처럼 갑작스런 생활환경의 변화는 고양이에게 스트레스와 불안감을 줄 수 있으므로 안정된 생활을 할 수 있도록 만들어 주어야 한다.

14. 청결한 화장실

고양이도 사람과 마찬가지로 각기 다른 성격을 지니고 있다. 사람을 잘 따르고 애교가 많으며 안아주고 쓰다듬어 주는 것을 좋아하는 고양이가 있는가 하면 사람이 안아주는 것조차 싫어하는 고양이도 있다. 또한 자는 곳이나 노는 것, 대화 나누는 법 등도 고양이마다 다 다를 수 있다. 그러므로 자기 고양이의 특성을 빨리 파악하여 고양이가 가장 좋아하는 방법으로 기르는 것이 바람직하다.

a. 처음 훈련이 중요

고양이는 원래 정해진 장소에서 배설하는 습성을 가지고 있으므로 화장실 습관 길들이기는 비교적 간단하다.

단, 맨 처음이 중요하다. 고양이를 데리고 온 날 식사를 하게 한 다음 화장실 안에 살포시 놓아주고 만약 배설이 이루어졌다면 이는 화장실 길들이기의 70%가 성공한 것으로 생각하면 된다. 두 번째로 스스로 화장실을 찾아 배설을 한다면 거의 100% 성공이라고 여겨도 좋다. 이때 '잘했어'라고 칭찬해주자.

만약, 고양이가 화장실 바깥에 배설하면 그 자리에 알루미늄 호일을 깔아둔다.

고양이는 호일이 발에 닿는 감촉을 싫어하기 때문에 화장실을 사용하는 것이 더 낫다는 것을 깨닫게 된다.

b. 화장실은 편안하고 조용한 장소에 마련

맨 처음에는 고양이가 잘 볼 수 있는 곳에 화장실을 두는 것이 좋다. 처음에는 데려다 준 장소에서 놀라 도망칠 수도 있으나 2-3회 사용하다 보면 곧 익숙해진다. 또 고양이가 편안한 마음으로 배변할 수 있도록 조용하고 사람의 통행이 적으며 모래를 갈아주기 쉬운 곳이 좋다.

c. 안절부절 앞발로 바닥을 긁을 때

고양이가 갑자기 안절부절 하면서 몸을 떨거나 방안 구석구석을 다니며 냄새를 맡고 앞발로 바닥을 긁기 시작한다면 '화장실에 가야 한다.'는 신호이다.

이럴 때에는 즉시 화장실로 옮겨 주어야 하는데 고양이가 놀라지 않게 천천히 옮겨야 한다. 급하게 옮기면 놀라서 배설을 하지 않을 수 있다.

d. 화장실에 자신의 냄새를 배게 해준다.

고양이는 후각이 발달되어 있어 냄새에 매우 민감하다.

그러므로 화장실 습관을 빨리 길들이기 위해서는 예전에 자신이 사용했던 화장실 모래나 자신의 변이 약간 묻어 있는 것을 화장실에 놓아두면 자기냄새로 인해 좀 더 쉽게 적응시킬 수 있다.

만약 화장실이 아닌 곳에 배설을 했다면 빨리 그곳을 치우고 냄새를 제거해 주어야 한다.

e. 화장실 위치 변경 시에는 이전에 사용하던 것을 이용

고양이의 화장실 위치를 바꿀 때에는 이전 사용하던 화장실 용기와 모래를 그대로 사용하고 직접 데리고 가 위치를 확인시켜주면 된다.

생활환경에는 변화가 없는데 화장실 환경만 갑자기 바꾸면 고양이가 스트레스를

받기 때문에 유의해야 한다.

f. 청결한 화장실

고양이는 깨끗한 동물로서 자신의 화장실이 지저분하고 더러우면 들어가지 않고 다른 장소에 배설을 한다.

따라서 배설한 즉시 치워주고 모래도 자주 갈아주어야 하며 화장실 용기도 햇빛에 말려 청결과 살균에 각별히 신경 써 주어야 한다.

Ⅳ. 고양이 기르기

1. 고양이 데려오기

1) 고양이 선택

① 평생을 보살펴줄 각오와 마음가짐

멋진 고양이의 모습을 보고 일시적인 흥미나 충동적으로 고양이를 기르는 것은 바람직한 행동이 아니다. 살아있는 생명체를 기른다는 것은 평생을 보살펴 줄 각오와 마음가짐으로 시작되는 것이다. 처음에는 고양이에게 필요한 용품도 구입해야 하고 고양이는 최소 15년 이상 살기 때문에 고양이를 기르기 전에 충분한 생각을 하여 후회하는 일이 없도록 해야 한다.

② 우선 고양이의 특징을 알아보도록

고양이는 종류에 따라 크기나 형태, 무늬 그리고 자신만의 성격이 있다. 예를 들어 아비시니안 고양이는 매우 활동적이라 좁은 아파트에서 기르기에 적당치 않지만 페리시안은 성격이 온화하여 아파트에서도 잘 적응을 한다.

③ 둘째, 암컷이냐 수컷이냐?

암코양이는 대단한 발정기를 겪는다. 큰 소리를 내어 수코양이를 부르며 때로는 성적인 욕구로 인해 무척 고통스러워한다. 수코양이도 문제는 있다. 오줌을 여기저기 흩뿌리며 다닌다. 암컷과 수컷의 장단점을 잘 비교하여 선택하여야 한다.

④ **셋째, 장모종이냐 단모종이냐?**

고양이는 주기적으로 털갈이를 하기 때문에 털이 좀 많이 빠지는 편이나. 그래서 자주 브러시 등 털관리 용품을 이용해서 털관리를 해주어야 하는데 장모종은 더욱 신경을 써야 한다. 주인이 시간적 여유가 없다면 숏헤어같은 단모종을 기르는 것이 좋다.

⑤ **넷째, 고양이의 구입장소**

순종을 기르고 싶다면 이름있는 사육가 또는 주의의 동물병원에서 구입이 가능하며 그냥 잡종을 기른다면 이웃이나 동물관련 인터넷 사이트를 통해 무료로 구할 수도 있다.

2) 건강한 고양이 선택하기

고양이를 분양받아 데리고 오기 전에 건강한 고양이를 선택하는 것이 중요하다. 대개 건강한 고양이는 움직임이 활발하며 주변의 반응에 민감하며, 고양이 옆으로 손을 내밀어도 피하거나 경계하지 않는다.

① **부드러운 털과 촉촉한 코**

털은 부드러우며 윤기가 흐르고 결이 고운 것이 좋으며, 벼룩이나 이 등 외부기생충이 없고, 코는 윤택이 나며 약간은 촉촉해야 한다.

② **입과 귀는 냄새가 없어야**

입과 잇몸은 엷은 핑크색을 띄고 입냄새가 없어야 한다. 귀 역시 귀지나 분비물이 없어야 하며, 역한 냄새가 나면 곤란하다. 또한 들어봐서 보기보다 묵직한 녀석이 건강하다.

③ **말랑말랑한 배**

복부를 만졌을 때 말랑말랑하고 부드러운 느낌이어야 한다. 복부가 딱딱하게 만져 진다면 소화기계통에 이상이 있음을 의미한다.

④ **생후 6주 이상 된 고양이**

반드시 태어난지 6~8주 이상 된 젖을 뗀 고양이를 분양 받아야 하며 예방접종이나 구충제 복용여부, 먹어왔던 음식 등 몇 가지 사항을 알아야 한다. 이렇게 선택을 한 후 반드시 고양이를 잘 아는 수의사에게 건강검진을 받는 것이 필요하다.

3) 데려온 첫날 보내기

① 만지면 안돼요.

고양이를 분양받아 첫날 집에 데려오면 고양이는 낯설어 하며 두려움을 느낀다. 처음 보는 생소한 것이 많아서 두려움을 느끼므로 고양이가 새로운 집안 환경에 빨리 익숙해지도록 잘 도와주어야 한다.

② 편히 쉴 수 있도록 안정을 시켜주세요.

어린 아이들이 있다면 고양이에게 더욱 큰 걱정이 된다. 우선은 만지지 않도록 해야 하며 조용하고 따뜻한 곳에 혼자 편히 쉴 수 있도록 안정을 시켜 주어야 한다.

③ 탁상시계와 따뜻한 물주머니를 준비

만일 고양이가 밤에 보채거나 야옹거리며 울며 귀찮게 할 수 있다. 엄마와 형제들이 그립기 때문인데, 고양이 방석 안에 탁상시계나 따뜻한 물이 들어 있는 보온 주머니를 넣어주는 것이 방법이 될 수 있다. 엄마의 심장소리와 형제들의 체온을 느낄 수 있도록 해주는 것이다.

4) 고양이를 안는 법

고양이를 안을 때는 한손으로 엉덩이와 뒷다리를 받치고 다른 손으로 가슴을 안아서 가슴과 가슴이 맞닿도록 한다. 마치 엄마가 된 것처럼 가장 편안하고 안정된 기분을 가지고 포근히 안아 주어야 한다.

5) 고양이에게 필요한 것

① 고양이 방석

어린 고양이를 집에 데려오면 조용한 곳에 쉴 곳을 마련해 주어야 한다. 시중에서 판매되는 고양이 방석을 이용해도 좋고 담요 또는 못 쓰는 옷가지 등을 이용해서 잠자리를 마련해 줄 수 있다.

② 배변상자, 고양이 모래

고양이는 대소변을 해결할 수 있는 화장실용 배변상자를 준비하는 것이 필요하다. 바닥이 얇고 고양이가 다 자란 후에도 사용할 수 있는 정도의 적당한 넓이의 시판용 고양이 화장실을 준비하도록 한다. 이 안에 고양이 모래를 집어넣으면 배설물과 함께 뭉치게 되어 처리가 용이하다. 더불어 모래와 뭉친 배설물을 제거하는 화장실 청소용 삽을 준비하는 것이 좋다. 화장실상자의 냄새를 없애기 위해 모래를 깔기 전에 베이킹 소다나 방향제를 뿌린다. 가끔씩 비누로 세척을 애주는 깃모 필요하나.

③ 고양이 전용사료

고양이를 데려오기 전에 원래의 주인에게 그동안 먹어왔던 사료의 이름, 종류, 그리고 급여량을 물어 보아야 한다. 사료가 갑자기 바뀌면 몸에 이상이 올 수도 있다. 고양이 먹이는 전적으로 사료이어야 한다.

④ 발톱갈이용 판

고양이가 처음 집에 와서는 낯설어 하다가 점차 집안 분위기에 익숙해지면 주변의 가구나 기둥 또는 카펫 등을 발톱으로 할퀴게 된다. 이것은 본능적인 행동이기 때문에 어쩔 수 없다. 대신 발톱갈이용 판을 준비하여 가구나 기둥이 상하지 않게 해야 한다. 이것은 애완동물샵에서 판매되지만 집에서 만들 수도 있다. 고양이 키 정도의 나무에 표면이 거친 카펫을 단단히 묶어서 나무에 둘러 준다.

⑤ 빗과 브러쉬

애완동물샵이나 동물병원에서 빗과 브러쉬를 준비해야 한다. 단모종의 경우 덜 하지만 페르시안 같은 털이 긴 장모종은 정기적으로 털관리가 필요하다.

⑥ 이동가방

외출이나 병원에 데리고 갈 경우에 반드시 필요하다. 바람이 잘 통하고 청소하기 편한 것으로 선택을 해야 한다. 특히 지하철과 같은 대중교통을 이용할 경우 주변의 진동으로 고양이를 보호해 주는 역할도 해준다. 또한 바닥에는 오줌을 잘 흡수할 수 있도록 수건이나 신문지를 깔아준다

6) 나이별 사료급여 방법 일일 표준사료양

① 생후 4개월까지

어린 고양이용 사료를 하루에 체중의 4%의 사료를 주어야 한다. 예민한 어린 고양이는 환경이 바뀌면 사료를 잘 먹지 않을 수 있으니 분양하기 전에 먹었던 사료를 알아 두는 것이 좋다.

② 생후 4개월에서 9개월까지

이때는 체중의 약 3%의 사료를, 3회에 나누어 주면 된다. 고양이의 근육과 골격이 자라는 성장기이므로 위장의 소화력이 왕성해 지는 시기이다. 고양이는 성장기때에 고단백질의 사료가 필요하기 때문에 하루에 3회 정도 나누어 먹이며 캔사료와 건조사료를 섞어서 주는 것도 좋다.

③ 생후 9개월 이후

체중의 약 2%의 사료를 2회에 나누어 급여한다. 고양이는 9개월이 지나면 육체적으로 완전히 성숙한 상태이다. 이때는 하루 2번 사료를 주며 같은 시간 같은 장소에서 사료를 먹인다. 만일 시간이 없고 집을 자주 비운다면 자유급식을 하는 것도 좋은 방법이다.

7) 어린 고양이 건강상식

① 생후 1주일은 반드시 초유 급여

어미의 초유에는 면역항체가 포함되어 있어 생후 1주일정도는 반드시 어미젖을 먹어야 건강하게 자랄 수 있다. 생후 3주 이후부터 젖을 떼고 사료를 줄 수 있다.

② 생후 5주경에 구충

어미고양이가 기생충을 가지고 있으면 새끼는 태반에서 감염이 되기 때문에 생후 5주정도에 구충제를 복용시켜 주는 것이 좋다. 이후 2개월마다 분변검사한 후 구충제를 복용시켜 준다.

③ 생후 2,3주경에 이빨이 나옴

고양이 이빨의 성장은 개보다 빨라 생후 2,3주부터 앞니와 송곳니가 나기 시작한다. 그리고 생후 3개월이 지나면 앞니가 영구치로 바뀌기 시작하고 송곳니 영구치는 5개월에 생기기 시작한다.

④ 중성화 수술

암컷은 태어난 지 6개월만 지나도 발정이 와서 임신을 할 수 있는 어미가 되며, 1년에 2-3번 정도 새끼를 낳을 수 있다. 어떤 고양이는 10년이 지나도 임신할 수 있을 정도로 번식력이 아주 강한 편이다. 암컷은 번식의 억제와 건강관리 그리고 수컷은 오줌을 흩뿌리는 행동의 억제를 위해 어린 연령에 중성화 수술을 시키는 것이 좋은 방법이다.

⑤ 고양이의 이갈이

고양이는 생후 4개월부터 이갈이를 시작하여 유치가 영구치로 바뀌는 것이지요. 몇 주에 거쳐 영구치가 유치를 밀어내는데 이것을 '붕출'이라고 합니다. 이러한 붕출이 일어나 유치가 영구치로 바뀔 때 고양이는 무척 고통스러워한답니다.

⑥ 어미젖이 부족하면 시판용 초유 급여

어미가 젖이 부족한 경우라면 새끼고양이에게는 고양이용 초유를 주어 성장에 지장이 없도록 해야 한다. 사람이 먹는 우유는 어린 고양이에게는 적합하지 않다. 새끼고양이에게 대신 시판용 고양이초유를 구입하여 미지근하게 해서 고양이 젖병에 넣어서 주면 된다.

2. 연령별 고양이 돌보기

1) 생후 2~3개월 된 어린 고양이 돌보기

① **사람들과 친숙해질 수 있도록 한다.**

고양이에게 있어 생후 2~3개월은 신체적 성장이 가장 빠른 시기이면서 또한 성격이 형성되는 대단히 중요한 시기이다.

이 시기에 사람들과의 유대를 형성하는 것이 좋으므로 부드럽게 안아주고 조용하고 다정하게 말을 건네는 등 친숙함을 표현해 주어야 한다.

② **안을 때나 내려놓을 때 주의**

어린 고양이는 연골이라 지나치게 꽉 껴안는 등 잘못된 자세로 안아주거나 바닥에 내려놓을 때 던지는 등의 행동만으로도 다치거나 놀랄 수 있으므로 주의한다. 그러므로 조심스럽고 균형 있게 안아주고 내려놓을 때에도 부드럽게 네다리 모두 동시에 바닥에 닿을 수 있도록 해 주어야 한다.

③ **단계적이며 균형 있는 식사**

생후 3주 동안은 반드시 모유를 먹여야 건강하게 자랄 수 있다. 그 시기에 모유를 먹어야 면역 항체가 형성될 수 있기 때문이다.

생후 3주 이후부터 젖을 떼고 분유를 줄 수 있다. 생후 2개월쯤에는 사료를 물에 불려서 1일 3~4회 정도로 주고 생후 3개월이 되면 치아 건강에 도움을 주는 건조사료를 그냥 준다. 특히 이 시기에는 영양이 균형 있게 고루 갖추어진 식사가 무엇보다 중요하다.

④ **혼합백신과 구충제**

고양이 혼합백신은 세 가지 전염병을 막아주는데 3차 접종이 가장 일반적이다. 접종시기는 생후 3개월과 4개월에 두 번 접종하고 그로부터 3개월 후 추가 접종하면 된다. 그리고 생후 5주 정도에 구충제를 복용시켜 줘야 하는데 이는 어미 고양이가 기생충을 가지고 있으면 아기가 태반에서 감염될 수 있기 때문이다. 이후 2개월마다 변을 검사하고 구충제를 복용시켜주어야 한다.

⑤ **특별한 관리를 요하지 않는 치아**

고양이는 생후 2~3주부터 앞니와 송곳니가 나기 시작해서 생후 3개월이 지나면 앞니가 영구치로 바뀌기 시작한다. 송곳니 영구치는 5개월에 생기기 시작하는데 2~3개월 고양이의 이빨은 특별한 관리를 요하지 않는다.

2) 생후 4~9개월 된 고양이 돌보기

① 인식력이 좋아지고 지능도 훨씬 발달

생후 4~9개월은 빠른 성장과 함께 각자 신체적으로나 정신적으로 자기 모습을 결정하는 시기이다. 이 시기에 영구치로 새로운 치아가 생성되고 매달 0.5kg정도씩 체중도 증가한다. 또 뼈의 구조가 커지고 어릴 때의 젖살이 빠져 마른 것처럼 보이기도 하며 인식력과 지능이 현저히 발달하는 등 고양이로서의 모든 모습을 결정되는 시기이다.

② 고단백의 늘어난 양의 식사

이 시기에는 현저한 육체적 변화를 나타내므로 다 자란 고양이의 두 배 정도의 고단백질 식사가 요구되며 양도 늘여주어야 한다. 이 시기 고양이의 위는 많은 사료를 소화시킬 수 있으며 시간이 흐르면서 개체간의 식성과 성장에 따라 음식의 양이 증가한다. 식사횟수는 6개월까지는 3회로 하고 그 이후부터는 2회로 조절해 주되 정해진 시간에 준다.

③ 유치에서 영구치로 이갈이

생후 4개월부터 몇 주간에 걸쳐 영구치가 유치를 밀어내기 시작한다. 이때 고양이는 심한 고통을 느끼며 다소 힘들어한다. 유치가 잘 안 빠질 경우 보통 손으로 부드럽게 당기면 빠지는데 턱뼈 깊이 박혀있을 때에는 손으로도 빠지지 않을 수 있다. 이때는 수의사에게 데려가는 것이 좋다.

이갈이가 시작되면 몇 주 동안은 입안을 자주 들여다 봐주고 잇몸이 빨게 지거나 부을 때에도 수의사와 상의한다. 이갈이의 통증은 구토, 설사, 식욕저하, 침흘림 등을 유발할 수 있으므로 부드러운 음식을 주는 등 각별한 관심과 보살핌이 필요하다.

3) 생후 9개월 이후의 다자란 고양이 돌보기

① 꾸준한 애정과 관심

고양이는 9개월이 지나면 모든 면에서 성숙해 있다. 성숙한 고양이는 자신의 방식대로 행동하며 사람의 의도에도 잘 따르지 않는다. 그러나 겉으로 보기에는 사람의 손길을 거부하는 듯 보이나 실제로는 꾸준한 애정과 관심을 받길 원한다. 따라서 어렸을 때보다는 좀 더 고양이의 의사를 존중해 주되 애정 어린 말과 관심은 변함이 없어야 한다.

② 다 자란 골격에 체중만 조금씩 증가

생후 9개월이 지난 고양이는 신체적으로 완전히 성장했다고 보면 된다. 이 시기에는 고양이 품종에 따라 털의 모양과 색깔이 다양하게 나타나지만 신체의 크기나 특징은 대다수 비슷해진다. 일반적으로 성숙한 수고양이는 몸무게가 3~7kg

이고 암고양이는 2.5~5.5kg 정도라는 것을 미리 알아두어 비만이 되지 않도록 해야 한다.

③ 비만관리

일생을 집안에서 지낸 다 자란 고양이는 종종 게을러져 과체중의 비만이 되기 쉽다. 이때에는 하루에 두 번 주는 식사횟수와 양은 줄이지 말고 운동을 하게 하는 것이 좋다. 만약 고양이가 2마리 이상이라면 같이 노는 것이 운동이 될 수 있으나 그렇지 못할 때에는 사람이 직접 같이 같이 놀아주거나 날마다 데리고 나가 산책을 시켜주는 것도 운동을 대신할 수 있다.

고양이는 갑작스런 목줄에 익숙하지 않으므로 어렸을 때부터 목줄을 이용해 산책을 하며, 겨울이라 하여 산책을 제한할 필요는 없다. 1년 중 고양이털이 가장 두터운 때가 겨울이기 때문이다. 다만 항상 산책 후 발바닥에 상처는 안 났는지 발가락 사이에 먼지나 물기 등을 확인하고 닦아주어야 한다. 이러한 운동이나 산책을 사료를 먹인 직후에 시키는 것은 탈이 날 우려가 있으므로 좋지 않다

4) 생후 7년 이후의 노년기 고양이 돌보기

① 신체기능 저하

고양이의 평균수명은 약 15년이며 태어난 지 7년이 되면 노년기에 접어든다. 사람과 마찬가지로 고양이도 나이가 들면 신체기능이 저하되어 점점 활력을 잃고 하루의 대부분을 잠자는 시간으로 보낸다. 쾌적하고 좋은 장소에서 편히 잘 수 있도록 신경 써 주어야 한다. 몸의 근육에 탄력이 없어지고 시력과 청력이 저하되며 백내장이 생기기도 한다.

그리고 이빨에 충치와 치석으로 통증을 호소하며 이빨이 빠지기 시작한다. 또 이시기 암에 걸릴 확률도 높아지므로 더 많은 관심이 요구된다. 집안사람들의 사랑을 언제나 그리워하므로 늘 애정표현 해 주는 것을 잊지 말아야 한다.

② 예방접종과 건강검진

1년에 1회 이상 예방접종을 맞히고 6개월마다 건강검진도 받아야 한다.

③ 위장을 보호해 주면서 저칼로리, 고섬유질 식사

고양이가 노년기에 접어들면 기존에 비해 20%적은 에너지를 필요로 한다. 활동량이 극히 줄어들기 때문에 비만의 우려가 심각하다. 그러므로 저칼로리의 고섬유질 사료를 주어야 한다. 또한 노년기의 고양이는 위장이 나빠지기 쉬우므로 절대 사람이 먹는 음식은 주어서는 안 된다. 그리고 이빨이 좋지 않아 소화에도 어려움이 있으므로 사료를 물에 불려서 주는 것이 좋다.

5) 어릴 때 습관이 평생 좌우

대다수의 습관들과 마찬가지로 식사 습관 역시 어릴 때 가르치는 것이 좋다. 고양이는 좋아하는 음식은 질리는 법 없이 먹지만 싫어하는 것은 쳐다보지도 않을 만큼 대단한 편식을 한다. 그래서 아기 때 먹어본 경험이 없으면 다 자란 후에는 그 음식을 받아들이지 않는다. 그러므로 어렸을 때부터 편식하지 않는 올바른 식습관을 심어주어야한다.

3. 고양이 번식

1) 고양이의 발정

① 발정의 특성

대부분의 고양이는 생후 7~11개월 사이에 첫 발정을 맞이한다. 또한 장모종이 단모종 보다 좀 더 일찍 발정이 온다.

개는 일 년에 2번 정도 발정이 오지만 고양이는 1년에 여러 번 (5번 정도)의 발정이 온다. 여러 번의 발정기 중에서 비교적 심한 발정은 이른 봄과 가을이다. 그래서 고양이를 '다발정' 동물이라고 한다.

고양이는 발정기에 교배하지 않으면 임신이 될 때까지 계속해서 발정이 온다. 발정기에 수고양이 교배를 해도 약 일주일 정도는 발정이 더 지속된다. 물론 교배를 하지 않았더라면 발정이 더 지속이 된다.

고양이는 교미를 하면 그 자극으로 배란하는 동물로, 거의 확실히 임신을 하게 된다. 발정한 암코양이는 페로몬이라는 성호르몬을 분비하며 그 냄새를 맡은 수코양이 발정이 일어난다. 암코양이의 냄새는 아주 먼 곳까지 퍼져 먼 곳에 있는 수코양이를 자극하여 발정을 일으킨다.

② 발정기때의 행동

암코양이가 발정이 오면 마루바닥 등에 몸을 문지르고 끊임없이 울부짖어 수컷을 부릅니다. 또한 대소변을 종종 잘못가리는 경우도 있다.

숫코양이가 발정이 오면 일종의 '스프레이'행동으로, 수직으로 서 있는 물건 즉, 커튼, 벽 그리고 의자에 등을 대고 아주 역한 냄새의 소변을 뿌린다. 이러한 행동은 암컷을 유혹하면 자신의 영역을 표시하는 의미이다. 또한 자꾸 밖으로 나가려 하며 내보내주면 다른 수코양이와 싸움을 하며 때로는 심한 상처를 입는 경우도 있다.

③ 고양이의 교배

첫 발정은 생후 6개월경에 오지만 신체기관이 완전히 성숙하는 생후 1년경에 교배를 시키는 것이 적당하다.

발정기가 시작되기 전에 동물 병원에서 기생충 구제외 예방 접종이 필요하디. 이미의 기생충은 태아에게 감염될 수 있으므로 건강한 새끼를 얻기 위해선 필수적이다. 또한 피부검사를 하여 건강상태를 확인하여야 한다.

발정징후가 나타난다면 암수고양이를 서로 사이가 원만해 질 때까지 4-5일 정도 합방을 시킨다. 만일 교배가 되지 않았다 하더라도 데리고 와서 다음 기회를 기다리는 것이 좋다.

2) 고양이 번식 특징

고양이는 생후 6~10개월이면 새끼를 낳을 수 있다. 일반적으로 봄과 가을에 발정하나 일 년에 보통 다섯 번 정도 발정한다. 교미하기까지 21일마다 주기적으로 발정한다.

임신 기간은 보통 60~69일이 며 새끼는 한배에 2~8마리를 낳는다. 갓 태어난 새끼는 움직일 수 없고, 보고 들을 수도 없다. 고양이는 까다롭고 예민한 동물이어서 사람들이 보는데서 모처럼 교배를 하지 않는다. 그렇기 때문에 암컷의 발정이 오면 약 5일 동안 수컷과 합방을 시켜 자연 교배가 되도록 해준다. 고양이는 번식력이 아주 강하기 때문에 난소나 자궁을 제거해 주는 피임 수술을 해주는 것이 좋다

3) 교배후 관리하기

교배에서 집으로 돌아온 고양이는 피곤한 상태이기 때문에 건사료와 캔사료를 주어 충분한 영양섭취를 해주며 휴식이 필요하다.

수정란이 착상하는 것은 임신 후 약2주정도 걸린다. 이때는 최대한 안정을 취해주어야 하며 위에 탈이 나지 않도록 조심하고 목욕도 시키지 않는 것이 좋다.

고양이의 임신 기간은 약 60-63일이다. 교배 후 45일이 지나면 건강 상담과 출산에 대한 정보를 알아 두는 것이 필요하다. 고양이를 잘 돌보는 병원에서 상담을 하도록 한다. 보통 교배 후 약 3주가 지나면 털의 윤기가 좋아지고 식욕도 왕성하게 된다. 또, 젖 주위의 털이 조금씩 없어지며, 젖꼭지가 분홍색으로 변해간다. 교배 후 4-5주 정도가 되면 체중이 증가하고 배가 불러온다.

임신 중에는 평소의 2배 에너지가 필요하므로 사료양과 횟수를 늘려서 주어야 한다. 고양이 체중의 약 4%정도의 사료를 3~4회 나누어서 준다. 또한 단백질과 칼슘을 많이 공급해 주어 태아가 튼튼히 자랄 수 있도록 해준다.

분만 예정일 일주일 전에 미리 조용하고 고양이가 편히 쉴 수 있는 곳에 분만상자를 놓아두도록 한다. 처음부터 분만상자에 들어가지 않지만 새끼를 낳을 수 있는 장소라고 판단되면 고양이가 안으로 들어가 잠을 자게 된다. 분만상자는 시판되는 애견

용 방석을 구입해서 이용해도 좋고 골판지 상자를 이용하여 직접 만들 수도 있다. 크기는 어미 고양이가 다리를 펴도 충분한 넓이가 될 수 있는 정도면 적당하다. 분만상자에 신문지를 두툼하게 펴놓아 어미의 후산으로 인해 분만실이 지저분함을 막아 주는 것이 좋다. 어미고양이의 부담을 줄여주기 위해서도 용변용 화장실이나 신선한 물을 분만상자 근처로 옮겨 주도록 한다.

4) 고양이 분만

고양이의 분만은 주로 밤에 이루어지며 분만 당일은 진통이 시작되므로 밥을 먹지 않고 자리를 발로 긁는 등의 분만증상이 보인다. 또한 화장실 구석이나 책상 아래를 평소와는 다른 태도로 탐색하게 되었다면 분만의 장소를 찾는다는 증거이다.

분만예정일 전후가 되면 고양이의 상태를 주의 깊게 관찰해야 한다. 만약, 다른 장소에서 분만을 하여도 당황하지 말고 침착하게 분만 상자 안으로 넣어 주어야 한다. 고양이의 본래 성격은 분만할 때에 사람이 옆에 있는 것을 싫어하지만 반대의 경우도 있으니 어느 쪽인가를 판단을 하여야 한다. 옆에 있기를 원한다 하더라도 분만자체에는 손을 대지 말고 지켜보기만 해야 한다.

대부분의 고양이는 스스로 새끼를 낳지만 첫 발정에 임신이 되었거나 임신후기에 운동 부족으로 출산에 어려움을 겪는 경우가 있다. 첫 분만이라면 진통이 시작되어도 분만까지 10시간이상 걸리는 경우도 있다.

분만과정은
　　① 1단계 - 양수가 터진다.
　　② 2단계 - 1단계 후 1-2시간 내에 진통이 심해지며 첫 번째 새끼가 태막에 쌓인 채
　　　　　　　나온다.
　　③ 3단계 - 어미가 태막을 찢고 새끼를 핥아주며 탯줄을 깨물어 끊는다.
　　④ 4단계 - 가벼운 진통 후 후산을 한다.

5) 출산 후 유의점

새끼가 다 태어나면 어미 개는 옆으로 누워, 새끼들이 자연스레 젖을 빨게 된다. 그리고 어미에게 몸조리용으로 고기 위주로 먹이를 준다면 침을 흘리며 경련을 하는 산후마비 증상이 올 수 있다. 고양이용 사료를 충분히 먹이며 필요하다면 칼슘영양제를 먹이는 것이 좋다.

Chapter **7**

고양이 관련 이야기

1. 마네키 네코

마네키 네코는 고양이 모양의 작은 입상이다. 그러나 단순한 고양이 모양을 마네키 네코라고 하지는 않는다. 사람을 부르는 것처럼 한쪽 앞발을 들고 앉아있는 고양이 입상만을 마네키 네코라고 한다. 일본에서는 이것을 집에 두면 행복을 불러오고, 가게에 두면 행운과 손님을 불러온다고 한다. 이는 일종의 행운을 가져다주는 부적이라고 할 수 있다. 일본 상인들은 미신을 많이 믿는다. 그들은 언제나 많은 손님과 번영하는 사업을 희망하면서 가게의 앞이나 뒤에 행운의 부적으로 마네키네코를 둔다. 두 가지 종류의 마네키 네코가 있는데, 하나는 왼쪽 발을 든 것이고, 다른 하나는 오른쪽 발을 든 것이다. 왼쪽 발을 든 것을 손님을 반기는 것이고, 오른쪽 발을 든 것은 돈이나 행운을 불러들인다는 전설이 있는데, 기원은 알려져 있지 않다.

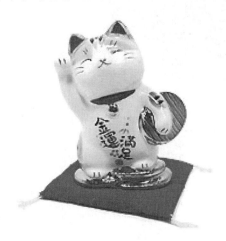
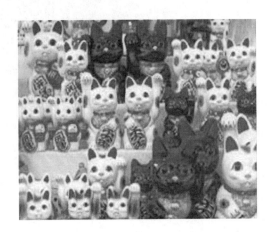

2. 검은 고양이에 대한 미신

검은 고양이는 행운을 혹은 불행을 가지고 있을까? 검은 고양이를 둘러싼 미신은 고양이가 여신에게 바쳐진다고 생각했던 고대 이집트에서 시작되었다. 점차 고양이는 신의 상징이 되었으며, 위대한 고양이 여신으로 존재했다. 지금도 고양이에 대한 숭배를 나타내는 그림이 많이 남아있다. 중세전에는 고양이 특히 검은 고양이가 악마의 상징으로 받아들여지지 않았다. 불행하게도, 고대의 뿔이 있는 신이 악마의 모습으로 받아들여지게 된 것처럼 이집트에서 신으로 받아들여졌던 고양이에 대한 박해가 시작되었고, 고양이는 야행성이고 밤에 돌아다녔기 때문에 초자연적인 악마의 부하로 여겨졌으며, 심지어 악마가 변한 모습이라고 믿기까지 했다. 고양이의 유연한 몸놀림과 밤이면 빛나는 눈 또한 악마에 대한 희생양이 되었다. 검은 고양이는 어둠과 의혹을 구체화시켰으며, 비이성적이고 설명할 수 없는 두려움을 나타내게 되었다. 또한 애드 가 알렌 포우의 검은 고양이라는 소설은 고양이에 대한 이미지를 좀 더 나쁘게 만드 는데 일조를 한 것도 사실이다. 하지만 외로운 사람에게 고양이는 좋은 친구이다. 이 교도에게 사랑받았었다는 이유만으로 악마의 상징이 되어버린 검은 고양이. 하지만 그들은 고양이의 아름다운 특징이 좀 더 부각되었을 뿐이다.

3. 고양이와 개의 차이점

개가 침대에 뛰어오르는 이유는 당신을 좋아하기 때문이고, 고양이가 침대에 뛰어 오르는 이유는 침대를 좋아하기 때문이다. 고양이는 개보다 똑똑하다. 어느 누구도 고양이 여덟마리를 묶어서 썰매를 끌게 할 수는 없다. 고양이는 짖을 수 있다. 다만 하지 않을 뿐이다. 개는 당신에게 사랑하는 법을 가르치고, 고양이는 사는 방법을 가 르친다. 당신은 개를 훈련시키지만, 고양이는 당신을 훈련시킨다.
  - ✔ 개 : "사람들은 나를 먹여주고 사랑해두고 쓰다듬어주고 따뜻한 집을 제공해주 고 나에게 너무 잘해줘. 그들은 분명히 신일꺼야~"
  - ✔ 고양이 : "사람들은 나를 먹여주고 사랑해주고 쓰다듬어주고 따듯한 집을 제공 해주고 나에게 너무 잘해줘. 나는 분명히 신일꺼야."

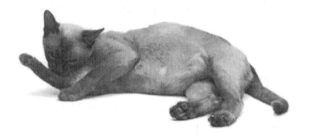

4. 가장 오래 산 고양이

건강한 고양이의 경우 평균수명이 남자 고양이는 15~17년이며, 여자 고양이의 경 우 17~19세이다. 그런데 여기 영국의 데본에 사는 조지 무어가 키운 여자 얼룩 고양 이는 24년을 살다가 1957에 운명을 달리했다. 또 다른 얼룩 고양이 또한 데본의 미세 스 홀웨이가 키우던 것으로 36세까지 살았다. 그러나 기록은 또 깨져서 '그램파렉스' 라는 이름의 고양이는 현재 40세까지 살고 있는 것으로 그 지역 수의사에 의해 알려 져 있다.

5. 가장 큰 고양이

오스트레일리아의 퀸스랜드에 사는 토마스의 고양이 '히미'는 기록에 남아있는 고양이 중에 가장 크다. 1986에 그가 10살의 나이로 숨을 거두었을 때, 그의 몸무게는 21.3Kg이었다. 그의 목둘레는 38.1cm, 허리둘레는 83.8cm, 길이는 96.5cm였다. 이는 초등학교 저학년 아이의 몸무게와 비슷하다. 개들도 꼼짝 못했을 것 같다. 호랑이로 착각했을지도 모르겠다.

6. 가장 작은 고양이

미국 일리노이주의 카트리나, 스코트 부부의 고양이 '팅커 토이'는 이름만큼이나 귀여운 고양이었다. 그는 파란 눈의 히말리아-페르시안 고양이였습니다. 키는 7cm, 길이는 19cm였다.

7. 한 번에 아이를 많이 낳은 고양이

영국 옥슨의 게인 교회에 살던 버마/샴 고양이의 기록으로 1970년에 한번에 17마리의 귀여운 아기 고양이를 출산했다.

8. 가장 늙은 엄마 고양이

영국의 조지 존스톤씨의 고양이 더스티는 1987년 30세의 나이에 그녀의 막내 고양이 2마리를 낳았다.

9. 가장 쥐를 잘 잡던 고양이

영국의 테이사이드의 그렌터레드 증류장에 살던 세가지 얼룩을 가졌던 고양이 '토우저'는 1987년에 24세의 나이로 세상을 떠날 때까지 총 28,899마리의 쥐를 잡았다. 이를 날짜로 나누어보면, 하루 평균 3마리의 쥐를 잡은 것이다.

10. 최고의 등반가 고양이

1950년에 스위스의 제네바에 사는 조세핀 아우프덴블라텐의 늙은 고양이는 스위스 알프스의 마테호른 정상까지 등반가를 따라간 기록이 있다. 마테호른의 높이는 4498m이다.

Chapter **8**

고양이 돌보기

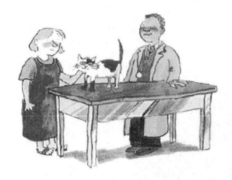

● 당신의 고양이 돌보기

고양이는 개보다 6,000년 뒤에 집에서 길러지기 시작하여
최근 들어서는 반려동물로써 기르는 고양이의 수가 점차
늘어나는 추세에 있다.
많은 나라에서 고양이를 신성시하고 숭배한다.
일반적으로 개보다 더 독립적이라고 여겨지고 있지만
고양이 또한 사람의 손길과 주의를 필요로 한다.

WSPA
World Society for the Protection of Animals

1. 고양이 보금자리

● 실외에서 생활하는 고양이는 열기와 추운 날씨로부터 보호할 수 있는 보금자리를
마련해주어야 합니다.

● 고양이는 담요를 깐 낡은 상자 같은 자기 침대가 있어야만 합니다.

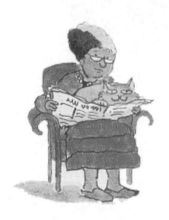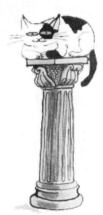

2. 물과 음식

● 고양이는 다양하고 영양 있는 식사를 해야 하며 음식 찌꺼기만 줘서는 잘 자라지
않습니다. 고양이는 개보다 더 많은 비율의 육류를 필요로 하며 음식에 높은 비율의
단백질과 지방을 필요로 합니다.

● 균형 잡힌 식사를 할 수 있게 해주는 다양한 고양이 먹이가 캔에 들었거나 건조
상태로 시중에 나와 있습니다.

● 고양이에게 항상 신선한 마실 물을 줘야 합니다.
특히 건조 사료를 먹이고자 하면 더욱 그렇습니다.

● 다 성장한 고양이는 하루에 두 번 먹이십시오. 고양이 새끼나 늙은 고양이,

임신한 고양이는 매일 소량을 여러 번 먹습니다.

● 고양이는 꼭 배가 고파서 사냥하지 않습니다.
사냥하는 것은 자연스런 고양이들의 습성입니다.

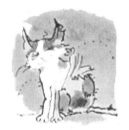 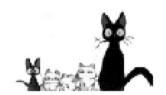 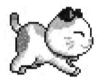

3. 인간의 반려자

● 고양이는 개보다 더 요구하는 것이 적습니다. 예를 들어, 고양이는 산책을 시킬
필요가 없습니다.
● 상냥하게 말을 걸어주고 고양이를 쓰다듬어 주면 당신이 자기를 아끼고 있다는
것을 알 것입니다.

4. 고양이가 사는 곳

● 자유롭게 돌아다니면서 사는 고양이나 더러운 환경에서 사는 고양이들은 벌레,
진드기, 벼룩, 이 등이 들끓기 쉽습니다.
● 고양이가 잠자고 생활하는 공간이 청결하게 유지되어야 합니다.
● 건강하나 고양이는 매끄러운 털과 투명한 눈을 갖고 있어야 합니다.
● 귀와 코에서 나오는 물질이 없어야 하며, 때와 감염도 없어야 합니다.
● 이는 단단해야 하며 흰색이어야 하고 변색이 되어선 안 됩니다.
만약 병균이 침입한 잇몸을 그대로 방치해두면 이가 빠져서 먹는데 불편함을 초래할
것입니다.
● 동물의사와 상의해 조언을 구하시기 바랍니다.

5. 예방접종

● 고양이들은 위험하고 치료에 비용이 많이 드는 질병에 쉽게 걸릴 수 있습니다.
● 접종을 하면 질병을 예방할 수 있고, 다른 고양이들로부터 감염될 위험을 줄일 수
있습니다.

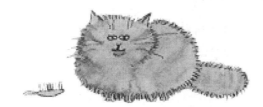

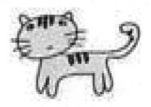

6. 빗 질

● 장모이건 단모이건 모든 고양이들은 정기적으로 빗질을 해주면 좋습니다.
 빗질을 해주면서 기생충을 발견할 수 있기도 합니다.
● 장모 고양이들은 털이 엉키지 않도록 세심한 주의를 기울여야 합니다.
● 고양이를 빗질해 주면 사람 손에 다뤄지는 것에 익숙해지도록 하는데 도움이
 됩니다.

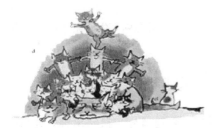

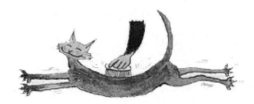

7. 번 식

● 매년 수십만 마리의 고양이들이 적당히 갈 가정이 없어 폐사 당하고 있습니다.
● 암코양이는 매년 수많은 새끼 고양이를 생산할 수 있습니다.
 한 쌍의 고양이와 그 자손이 1년 동안 생산 가능한 고양이 수는 무려
 420,000마리에 이릅니다.
● 지속적으로 자묘를 출산하고 돌보는 암고양이는 건강상 문제를 일으킬 수
 있습니다.
● 임신한 고양이와 수유중인 고양이들은 먹이를 더 필요로 합니다.
● 새끼 고양이들은 일반적으로 3주 동안 어미를 통해 영양섭취를 하고 점차적으로
 추가적인 음식 섭취를 하기 시작합니다.
● 암코양이들은 자연스럽게 자묘를 보호하려고 하며 이 기간 동안엔 공격성을 띨
 수도 있으므로 어미와 새끼 고양이들을 위해 조용한 장소를 마련해 주어야 합니다.

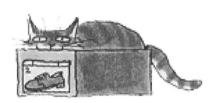 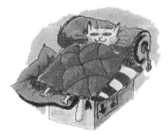

● 원치 않는 새끼 고양이가 태어나는 것을 막기 위해선 동물의사에 의뢰해 중성화
수술을 해주십시오.

8. 중성화 수술

● 현대의 수의학 장비와 약을 이용해 수술은 안전하고 고통 없이 이루어지고
회복기간도 빠릅니다.
● 언제 고양이를 중성화 수술을 해야 할 지 동물의사께 여쭤보십시오.
● 중성화 수술하기 전에 고양이가 꼭 번식을 해야 하는 것은 아닙니다.
● 8주령부터 실시되는 조기 중성화수술은 현재 긍정적으로 받아들여지고 있습니다.
● 일단 암코양이가 중성화수술을 받으면 다시는 생리를 하지 않으며 숫코양이들이
와서 성가시게 하지 않는 일도 없을 것입니다.
● 암코양이의 난소제거수술은 유방암의 위험을 줄일 수 있습니다.
● 중성화 수술을 받지 않은 수코양이들은 자신의 영역을 표시하기 위해 불쾌한
냄새를 내뿜기도 하는데 이는 암코양이들을 유혹하는 수단이기도 합니다. 중성화
수술을 이런 행동을 하는 것을 줄여줍니다.
● 중성화 수술을 받은 고양이들은 더 충직하고 다정다감해지기 쉬우며 사냥하는
능력은 이에 영향 받지 않습니다.
● 떠돌이 고양이와 야생 고양이들은 중성화 수술을 한 후, 아직 고양이가 마취되어
있는 동안 귀 끝에 표시를 하거나, 왼쪽 귀 끝을 조금 잘라내 중성화 수술 여부를
표시하는 것이 보편화 되어 있습니다.

Chapter 9

토끼 (Rabbit)

Ⅰ. 토끼의 기초기식

■ 중치류 : 토끼
■ 설치목과 일부분 동일 : 이빨이 평생 성장
■ 앞 이빨(절치)과 어금니(구치) 사이의 송곳니(견치)가 없다
■ 윗 턱 2개의 앞 이빨의 안쪽에 중복 된 "상문치" 존재
  : 가늘고 긴 이빨 →"중치목"
■ 토끼 : 저작기능은 아래턱을 좌우로 움직임
■ 설치목은 전후로 움직임
■ 앞니는 에나멜질에 의해 덮여 있음
■ 어금니는 뿌리가 없고, 두터운 에나멜질로 구성
■ 초식동물, 귀가 크고, 뒷발이 길다
■ 산토끼 : '지상성'이며 귀도 길고, 뒷발이 발달
■ 굴토끼 : '굴성'이며 귀의 길이 짧고, 뒷발도 산토끼보다 덜 발달
■ 2과 12속 59종
■ 남극을 제외한 전세계에 분포

　토끼는 초식동물이다. 초식 동물은 식물을 먹고 이것으로 근육이나 피부에 필요한 동물성 단백질을 합성한 것이 가능한 동물이다. 그 때문에 맹장이 크고 복강 내의 대부분을 차지하고 있습니다. 또한 식물을 대량으로 먹어야 하기 때문에 강한 앞니를 갖고 있으며, 이빨은 평생토록 계속해서 자라나며 이빨(앞니)이 이중(중치류)으로 되어 있다.

　토끼가 운동할 때, 그 장소에서 수십 미터를 전력으로 달릴 수 있기 때문에, 추진력을 가진 뒷다리의 근육이 발달하였으며, 뼈는 얇게 가볍습니다. 때문에 달려 나가고 나서 곧 바로 최고 속도에 이르게 할 수 있다. 이와 같은 신체적인 특성 때문에 토끼는 골절하기 쉽고 뼈가 붙는 것이 어려운 동물입니다. 토끼를 무리하게 다루지 않도록 하며 반드시 토끼장에서 대부분의 시간을 보낼 수 있도록 해야 한다. 뒷다리를 통해 척추의 손상을 입힌다면 반신불구가 되거나, 경우에 따라서는 사망할 수도 있다. 그래서 토끼를 다루는 때는 충분한 주의가 필요하다.

　토끼는 먹었던 것을 토해 낼 수 없다. 그래서 위로부터 배설한 이물을 삼켜 버리면, 위가 막혀 버려(위 폐색)사망할 수 있다. 폐색을 일으켰던 이물은 수술을 해서 빼내야 한다.

　토끼의 폐는 체격과 비교하고 상당히 작다. 이 때문에 가슴을 누르거나 압박하면 무척 괴로워한다. 그래서 토끼를 떨어뜨리지 않도록 주의해야 하며 무리하게 누른다

면 그대로 질식할 수가 있다. 토끼를 안을 때는 앞다리와 골반을 손으로 잘 받쳐 들어서 안아야 한다. 또한 토끼의 몸이 지면에 대하고 수평이 되도록 한다.

토끼는 세력권 의식이 강하고, 다른 토끼라도 자신의 세력권에 접촉한다면 싸움을 하는 경우가 있다. 또한 암수가 같이 있다면 모르는 사이 암컷이 임신을 할 수도 있다. 때문에 2마리 이상을 키우는 경우 서로 다른 케이지에서 기르는 것이 좋다. 수컷의 경우는 주변에 소변을 뿌리거나 다른 토끼를 올라타며 공격성이 증가되고 스타핑 (발로 땅을 구르는 행동) 등의 세력권을 과시한 행동을 보이게 된다. 이러한 행동을 교정하기 위해서는 중성화수술이 필요하다.

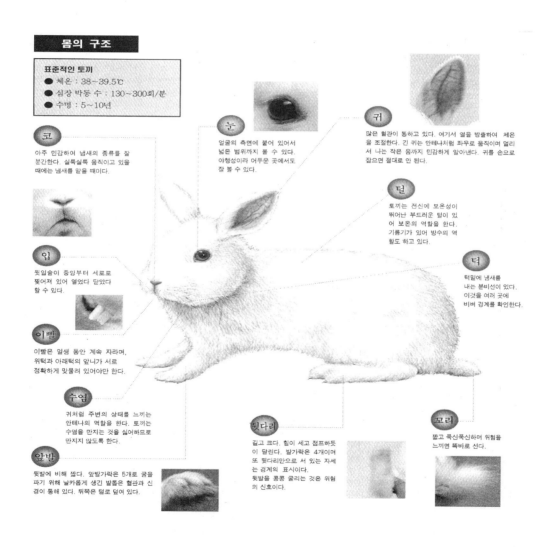

몸의 구조

표준적인 토끼
● 체온 : 38~39.5℃
● 심장 박동 수 : 130~300회/분
● 수명 : 5~10년

코
아주 민감하여 냄새의 종류를 잘 분간한다. 실룩실룩 움직이고 있을 때에는 냄새를 맡을 때이다.

눈
얼굴의 측면에 붙어 있어서 넓은 범위까지 볼 수 있다. 야행성이라 어두운 곳에서도 잘 볼 수 있다.

귀
많은 혈관이 통하고 있다. 여기서 열을 방출하여 체온을 조절한다. 긴 귀는 안테나처럼 좌우로 움직이며 멀리서 나는 작은 음까지 민감하게 알아낸다. 귀를 손으로 잡으면 절대로 안 된다.

털
토끼는 전신에 보온성이 뛰어난 부드러운 털이 있어 보온의 역할을 한다. 기름기가 있어 방수의 역할도 하고 있다.

입
윗입술이 중앙부터 세로로 찢어져 있어 열었다 닫았다 할 수 있다.

턱
턱밑에 냄새를 내는 분비선이 있다. 이것을 여러 곳에 비벼 경계를 확인한다.

이빨
이빨은 일생 동안 계속 자라며, 위턱과 아래턱의 앞니가 서로 정확하게 맞물려 있어야만 한다.

수염
귀처럼 주변의 상태를 느끼는 안테나의 역할을 한다. 토끼는 수염을 만지는 것을 싫어하므로 만지지 않도록 한다.

뒷다리
길고 크다. 힘이 세고 점프하듯이 달린다. 발가락은 4개이며 또 뒷다리만으로 서 있는 자세는 경계의 표시이다. 뒷발을 쿵쿵 굴리는 것은 위험의 신호이다.

꼬리
짧고 폭신폭신하며 위험을 느끼면 똑바로 선다.

앞발
뒷발에 비해 짧다. 앞발가락은 5개로 굴을 파기 위해 날카롭게 생긴 발톱은 혈관과 신경을 통해 있다. 뒤쪽은 털로 덮여 있다.

1. 토끼의 신체구조

1) 전신

■ 보온성이 뛰어난 부드러운 털, 털은 방수성이 있음.
■ 봄에 털갈이,
■ 얼굴 모습은 차이 있음, 각 부위의 움직임은 동일 함(습성에 따른 진화)

2) 귀

■ 귀가 선 귀, 처진 귀(롭종) → 선 귀가 청력이 좋다
■ 작은 소리에도 민감하게 발달된 감각기관
■ 체온조절 기관 : 땀샘이 없음, 가는 혈관이 모여 방열함으로 체온을 일정하게
　　　　　　　　　유지
■ 귀를 세움 : 놀라거나 긴장 시
■ 귀를 눕힘 : 긴장을 풀고, 기운이 없을 때, 화가 날 때

3) 눈

■ 눈이 발달, 색맹
■ 시야는 360 도, 좌우 눈이 각각 사물을 봄
■ 시야 넓은 이유 : 신체의 방향 급회전이 불가능 → 천적으로부터 보호하기 위함
■ 넓은 시야에 비해 시력은 발달하지 못함.
■ 눈이 빨갛게 보임 : 홍채에 멜라닌 색소가 없기 때문, 망막 안쪽에 있는 혈관이
　　　　　　　　　　그대로 비침.

4) 코

■ 실룩실룩 자주 움직여 주변의 냄새에 민감
■ 후각은 청각과 함께 상당히 발달

5) 주둥이

■ 윗입술이 2개로 갈라짐 : 입을 자유롭게 움직임 → 입으로 핥아서 몸을 치장
■ 수염은 주위 상황을 느끼는 중요한 감각기관
■ 안테나 역할 : 동굴 벽에 접촉하면 뇌의 촉각 기억영역에서 자기 동료 여부 판
　　　　　　　　단

6) 치아

■ 계속 자람(평생)
■ 앞 이빨은 1년에 12.5㎝ 성장
■ 과잉성장 : 이빨을 정기적으로 절단
■ 치식 : 1-0-2-3, 28개 치아 (절치, 견치, 전구치, 후구치)

7) 유두

■ 한쪽이 4개로 8개 유두
■ 초식동물 : 풀에서 최대한 영양분 섭취
　　　　　　　음식물 섭취 → 위(소화시작) →소장 → 대장
■ 맹장 발달 : 식물의 세포벽을 잘게 분쇄 함→ 소화를 돕는 박테리아가 활발함
■ 식분증 : 자기 분변을 받아먹어 무기물을 섭취 함

8) 앞발

■ 앞발로 구멍을 판다.
■ 짧고, 발가락이 5개
■ 앞, 뒷발에 털로 덮여 있다 : 달릴 때 쿠션 역할
■ 뒷발: 길고 튼튼하며 발가락이 4개
■ 점프력과 주력이 상당함 → 시속 70-80㎞ 정도
■ 뒷발로 점프, 앞발로 균형을 잡아 착지
■ 뒷다리로 서 있는 자세 : 경계 상태
■ 뒷발을 콩콩 굴리는 것 : 위험 신호
■ 싸울 시 : 점프를 하여 뒷발로 차는 공중 전
■ 안기를 싫어하는 토끼를 무리하게 안으면 뒷발로 차임
■ 꼬리: 짧다
■ 위험하거나 긴장, 흥분 시 : 꼬리를 세워 신호
■ 복종 : 약자가 강자 앞에서 꼬리를 내림

9) 눈의 색

■ 갈색, 적색, 청회색, 청색 등
■ 눈의 색은 털색과 연관 있고, 순종결정에 중요
■ 같은 그룹에 있는 오렌지와 폰 : 오렌지의 눈이 갈색, 폰은 청회색

■ 청색, 적색은 알비노의 유전자 영향
■ 블루아이드 화이트 - 파란 눈에 하얀 털
■ 루비아이드 화이트 - 빨간 눈에 하얀 털

Ⅱ. 토끼의 습성

1) 턱밑에 냄새를 뿌리는 기관이 있다
 - 나뭇가지나 주변 사물에 냄새를 뿌림
2) 영역표시로서 오줌을 뿌리기도 함
3) 위험을 느끼면 뒷발을 쿵쿵 굴러 동료에게 알림
4) 대변의 재이용
  - 대변의 성상 : 동글동글하고 딱딱한 분변
  - 암녹색의 크림형태 변(맹장분) : 소화가 덜 된 변으로 영양분(무기물)을 재흡수
5) 토끼가 우는 것은?
  - 평소 울지 않음
  - 고통, 공포를 느낄 때 큰 비명을 지름
  - 토끼가 운다는 것은 위험하거나 불행할 때이다

Ⅲ. 토끼의 암수 구별

- 암컷의 유두는 핑크빛:8-10개의 유두
- 어른 토끼는 성별이 간단히 구별 됨
- 새끼 토끼는 항문과 음부의 거리를 보고 판정 - 수컷이 암컷보다 1.5배정도 길다.
- 음부의 외관은 암컷은 길고, 수컷은 원통형

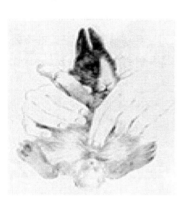

암수 구별

수

암

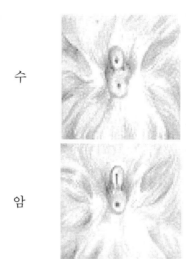

- 성별 구별은 생후 3일째가 좋다 → 어미에게 스트레스를 줌 (악영향 초래)

Ⅳ. 토끼의 종류

1. 용도에 따른 분류

■ 실험동물용 : 일본 백색종, 뉴질랜드 화이트 종 등
■ 양모 생산용 : 0.1-0.7kg 양모 생산(앙고라종류), 렉스 종, 친칠라 종 등
■ 육류 생산용 : 후레미쉬 자이언트종(Flemish giant), 벨기에 종 등
■ 애완용 : 롭(Lop), 렉스(Rexes), 덧치(Dutch), 히말라얀(Himalayan)종 등

2. 애완토끼 종류

■ 최초로 토끼 사육 : 프랑스 수도원의 수도사
■ 굴토끼 자연서식처 : 시베리아 반도, 아프리카 북서부, 유럽의 각지, 북아메리카
　　　　　　　　　　　의 몇 개의 섬, 남아메리카, 오스트레일리아, 뉴질랜드 등

■ 굴토끼 사육목적 : 수렵할 목적, 군인 및 선원들의 식용(배가 난파되어 인위적으로 토끼의 서식지가 확대됨)

■ 영국에 토끼 유입 : 11세기 게르만족의 침입 시, 유럽남서부에서 가축화 시킴.

■ 육종 : 굴토끼를 근친교배(inbreeding)하여 색돌연변이(color mutation)을 이용 → 현재 150 품종이 생산

■ 우리나라 토끼의 이용 기록 : 고려시대

■ 사람에게 쉽게 적응해 얌전함.

■ 비교적 소형

■ 외견이나 행동이 사랑스러움

■ 토끼의 수명 : 6-10년

1) 드워프(Dwarf)

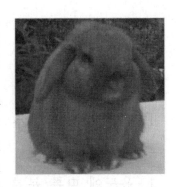

드워프는 뜻 그대로 "작고 귀여운 소형" 토끼를 말한다. 그래서 무게도 1-1.5kg 정도밖에 되지 않는다. 1940년대 더치와 새하얀 폴리쉬를 교배하여 태어난 잡종 토끼이다.

다른 종에 비해 최근에 개발되었지만 현재 가장 대중화되었고 사랑받고 있는 토끼이지요."둥근 머리와 짧은 귀" 드워프 토끼의 모습을 한마디로 말한다면 '머리가 둥글고 귀가 짧다." 크기가 작은 소형종이어서 전체적으로 둥그스름한 외형과 귀 중간이 약간 말려 있다. 매우 다양한 털색을 가짐 털의 색상은 정말 엄청나게 다양하다. 흰색. 기니픽의 색처럼 알록달록한 색깔. 마치 그을린 것처럼 거무스름한 무늬 등 다양한 털색을 이루는 것은 전문 사육가들 사이에 전람회를 목적으로 품종 개량이 활발히 이루어진 탓이다.

2) 더치(Dutch)

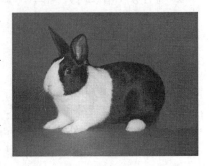

더치는 체중 2Kg 정도인 미니토끼로 가장 널리 보급된 품종이다.

"더치(Ducth-네덜란드의)" 말 그대로 네덜란드가 원산지지만 원래는 벨기에에서 개량되었다.

일명 "팬더토끼"라고 한다.

더치 토끼는 한눈에 알아 볼 수 있는 특징적인 무늬가 있다.

얼굴에 검정 또는 갈색털이 마치 "거꾸로 뒤집힌

V "모양을 하고 있다. 몸은 앞부분은 하얗고 몸 중간에 아주 뚜렷한 경계를 이루면서 짙은 무늬가 넓게 퍼져 있다. 뒷발은 앞발처럼 회산색이다. 그래서 일명 "펜디도끼"라고도 불린다.

3) 라이언 헤드(Lion Head)

소형 토끼 중 가장 개성이 넘치는 모습을 하고 있다. '라이언 헤드' 이름 그대로 얼굴 주변의 털이 마치 숫사자의 갈기 털을 닮았다. 라이언 헤드는 성장후에도 체중이 2Kg도 채 되지 않는 드워프의 개량종이다. 몸은 흰색 그리고 귀는 까만색 라이언 헤드의 털 색깔은 주로 흰색이 많지만 귀 끝이 까맣게 되어 있는 종도 있다. 전체적으로 갈색 털을 가진 종 등 여러 가지 색상을 갖고 있다. 그러나 목주위의 갈기털은 모두 가지고 있다. 표준체중은 1.4 ~1.7Kg정도 된다. 목주변의 털

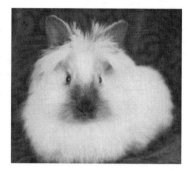

을 간직하기 위해서는 자주 빗질과 브러싱을 해주는 것이 좋다.

4) 앙고라(Angola)

앙고라 토끼의 원산지는 터키지만 18세기부터 영국과 프랑스에서 모피를 얻기 위해 개량된 품종이다. 이 토끼의 특징은 부드럽고 치밀한 털에 있는데 이 털이 몸 전체에 10cm이상을 덮고 있다. 여기서 뽑아낸 털은 가볍고 따뜻해서 털실이나 직물을 만드는데 이용된다. 그렇기 때문에 주의 깊은 털관리가 필요하다. 흰색 털이 가장 인기가 많아 치밀하고 촘촘한 털을 1년에 3~5회, 회에 300~450g 정도 생산해 낸다.

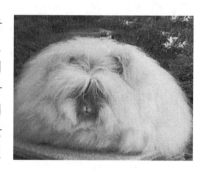

또한 색상은 금색, 은색, 푸른색 등 다양하지만 흰색이 가장 상품가치가 높다고 한다. 매우 귀여운 얼굴을 하고 있으며 귀, 얼굴 그리고 다리에 많은 털이 덮여 있다. 털이 촉감이 아주 부드럽다. 속털이 많으므로 자주 빗질이 필요하다.

5) 렉스(Rex)

렉스는 마치 융단처럼 부드러운 촉감을 지닌 짧은 털을 가지고 있습니다. 털가죽이 조밀하고 부드러워 원래는 모피를 얻기 위해서 만들어진 토끼이다. 다 자란 후 체중은 4Kg정도이다.

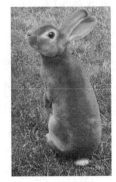

짧고 둥글게 말려진 수염이 아주 특징적인 모습이다.

렉스의 종류는 검은털을 가진 블랙렉스는 흔히 볼 수 있는 종이고 에르민 렉스는 돌연변이로 백설기처럼 완전 순백색의 털을 가지고 있다. 좀 특이한 오렌지 렉스는 오렌지색의 털이 눈에 잘 띄며 매력적인 모습을 띠고 있다. 미국에선 흰색이 전혀 없다고 해서 레드 렉스라고도 한다.

6) 할리퀸(Harlequin)

몸 좌우의 털색이 완전한 대비를 이룹니다. 지금은 찾아보기가 쉽지 않은 종이다. 머리, 몸 그리고 다리가 모두 대칭적으로 색깔이 나뉘어 반대편에 완벽한 대비를 이룬다.

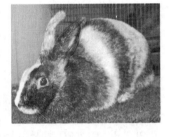

한쪽 귀 색깔도 반대귀와 정반대의 색깔이다. 이러한 털색깔의 결합방식을 할리퀸이라 불린다. 블랙할리퀸은 기본적으로 밝은 부분과 어두운 부분이 대칭을 이루어 갈색계통은 검정색이나 푸른색과 함께 쌍을 이룬다. 털색깔이 하얀 것을 맥파이라 부른다.

7) 롭이어(Lop Ear)

강아지처럼 길게 축 늘어진 귀가 롭이어종 토끼의 특징이다.

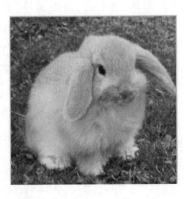

잉글리쉬 롭토끼의 경우 생후 4개월에 귀 길이가 60cm이상은 되어야 전람회 출전 자격이 주어진다. 체중이 4.5Kg 정도종류는 드워프 롭, 프렌치 롭 그리고 잉글리쉬 롭 등이 있으며 평균적인 몸무게는 대략 4.5kg정도이다.

드워프 롭은 말 그대로 크기가 작아 다른 종의 절반 정도 밖에 되지 않는다. 독일산 메이너스 롭은 비교적 작은 품종에 속하며 전체적으로 은빛이 감도는 색상을 띠고 있다.

8) 친칠라 (Chinchilla)

원산시는 프랑스시안 시늄의 모습은 히말라얀과 블루 베버렌 사이의 교배를 통해 영국에서 개량되었다. 털이 부드럽고 조밀하여 모피 재료로 아주 각광을 받은 적도 있다.

이와 비슷한 모습을 가진 애완동물인 남미 친칠라는 애완용으로 길러지고 있다. 귀가 브이(V)자 모양으로 곧게 서 있다. 털은 회색빛으로 보이지만 뿌리, 중간, 끝 부분의 색깔이 다르다. 털뿌리는 어두운 청회색, 중간은 진주빛 이며 끝 부분은 검은색을 띄고 있다.

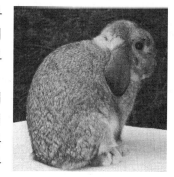

9) 히말라얀 (Himalayan)

아주 재미난 종류의 토끼입니다. 기온에 따라 귀, 코, 꼬리, 다리 등 몸의 끝부분의 색깔이 변하는 '히말라야 유전자'를 가지고 있다. 주위의 온도가 내려갈수록 이 부분의 색깔이 더욱 진하게 바뀌어 간다. 검은색 순종은 이 부분이 검은색이지만 현재는 푸른색이나 보라색 등도 순종으로 인정을 받는다. 사람을 잘 따르는 특징이 있는 이 토끼는 아시아에서 개량되어 유럽에 소개된 품종인데 몸무게가 1.5kg 정도이어서 애완용으로 아주 적당하다. 어려서 부터 사람을 잘 따르는 것도 애완용으로 각광을 받게 된 이유이다.

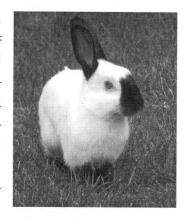

10) 뉴질랜드 화이트 (New Zealand White)

하얗고 짧은 털에 빨간 눈을 가진 토끼이다. 일반적으로 볼 수 있는 토끼의 대명사라고 할 수 있다.

바로 이러한 외모가 뉴질랜드 화이트의 가장 큰 특징이다.

몸무게는 4-5kg. 튼튼합니다. 개량종인 제페니즈화이트도 거의 비슷한 외모를 취하고 있다. 하얀 털이 조밀하게 나있지만 그 털을 만져보면 보기보단 거칠게 느껴진다.

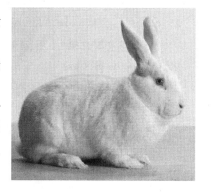

Ⅴ. 토끼 기르기

■ 집 위치 : 조용하고, 통풍이 잘 되고, 외풍이 심하지 않은 장소 → 춥거나 더운 곳은 피한다. → 고양이, 개, 쥐가 접근할 수 있는 곳은 피한다.

■ 야외 집 : 햇빛이 잘 들고, 배수가 용이, 여름에 차양(햇빛을 가림) → 외풍이 강할 때 건초 등을 이용하여 막아 줌 →개, 고양이, 쥐의 접근을 절대 금지

■ 실내사육 시 : 토끼는 예민한 동물이므로 우리의 공간이 충분해야 한다. 우리는 토끼가 뒷다리로 설 수 있을 정도로 높아야 한다.

1) 토끼가 가장 쾌적하게 보낼 수 있는 온도는 17~23℃이다. 겨울철에 너무 더우면 안 되고 집에 웃풍이 있다면 케이지 주변을 천이나 헌옷가지로 감싸 주어야 한다. 토끼는 더위에 극단적으로 약한 동물이다. 하지만 여름에 에어컨을 바람을 맡게 해서는 안 된다. 단기간 외출을 할 경우에는 페트병에 얼린 물을 넣어두는 것이 좋은데 장시간 외출한 경우에는 권하고 싶지 않다. 페트병 주변에 이끼가 생길 수 있기 때문입니다.

2) 토끼의 먹이에 있어서 저급 펠릿사료만을 먹인다면 여러 가지 질병의 원인이 될 수 있다. 그러한 문제들은 섬유질 부족에 의한 장염, 위 정체 그리고 비만, 먹이를 씹는 회수의 부족에 의한 부정 교합, 고칼슘식으로 인한 요로 결석 등의 질병이 펠릿 중심의 식생활로 발생하고 있다.

3) 토끼의 먹이는 기본적으로는 생후 3개월 이전에는 건초를 그 이후에는 야채와 건초 중심으로 해야하며 특히 건초는 하루종일 먹을 수 있도록 해 두어야 한다. 야채를 많이 먹는 토끼는 물을 그다지 너무 마시지 않는 경향에 있지만 항상 신선한 물을 마실 수 있도록 해두어야 한다.

4) 야채의 종류는 10가지 이상 준비하고, 그 중에서 4~5 종류는 체적의 1~2 배 정도의 용적으로 1 일 2회 준다.

5) 먹어도 되는 야채
배추잎, 무잎, 인삼, 양배추, 브로콜리, 파슬리, 커브, 미나리 다년초, 무컬, 쑥갓, 오이, 샐러드용 야채, 샐러리 등.

6) 비만이나 중독의 염려가 있으니 주지 않는 것이 좋은 것
곡류 (밀, 엔보리, 옥수수, 호박, 우엉, 우유)

7) 번식 시 암수 1쌍이 좋다,

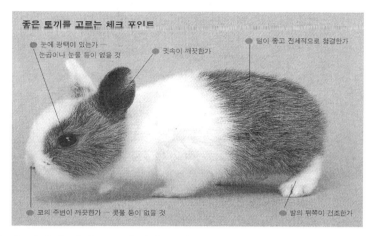

① 수컷 한 마리에 암컷 2-4 마리가 적당

② 수컷을 같은 공간에 여러 마리 두는 것은 금지 : 격렬한 싸움의 원인

③ 중성화 수술을 해서 수컷의 싸움을 막으려는 것은 불가능

④ 중성화 수술은 번식능력을 없애는 수단으로 이용

⑤ 외로움을 막기 위해서 2마리 키울 경우, 같은 성으로 키우는 것이 한 쌍으로 키우는 것 보다 나은 경우가 많다

8) 토끼구입

■ 따뜻한 봄이 좋다

■ 1-3개월 구입 : 새로운 환경에 불안해 함→ 짚이나 건초를 넣어서 보온에 신경, 며칠 안정시킴

9) 건강한 토끼 구하기

■ 통통하고, 중량감이 있는 토끼

■ 몸에 상처가 없고, 피모가 깨끗하며 피부병이 없을 것

■ 엉덩이 부분이 깨끗한 토끼

■ 눈이 반짝하고 눈곱이나 눈물이 없는 것

■ 귀속이 청결하고 이빨이 정상인 토끼

■ 코 주위가 깨끗하고, 숨소리가 안정됨

■ 식욕이 왕성함(인공사료를 잘 먹을 것)

■ 무리로부터 떨어져 있거나 자는 시간이 많은 토끼는 피한다.

10) 새로운 토끼 맞이하기

■ 새끼 토끼를 키울 때와 마찬가지로 세심한 관심과 관리가 필요

■ 이전에 있던 토끼와 합사하기 전에 며칠 따로 사육하여 건강상태 등을 체크

■ 합사할 때 다른 토끼와의 싸움 등이 없는지 관찰이 필요

■ 며칠간은 이전에 먹이던 익숙한 먹이를 급여하고, 적당한 온도유지 등 새로운 환경에 적응하도록 도와주어야 함

■ 필요한 용품

  ✓ 청소도구 (브러시, 끌 칼, 솔, 소독약)

  ✓ 우리-토끼가 뛰어 놀며 운동 할 수 있는 크기

  ✓ 물그릇과 먹이 넣는 기구 - 대량의 물을 먹으므로 커다란 탱크식의 물그릇이 필요

  ✓ 먹이 넣는 기구는 스테인레스나 사기로 선택

  ✓ 손질도구 (빗, 브러시, 고무브러시, 발톱깎기)

  ✓ 건초- 화장실 안에 사용

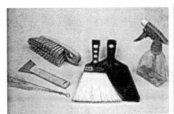 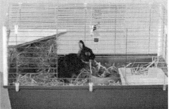 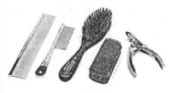

[청소도구]　　　　　[케이지 세트]　　　　　[손질도구]

11) 토끼 운동

  ① 매주 1회의 시간을 정해 우리 바깥에 꺼내 놓거나 산책을 시킨다.

  ② 더운 날 강한 햇빛아래에서 장시간 운동은 피할 것

  ③ 무리한 운동은 피하며 토끼가 하고자 하는 대로 놓아 둘 것

  ④ 운동 시 주인의 역할은 지켜보고 위험으로부터 보호하는 것

12) 변가리기 훈련

  ① 화장실 설치: 일정한 장소에 건초나 부드러운 모래를 채운 용기를 설치

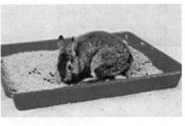

  ② 배변 훈련 시 꾸짖지 말 것 : 토끼는 화내는 것을 이해하지 못 함. 공포감

  ③ 냄새가 나도록 화장실 안에 토끼의 변을 넣어두고, 냄새를 맡게 하여'이 곳이 화장실이다'를 알려준다.

  ④ 화장실 이외의 장소에서 볼일을 봤을 때는 바로 청소 후 탈취제 등을 이용하여

냄새를 완전히 제거

⑤ 토끼가 안절부절못하며 화장실에 갈 것 같은 행동을 보이면 바로 화장실로 데려간다. 스스로 화장실에 갈 수 있을 때까지 반복

13) 청소

① 토끼를 우리에서 꺼내고 음식그릇, 급수기, 바닥 등을 꺼낸다.

② 바닥 깔개로 쓰던 것은 버리고, 우리 안에 남아 있는 쓰레기나 변 등을 제거한다.

③ 용기에 남아 있는 음식물은 버리고, 물로 씻은 후에 물기를 잘 제거한다.

④ 용기가 완전히 마르면 새로운 음식을 넣어 준다.

⑤ 급수기를 가볍게 씻고, 입구가 막히지 않았는지 확인한 후에 새로운 물을 보충한다. 급수기의 바깥쪽은 마른 수건으로 말끔히 닦아준다.

⑥ 우리 속에 새로운 깔개를 깔아주고, 용기와 급수기를 제자리에 넣는다.

⑦ 화장실의 내용물은 버리고 가볍게 물로 씻은 후 잘 닦는다.

⑧ 화장실 안에 새로운 모래 등을 넣고, 원래의 장소에 놓아둔다.

14) 토끼 먹이

■ 야채와 과일

■ 인공사료

■ 특수 인공사료

   - 비만 방지용 단백질 강화사료

■ 보조사료

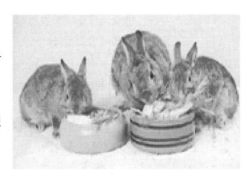

   - 멸치, 마른 음식 류 등 동물성 모이를 2,3일 간격으로 소량 급여

■ 간식

   - 이빨이 너무 자라지 않도록 만들어진 간식을 급여

15) 토끼 손질법

■ 앞 이빨이 너무 자라지 않도록

- 앞니 등 전체 이빨은 평생 자라므로 보통의 먹이 외에 딱딱한 먹이 또는 나무 등을 두도록 한다.

- 너무 많이 자랐을 경우에는 동물병원에 문의

■ 샤워시킬 때

- 대부분의 토끼는 목욕이 스트레스가 되므로 털이 심하게 더러워졌을 때 부분 목욕 실시

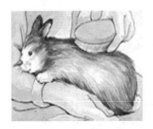
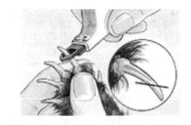

[몸의 손질]　　　　　　　　[발톱의 손질]

16) 토끼 건강 체크
　① 털 손질할 때 피모의 상태 잘 관찰
　② 귀속의 냄새나 색깔
　③ 밝은 곳에서 눈빛을 살펴 봄
　④ 조심스럽게 입 속을 살펴 봄-앞니가 너무 자라지 않았는가?
　⑤ 발톱과 발의 상태
　⑥ 체중측정 - 갑자기 체중이 늘거나 줄지는 않았는가?
　⑦ 항문이 더러워지지는 않았는가?
　⑧ 사육노트 기입
　　- 그날의 먹이, 놀이, 청소상태 등을 기록해 둔다.
　⑨ 예방접종 카드를 잘 관리한다.
　　- 이름, 생일, 체중, 병원전화번호, 병원 진료시간, 휴일, 이전
　　　질병이름, 예방접종접종일, 구충제 투여일 등을 기록

17) 일상 관리 시 주의 점
　① 실내에서 : 가전제품 코드, 유독한 관엽식물, 다른 애완동물(개,고양이..)
　② 야외에서 : 그늘 막, 안전한 사육시설, 주변에 독초가 있는지
　③ 급수기 : 물 나오는 곳 막힘 방지
　④ 앞니가 너무 자라지 않도록
　⑤ 발톱이 너무 자라지 않도록

18) 계절별 관리법
　①봄
　　- 기호성이 좋은 풀이 많이 나오는 계절이므로 적당한 양 매일 급여
　　- 지내기 편한 시기, 충분한 일광욕
　　- 번식하기 좋은 시기, 나이든 토끼는 번식시키지 않는다.
　　- 사육시설의 점검과 수리

● 장마
- 곰팡이 발생에 주의
- 가장 힘든 시기, 토끼는 다습한 환경을 싫어하므로 주의
- 나이든 토끼나 새끼 토끼는 병들기 좋은 시기이므로 건강에 주의

②여름
- 더위로 식욕 저하되기 쉬움.
- 통풍이 잘 되는 장소로 이동, 시설 내 갈대 등을 깔아 줌
- 나이든 토끼는 수분이 많은 과실, 풀이나 목초 등으로 원기를 돋아줌.
  →수분이 많은 먹이는 설사의 원인이 되므로 변 상태 체크
- 일광 소독, 대청소 실시, 강한 햇볕과 더위로부터 보호

③가을
- 식욕이 되살아나는 시기. 더위로 부실해진 체력을 보충
- 온도 변화에 유의
- 봄에 태어난 토끼가 최초의 번식이 가능한 시기.
- 식욕회복, 체중증가, 여름털에서 겨울털로 변화되는 시기

④겨울
- 인공사료 중심의 먹이 공급
- 햇볕이 잘 드는 장소로 이동, 보온에 유의
- 가을에 태어난 토끼와 나이든 토끼는 보습된 실내로 이동

19) 적당한 식사량
✓ 펠렛: 토끼에 필요한 영양분이 들어있고 딱딱한 것은 이빨의 성장 스트레스해소,
　　　소화에 도움이 된다.
✓ 건초(알팔파): 배의 상태를 조절해준다. 밑에 깔아줌으로서 일석이조의 효과.
✓ 수분 : 물(생후 1개월 후)이나 야채(생후 2개월 후)

① 700g의 더치: 펠렛 한줌 정도, 목초 반, 야채 조금, 물 조금
② 2kg의 롭: 펠렛 한줌 반, 건초 한줌, 야채 조금, 물은 원하는 만큼
※ 체형이나 종류에 따라 다르므로 각 토끼에 맞게 조절해 주어야 한다.
※ 물은 항시, 야채나 야생풀은 생후 60일 이상부터 서서히 양을 늘린다.
※ 건강을 지키기 위해서는 일주일에 한번 건초와 물만 준다.
※ 식사량은 생후 8~9개월 정도가 특히 많이 먹는다.

VI. 토끼의 질병 예방

1. 예방 주사와 기생충 구제

1) 예방접종

예방주사종류	기초접종	보강접종
VHD (바이러스 출혈성설사)	3개월미만: 1회 접종 후 1개월 후 2차 3개월이상: 1회 접종	6개월에 1회
광견병	3-4개월 후 접종	6개월에 1회

2) 기생충 구제
① 외부 기생충 : 약물 샴푸로 목욕을 시키거나, 주사로 치료한다.
② 내부 기생충 : 2달에 1회씩 정기적으로 복용 또는 주사로 예방, 치료한다.

2. 중성화수술

1) 수명을 연장시켜 줌
중성화수술은 생식기계통의 악성 종양 발생을 억제하므로 성 성숙 후 바로 중성화 수술을 시켜 주면 토끼의 수명을 연장할 수 있다.

2) 생후 3개월 이후가 적당
중성화수술을 하지 않은 암컷의 약 90%가 생후 2-4년 사이에 자궁암과 난소암을 가지고 있다. 수컷도 대부분 고환암을 가지고 있어 생후 3개월경에 토끼에게 중성화 수술을 시켜주면 수명이 8~12년 이상으로 늘어날 수 있다.

3) 바람직하지 않은 행동 교정
중성화수술은 토끼의 바람직하지 않은 행동을 교정시켜 준다. 즉, 토끼가 성적으로 성숙하면 다른 토끼와 싸우거나 물거나 때로는 오줌을 여기 저기 누는 행동을 종종 하게 되는데 수술을 하면 이런 행동은 대부분 사라진다.

3. 토끼의 질병

1) 스너플스 (snuffles)

토끼에서 가장 문제가 되는 호흡기 전염병으로서 호흡기 점막 및 폐의 염증을 일으켜 높은 폐사율을 나타내는 중요한 질병중 하나이다. 이 스너플스는 계절요인이 있어 9-10월에 비교적 많이 발생한다.

① 원인균

원인균은 *Pasteurella multocida*와 *Bordetella bronchiseptica*라는 균으로서 주로 호흡기 질병을 일으키는 균임.

② 임상 증상 및 부검소견

식욕이 감소, 기침, 재채기 및 호흡곤란의 증상, 비염 증상으로 점액농양의 콧물이 흐르는 것이 특징이다. 앞발로 흐르는 콧물을 비벼서 앞다리 안 쪽 털에는 코가 말라붙어 있다. 또한 눈물을 흘리거나 눈에서 점액농양의 분비물이 나온다. 귀에 염증을 동반하는 경우에는 중이도(中耳道), 내이도(內耳道)의 점막에 충혈 및 염증이 있는데 이 경우에는 목이 삐뚤어진다. 해부소견은 상부호흡기계통의 점막에 염증이 있고 섬유소성 폐렴과 늑막에 섬유소 침착이 생기여 부착이 되어있다

③ 전염경로

세균성 질병이 그러하듯이 주로 접촉에 의하여 전염되며 갑작스러운 기후의 변화 또는 여러 가지 원인으로 신체의 저항성이 약 하게 될 때 흔히 발생된다. 이 병에 감염되었다가 회복한 토끼는 보균을 하게 되어 전염원으로서 다른 토끼에게 병원균을 전파시킬 수 있다.

④ 예방 및 치료

양토사의 소독, 습기가 많은 사료 급이, 농후사료 비율유지, 비타민의 공급 , 등으로 토끼의 저항성을 높이도록 하면서 발병한 토끼와 감염에서 회복된 토끼를 도태하고 토끼장을 철저히 소독 및 청소한다. 일반적으로 테트라싸이클린 제제를 체중 kg당 20-50mg 먹이거나, 체중 kg당 10mg을 주사한다. 페니실린은 체중 당 20,000 - 30,000단위를 근육 주사하면 효과가 있다.

2) 콕시디움병

① 간 콕시듐

*Eimeria Stiedae*의 감염에 의한 것이다. 이 병에 걸리면, 간장이 크게 부어오르는 동시에 간장에 종양이 생긴다. 또 담낭의 내용물을 현미경으로 조사해 보면, *Eimeria Stiedae*의 낭포체가 관찰하게 된다. 식욕부진, 복부 팽창, 설사, 황달, 갑작스런 죽음이 나타난다.

② 장 콕시듐

*Eimeria coecicola, E. flavescens, E. intestinalis, E. irresidua, E. mldia, E. piriformis*의 감염에 의한 것으로 알려져 있다. 기생하는 부위는 소장, 공장, 회장, 맹장, 결장이고 콕시듐의 종류에 따라 사망률이 높은 것에 이르기까지 다양하다. 감염된 경우라면, 어떤 경우든 질병 중에 낭포체가 확인된다. 단지 건강한 토끼라도 감염되어 있는 경우가 많기 때문에 소량의 낭포체가 확인될지라도, 토끼에 이상이 발견되지 않는 경우는 많이 걱정할 필요가 없다. 심한 감염이 있으면 심각한 설사와 죽음을 초래한다.

3) 모구증 (헤어볼)

토끼는 털갈이를 심하게 하며 자신이 털손질을 하면서 털을 먹게 된다. 위에서 뭉쳐지게 되면 위의 유문부를 폐쇄시키게 된다. 처음에는 식욕이 없어지게 되다가 배변량이 점차 작아지고 털이 섞여 나오기도 하다 점차 배가 부풀어져 죽을 수도 있다. 예방법으로는 입자가 큰 건초를 매일 자유 급식시키며 운동을 시키고 빗질을 하여 털을 정리해 주며 가끔씩 파인애플즙을 먹이는 것도 효과적이다.

4) VHD (Viral Hemorrhagic Disease)

Viral Haemorrhage Disease로 이병에 감염된 거의 모든 토끼를 죽음에 이르게 할 수 있는 무서운 토끼의 질병이다. 원인은 calicivirus로 매우 심한 감염을 일으키기도 하고 혈액응고 system에 장애를 초래해서 토끼가 궁극적으로 출혈로 사망하게 된다. 이 병에 감염된 토끼의 80-100%가 죽음에 이른다. 매우 드물게 회복은 되지만, VHD는 법적으로 신고해야할 (법정전염병) 질병이다.

5) 혈뇨 (hematourea)와 요로결석

토끼의 오줌은 투명하지 않고 탁한 것이 보통이며 붉은색, 노란색, 희뿌연 색, 진한갈색 등으로 변하기도 하는데 음식물의 색소에 영향을 받는 것으로 알려져 있다. 그러나 요로결석이 있을 경우에 보이는 피오줌과는 구분을 해야 하므로 배뇨시 통증을 나타내거나 오줌을 지리는 등 평소와 다른 점이 있으면 병원을 찾는 것이 좋다.

6) 치아 부정교합

토끼의 앞니와 어금니는 평생 동안 자라는데 마주 보는 이빨을 서로 갈아서 적당한 길이를 유지한다. 유전적인 부정교합 등으로 아래턱의 이상일 때는 앞니)가 많이 자라게 해서 먹고 마시기 어렵게 된다. 때때로 웃자란 길이를 잘라주어 일시적인 교정을 할 수도 있다. 깨끗하고 단단한 나무막대기나 상품화된 미네랄 스톤 등을 넣어주면 토끼가 치아를 가는데 도움이 되며, 침을 심하게 흘리거나 음식 먹기가 곤란하면 이빨을 잘라주어야 한다.

Chapter 10

햄스터 (Hamster)

Ⅰ. 햄스터 유래와 역사

1839년, 중동, 시리아에서 영국의 동물학자, 조지 워터하우스에 의해 햄스터가 최초로 발견되었습니다. 그는 햄스터 암컷을 발견하고 잡아와서 햄스터에 대한 문헌을 남기고, 골든 햄스터(cricetus anratus)라 이름 지었다.

이 햄스터는 현재, 박제로 영국 박물관에 전시되어 있다. 그 후, 1930년, 이스라엘의 동물학자, 알레포니 교수가 시리아의 한 사막에서 암컷 햄스터와 새끼 햄스터들을 발견했다. 그는 햄스터를 실험동물로 연구하기 위해 이들을 포획, 자신의 연구실로 데리고 갔다. 연구실로 오는 도중, 새끼 일부가 죽고, 탈출을 하기도 했지만 예루살렘 헤브르 대학으로 옮겨져 잘 사육되어, 연구실 안에서 성공적으로 새끼를 출산하게 되었다.

여기서 태어난 햄스터는 전에 조지 워터하우스가 발견한 햄스터보다 몸집이 커서 앞에 Meso 라는 접두사를 붙여 Mesocricetus auratus라고 이름 지었다. Critcetus auratus와 Mesocricetur auratus는 같은 골든 햄스터를 가리키는 말이다. 이로써 골든 햄스터 (또는 시리안 햄스터)가 처음으로 사람의 손에서 자라게 되었다. 그 뒤, 두 쌍의 골든 햄스터가 실험동물로 영국의 유명한 연구소에 보내어 졌고, 다른 햄스터들도 프랑스와 미국에 보내어졌다.

유럽과 미국에 보내어진 햄스터와 그 새끼들은 모두 1930년 Syria에서 수집된 햄스터의 자손들이다. 러시안 과 중국 햄스터는 1970년, 로보로브스키는 1990년부터 애완동물로 사육되기 시작했다.

Ⅱ. 대표적인 햄스터의 종류

1) 시리안햄스터 (골든햄스터)

(Syrian, Golden, Teddybear, Fancy, Standard)

시리아 사막에서 발견되어서 그렇게 부르게 되었다.

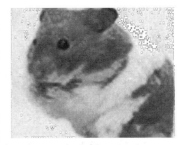

'골든' 이라는 이름은 사막의 모래와 같은 누런 황금빛 때문에 붙여진 이름이다. 시리안 햄스터는 누런색만 있는 것은 아니다. 다양한 빛깔과 여러 가지의 털 모양이 있다.

'테디베어'는 털이 긴 장모종의 햄스터이다. 긴 털을 텁수룩하게 가진 이 햄스터는 두 발로 서면 마치 곰처럼 보인다. '팬시' 라는 이름은 대개 무늬가 없고 누런빛 단색으로 된 햄스터를 팬시라고 부른다. '스탠더드' 는 표준이라는 뜻으로 골든 햄스터가 제일 흔하고 먼저 발견되었기 때문에 '보통 햄스터' 라는 의미로 쓰인다. 여러 가지 종류가 있으며 길이는 15cm~20cm 정도이고 몸무게는 100g~160g 정도이다

2) 드워프 윈터 화이트 러시안 햄스터

(Siberian, Djungarian)

'윈터 화이트' 라는 이름은 이 햄스터가 겨울에는 털빛이 점 차 엷어져서 하얗게 변하기 때문에 붙여진 이름이고, '시베리안' 이라는 이름은 주요 서식지인 시베리아의 지명을 따서 붙인 이름이다.

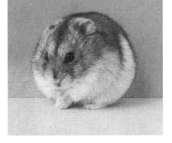

동부 카자흐스탄, 남서 시베리아의 풀이 우거진 초원지대에서 서식하며, 1978년 영국에 소개되었다. 몸길이는 8-11cm이고 대체로 성격이 순하고 건강해서, 최근에 많이 길러지고 있는 정글리안', '펄', '블루사파이어' 등이 여기에 속한다.

3) 켐벨 러시안 햄스터 (Campbell)

중앙아시아 와 북부 러시아, 몽고, 중국 북부의 사막이나 모래에서 살고, 1970년대에 영국에서 애완용으로 소개되었다.

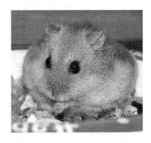

몸길이는 약 10-12cm, 몸무게는 20~50그램 정도이다.

여러 가지 종류가 있고 일반 켐벨 러시안 ,알비노 등이 여기에 속한다.

가장 많이 알려지고 흔한 종이다. 동네 수족관이나 조류상가 등에서 쉽게 볼 수 있다.

4) 중국 햄스터 (Chinese)

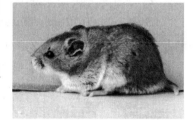

중국 북부, 몽고 지방에서 서식하고 꼬리가 좀 길어서
얼핏 보면 쥐로 착각할 만큼 쥐를 닮은 햄스터이다.
몸길이는 7cm~8cm이고 주둥이가 좀 튀어 나와 있다.
국내엔 잘 알려져 있지 않다.
1970년부터 애완동물로 키워지게 되었다.

5) 로보로브스키 햄스터 (Rorovski)

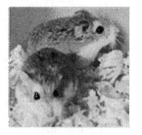

카자흐스탄 동쪽, 몽고의 서부 와 남부, 그리고 중국의 흑룡강에서 위구르에 이르는 지역에 서식하며 오렌지, 밝은 갈색 계통의 털을 가지며 흰색의 눈썹이 특징이다.

눈썹이 하얀 것이 사슴의 눈매를 닮아서 외국에서는 '사슴 햄스터' 라고도 한다. 길이는 4cm~6cm으로 가장 작은 종류이다.

냄새가 적게 나고 새끼도 약간 덜 낳는다는 이유로 최근에 많이 길러지고 있다. 하지만, 행동이 아주 빠르고 겁이 많아서 잘 길들여지지가 않다.

III. 햄스터를 고르는 방법.

먼저 눈물, 눈꼽 등이 끼여 있지 않은지, 귀가 곧고 바로 서있는지, 털이 윤기가 나며 고르게 나있는지, 야위지 않으며 행동에 이상한 점이 없는지, 몸에 상처나 엉덩이에 설사한 흔적은 없는지 알아봐야 합니다. 덩치도 크고 손으로 잡으면 활기차게 바둥거리며 빠져 나오려 하는 놈이면 더 좋습니다. 시선이 끌리고 얼굴이 사랑스러운 놈을 고르세요.

햄스터의 암수 구별은 엉덩이와 생식기의 거리에 따라 알 수 있습니다.

암컷은 항문과 생식기의 거리가 가깝고, 수컷은 거리가 멉니다.

그리고 수컷은 어른이 되면 고환이 커져서 엉덩이가 튀어 나옵니다.

암컷의 경우에는, 수컷에 비해서 중간에 볼록하게 나온 곳(고환)이 없어서 뒤에서 보았을 때 엉덩이가 둥그렇게 보입니다.

Ⅳ. 햄스터 기르기

1. 먹이

1) 기본 먹이
① 햄스터 전용 사료
② 곡류, 신선한 야채, 과일
③ 너무 차거나 뜨거운 것은 주면 안됨.

2) 씨앗 종류
해바라기씨는 햄스터가 아주 좋아하는 먹이 중 하나이다. 해바라기씨는 너무 자주 주면 햄스터가 해바라기만 골라먹는 사태가 발생하고 나중에는 해바라기 씨의 지방성분 때문에 비만이 되고 만다. 먹이는 주로 저녁이나 밤에 주고 먹이통의 1/3 만큼 주고 없어진 양 만큼 보충해주면 된다.

3) 물
① 수돗물은 끓여서 식히거나 하루가 지난 후에 준다.
② 생수를 급여하는 것도 좋은 방법이다.
③ 물 대신 가공하지 않은 채소, 과일이 좋은 수분공급원이 된다. 과일이나 채소는 물기를 털어낸 후 준다.

4) 절대로 햄스터에게 주어서는 안 되는 것
① 사람이 먹는 조미료가 들어간 음식이나 기름에 튀긴 것
② 중독성 음식(커피, 홍차, 초콜릿 등) 사탕,
③ 생감자(독소가 있다고 함), 생콩 (알레르기를 유발)
④ 생강, 미나리(독소가 있음)양파, 부추, 마늘, 파, 아보카도
⑤ 너무 뜨겁거나 찬 것,
⑥ 다른 애완동물의 먹이(알레르기 반응이 있음),
　　토끼 믹스(항생물질이 들어있음),
⑦ 살구 매화 등은 호흡곤란 을 일으킬 수 있으므로 주의가 필요합니다.
⑧ 집에서 기르는 관엽식물도 햄스터에 있어서, 해로운 물질이 포함되어 있을
　　수 있다. 산책시킬 때, 갉아 먹게 하지 않도록 조심해야 합니다.

⑨ 탄산음료

2. 몸의 구조

1) 표준적인 햄스터

✓ 체온: 37~39℃

✓ 심장 박동수: 250~500/분

✓ 수명: 2~4년/8년 이상 사는 경우도 있다.

① 눈 : 야행성으로 어두운 곳에서도 잘 볼 수 있지만 색은 구별하지 못한다

② 코 : 항상 실룩거리고 있다. 후각이 발달해 적과 같은 편을 구별할 줄 알고, 먹을 것을 찾거나 암수의 발정 신호를 알아내거나 한다.

③ 입 : 좌우에 주머니가 하나씩 있어 음식을 모아놓을 수 있다. 즉 음식을 운반하는 가방의 역할을 한다. 만지면 헐렁하므로 쉽게 알 수 있다.

④ 이빨 : 전부 16개. 새하얀 색은 아니고 옅은 황색끼가 있다, 건강한 이빨은 다이아몬드만큼 강하며 힘이 세다. 상하 4개의 앞이빨은 일생 동안 계속 자란다.

⑤ 앞발 : 능숙하게 먹이를 집는다. 발가락이 5개로 보이나 실제는 4개이다.

⑥ 굴을 파기 좋은 날카로운 발톱을 지녔다. 햄스터는 발을 만지는 것을 아주 싫어하므로 가능하면 만지지 않는다.

⑦ 뒷발 : 앞발보다 크고 발가락이 5개이다. 발가락의 힘이 매우 강해 우리를 잡고 올라갈 때도 있다. 뒷다리 두발로만 서는 경우에는 소리에 집중할 때나 상대방을 위협할 때이다

⑧ 수염 : 코 주위의 긴 수염이 있다. 주변의 위험 신호를 감지하는 안테나 역할을 한다.

⑨ 귀 : 상황에 따라 섰다 누웠다 한다. 귀가 서 있을 때는 멀리서 나는 소리에 귀를 기울이고 있을 때이다.

2) 햄스터 암수 구별

햄스터는 갓 태어있을 때부터 생후 3주까지는 서의 암수 구분이 어렵다. 생후 한달 정도가 지나면 조금씩 암컷인지 수컷인지가 드러나게 되는데 수컷은 뒷부분이 점점 불룩하게 부풀어 오르기 시작한다. 고환이 자라나는 것 때문에 외부에서 불룩하게 표가 나는 것이다 그리고 암컷은 배 부분에 두줄로 점점이 유두가 보이기 시작한다.

가장 확실한 구분 방법은 햄스터의 배 밑을 자세히 보면 생식기(위)와 항문(아래)이 보이는데, 생식기와 항문사이의 거리가 가까운 것은 암컷이고 먼 것은 수컷이다. 하지만 이것도 3주 이전에는 구별이 잘 되지 않는다. 3주 이전의 새끼는 종종 암수구분에 실패하곤 한다. 하지만 생후 3~4 달 정도 지나면 암수가 확연하게 드러난다.

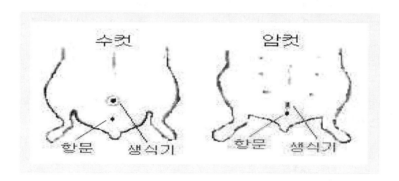

3) 햄스터 목욕법

햄스터에게는 물 목욕이라는게 상당히 위험하다. 햄스터라는 동물 자체가 물을 싫어하고, 물이 귀에 들어가면 병을 유발하여 치명적이다. 햄스터나 친칠라, 저빌이라던지 하는 설치류들을 친칠라 파우더를 이용하여 가루를 자신이 그루밍하며 털어낼 수 있을만큼 털어준다 그러나 친칠라 파우더는 현재 우리나라에서 판매가 되지 않아 구입이 어렵고 이와 비슷한 목욕법인 전분목욕, 모래목욕 방법이 있다.

전분목욕은 친칠라 파우더 대용으로 쓰는 가루인데, 몸의 기름기를 빼준다. 한동안은 많이 하던 목욕법인데, 햄스터의 건강에 좋지 않다고 알려져 현제 이용되고 있지 않다.

모래 목욕법은 가장 자연과 가까운 목욕법이라 햄스터들이 싫어하지 않고 깨끗한 모래로 소독 효과도 얻을 수 있는 가장 추천되고 있는 목욕법이다.

4) 햄스터의 행동 심리학

① 하품을 하거나 기지개를 펼 때 - 햄스터가 만족스런 상태
② 앉은 자세로 가만히 오래 있을 때 - 위험에 대비해 조심스럽게 주위를 경계함
③ 매우 빨리 움직이거나 얼굴을 마구 비빌 때 - 햄스터가 공포나 위협을 느낌

④ 서로의 몸을 살짝 물거나 닦아줄 때 - 사랑한다는 애정표시.
⑤ 몸을 바닥에 붙인 상태로 낮게 기어 다닐 때 - 익숙하지 않은 환경에 대한 불안한 상태
⑥ 볼에 힘을 주어 부풀릴 때. - 상대방 햄스터에게 위협을 가함
⑦ 앉은 자세에서 앞발을 들어 올릴 때 - 상대방 햄스터의 공격을 감지
⑧ 제자리에서 높이 뛰어 오를 때 - 햄스터가 무지 기분이 좋은 때
⑨ 몸을 웅크리고 앉아 있을 때 - 집중 혹은 공격자세
⑩ 귀가 뒤를 향하고 있을 때 - 피곤하거나 불안
⑪ 갑자기 몸을 움찔할 때 - 햄스터가 깜짝 놀란 경우
⑫ 귀를 접을 때 - 주위에서 나는 소리를 집중해서 듣는 중
⑬ 다리를 뻣뻣하게 세우고 꼬리를 길게 뻗을 때 - 불안 또는 상대방 에게 복종

V. 햄스터의 질병

1. 질병에 걸리기 쉬운 환경

① 바람에 노출되거나 기온이 갑자기 변할 때
② 먹이가 부족하거나 편식을 시킬 때
③ 베딩이 젖어 축축할 때
④ 무른 먹이나 수분이 많은 먹이만 계속해서 줄 때
⑤ 너무 협소한 공간이라 운동량이 부족할 때
⑥ 햄스터의 잠을 방해 할 때

햄스터의 질병은 불결한 환경에 기인하는 게 많다. 일정한 주기로 케이지와 그 외 모든 것들을 완전 소독해 주어야 하며, 햄스터를 만지기 전에는 꼭 손을 깨끗이 씻어야 한다.

2. 자주 오는 질병

1) 비 만

비만은 케이지가 너무 좁아 운동할 공간이 없거나 쳇바퀴 등이 없는 경우, 먹이를 너무 많이 먹는 경우에 생긴다. 이 때는 넓은 집으로 바꾸던가 사다리나 쳇바퀴 같은 운동기구를 넣어 주는 것이 좋다. 햄스터가 비만에 걸리면 운동할 수 있는 활동공간을 마련해주고 꺼내어 놀아주는 것이 가장 좋다.

■ 햄스터의 비만도 측정

비만도는 보는 사람에 따라 조금씩 차이가 난다. 햄스터가 배를 바닥에 붙이고 다닐 정도라면 비만도가 높은 햄스터이다.

햄스터가 좀 비만이라고 해도 운동을 열심히 한다면 그다지 큰 문제는 되지 않는다. 다이어트 시킨다고 먹이를 일부러 적게 주어서 부족한 먹이로 인해 햄스터가 스트레스를 받는다면, 이것이 햄스터의 건강에 더 나쁠 수 있다. 평상시의 먹이양을 주고, 해바라기씨, 땅콩 등 지방이 많은 먹이는 줄이고 야채, 과일을 적당히 주는 것이 좋다.

2) 알레르기 (Allergy)

햄스터도 알레르기를 가지고 있다. 삼나무(Cedar)재질의 대패밥은 햄스터에게 알레르기를 일으키는 주된 원인이다. 소나무(Pine)재질의 대패밥은 삼나무보다는 좀 덜하며, 되도록 단단한 나무재질 대패밥이나 종이를 깔아주는 것이 가장 좋다.

먹이에 의해 알레르기가 생기는 경우도 있다. 소금물에 삶은 옥수수는 피부 염증을 유발한다. 파, 양파, 마늘 등은 햄스터에게 알레르기를 유발하는 대표적인 먹이다. 그외 밥재질, 케이지 클리너, 먼지등도 햄스터에게 알레르기를 일으키게 한다.

알레르기는 재채기, 호흡곤란으로 오는 거친 숨소리, 피부질환, 눈에서 눈물 같은 분비물을 다량배출하거나 털이 빠지는 것 등 증상이 다양하게 나타난다.

일단 알레르기라고 생각되면 알레르기의 근원을 알아야 하는데, 먼저, 햄스터가 살고 있는 케이지나, 케이지가 있는 방 등에 바뀌거나 새로 들어온 물건이 무엇인지 알아보는 것이 좋다. 새로 들여온 먹이나, 베딩, 햄스터가 있는 방에 추가된 물건 등에 의해서 알레르기를 일으키는 게 대부분이다.

베딩이 원인이라면 일단은 화장지나 티슈 등으로 바꾸어 주는 것이 좋다. 먹이가 원인이라면 당분간은 기본적인 먹이만 주는 게 좋다.

3) 방광염/신장염

오줌에 피가 섞여 나오고 물을 많이 먹으며, 오줌을 눌 때 아파서 깩깩거리거나 맥이 풀린 모습을 하고, 오줌을 자주 누는 증상이 보이면 햄스터가 방광염이나 신장염을 의심해 볼 수 있다. 즉시 가까운 동물병원에 데리고 가서 치료를 받도록 한다.

4) 설 사

햄스터가 설사를 하는 이유는 먹이가 원인인 경우가 많다. 먹이의 종류를 갑자기 바꾸었거나 수분이 많이 함유된 먹이를 많이 주었기 때문에 유발될 수 있다.

설사병에 걸린 햄스터의 변은 원래보다 밝은 색깔을 띠며 수분을 많이 함유 하고 있다. 그리고 항문 주위가 축축해지며, 지저분하게 된다. 또한 탈수증상에 의해서 몸의 체중이 줄어든다.

설사에 걸린 햄스터에게는 수분이 함유된 먹이는 피하고 건조 사료 등을 주어야 한다. 탈수현상이 심할 때는 물에 흑설탕을 조금 타서 햄스터에게 주면 도움이 된다. 탈수 현상으로 물을 점점 많이 먹게 되므로 케이지에서 물병을 제거하고 몸을 따뜻하게 유지할 수 있게 해주어야 한다.

치유가 된 후에는 회복 된 날로부터 약 1-2주 정도는 야채나 과일을 주지 않는 게 좋다. 설사는 생명이 위독해 지는 경우가 많기 때문에 동물병원에서 치료를 받는 것이 좋다.

5) 피 부 병

햄스터의 피부병은 대부분 옴, 진드기, 이 등에 의한 기생충에 의한 것이다. 물론 알레르기나 물리거나 할퀸 상처에 의해 피부에 질병이 발생할 수 있다.

피부병의 감염경로는 피부병에 걸린 다른 햄스터와 접촉하거나, 피부병에 걸린 햄스터가 사용하던 톱밥이나, 기타 액세서리나 케이지에 의해서 감염된다.

일단 피부병에 걸리면 가려워서 무척 많이 긁는 것을 볼 수 있다. 주로 많이 감염되는 부위는 등, 귀, 코, 생식기 등이다. 많이 긁고, 털이 빠지며, 너무 긁어 피부에 상처가 나서 피가 나는 증상을 볼 수 있다.

피부병이 발생하면 감염된 햄스터를 따로 격리해야 하며, 감염된 햄스터가 쓰던 모든 것을 완전히 소독해 주어 전염을 막아야 한다. 또한 감염된 햄스터를 만지기 전에 반드시 비닐장갑이나 고무장갑을 착용하는 것이 좋다. 피부병은 사람에 감염될 수 있는 인수공통전염병인 경우가 많기 때문에 동물병원에서 햄스터의 치료를 하는 것이 좋다.

Chapter 11

페렛 (Ferret)

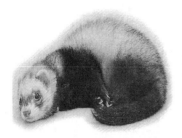

평균수명 : 5~11년
Adult weight : male : 700~2000g, female :
600-900g
Birth weight : 5-15g
Wearning weight : 300-500g
Rectal temperature : 38.6℃, Range 37.8~40.0℃
Heart rate : 300~400 per minute
Respiratory rate : 30~40 per minute

Ⅰ. 페렛의 유래

페렛은 족제비속 포유동물로 원종은 유럽에서부터 알려지기 시작하였다. 사냥할 때 토끼를 굴에서 몰아내는 페레팅(ferrting)은 로마시대 이래 유럽에서 행하여졌으며 아시아에서는 그보다 훨씬 전부터 있었다.

최근 미국에서 애완동물로 순치되어 전 세계에 널리 퍼지게 되었다. 슈퍼 페릿 이라고 불리는 녀석들은 냄새를 분비하는 취선 제거, 피임, 디스템퍼 예방 접종을 모두 끝낸 것들이다. 페렛은 제대로 된 농장에서 길러졌을 경우 증명서를 갖고 있거나 몸에 문신과 같은 표시가 있다. 물론 아무 표시가 없는 것은 상당히 싸게 팔린다. 이러한 페렛을 직접 수의사에게 데리고 가서 처치를 받으려면 상당한 비용을 지불하여야 한다.

야생에서는 터널형의 땅굴에서 살고 있는 듯하다. 무엇에든 파고들기를 좋아하는 페렛의 습성 때문이다. 구멍에 들어가기도 쉽도록 몸집도 전체적으로 길고 가늘며 허리와 몸의 굵기도 고른 편이다. 그래서 키울 때는 목걸이를 해보아야 빠지기 쉬우므로 몸통 밴드를 사용하는 편이 낫다.

페렛은 사람들과 친해지기 쉬운 동물이다. 다른 설치류와는 달리 익살스러운 몸짓으로 사람들과 놀기를 좋아한다. 새끼일 때는 앞발을 사용하는 것이 서툴기 때문에 곧잘 물기도 한다. 그러나 일 년쯤 지나고 나면 거의 무는 행동이 없어지고 앞발도 능숙하게 사용하게 된다. 새끼일 때는 조금씩 물지만 고양이나 개에 비하면 절대 난폭한 동물이 아니다.

페렛은 처음에는 물기도 하고 매일 놀아 주어야 하므로 함께 놀 시간이 없거나 무는 것을 싫어하는 사람에게는 그다지 권하고 싶은 동물이 아니다. 간혹 동호인 중에는 물리는 것이 싫다고 수의사에게 이를 빼달라고 힌디기나 뛰이 딜리고 아기로 안다. 하지만 이와 같은 행위는 치아나 잇몸에 심한 염증을 발생시킬 우려가 있기 때문에 조심하여야 한다.

페렛은 일정한 장소에서 일을 보기 때문에 별도로 화장실 훈련을 하지 않아도 된다. 또한 자유롭게 풀어 놓고 기를 수도 있으나 주위의 이것저것을 물어뜯거나 먹어 버릴 염려가 있으므로 주인이 있을 때에만 풀어 주어야 한다.

페렛은 놀기를 매우 좋아하는 동물이다. 그래서 함께 놀아 주면 어린이들의 정서는 물론 어른들에게도 나름대로의 즐거움을 더해 준다. 원래 야행성인 페렛 이지만 실내에서 주인과 함께 살다 보면 자연스럽게 주행성이 된다. 주인의 생활에 습관이 되어 생존 사이클에 적응하게 되는 경우이다.

페렛을 구입할 때 어떤 시술을 받았는지를 반드시 확인하여야 한다. 방심하고 있다가 갑자기 악취 나는 방귀를 뀐다든지, 번식하려고 하니 피임 수술이 이미 되어 있다면 여간 당황스런 일이 아니다. 특히 백신과 피임은 생명과 관계되는 일이므로 주의하여야 한다.

족제비 무리 전체의 특징은 방귀라는 강력한 무기가 있다는 것이다. 그러므로 사육에 앞서 몇 가지 처리를 받아두는 편이 낫다. 슈퍼 페렛을 구입하는 경우에는 예외이다.

시판하는 페렛은 방귀를 모아 두는 취선이라는 기관을 제거해 버리는 수수를 받은 개체가 많지만 아무 처리를 받지 않은 것들도 있다. 단, 방귀는 깜짝 놀라는 일만 없으면 보통으로 사육하고 있을 때는 좀처럼 발사하지 않는다. 그러나 취선이 제거되어 있지 않은 페렛은 독특한 냄새를 풍기게 된다. 다시 한 번 강조하거니와 구입할 때는 피임이나 예방 접종 등에 대해서도 잘 확인해 둘 필요가 있다.

한 마리만 키울 때는 피임을 하지 않아도 되지만 암수가 함께 있으면 암컷이 발정하고 곧 외음부가 붓게 된다. 이때 교미시키지 않고 그대로 놓아두면 호르몬의 밸런스가 무너져서 병에 걸려 죽을 수 있다. 이 때문에 번식시킬 마음이 없을 때는 반드시 피임 수술을 받게 해준다.

수컷의 경우 특별히 생명과 관계는 없지만 발정하면 오줌을 여기저기 흘리고 다니기 때문에 더럽다. 현재 미국 등지에서는 페렛의 피임 수술을 의무화하고 있다. 태어난 새끼가 전부 취선을 갖고 있으면 피임도 되지 않기 때문에 그대로 놓아두면 상품 가치가 없다. 수술은 갓 태어난 시기에 해주는 것이 간편하다.

디스템퍼는 원래 개에게서 주로 볼 수 있는 질병이지만 페렛에게 발병하면 치명적이다. 그러므로 매년 디스템퍼 예방 접종을 해주어야 한다. 어릴 때에는 생후 2개월에 1차 그리고 4주 후에 2차 예방 접종을 해주어야 한다. 만약 예방 접종을 마친 페렛을 구입해 왔다 하더라도 이듬해에 새로 예방 접종을 해주지 않으면 안 된다.

Ⅱ. 사육 케이지

2마리 ferret cage는 2.5㎝ 크기의 좋은 나무로 1.5m 길이 0.5m 높이, 0.5m 깊이로 지어주며 공간의 25%는 둥지를 지어준다. 잠자리를 위해 건초나 지푸라기를 주면 좋고 새끼에게는 베딩 또는 대패밥을 깔아준다.

빙점정도의 온도도 견딜 수 있기 때문에 약간 온도가 낮은 창고나 헛간에 cage를 놓는다. 열 스트레스에 민감하기 때문에 여름에는 직사광선에 노출되어선 안 된다. 최적 온도는 15℃-21℃이다.

페렛 전용 사육장을 구하기 어려울 때는 개집이나 고양이용 케이지를 사용하여도 된다.

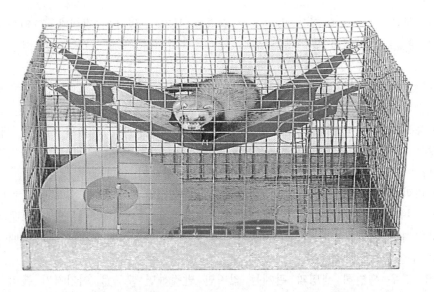

바닥은 발이 빠질 위험이 있으므로 평평한 것이 좋다. 케이지는 가능하면 페렛이 충분히 놀아줄 수 있을 정도의 공간을 갖추고 있어야 한다. 페렛은 깨끗한 것을 좋아하여 정해진 구석에서 배설하는 습관이 있으므로 넉넉한 크기의 케이지라면 별도의 화장실을 만들어 주는 것이 좋다. 바닥재는 화장실이 별도로 있는 경우에는 깔아 주어도 괜찮다.

페렛은 원래 신문지나 패드, 그리고 종이로 만든 인공 화장실 모래 등 부드러운 것을 보면 마구 씹으며 놀기를 좋아한다. 놀기를 좋아하는 만큼 케이지 안에 고양이나 개를 위한 장난감을 넣어 주면 더욱 좋아한다. 하지만 잘 놀나가도 곧 싫증을 내므로 흥미를 잃어버리지 않도록 세심한 관리가 필요하다.

페렛은 그다지 신경질적인 동물이 아니기 때문에 특별히 보금자리 상자 같은 것은 없어도 된다. 하지만 원래는 굴속에서 사는 동물이기 때문에 이와 같은 공간을 마련해 주는 것도 페렛이 안정감 있게 생활하는 데 큰 도움이 된다. 보금자리 상자는 시중에서 판매되는 길쭉하고 포근한 것이면 좋다. 하지만 식료품 통 같은 것으로도 충분히 대용할 수 있다. 안쪽에 울이 섞인 헝겊조각을 넣어주면 방한용으로도 활용할 수 있다.

페렛은 물에서 목욕하기를 좋아하는 동물이기 때문에 때로는 목욕을 시켜 주는 것도 좋다. 애완동물용 샴푸와 린스를 사용하여 따뜻한 물로 부드럽게 마사지해 주며 목욕시켜 준다.

III. 먹이

✓ 육식
✓ 생고기는 치아에 좋음 - Salmonella, Campylobacter, Listeria의 근원이 될 수도 있음.
✓ 약간의 우유가능, 빵과 우유가 주식이 되어서는 안됨
✓ 겨울에는 정상적으로 체중이 증가

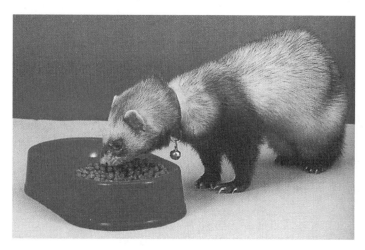

◎ **하루에 한번 저녁에 급여**

페렛 전용 인공 사료가 좋으나 만일 시중에서 구할 수 없다면 때로는 고양이 먹이를 먹여도 된다. 달콤한 과일을 아주 좋아하므로 바나나 등을 간식으로 주어도 좋다. 물을 상당히 많이 마시는 편이기 때문에 신선한 물을 매일 공급해 준다. 아예 케이지에 물병을 매달아 주는 것도 좋다.

페렛은 먹이를 한꺼번에 많이 먹지 않는다. 조금씩 시간을 두고서 먹기 때문에 채소나 과일 등을 먹을 때마다 나누어 주도록 한다. 또한 수분이 너무 많은 먹이를 준다거나 물을 지나치게 많이 먹이면 설사를 할 수 있으므로 조심하여야 한다.

Ⅳ. 페렛 관리

1. 간호 및 임상병리 기술

① 한손으로 보정하는데 목을 엄지로 턱밑으로 하여 빨리 잡는다. 뒷다리는 받쳐줌
② 피하주사 - 목덜미를 잡고 어깨부위 위쪽에 주사
③ 근육주사 - 한손은 머리 뒤쪽을 잡고 한손은 허리부위를 잡아 테이블에 고정
④ 경구로 액체를 줄때 - 목을 잡고 주사기로 준다.
⑤ 혈액샘플은 routine hematology나 serological test를 위해 필요
⑥ 발톱을 깎는 것은 capillary tube에 적당한 몇 방울의 혈액을 얻을 수 있다
⑦ 다량 채혈: 경정맥, caudal tail vein, cranial vena cava & cardiac puncture

2. 번식

1) Male (hobs)

- 성성숙은 출행 후 봄 기간, 주로 5~9월
- 1월~8월 사이에 고환이 커지고 음낭이 하강
- 9월부터 12월 사이에 고환은 위축
- J자 모양의 os penis가 있어서 요도 카테터 장착이 어려움

2) Female (jills)

- 성성숙은 출행 후 봄기긴
- 계절발정으로써 3월의 마지막 주에 시작되어 9월까지 계속
- 발정은 swollen vulva에 의해 인지되며 6개월 동안 지속되거나 mating에 의한 배란이 될 때까지 지속
- 태아는 14~12일에 촉진될 수 있고 임신기간은 38~44일(평균42일)
- 이유는 6~8주 사이

3. 페렛 기르기

추위에는 비교적 강하지만 더위에는 아주 약한 동물이므로 여름철에는 특히 주의하여야 한다. 청소나 먹이 주는 일 등은 다른 동물들과 비슷하다. 단, 다른 설치류에 비하면 배설물이 크고 부드럽기 때문에 철저하게 청소해 주는 것이 좋다.

페렛은 변 냄새가 강하므로 냄새 전용 스프레이를 뿌려 주어 악취를 제거한다. 추위에는 비교적 강하므로 담요나 짚 등 따뜻한 것을 넣어 주기만 하면 된다. 그러나 더위에는 약해서 실내 기온이 섭씨 30도를 넘으면 지쳐 버리기 때문에 신경을 써야 한다. 페렛은 놀기를 좋아하는 동물이기 때문에 데리고 놀아 주지 않으면 스트레스가 쌓이기도 한다. 그래서 가능하면 시간이 있을 때에 충분히 놀아 주어야 한다.

어린 새끼의 경우 무는 버릇이 있어 힘껏 물게 되면 손가락이 부어오르기도 한다. 이때는 콧등을 튀기거나 머리를 가볍게 쳐서 물면 안 된다는 것을 가르쳐 준다. 처음에는 주인이 화를 내는 것도 모르고 자꾸 물려고 덤비지만 끈기 있게 계속 반복하면 어느새 무는 버릇도 사라진다.

작은 동물이라서 때린다는 것이 가엾게 느껴질지 모르지만 개나 마찬가지로 '안 된다'는 것을 단호한 어조나 태도로 보여 주어야만 앞으로 그런 버릇을 없앨 수 있다. 페렛은 주인을 하나의 놀이 상대로 생각하기도 한다. 그래서 주인은 페렛이 건전한 놀이를 즐길 수 있도록 유도해 주어야 할 의무가 있다.

다 자란 페렛이 물때도 역시 코를 손가락으로 힘껏 튀겨 준다거나 머리를 가볍게 때려 준다. 이때 페렛이 겁에 질릴 정도로 힘껏 때려서는 안 된다. 그러면 주인이 두려워서 진짜로 심하게 물기 때문이다.

동물을 길들이는 데 있어서는 주인은 절대로 때리지 않는다는 철저한 신뢰가 필요하다. 겁에 질리게 만드는 것은 길들이기에 있어서 절대로 좋은 영향을 미치지 않는

다. 마냥 응석을 받아 주면 그 또한 안 좋은 일이다. 페렛은 자기 마음에 들지 않으면 물어도 된다는 생각을 갖고 있기 때문에 아무리 사랑스럽더라도 단호하게 꾸짖어야 한다. 물리는 것이 두려워서 잘 안아 주지 않게 되면 페렛은 안기는 것 또한 싫어하기 때문에 안아 줄 때 놀라 물기도 한다. 그러므로 자주 안아 주어야 한다.

페렛은 잘 기르기만 하면 거의 다른 개체를 물지 않는다. 그러나 페렛은 시력이 약해서 손을 내밀면 공격이라고 생각하여 물게 되므로 조심하여야 한다. 안아 줄 때는 등에서 어깨 부분을 잘 잡고서 다른 한쪽 손으로 허리 부분을 받치듯이 감싸 안는다. 물리는 것이 싫다고 해서 접촉을 피하고 있다거나 평소에 상대해 주지 않고 놓아두면 페렛 또한 좋지 못한 습성을 갖게 된다. 페렛이 화가 나 있을 때에는 건드리지 않는 것이 좋다. 부득이한 사정에 의해 화가 난 페렛에게 손댈 땐 장갑을 껴야 한다. 그래야 물려 상처 입는 일이 없다.

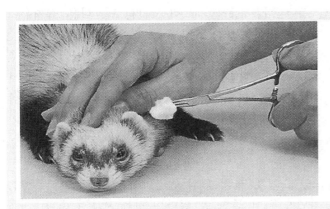

귀 청소

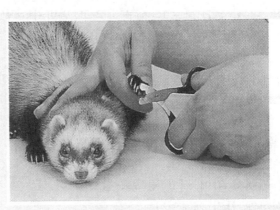

발톱 깎아 주기

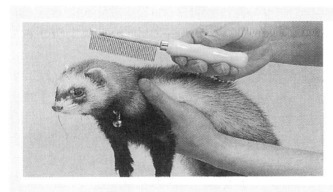

털 손질하기

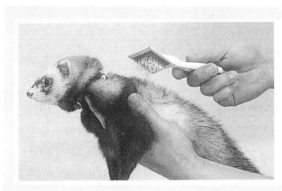

털 빗질하기

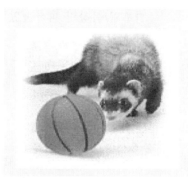

4. 어린 페렛의 관리

페렛의 번식기는 보통 봄에서 여름까지 연결된다.

이른 봄에 수입한 암컷은 가을에 발정이 시작된다.

임신 기간은 약 40일. 번식기엔 암컷의 외음부가 부어올라 금방 알아볼 수 있다.

특히 번식기에는 보금자리를 만들어 주는 것을 잊지 말아야 한다.

교미할 때 수컷은 암컷을 심하게 물어 상처를 입히기도 하니 주의하여야 한다. 교미 후에는 수컷을 격리시키고, 암컷에게는 체력을 보강해 주어야 할 필요가 있으므로 영양분이 풍부한 먹이를 공급해 주어야 한다.

영양 보충식으로 칼슘 등을 공급하면 좋다. 임신을 하였다고 해서 너무 지나친 영양을 공급해 주면 지나치게 비만해져 난산이 되기 쉬우므로 음식물은 적당히 주어야 한다.

새끼는 보통 4~10마리를 낳으며, 태어난 새끼는 마우스처럼 벌거숭이에다 눈도 잘 못 뜬다. 새끼는 3주가 지나서야 돌아다니기 시작하고 어미로부터 떨어질 수도 있게 된다. 이유식으로는 보통 고양이나 개전용 분유를 먹여 주면 된다. 단, 시판되는 우유를 주는 것은 절대 금물이다.

5. 질병

1) Estrogen-induced anaemia

- mating하지 않은 암컷의 내재성 estrogen에 의한 골수의 progressive depression
- 쇠약, fatal pancytopenia
- 임상증상 – 체중감소, 식욕부진, 탈모, 창백해진 점막, 노력성 호흡, 혈변, 겸부와 복강의 피하출혈등
- 치료 - PCV가 0.15이상일 때 발정기를 멈추기 위한 중성화수술이나 호르몬요법
- sodium citrate 1ml와 10ml의 전혈을 여러번 주입해 주는 방법
- 예방 - 중성화수술이나 정관절제된 수컷의 사용, 그리고 호르몬요법등

2) Pyometra

- 흔치 않지만 가임신이 시작된 직후에 나타날 수 있음
- 식욕부진과 침울, 발열 등의 증상
- 확장된 자궁이 만져짐
- ovariohysterectomy

3) Hypocalcemia

calcium borogluconate의 복강내 주입과 추가적인 칼슘급여

4) Pregnancy toxemia

분민 며칠 전에 급사 , 영양적 요소에 의한 것으로 추정

5) Mastitis

- lactation 초기
- gland는 빨리 부풀고 딱딱해짐
- 무기력, 식욕 없음
- 자식들에게 feeding도 멈춤
- 항생제의 긴급한 처치[ampicillin이나 gentamicin(5mg/kg I/m sid)]
- 보통의 원인체는 *E. coli*

6) Canine distemper (CD)

폐사율이 높은 치명적인 전염병이다. 신경 이상으로 침을 흘리거나 심하면 신경 증상을 보이며, 식욕 부진과 발바닥이 딱딱한 증상을 보인다. 생후 45일부터 3차에 걸쳐 예방 접종을 한다.

- distemper virus에 매우 민감
- 잠복기는 7~9일
- 눈과 코에서 점액성의 분비물, 40.6~41.1℃정도의 고온, 식욕상실, 턱과 서혜부의 발진
- 마지막 단계에서는 신경증상
- 많이 사용되고 부작용이 없는 백신으로 Vaxitas D
- 개에 사용되는 양의 반이 패럿에게 충분하며 매년 보강접종

7) Aleutian disease (AD)

- 원인체는 parvovirus
- 면역억압을 유발
- 검은 타르양의 변, recurrent fever, 체중감소, 행동변화, 갑상선염, 후구마비 등이 있으며 결국에는 죽음
- 임상증상이 없는 carrier가 질병을 전파시킬 수 있음
- 치료법 없음
- 정기적인(일년에 한번 정도) test를 실시

8) Rabies

불안, 기면상태, 후구마비

9) 장염 (Enteritis)

- hemolytic E.coli가 가장 흔한 원인체
- 급사의 원인
- 부패나 오염되거나 갑자기 바뀐 음식 같은 식이요인이 장염을 시작
- Campylobacter spp.의 경우 chloramphenicol과 gentamicin

10) 인플루엔자 (Influenza virus)

디스템퍼와 비슷한 증상을 보이며 재채기를 하거나 코에서 분비물을 흘린다. 병에 걸리면 무기력, 발열, 식욕 부진 등의 증세를 보인다.

11) 보튤리즘 (Botulism)

페렛은 보튤리즘에 매우 예민하다. 음식물을 통해 12~96 시간 이내에 발병한다. 이 병에 걸리면 음식물을 삼키기가 힘들고 걷기도 힘들며 점차 마비가 온다. 호흡기 근육 마비로 결국 죽게 되는 무서운 병이다.

12) 기생충 구제 (Parasitic)

- Fleas(*Ctenocephalides* spp.)
  개나 고양이에 사용하는 외부기생충제제 사용
- Ear mite(*Otodectes cynotis*)
  gamma BHC가 포함된 ear drop을 사용하거나 ivermectin을 1.0mg/kr s/c로 두주동안 반복 주사
- Mites(*Sarcoptes scabiei*)
  bromocylen으로 약욕하거나 ivermectin을 주사
- Harvest mite(Trombicula autunmalis) Alugan으로 약욕

Chapter 12

다람쥐 (Squirrel)

다람쥐는 전 세계에 약 250여 종이 살고 있다.

다람쥐는 예로부터 인간들과 아주 친숙하였던 동물 가운데 하나로 어디에나 서식하고 있다.

납작한 꼬리는 몸통 길이보다 짧고 긴 털로 덮여 있다. 그리고 먹이를 운반하기 알맞도록 뺨 주머니가 발달되어 있고 눈은 크고 흑색이며 털은 짧다. 등 쪽에 다섯줄의 줄무늬가 있다. 우리 나라는 산림이 있는 곳 어디나 분포한다.

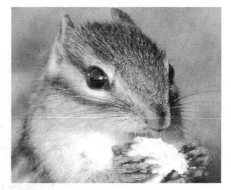

다람쥐는 주로 낮에 활동하는 주행성 동물이다. 매우 활발하며 동작도 재빨라서 기르는 데 주의가 필요하다. 한번 달아나 버리면 다시 찾아올 수 없기 때문이다. 다람쥐는 단독으로 생활하며, 숲 속에도 일정한 자기 구역을 갖고 있다. 하지만 지역분쟁 등으로 싸우는 일은 거의 없이 평화적으로 살아간다.

가정에서 사육할 때는 쌍으로 구입하여 기르는 것이 좋다. 자연 상태에서의 줄무늬 다람쥐는 추워지면 자기 보금자리인 굴속에 틀어 박혀서 동면에 들어간다. 그러나 실온에서 기를 때는 동면하는 일이 거의 없다. 가을부터 보온을 하지 않으면 동면을 막을 수 없다. 움직이려 하지 않을 때는 우선 보온이 잘 되어 있는지 확인해 보아야 한다.

I. 사육 케이지

다람쥐 집은 시중에서 판매되고 있는 것을 구입하면 된다. 케이지는 평면으로 넓은 것보다는 이층으로 지어진 것, 곧 높이가 있는 케이지가 좋다. 보금자리 상자는 조류용 집을 넣어 주어도 무방하다. 다람쥐는 일반 쥐들보다 잘 움직이므로 가능하면 커다란 케이지를 마련한다. 바닥은 툇마루라도 상관없지만 다람쥐는 기세 좋게 달리는 경우가 많아 그만큼 골절되기도 쉽다. 그래서 신경을 써서 만들어 주어야 한다. 바닥재는 특별히 필요치 않지만 번식할 때는 필요하다. 보금자리 상자 안에는 톱밥을 깔아

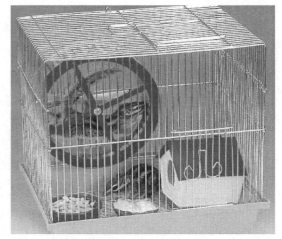

주어도 좋고 짚이나 종이를 잘게 잘라 깔아도 괜찮다.

다람쥐는 활발하기 때문에 그네, 쳇바퀴 등 운동 기구가 필요하다. 하지만 나지는 일이 없도록 쳇바퀴는 몸의 크기에 알맞은 것으로 골라 넣어 주어야 한다. 케이지 안에 올라갈 나무나 사다리 같은 것을 넣어도 넉넉하게 돌아다닐 수 있게 해준다.

Ⅱ. 먹이

사람들은 흔히 다람쥐는 도토리나 알밤 등을 먹고 살아간다고 생각한다. 하지만 실제로는 곤충 등 동물성 먹이도 곧잘 먹는다. 나무열매를 좋아하긴 하지만 사람들이 만든 인공사료도 함께 공급해 주면 영양 균현을 유지하는 데 많은 보탬이 될 수 있다.

다람쥐는 가끔 애벌레를 주어도 잘 먹고 곤충, 과일 등 잡식성의 성격이 짙다. 호두같이 딱딱한 것은 잘 자라나는 이빨을 닳게 해주는 역할도 한다.

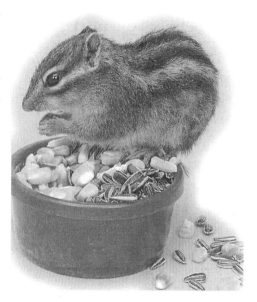

Ⅲ. 다람쥐 돌보기

먹이, 물, 청소 등 기본적인 것은 햄스터와 같다. 단, 설치류와는 달리 주행성이기 때문에 낮에 훨씬 활발하게 움직인다. 또 구루병 예방을 위해서도 자주 일광욕을 시켜주어야 한다. 다람쥐는 먹이를 주면서 길들이면 사람의 어깨나 머리까지 올라와 친밀감을 표시한다. 이때 앞발로 받아먹는 등 훈련을 가르치면 된다.

이렇게 길들이면 햄스터와 마찬가지로 다람쥐도 얼마든지 사람의 손 위에 올라와 놀 수 있게 된다. 특히 어린 다람쥐의 경우 아직 젖을 떼지 않았을 때 어미와 격리해 키우면 더 빨리 길이 든다. 이때 먹을 것은 우유로 한다. 아무리 길이 잘 든 다람쥐라 하더라도 방 창문을 열어 놓거나 밖으로 데리고 나가면 자칫 달아날 염려가 있다. 이때는 목줄을 매달아 주어야 안전하다.

다람쥐용 목걸이는 소형 애완동물용을 사용하면 된다. 또 행동이 민첩하고 빨라 함부로 풀어 놓으면 바닥에 놓여 있는 위험한 물건이나 책상 모서리 등에 부딪혀 부상을 당하는 수가 종종 있다. 특히 풀어 놓은 동안에도 주의하지 않으면 어느새 가구 뒤로 들어가서 전기 코드 등을 물어뜯어 낭패를 당하는 경우가 허다하기 때문이다.

다람쥐는 더위에 약하기 때문에 여름철에 사방이 꽉 막혀 있는 실내에서 오래 두면 위험하다. 가능한 한 통풍이 잘 되는 곳을 찾아 케이지를 놓아 준다. 또한 다람쥐는 자기 스스로 털을 손질하는 습성이 있으므로 특별히 털을 빗어 줄 필요는 없다.

다람쥐는 설치류 중에서도 분변냄새가 강하므로 매일 청소를 해주어야 하며 이점을 충분히 고려하여 애완동물로 맞이해야 한다.

Ⅳ. 다람쥐의 번식

번식기는 4~5월경이며 한 배에 4~5마리의 새끼를 낳는다. 번식기가 가까우면 암수가 서로 울기 때문에 쉽게 알 수 있다. 임신기간은 40일이며 임신이라고 생각되면 수컷과 암컷을 따로 떼어 놓는 것이 좋다.

어미는 새끼가 어느 정도 자라게 되면 자신의 보금자리에서 새끼를 내쫓으려는 습성이 있다. 그러므로 이때가 되면 새끼들만 따로 두고 키우는 것이 낫다. 다람쥐는 생후 2주가 되면 눈을 뜨게 된다. 바로 이 시기부터 어미와 떼어놓고 인공유를 먹여 키운다면 더 빨리 길들일 수 있다.

그러나 어린 새끼를 사육하기란 그리 쉬운 일이 아니다. 안전하게 키우고 싶다면 그냥 어미의 품에다 놓고 두고 키우는 편이 낫다. 다람쥐는 꼬리를 잘못 잡으면 껍질이 훌렁 벗겨지는 수가 있으므로 절대로 꼬리만 잡는 것은 금물이다.

Ⅴ. 다람쥐의 질병 및 예방

다람쥐는 일반적으로 마우스나 랫드와 비슷한 병에 걸린다.

1. 구루병 (Rickets)

칼슘이나 동물성 단백질이 부족하면 생기는 병이다. 이 병에 걸리면 기운이 없고 움직이기 싫어한다. 먹이를 먹는 데도 시간이 많이 걸리고 식욕이 없는 편이며, 소화력이 떨어져 딱딱한 먹이는 남긴다. 설사를 동반하기도 하며 심하면 다리나 허리를 끌며 다니기도 한다. 증세가 미미한 때는 비타민 E나 D등을 주사하면 되지만 심해지면 곧바로 수의사에게 보여야 한다.

이 병은 새끼 다람쥐가 먹이를 먹기 시작할 무렵에 증상이 나타나기 시작하므로 먹이에 충분히 주의하면 예방할 수 있다. 직사광선을 피해 충분한 일광욕을 시켜 주고 우유, 삶은 달걀, 치즈, 멸치 같은 동물성 단백질이나 칼슘 성분이 많이 함유된 먹이를 준다.

2. 외상과 골절 (Wound & Fracture)

여러 가지 원인으로 외상과 골절이 생기지만 케이지의 철망 틈새에 발이 끼거나 날카로운 철사 끝에 상처가 발생한다. 또 다른 다람쥐와 싸움을 해서 물릴 때 상처가 발생한다.

외상을 입었을 경우 그 상처의 크기, 깊이, 출혈량 등 그 정도에 따라서 다르지만 출혈이 심하면 죽을 수도 있다. 또 염증이 심해 화농하면 폐혈증 등을 일으켜 죽을 수도 있다. 골절이 심하면 움직이기를 싫어하고 절뚝거린다.

작은 상처라면 소독약이나 연고 등으로 치료하면 되지만 출혈이 심하다든가 골절이 의심되면 수의사의 진단과 치료를 받아야 한다. 무엇보다 중요한 것은 철망에 발이 끼지 않도록 수시로 점검하는 것이 중요하다.

사고가 발생하면 다른 다람쥐가 놀라서 뛰지 않도록 안심시키고, 곧 다른 케이지로 옮겨야 한다. 그렇지 않으면 건강한 다람쥐가 상처 때문에 잘 움직이지 못하는 다람쥐를 잡아먹는 일도 있기 때문이다.

Chapter 13

친칠라(Chinchilla)

분 류 : 쥐목[齧齒目] 친칠라과의 포유류
생활방식 : 큰 무리를 지어 살며 낮에도 때때로 지상에 나타남
크 기 : 몸길이 25~35cm, 꼬리길이 15~20츠
체 색 : 윗면은 푸른빛을 띤 희끗희끗한 회색, 아랫면은 흰색
생 식 : 임신기간 약 112일, 1회에 1~2마리 새끼를 낳음
수 명 : 약 10년
분포지역 : 칠레 남부, 볼리비아의 북쪽 안데스산맥의 산악지대

　털실쥐라고도 하며, 겉모습은 다람쥐와 비슷하다. 몸길이 25~35cm, 꼬리길이 15~20cm이다. 앞발에 4개, 뒷발에 3개의 발가락이 있으며, 눈과 귀가 대단히 크다. 꼬리는 술 모양이다. 털은 부드러우며, 몸 윗면은 푸른빛을 띤 희끗희끗한 회색이고 아랫면은 흰색이다.

　큰 무리를 지어 굴에서 살며 낮에도 때때로 지상에 나타난다. 암컷이 수컷보다 크고 강하며 공격적이다. 성질은 온순한 편이고, 먹이는 거의 식물이다. 임신기간은 약 112일로서 1회에 1~2마리의 새끼를 낳는다. 갓낳은 새끼는 생후 몇 시간만 지나면 뛰어다닐 수 있으며, 며칠 후면 고형물을 먹는다. 5~6개월이 지나면 성숙하며, 수명은 10년 정도이다.

　16세기 초부터 모피용으로 마구 잡아들여 거의 멸종되기 직전인 1923년에 미국에서 인공사육 번식에 성공을 거두어, 최근에는 모피를 얻기 위하여 많이 기르고 있다. 한편, 집토끼의 한 품종인 친칠라종은 털빛깔이 비슷하기 때문에 친칠라의 모조품으로 쓰인다.
칠레 남부로부터 볼리비아의 북쪽 안데스산맥의 산악지대에 분포·서식한다. 볼리비아·아르헨티나의 산지에 살고 있는 산친칠라(C. brevicaudata)의 모피도 친칠라와 같이 비싸게 취급된다.

1. 특징

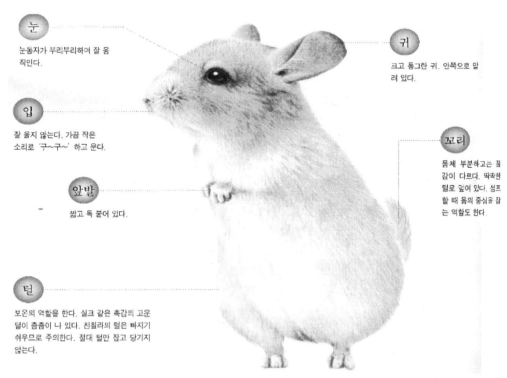

눈
눈동자가 부리부리하여 잘 움직인다.

입
잘 울지 않는다. 가끔 작은 소리로 '구~구~' 하고 운다.

앞발
짧고 독 붙어 있다.

털
보온의 역할을 한다. 실크 같은 촉감의 고운 털이 촘촘이 나 있다. 친칠라의 털은 빠지기 쉬우므로 주의한다. 절대 털만 잡고 당기지 않는다.

귀
크고 동그란 귀. 안쪽으로 말려 있다.

꼬리
몸체 부분하고는 질감이 다르다. 딱딱한 털로 덮여 있다. 점프할 때 몸의 중심을 잡는 역할도 한다.

▷ 모피용종

▷ 피모는 흑색에 흰무늬가 섞인 복합색

▷ 체구는 종종 4.5kg, 중간종 4kg, 소형종 2.5~3.5kg

▷ 성장이 빨라 생후 6개월에 번식가능

가. 부드럽고 치밀한 털.

산지는 프랑스지만 지금의 모습은 히말라얀과 블루 베버렌 사이의 교배를 통해 영국에서 개량되었다. 털이 부드럽고 조밀하여 모피 재료로 아주 각광을 받은 적도 있었지요. 이와 비슷한 모습을 가진 애완동물인 남미 친칠라는 애완용으로 길러지고 있다.

나. 브이자로 곧게 선 귀

귀는 브이(V)자 모양으로 곧게 서 있습니다. 털은 회색빛으로 보이지만 뿌리, 중간, 끝 부분의 색깔이 다르다. 털뿌리는 어두운 청회색, 중간은 진주 빛이며 끝 부분은 검은색을 띄고 있지요. 이러한 털을 어구티 패턴이라고 한다. 어구티는 이것은 동물의 털색을 분류하는 방법인데 보통 짧은 털을 가진 종에서 나타나는 특징이다.

다. 어구티의 특징

어구티는 남미에 서식하는 소형 설치류의 일종으로 털 한 가닥에 색상 층이 져있는 것이 특징이며 한 가닥에 밴드와 같이 색상의 농담이 있으며 끝부분은 검은색이다.

털에 입을 가까이 하여 불면 겉보기에 한 가지 색으로 보이는 털색이 여러 가지 색으로 보인다. 그리고 입바람이 닿은 부분을 중심으로 털이 원형으로 둥글게 나타나는 패턴을 말한다. 어구티 패턴의 다른 특징은 털뿌리, 중간 그리고 끝부분의 색깔이 각기 다른 것이다. 여러 색으로 보일 수 있다. 어구티 색상은 설치류 뿐만 아니라 여러 야생동물들에게 보여지는 털의 패턴이다.

2. 서식지

야생의 친칠라가 서식하고 있는 곳은 안데스 산맥이며 해발 3000~6000m나 되는 고지이다. 단, 19세기 말에 수가 많이 줄어 현재 야생 친칠라를 발견하기는 거의 불가능하다. 무리를 짓는 습성이 있는데 그 수는 약 100마리 가량이다. 암석의 부숴진 틈에 둥지를 짓고 살아간다. 낮에는 둥지 속에서 잠을 자고 밤이 되면 활동을 시작하는 야행성이다. 주로 풀이나 잎사귀, 씨앗 등을 먹지만 가끔 곤충 등 동물성 먹이를 먹을 때도 있다.

3. 사육장

친칠라는 모래욕을 아주 좋아한다. 우리 안에도 모래밭을 만들어 주면 모래 위에서 아주 귀엽게 장난치며 논다. 모래욕을 하면서 모래에 피지선으로부터 분비물을 떨어뜨리므로 모래를 욕조의 물처럼 자주 갈아주는 것이 청결유지에 좋다. 모래욕에는 작은 플라스틱용기가 최적이다. 이 용기를 우리 속에 넣어두면 모래가 튀지 않는다.

4. 먹이

친칠라는 초식에 가까운 잡식성이므로 토끼의 메뉴를 기본으로 가끔 치즈나 애벌레 등 동물성 식품을 준다. 사료는 토끼용이나 기니픽 또는 햄스터용의 사료도 가능하다. 단, 햄스터용을 줄 경우에는 채소나 들풀의 비율을 높여준다. 먹이는 활동을 시작하는 저녁 이후에 주는 것이 좋다

5. 번식

　쥐의 종류이면서도 쥐 이미지가 전혀 없는 친칠라는 번식시키는 것이 쉽지는 않다. 사육환경에 절대 번식하지 않는 것은 아니며 한 쌍으로 키울 때 자연스럽게 새끼를 낳는 경우도 있다.

가. 번식 적령기

　번식에 적당한 시기는 생후 6~8개월이며 암컷이 발정하면 생식기 부분이 열리므로 그 시기에 수컷과 같이 넣는다. 궁합이 안 좋은 상대의 경우 발정기 이외의 시기에 함께 넣으면 암컷이 수컷을 공격하는 수도 있으므로 주의한다. 단 한번 부부가 되면 일생 사이좋게 지내므로 번식을 시키려면 처음부터 쌍으로 구입하여 한 우리에서 키우는 것이 좋다.

나. 임신과 출산

　친칠라는 한 번에 1~5마리를 낳는다. 태어난 새끼는 어미 친칠라의 판박이이다. 임신 기간은 111~128일 사이로 다양하고 종류에 따라 조금씩 차이가 있다. 임신의 외형적인 가장 확실한 표시는 60일 후부터 암컷의 젖이 확대되어 부어가는 것이다. 출산이 임박해 오면 암컷의 먹이에 분유 가루를 더해주고 보금자리 상자가 깨끗한지 살펴본다. 덧붙여서 우리 안의 바닥은 새끼가 태어났을 때 말려주고 상처 입지 않도록 종이 타월을 길게 깔아준다. 출산 예정일 며칠 전에 모래목욕통을 꺼낸다. 이것은 암컷의 생식기관에 염증을 일으킬 수 있기 때문이다. 그리고 다시 목욕통을 들여놓는 시기는 출산1주일 이후가 적당하다.

　평균적으로 한번에 2마리 정도 놓는데 8마리까지 낳을 수도 있다. 암컷은 출산 후 산후의 발정기를 경험하고 이때 수컷 한 마리와 짝을 짓는다.

　긴 임신기간 후에 새끼들은 털로 완벽하게 덮인 채 태어난다. 이들은 즉시 움직일 수 있지만 아직 젖어 있어서 추운 환경이라면 죽을 수도 있다. 암컷의 젖샘이 전염병에 걸리는 등 암컷에게는 문제점이 나타날 수도 있기 때문에 환경을 세심하게 관리해준다.

　새끼들의 이빨이 날카로우면 젖을 빨려고 할 때 어미가 거부하는 원인이 될 수도 있다. 따라서 새끼들의 이빨을 줄로 갈아줄 필요가 있다. 또한 한배의 새끼가 많은 경우 어미가 힘들어 하면 기니픽을 이용해 젖을 먹일 수도 있다. 그래도 친칠라 새끼는 문제없이 받아들인다. 사람이 먹는 곡류 이유식도 젖떼기 전 친칠라에게 유용하다. 단 이유식은 7주 이상 지난 후 시작한다. 대어난 지 4개월이 지나면 반드시 서로 떼어 놓도록 한다. 가축을 교배시키는 것은 4살 때가 가장 최적으로 간주한다. 친칠라는 20년 정도 살 수 있는데 이것은 설치류 중 가장 오래 사는 것이다.

6. 종류

가. 기본 목탄색 친칠라

이것은 순수한 숯의 색깔 보다는 밝다. 새로운
색깔이 개발 중이다. 가장 최근의 것은 짐바브웨에
서 만들어진 보라색이다.

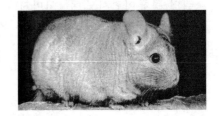

나. 베이지 친칠라

1960년 미국에서 처음으로 사육되었다. 최초의 것은 약했으나 세심한 관리에 의해
살아남았다.

다. 실버 친칠라

하이트 종의 하나이다. 다른 종들은 모자이크를
포함한다.
색깔은 기본색처럼 관리하기 쉽다.

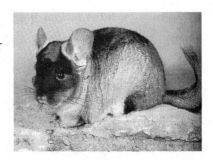

라. 블랙 벨벳 친칠라

어두운 색깔 종류 중 하나로 1960년대 미국에서
처음으로 생겼다.

마. 브라운 벨벳 친칠라

이변종의 이름은 털 색깔뿐만 아니라 부
드러운 털에서 유래되었다.

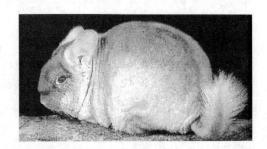

7. 질병

가. 질병과 대책

친칠라가 걸리기 쉬운 대부분의 병은 식생활에서 원인을 찾을 수 있다. 주인의 식사와 같은 음식을 먹이거나 과자를 주는 것은 금한다. 잘못된 애정이 결과적으로 병을 부르게 된다. 먼저 친칠라의 생태를 잘 이해하고, 적당한 음식을 주도록 한다.

나. 소화기관의 이상

① 원인: 잘못된 식생으로 인해 생긴다.
② 증상: 행동이 차분하지 못하고 회전을 하거나 몸을 늘이거나 한다. 숙변이
　　　　모여 있는 경우는 배에 딱딱한 것이 잡힌다.
③ 예방: 몸에 맞는 음식을 준다. 과자 등을 주지 않도록 한다.

다. 쇼크

① 원인: 스트레스
② 증상: 시간이 가면서 점점 쇠약해지거나 마비나 체온저하 등이 온다.
예방: 조용한 환경을 유지 한다. 둥지상자도 어둡고 따뜻한 장소에 놓고 쉬는
　　　습관을 들여준다.

라. 침 흘림

① 원인: 부정교합
② 증상: 침을 흘리거나 식욕부진
③ 예방: 딱딱한 음식이나 갉을 수 있는 나무 조각 등을 항상 준다.

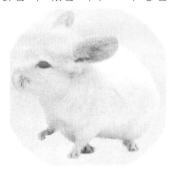

[알비노 타입]

Chapter **14**

기니피그

Ⅰ. 기니피그란?

기니피그는 쥐목 천축서과의 동물로 몸길이는 약 25cm에 꼬리는 없으며 몸무게는 0.6~1kg정도이다. 원산지는 남아메리카의 안데스 지방(콜롬비아, 에콰도르, 페루, 볼리비아)으로 약 3천년 전 부터 현지에서는 식량원으로 길러져왔던 동물이다.

스페인이 남아메리카를 침공 했을 때 서양인들에게 처음 소개 되었고 16세기에 유럽으로 전해 졌다.

기니피그는 전 세계에서 실험동물로 병리, 영양, 유전, 독물학연구에 널리 이용되었으며 마못 쥐와 혼돈하여 "모르모트"라는 이름으로 불리기도 하였다.

기니피그가 이처럼 대표적 실험동물이 된 것은 사람과 마찬가지로 몸에서 비타민C를 생성하지 못한다는 공통점으로 약품에 대한 반응을 실험하는데 많이 이용되었었다.

기니피그란 이름의 유래는 여러 가지 설이 있으나 남아메리카에서 기니피그를 유럽에 데려갈 때 아프리카의 기니를 경유하고 생김새가 돼지를 닮았다는 이유로 기니피그라고 불리게 되었다는 설이 유력하다.

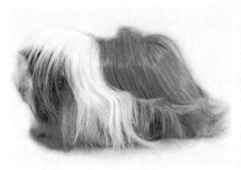
기니피그(레루비안종)

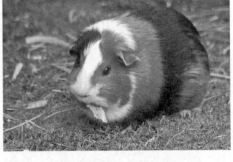
기니피그(잉글리쉬종)

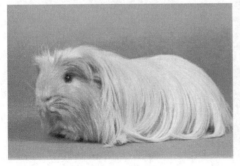
기니피그(실키종)

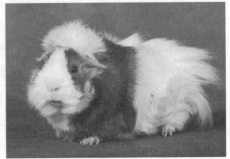
기니피그(아비시니언종)

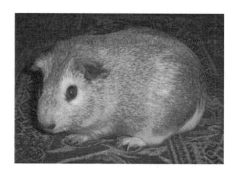

기니피그(어구티종)

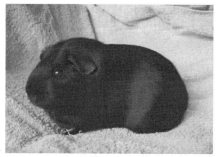

기니피그(잉글리쉬블랙종)

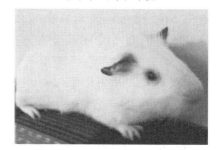

기니피그(잉글리쉬-알비노종)

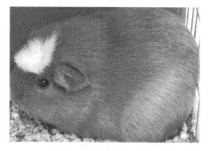

기니피그(크레스트종)

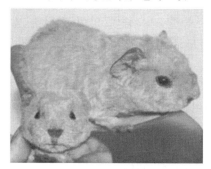

기니피그(테디베어종)

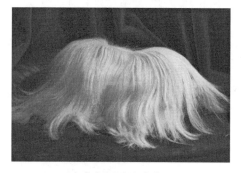

기니피그(페루비안종)

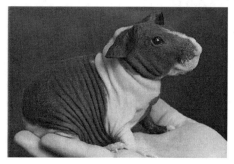

기니피그(헤어리스종)

II. 기니피그의 일상적인 관리

기니피그는 사회적인 동물로 수컷 한 마리가 여러 마리의 암컷을 거느리고 살아가는 동물이다. 이들은 주로 휘파람과 비슷한 소리로 서로 의사소통을 하고 야생토끼처럼 다른 설치류에 비해 긴 평균 62일간의 임신기간을 거친 후에 거의 성장한 새끼를 출산을 한다.

이들의 습성은 쥐보다는 토끼에 가까우며 완벽한 채식을 하는 초식 동물이다.

신체구조는 꼬리가 없고 몸은 원통형으로 나무를 기어오르거나 점프를 하는 등의 행위를 잘 하지 못하므로 기니피그 키의 4배정도 되는 높이의 칸막이만 있으면 탈출할 수가 없으므로 사육장은 위로 높은 형태보다는 넓은 형태의 사육장이 기니피그의 활동성을 고려할 때 알맞다.

또한 기니피그들은 체내에 비타민C를 생성하지 못하므로 먹이로써 보충을 해주어야 하므로 사육 할 때는 건조 사료와 건초를 주식으로 하더라도 필히 신선한 채소를 주어야 한다.

물은 항상 마실 수 있도록 급수기를 설치해 주며 주는 먹이에 따라 수분이 많은 야채를 주로 주게 되면 물을 많이 마시지 않는다.

기니피그들은 많이 먹고 또한 많이 배설하는 동물로 오줌의 양이 상당히 많으므로 청소를 자주 해주어야 하며 추위와 더위에 약하므로 통풍이 잘되고 너무 춥지도 덥지도 않은 환경이 이상적이다.

사육장 바닥은 배설물이 떨어지도록 철망으로 덧댄 형태보다는 건초나 바닥재를 깔아 주어 기니피그들의 연약한 발이 철망에 끼어 부러지는 사고를 예방해 주는 것이 바람직하다.

III. 기니피그의 번식

번식에서 최소한의 조건은 암수 한 쌍이 있어야 하나 기니피그는 수컷 한 마리에 암컷 3~4마리가 이상적이다. 한상만 기르게 되면 수컷의 지나친 계속되는 구애에 암컷이 스트레스 받게 되므로 한 쌍일 경우엔 임신한 암컷은 따로 분리해 주는 것이 좋다.

특히 암컷은 초소 생후 4개월 이상이 여야하며 임신과 출산을 할 수 있는 체력이여야 한다.

한 사육장에서 암수를 어릴 때부터 같이 키우게 되면 일찍 임신이 돼버려서 암컷에게 무리를 줄 수 있다.

IV. 기니피그의 이상 증상 조기 발견

일반적으로 기니피그의 수명은 6~8년 정도이다.

기니피그가 병에 걸렸을 때 전문지식이 없는 일반 사육자가 병을 진단하기는 어렵다.

만약 여러분이 기르는 기니피그에게 다음과 같은 증상이 나타난다면 빨리 동물병원에 가서 진찰을 받아야 한다.

식욕이 없고 기운이 없다.

변이 묽고 설사로 인해 엉덩이 부분이 지저분하다.

콧물을 많이 흘리고 재채기를 자주한다.

소변을 보지 못하거나 소변에서 피가 나온다.

사육장에 평소와는 다른 냄새가 난다.

심하게 마르고 털이 푸석 거린다.

몸에 탈모나 종기 상처 등이 있다.

눈을 잘 뜨지 못하며 뒷다리에 마비 증상이 있다.

V. 주의 할 점

고온다습은 금물!

원래 기니피그가 서식하는 곳은 안데스산맥의 건조한 고지대에 살기 때문에 습도가 높고 더운 날씨에 매우 약하며 30도씨를 넘게 되면 생명을 잃을 수도 있다.

환기가 잘되는 형태의 사육장에서 사육 하는 것이 중요하다.

Chapter **15**
고슴도치

I. 애완용 고슴도치

1. 특징

1) 분류 : 식충목 고슴도치과
2) 분포지역 : 유럽 ·동북 아시아 ·인도 ·남부 아시아 등지
3) 서식장소 : 평야지대의 삼림
4) 크기 : 길이 23~32 cm, 꼬리길이 약 18 mm
5) 생김새 : 몸길이 23~32 cm, 꼬리길이 약 18 mm이며, 네다리는 짧고 뭉툭한 몸집
6) 얼굴 및 몸의 배쪽 · 꼬리 ·네다리를 제외하고는 날카로운 침 모양의 털이 촘촘히 있다.
7) 수명 : 사육의 경우 약 6~10년

2. 종류

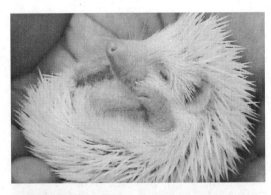

1) 알비노 고슴도치
- 흰색 피부와 흰색가시를 가지고 있음.
- 눈은 레드빛을 가지고 있음

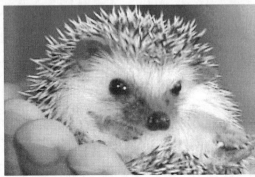

2) 시나몬 고슴도치
- 여러가지 색상이 있음

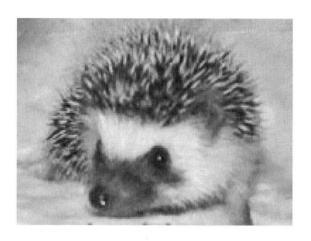

3) 플라티나 고슴도치

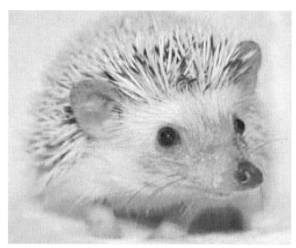

4) 실버차콜 고슴도치
- 전체적으로 은빛을 띠며 큰 귀가
  특징이다.

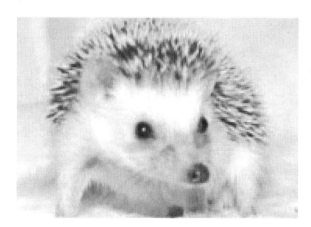

5) 스텐다드 고슴도치
- 피그미종

3. 고슴도치 관리

고슴도치는 분비선(scent gland)이 없기 때문에, 우리만 청결하게 유지해 주면 냄새가 나지 않는다. 일반적으로 먹이에 따라 냄새의 정도가 달라진다. 먹이에 습기가 많을수록 냄새가 나는 경향이 있다. 고슴도치는 애완 동물로 기르기에는 많은 어려움이 따른다. 체온을 느끼고 함께 노는 것이 목적이라면 적당하지 않다. 하지만 기르다 보면 고슴도치도 점점 사람과 익숙해져 몸을 둥글게 곤두세우는 일도 적어진다.

1) 케이지

별로 움직이지 않으므로 크기에 비해 작은 듯한 케이지를 활용하여도 충분히 사육할 수 있다. 함부로 아무 데나 올라가지 않으므로 전용케이지가 아니더라도 적당한 크기의 상자에 넣어 기르면 된다. 속이 깊은 상자라면 뚜껑을 안 덮어도 되지만 도망가는 경우도 있으므로 뚜껑을 덮어 두는 것이 좋다.

2) 급수

고슴도치는 그다지 물을 많이 먹는 동물은 아니므로 큰 급수기는 필요가 없다. 잘 뒤집어지지 않게, 무게가 있는 그릇을 넣어 주면 좋다.

3) 먹이

지렁이 같은 벌레류, 동물의 시체 등 동물성 먹이를 주로 먹고산다. 고슴도치의 전용 먹이는 아직 나와 있지 않다. 그래서 개 사료를 주식으로 하고 가끔 귀뚜라미, 지렁이 등을 별미로 주면 된다.

단 동작이 너무 빠른 곤충은 부적당하므로 주의해야 한다.

4) 고르기

고슴도치는 젖을 떼고 얼마 지나지 않은 것(생후 6 - 8주가 지난 후)을 데려오는 것이 좋다. 이 시기의 고슴도치는 독립적이고 새로운 주인에 잘 적응한다.

4. 번식

1) 암 · 수 구별

수컷은 성기 (sex organ)가 코에서 배까지의 거리의 2/3정도에 위치하며 큰 배꼽

같은 모양을 하고 있다. 암컷의 성기는 항문 근처에 있고, 그 양 옆으로 젖꼭지들이 있다

2) 번식

① 대체로 봄과 가을에 번식하며 임신기간은 약 40일이다.
② 한 번의 출산으로 4~7마리의 새끼를 낳는다.
③ 생후 3주가 되면 어미를 따라 걷게 되며 6~7주가 되면 젖을 떼게 된다.
④ 생후 6-8주부터 새끼를 낳을 수가 있지만, 적어도 4-6개월이 되지 않으면 번식 시켜서는 안 된다. 새끼를 너무 일찍 낳게 되면 어미로서의 역할을 수행하기 어렵고 수명도 짧아질 수 있기 때문이다. 완전히 성숙하는데 8개월 이상이 소요된다.

Chapter **16**

애완용 거북

Ⅰ. 거북이에 관한 기초 지식

1. 거북이란?

파충류 중 가장 오래 전부터 존재해온 동물로서 화석종으로는 중생대 트라이아스기 이후의 지층에서 발견되었다. 이들 화석종은 현존하는 거북류와 별 차이가 없으나 진화의 과정은 전혀 알 수 없다. 거북의 조상으로 보이는 에우노토사우루스(Eunotosaurus)는 늑골이 편평하고 둥그스름하게 몸을 둘러싸고 있다. 현재 지구상에 사는 것은 12과 240여 종이 알려졌으며 한국에서는 바다거북과의 바다거북, 장수거북과의 장수거북, 남생이과의 남생이, 자라과의 자라 등 4종이 알려져 있다. 거북류는 특수한 피부와 등딱지 및 배딱지를 가지는 점에서 다른 파충류와는 구별된다. 일부 바다거북류를 제외하고 현존하는 거북의 대다수는 강이나 못·늪 등의 물에 살면서 육지 생활도 하는 수륙 양서(兩棲)의 습성을 갖고 있는데, 이 서식 상태는 2억 3천만 년을 살아온 거북의 대표적인 모습이었을 것으로 추정된다.

2. 분류

거북류의 분류방법은 크게 목의 형태로 분류하는 방법과 서식형태로 분류하는 방법이 있다.

목의 형태로 분류법은 잠경아목과 곡경아목으로 분류가 되는데 잠경아목(潛頸亞目:Cryptodira)은 우리가 흔히 알고 있는 일반거북류나 자라류처럼 목이 등갑 안으로 들어가는 형태의 거북류를 뜻하며 곡경아목(曲頸亞目:Pleurodira)은 뱀목거북류나 가로목 거북류처럼 긴 목을 가지며 목이 몸 안으로 완전히 들어가지 않고 비스듬하게 목을 구부리는 종으로 나뉜다.

잠경아목거북들은 완전수생거북이나 반 수생, 육지거북처럼 다양한 환경에 서식하나 곡경아목류는 긴 목 때문에 모든 종이 거의 완벽한 수생거북으로 진화하였다.

일반적으로 애완용으로 거래되어 지는 거북들은 완전 수생종인 자라류나 반수생 거북류, 육지거북류로 나눌 수 있다.

3. 형태

거북의 몸은 머리·목·몸통·꼬리·다리 등으로 이루어지는데, 몸통의 등은 딱딱한 등딱지로 덮여 있으며 배를 덮고 있는 배딱지는 피부에서 생기는 뼈 성분의 판으로 되어 있다. 척추와 늑골은 이 골판의 뒷면에서 하나로 되어 있다. 골판 위에는 각질판이 덮여 있는데, 각질판의 모양과 배열은 그 아래의 골판과 비슷하나 크기와 수가 달라서 합쳐진 자리가 골판의 합쳐진 곳과 어긋나므로 매우 튼튼하다.

4. 생태

육상생활을 하는 거북은 대부분 초식성이지만 잡식성도 있고 그렇게 특수한 동물은 아니다. 이빨은 없고 그 대신 칼 모양으로 된 각질 용골돌기가 위·아래턱에 1개씩 있으며, 이것으로 먹이를 잘라 먹는다. 호흡은 2개의 폐로 하는데 등딱지와 배딱지가 이어져 있으므로 흉부를 크게 늘릴 수는 없다. 대신 폐 옆에 있는 1쌍의 근육으로 폐강(肺腔)을 넓혀 숨을 들이쉬고 배에 있는 1쌍의 근육을 이용해서 내장을 폐 쪽으로 밀면서 숨을 토해낸다. 물속에 있을 때는 입으로 물을 마시고 뱉어내면서 인후점막으로 피부호흡을 한다. 어떤 종류는 항문으로 물을 넣고 빼면서 그 안에 있는 맹낭(盲囊)으로 산소교환을 한다. 거북류는 난생으로, 육지에 사는 종이나 물에 사는 종 모두 물속에서 교미한 뒤 육지에서 알을 낳는데, 보통 한배에 10~30개를 낳으며 바다거북이 100~200개로 가장 많이 낳는다. 알은 습도와 온도에 따라 1~3개월 지나 부화한다. 수명은 수십 년에서 100년 이상 사는 것까지 다양하다.

Ⅱ. 애완용 거북이 관리

1. 집

수조에는 유리용과 플라스틱용이 있으며, 유리용이 청명함과 깨끗함을 유지하기에 플라스틱용 보다는 더 권장 할만 하다. 수조 안은 헤엄칠 수 있는 공간과 육지공간으로 나눌 수 있으며 헤엄 칠 수 있는 공간이 육지공간 보다 더 넓게 만들어야 한다. 육지공간은 자갈이나 평평한 큰 돌 등을 놓아두면 되고 새끼 거북의 경우 육지의 경사가 너무 높으면 올라가기 어려우므로 올라가기 쉽게 해주어야 한다. 물은 수돗물을 하루 이상 받아 두었다가 사용해야 하며 깊이는 새끼 거북의 경우 등딱지가 잠길 만큼만 넣어주면 되고 어른거북의 경우는 거북의 3배 이상 물을 넣어 주어도 된다.

2. 먹이

거북의 먹이로는 인공사료가 나온다. 하지만 인공사료만을 먹이게 되면 영양섭취가 부족할 뿐만 아니라 거북이들이 쉽게 싫증을 낼 수 있다. 따라서 오징어뼈, 채소, 과일류 등을 번갈아 가며 먹이면 좋다. 모든 먹이는 잘게 썰어서 먹기 좋게 해주어야 한다. 살아있는 먹이로는 귀뚜라미, 지렁이, 작은 금붕어 등이 있다.

3. 고르기

우선 행동을 유심히 보면서 가장 활발한 거북을 선택한다. 집었을 때 바둥바둥대거나 빠져나가려고 한다. 아주 건강하다는 증거다. 눈은 또렷한지 부었는지 확인해야 하고 등갑은 선명해야 하며 병이나 상처가 있는지 확인해야 한다. 껍질은 딱딱한지 확인하여야 한다. 만약 얇다고 생각이 들거나 손가락으로 눌러질 정도라면 아직 발육이 되지 못한 것으로 보거나 영양결핍의 문제라고 생각 하여야 한다.

4. 암수구별

새끼 거북의 경우 쉽게 구별이 힘들지만 몇 달이 지나면 확인 할 수 있다.

거북을 뒤집어 보았을 때 꼬리쪽에 항문이 있으며 항문이 등갑에 가까우면 암컷이고 등갑에서 항문이 멀면 수컷이다. 수컷의 경우 앞 발톱이 뒷발톱보다 2배이상 길다.

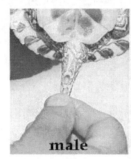 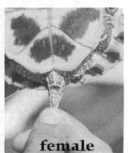

5. 기타 사육시 주의 사항

① 물은 3일에 1번 정도는 갈아주어야 하며 물이 더럽다고 생각이 들면 하루나 이틀에 한번 정도 갈아 주어도 된다.

② 물의 온도는 23도에서 30도 사이를 유지시켜야 하며 25도 정도를 적정온도라고 생각하면 되고 온도계 구입은 필수다.

③ 자외선이 쬐는 곳에서 일광욕을 해주어야 하며 시간은 30분에서 1시간 정도가 적당하다. 유리창을 통과하는 빛은 소용이 없으며 일사병의 위험이 있으므로 그늘진 곳도 함께 만들어 주어야 한다.

④ 거북을 만지거나 물갈이를 한 후에는 반드시 비눗물로 손을 깨끗이 씻어야 한다. 살모넬라균이 존재 할 수 있으므로 손을 깨끗이 씻는 것은 필수다.

Ⅲ. 거북의 종류와 특징

1) 청거북

청거북· 빨간귀거북이라고도 한다. 몸길이는 수컷 약 15.6cm, 암컷 약 20cm로, 최대 29cm까지 자란다. 등딱지(갑)는 부드러우며 완만하게 구부러져 있다. 등딱지의 빛깔은 진초록색으로 노란색의 줄무늬가 있다. 눈의 바로 뒤쪽에 붉은색 무늬가 있는 것이 특징이며 여기에서 이름이 비롯되었다. 아래턱은 둥글고, 뒷발가락은 다른 수생동물처럼 막으로 연결되어 있

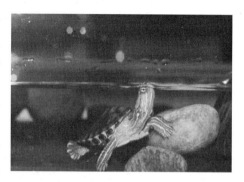

다. 수생동물로서 물이 많고 비교적 흐름이 약한 호수나 큰 강에서 주로 살며, 작은 웅덩이에서도 볼 수 있다. 주위에 늪지대와 같이 물풀이 많은 곳을 좋아한다. 알을 낳을 때나 새로운 서식처를 찾아 나설 때가 아니면 물가를 떠나지 않는다. 어릴 때는 육식성이지만 나이를 먹으면서 초식성으로 변하고 어른이 되면 대부분 수생식물만을 먹는다.

번식기는 3∼7월이다. 암컷은 해변에 산란할 곳을 정한 후 몸속에 저장되어 있는 물을 마른 흙 위로 내보내 축축하게 한다. 여기에 뒷발를 이용해 지름 7∼25cm, 깊이 2.5∼10cm 되는 구멍을 판다. 이 구멍에 1년에 5∼22개의 알을 낳는다. 부화하는 데 걸리는 시간은 2∼3개월이며, 경우에 따라서는 부화한 후에도 산란장소를 떠나지 않고 이듬해 봄에 나오기도 한다. 성적으로 성숙하는 데에는 수컷은 1년, 암컷은 3년이 걸린다.

가장 많이 알려져 있는 거북이다. 자연상태에서 수명은 약 20년이다. 원산지는 미국으로 인디애나주에서 뉴멕시코주까지, 텍사스주에서 멕시코만까지 널리 분포한다. 한국에서는 애완용으로 키운다. 그러나 종교적인 방생을 비롯해 여러 이유로 자연에 놓아주면서 생태계 파괴를 불러왔다. 이로 인해 지금은 수입이 금지되어 있다.

2) 남생이

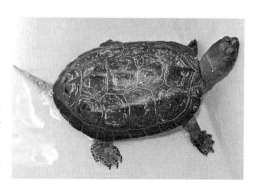

등딱지 길이는 20∼25cm이며 30cm에 이르는 것도 있다. 등딱지는 진한 갈색인데, 가장자리가 매끄럽고 앞끝이 둥글게 패어 있으며, 뒷끝은 깊게 패어 있다. 각 딱지에는 누런 녹색 테두리가 쳐져 있고, 드물게 희미한 검정무늬가 있다. 등 가운데 선의 융기는

낮으며 검정색이다. 배딱지는 등딱지와 길이가 거의 같다. 머리 뒤쪽은 잔비늘로 덮여 있고, 옆면 가장자리에는 노란색의 불규칙한 세로줄이 여러 개 나 있다. 네 다리는 넓은 비늘로 덮여 있다. 민물에 살며 잡식성으로 물고기·갑각류·수생식물 따위를 먹는다. 사육할 때는 빵이나 지렁이도 잘 먹는다. 6~8월에 물가 모래에 구멍을 파서 4~6개의 알을 낳는다. 민간이나 한방에서는 자양·강장·보신 등에 효능이 있다고 알려져 약으로 이용하는데, 배딱지를 말려서 달여 먹거나 알 또는 가루로 만들어 복용하기도 한다. 한국·일본·중국· 타이완 등지에 분포한다.

3) 악어 거북

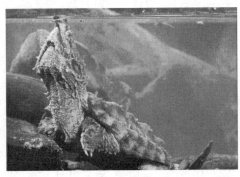

등딱지(갑)의 길이 45cm, 몸무게 15kg이다. 등딱지의 빛깔은 칙칙한 갈색 또는 황갈색이며 개체에 따라 검은색인 것이 있다. 목·다리·꼬리는 노란색이고 머리는 검은색이다. 머리는 크고 갈고리 모양의 턱이 있다. 목과 다리에 혹처럼 생긴 돌기가 있는 것이 특징이다. 등딱지 뒤쪽에는 톱니처럼 생긴 이빨이 있고 배딱지는 매우 작다. 꼬리는 길이가 몸길이와 비슷하며 톱날처럼 생긴 용골을 가진다. 교미기는 4~11월이다. 난태생으로 암컷은 몸속에서 충분히 자란 알을 모래땅에 구멍을 파고 낳는다. 한번에 낳는 알의 수는 약 83개이며 날씨에 따라 부화기간은 9~18주 걸린다. 특이한 점은 암컷이 정액을 수년간 저장할 수 있다는 것이다. 이로써 암컷은 교미와 관계없이 연중 어느 때라도 알을 낳을 수 있다. 민물과 기수역에서 살며, 몸을 숨기기 좋도록 바닥이 진흙으로 되어 있거나 수생식물이 많은 곳을 좋아한다. 때때로 코와 눈만 빼고 자신의 몸을 진흙 속에 감추기도 하는데, 대개 먹이를 기다릴 때 이런 행동을 한다. 독립생활을 하고 활동영역은 매우 좁다. 물에서 멀어지면 잔인해지다가 다시 물 속으로 오면 온순해진다. 북쪽으로는 캐나다 노바스코샤주에서 남쪽으로는 멕시코만과 텍사스주 남부에 분포한다. 특이한 외모 때문에 애완용으로도 많이 기른다.

4) 돼지코거북

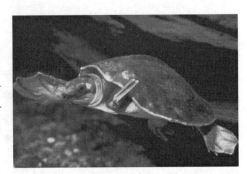

① 원산지 : 동남아시아
② 특징: 입이 툭 튀어나와 머리부분이 길어 보이며 끝 부분에 한 쌍의 콧구멍이 돌출 되어 돼지코거북이라 불린다. 육식성으로 같은 종끼리 서로 싸우기도 한다.

5) 뱀목거북

원산시. 롱남아시아

특징: 초록색의 등갑과 몸을 하고 있으며 다른 종류와
달리 목이 길어 등갑속으로 집어넣지 않고 머리
를 등갑에 바짝 붙여서 목을 보호한다.

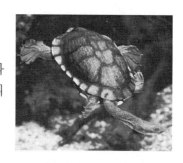

6) 바다거북

등딱지 길이가 1.3m에 이르는 개체도 있지만 보
통은 1~1.2m이고, 몸무게는 180~300kg이다. 푸른
색 또는 갈색 무늬가 있는 방패모양 등딱지와 네 다
리 및 머리 부위에 있는 커다란 비늘판이 주요 특징
이다. 배쪽은 대개 누런 흰색이며 네 다리 밑에 흑
갈색 무늬가 생기는 것도 있다. 머리는 유선형이며
주둥이는 짧은 편이고 끝이 둔하다. 등딱지의 앞가
장자리는 둥글게 패여 있고 뒷가장자리는 톱니모양
을 하고 있다. 늑갑판은 4쌍이고 앞이마판은 1쌍이
다. 바다거북류 중에서는 유일하게 체온을 높이기
위하여 뭍에 올라와 일광욕을 하는 것으로 알려졌
다. 주로 해조류를 뜯어먹으며 가끔 동물성 먹이도
잡아먹는다. 새끼거북은 육식성으로 바다에 사는 무
척추동물을 잡아먹는다. 한배에 100~200개의 알을

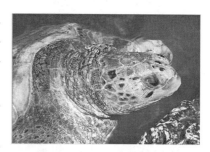

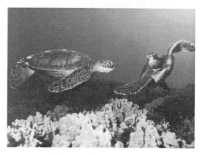

모래 해변에 낳는데, 네 다리가 지느러미 모양이고 힘이 세서 사는 곳과 알을 낳는
장소가 1,000km 이상 떨어진 경우도 있다. 고기와 알의 맛이 뛰어나 식용으로 남획
되고 있다. 태평양과 인도양의 열대 및 아열대·온대 해역에 널리 분포하며 한국에는
주로 만류(灣流)를 따라 동해안과 남해안 주변에 찾아온다.

7) 별거북

① 원산지 : 스리랑카 , 인도

② 특징 : 등갑에 별 모양의 무늬가 있어 붙여진
이름이다. 등갑이 작고 귀여우며 성격이
매우 온순하며 애완용으로 각광 받는다.
채소를 즐겨 먹는 채식동물이다.

③ 관리 : 반건조지역의 기후와 비슷한 환경으로
맞추어야 한다. 주간에는 27도, 야간에는

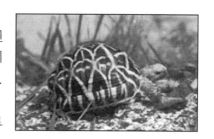

22도정도의 온도를 유지하도록 한다. 주간에는 5-6시간 정도 스팟지점을 만들어 어항의 한쪽구석이 36도이상이 되도록 해야 한다. 습도조절이 중요하며 습도를 높이기 위해 스프레이로 분무기에 거북에게 직접 닿지 않도록 한다.

8) 버미즈 (Burmese Star Tortoise)

① 학명 : *Geochelone platynota ; Testudo platynota*
② 원산지 : 미얀마 (이라와디강-버마에서 벵골만으로 흐르는 강)
③ 특징 : 이 종은 등갑의 scutes를 제외하고는 Indian Star Tortoise와 거의 흡사하다. 또한 습성이나 사육방법이 확실하지 않으며 그 서식지의 환경을 토대로 추정될 뿐이고 현재는 거의 멸종위기에 처해 있다.

9) 엘롱가타 Elongated Tortoise

① 학명 : *Indotestude elongata; Testude elongata ; Gechelone elongata*
④ 원산지: 등갑의 윗면은 평평하고 약간 노란색 계열에서 갈색계열의 색깔에 군데군데 불규칙적인 검은 반점이 보인다. 머리와 목은 노란색을 띄고 육중한 다리는 돌기가 있는 듯하며 옅은 회색이다. 어린개체의 경우 갑장은 베이지 색에 무늬가 선명하기 않지만 성장하면서 near marginal scute는 선명하게 구분된다. 성체의 경우 머리색은 밝은 노란색을 띈다.

서식지에서는 수풀덤풀이 있는 초원(grassland)에서 아주 활동적으로 움직이며 다른 육지거북과 달리 높은 습도가 요구된다. 특히 비가 올 때나 내린 직후에 매우 활발하며 선선한 여름 날씨보다는 높을 온도를 좋아한다. 이종은 초식성에 가깝지만 일반적인 사육하에 있어서 소간이나 강아지 사료같은 먹이가 공급되어져야 한다.

적절한 사육온도는 25도내외이며 따뜻한 시즌에는 실외사육이 필요하다.

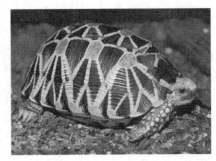

Chapter 17

애완용 파충류

Ⅰ. 뱀 [snake]

- 파충강 뱀목 뱀아목에 속하는 동물의 총칭
- 파충류 중에서 가장 특수하게 진화한 동물군으로 몸이 가늘고 길며, 다리·눈꺼풀·귓구멍 등이 없고 혀는 두 가닥으로 갈라져 있다. 중생대 백악기에 도마뱀과 같은 조상에서 갈라져 나온 것으로 추정된다. 다른 동물과 달리 뱀은 좁은 체강(體腔)에 적응하여 내장기관이 좌우가 아니라 앞뒤로 떨어져 있으며, 왼쪽 폐는 거의 기능을 하지 않거나 퇴화되어 없어진 종이 많다. 현재 지구상의 온대·아열대·열대 지역에 2,800여 종이 알려져 있고, 특히 열대지방에 많은 종류가 분포한다.

1. 뱀의 분류

동물분류학상 뱀목은 도마뱀아목과 뱀아목으로 나뉘며, 뱀아목은 두개골이나 눈의 구조 등에서 도마뱀아목과는 뚜렷이 구별된다. 분류법에는 뱀아목을 무아류(無牙類)·후아류(後牙類)·구아류(溝牙類)·관아류(管牙類)로 나누고 다시 외부적인 특징에 따라 몇 개의 과(科)로 나누는 종래의 방식을 비롯하여 여러 가지 새로운 분류법이 발표되었으나, 여기서는 영국 대영박물관의 언더우드 방식을 채택하기로 한다. 이 경우 뱀아목은 머리의 골격과 조직계 및 외부생식기의 모양과 구조 등에 따라 다음과 같이 3군 11과로 분류된다.

2. 뱀의 생태

뱀의 몸은 비늘로 싸여 있는데, 이들 비늘은 1개씩 떨어지지 않는 피부로 이어져 있으며, 비늘은 종에 따라서 매끄러운 것도 있고 용골 돌기가 달린 것도 있다. 표피의 바깥층이 오래되면 눈 부분까지 포함하여 표피 전체를 뒤집어 탈피한다. 눈에는 눈꺼풀이 없고 대신 투명한 피부의 비늘로 덮여 있다. 시력은 매우 약해서 아주 가까운 거리의 물체만 볼 수 있다. 귀는 퇴화되어 겉귀가 없으며, 가운뎃귀도 1개의 뼈만 있어 소리를 들을 수 없다. 그러나 지면을 통한 진동에는 매우 민감하고 혀를 통한 후각이 잘 발달하였다. 혀는 두 가닥으로 갈라져서 냄새를 맡는데, 혀로 맡은 냄새 입자는 코와 입천장에 있는 1쌍의 야콥슨기관(Jacobson's organ)에 전달되어 물체를 식별하게 된다. 미각기관은 없다. 다리가 없기 때문에 몸을 이동할 때는 몸을 구부리고 곡선의 정점에 힘을 주어 끌어당기면서 앞으로 나간다. 배비늘[腹鱗]은 기와 모양으로 뒤쪽을 향해 겹쳐져 있어 미끄러지지 않고 직선 또는 지그재그로 전진할 수 있다. 사막에서 사는 독사의 일부는 몸을 허전하는 것처럼 하여 옆으로 이동하는데 이를 사이드와인딩(sidewinding)이라 한다. 식성은 모두 육식이며 곤충이나 척추동물을 잡아먹는다. 먹이를 잡는 방법은 종에 따라서 다르다. 입 안쪽으로 향한 이빨로 빠져 나가지 못하게 먹이를 물어 삼키는 종이 있는가 하면, 몸으로 감아서 질식시킨 뒤 먹기도 하고 독을 퍼트려 죽인 다음에 먹는 것도 있다. 아래턱 중앙에 탄력있는 인대(靭帶)가 있어서 자유롭게 입을 벌려 큰 먹이도 삼킬 수 있는데, 먹이는 항상 머리쪽부터 삼킨다. 소화기관은 다른 척추동물과 같지만 비교적 짧은 편이고 위액의 소화력이 강해서 먹이로 삼킨 척추동물의 뼈까지 녹일 수 있다.

3. 뱀의 생식

뱀의 수컷은 주머니 모양의 교미기가 2개 있으며 보통 때는 뒤집어서 몸속에 넣고 있다가 교미할 때 1개만 꺼내 사용한다. 정자는 교미기 표면에 있는 홈으로 흘러나오고 암컷은 대부분 정자를 오랫동안 질(膣) 속에 보존할 수 있다. 출생 방법에는 난생과 난태생이 있는데, 난생은 대체로 얇은 가죽질의 알을 습한 곳에 낳아 주위로부터 수분을 흡수하여 부화하도록 한다. 부화 기간은 빠른 것은 1일, 늦은 것은 수십 일이 걸린다. 대부분의 뱀은 알을 보호하지 않는다. 새끼뱀은 주둥이 끝에 있는 난치(卵齒)로 껍질을 자르고 알 밖으로 나오며, 그 후에도 어미의 보호를 받지 않는다. 난태생의 경우에는 복강 안에서 양막(羊膜)에 싸인 채로 있다가 새끼뱀이 되어 태어난다. 난태생을 하는 종류 중에는 양막을 통하여 어미로부터 직접 영양을 공급받는 것도 있다.

4. 애완뱀의 종류 및 사육정보

현재 애완용으로 유통되고 있는 뱀 종류는 독이 없는 무독성 구렁이류와 비단구렁이류, 보아 왕뱀류와 몇몇 수생뱀들이다.

뱀은 징그럽고 위험하다는 인식이 지배적 이였지만 깔끔하고 자주 먹이를 주지 않아도 되는 특징 때문에 관리가 용이한 훌륭한 애완동물로 자리 잡고 있다.

애완용으로 흔히 유통되는 뱀 종류는 구렁이류인 콘스네이크(Corn snake), 렛 스네이크(Ratsnake), 킹 스네이크(King snake), 밀크 스네이크(Milk snake), 비단구렁이류(Python), 보아왕뱀류(Boa Constrictor)가 있다.

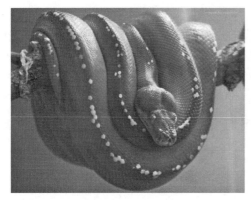

녹색나무비단구렁이

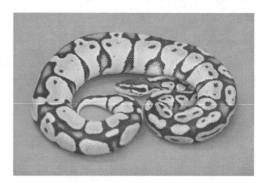

공비단구렁이

1) 콘스네이크

가. 서 식 지 : 미 국

나. 명 칭 : 영명:Corn Snake , 학명: *Elaphe guttata guttata*

다. 성체크기 : 약 1m~1.8m

라. 특 징

콘스네이크는 색상이 예쁘고 크기가 작으며, 순한 성격 때문에 애완용으로 인기가 많은 뱀이다. 특히 색상의 유전공학적인 시도를 통해 매우 다양하고 아름다운 COLOR의 콘스네이크를 키울 수 있게 되었다. 나무를 잘 타고 나무에서 돌돌말리는 모습을 보는 즐거움이 있다.

마. 온도 및 습도

콘스네이크는 고온저습한 기후가 원산지 이므로 낮기온은 28~32도로 맞추어주고 밤기온은 20~24도를 맞추게 되면 좋다. 스네이크류는 배가 따뜻한 것을 좋아하며 이는 소화증진과 식욕촉진에 매우 중요하다. 때문에 기온보다는 바닥온도를 따뜻하게 해 주는 것이 중요한데, 주의할 점이 있다. 온도계는 기온을 측정하는 위치에 있는 경우가 많기 때문에 실제로는 기온보다 바닥온도가 더 높은 경우가 있으므로 이점을 세심하게 신경쓴다. 습도는 60% 안팎으로 유지 해 준다. 파충류는 스스로 체온을 유지하지 못하고 더우면 찬 곳으로 이동하고 추우면 더운곳으로 이동하면서 체온과 몸의 신진대사활동을 조절한다. 따라서 사육장의 온도를 일률적으로 유지시키는 것보다는 사육장바닥을 따뜻한 곳과 조금 시원한 곳이 함께 만들어 지도록 고려하는 것이 좋다. 요령은 바닥의 절반 정도만 열선이나 바닥히터가 닿도록 깔아주는 것이다. 만일 여유가 된다면 먹이소화에 도움이 되는 락히터를 설치 해 주면 매우 좋은 선물이 된다.

바. 먹이의 공급

콘스네이크는 아기때는 핑키(백쥐새끼)를 먹고 어른이 되면 백쥐나 작은 동물들을 먹는다. 핑키는 갓 태어난 백쥐새끼 이므로 살아있는 상태로 오래가지 못한다. 때문에 상할 염려가 있으므로 주로 냉동보관 후 먹일 때 꺼내서 더운물에 녹이고 물기를 제거하여 먹인다. 때때로 조금 더 큰 핑키를 주문하면 먹이를 먹이며 살아있는 채로 보관 할 수도 있다. 콘스네이크는 물만 충분히 주면 먹이를 한 달 정도 안 먹어도 살 수 있다. 대체로 먹이공급은 4~7일에 한 번 정도 먹인다. 먹이를 줘도 안 먹으면 2~3일 후에 다시 주는 방법으로 재시도 한다. 먹이를 기피하는 증상(거식)을 보일 때도 있는데 허물을 벗는 시기이거나 배부분의 온도가 낮아 소화가 잘 안되는 경우이다. 혹은 너무 자주 핸들링을 하여 스트레스와 소화불량에 시달릴 수도 있다. 이때는 온도를 더 높여주거나 락히터 등을 설치 해 주면 많은 도움이 된다. 또, 콘스네이크는 물을 먹으므로 항상 신선한 물을 공급해 주어야 한다.

사. 탈 피

뱀은 성장하면서 피부가 자라지 않기 때문에 허물을 벗게 되는데, 애완용 뱀을 키우게 되면 허물 벗는 모습을 자주 볼 수 있다. 이 때 습도가 너무 낮으면 허물이 잘 벗겨지지 않을 수 있으므로 습도유지는 매우 중요하다. 때문에 항상 몸을 담글 수 있는 크기의 물그릇을 넣어준다. 그리고 단단하고 표면이 거친 유목이 있으면 이곳에 허물이 스치면서 마찰이 생겨 허물벗기에 도움이 된다. 탈피 전에는 눈이 뿌옇게 변하게 되는데 이것이 거식(먹이거부)과 함께 중요한 탈피의 징조이다.

아. 기 타

콘스네이크는 주로 야행성이므로 주간활동은 적은편이다.

많은 사람들이 파충류의 살모넬라균을 두려워하는데 사실 개나 고양이를 포함한 거의 모든 애완동물에게는 살모넬라균이 있지만 건강한 사람들의 면역체계로는 간단한 접촉으로 인한 질병의 가능성이 매우 적으므로 안심해도 된다.(하지만 접촉 후 에는 반드시 손을 닦는 습관을 갖는다.). 콘스네이크는 물만 충분히 주면 한 달 동안이나 먹이를 안 먹고도 살 수 있으므로 긴 여행 시에도 별 문제가 없다

① 하이포 콘스네이크   ② 알비노 콘스네이크

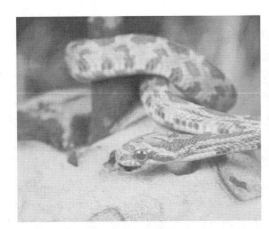 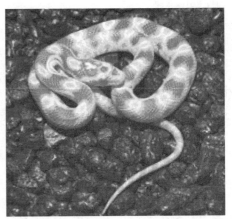

③ 노멀 콘스네이크   ④ 스노우 콘스네이크

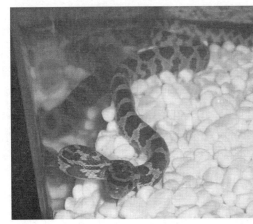

2) 킹스네이크

가. 서 식 지 : 멕시코와 미국의 사막, 강기슭, 삼림지, 해발 2000m의 농경지 등 광범위
         한 지역에서 발견됨.

나. 명 칭 : 영명: king Snake , 학명: *Lampropeltis getulas*

다. 성체크기 : 약 1m 내외

라. 특 징

   킹스네이크는 독이 없으며 사람을 물지 않는다. 가늘고 길다란 모양의 귀여운 모습
과, 광택있는 검은색과 흰색이 조합된 멋진 무늬가 아름답다. 매니아들에게 가장 인
기있는 애완동물 이기도하다.

마. 번 식

짝짓기는 3~6월에 하며, 5~8월에 4~20개의 알을 낳는다. 부화기간은 47일~81일 사이 이며, 갓 태어난 새끼들의 길이는 20cm가 넘는다. 완전 어른이 되는데 걸리는 기간은 3~4년이다. 성체의 길이는 대략 1m정도이나 1.8m의 기록도 있다.

바. 온도 및 습도

킹스네이크는 기온은 28~32도로 맞추어주면 적당하다. 사육장 내부의 온도는 스팟 램프나 열선, 바닥히터 등으로 높여줄 수 있다. 파충류는 배가 따뜻한 것을 좋아하며 이는 소화증진과 식욕촉진에 매우 중요하다. 때문에 기온보다는 바닥온도를 따뜻하게 해 주는 것이 중요한데, 주의할 점이 있다. 온도계는 기온을 측정하는 위치에 있는 경우가 많기 때문에 실제로는 기온보다 바닥온도가 더 높은 경우가 있으므로 이점을 세심하게 신경쓴다. 습도는 60% 안팎으로 유지 해 준다. 파충류는 스스로 체온을 유지하지 못하고 더우면 찬 곳으로 이동하고 추우면 더운곳으로 이동하면서 체온과 몸의 신진대사활동을 조절한다. 따라서 사육장의 온도를 일률적으로 유지시키는 것보다는 사육장바닥을 따뜻한 곳과 조금 시원한 곳이 함께 만들어 지도록 고려하는 것이 좋다. 요령은 바닥의 절반 정도만 열선이나 바닥히터가 닿도록 깔아주는 것이다. 만일 여유가 된다면 먹이소화에 도움이 되는 락히터를 설치 해 주면 매우 좋은 선물이 된다.

사. 먹이의 공급

킹스네이크는 아기때는 핑키(백쥐새끼)를 먹고 어른이 되면 백쥐나 작은 동물들을 먹는다. 핑키는 갓 태어난 백쥐새끼 이므로 살아있는 상태로 오래가지 못한다. 때문에 상할 염려가 있으므로 주로 냉동보관 후 먹일 때 꺼내서 더운물에 녹이고 물기를 제거하여 먹인다. 때때로 조금 더 큰 핑키를 주문하면 먹이를 먹이며 살아있는 채로 보관 할 수도 있다. 킹스네이크는 물만 충분히 주면 먹이를 한 달 정도 안 먹어도 살 수 있다. 대체로 먹이공급은 4~7일에 한 번 정도 먹인다. 먹이를 줘도 안 먹으면 2~3일 후에 다시 주는 방법으로 재시도 한다. 먹이를 기피하는 증상(거식)을 보일 때도 있는데 허물을 벗는 시기이거나 배부분의 온도가 낮아 소화가 잘 안되는 경우이다. 혹은 너무 자주 핸들링을 하여 스트레스와 소화불량에 시달릴 수도 있다. 이때는 온도를 더 높여주거나 락히터 등을 설치 해 주면 많은 도움이 된다. 또, 킹스네이크는 물을 먹으므로 항상 신선한 물을 공급해 주어야 한다.

아. 탈 피

킹스네이크는 성장하면서 피부가 자라지 않기 때문에 허물을 벗게 되는데, 애완용 뱀을 키우게 되면 허물 벗는 모습을 자주 볼 수 있다. 이 때 습도가 너무 낮으면 허물이 잘 벗겨지지 않을 수 있으므로 습도유지는 매우 중요하다. 때문에 항상 몸을 담글 수 있는 크기의 물그릇을 넣어준다. 그리고 단단하고 표면이 거친 유목이 있으면 이곳에 허물이 스치면서 마찰이 생겨 허물벗기에 도움이 된다. 탈피 전에는 눈이 뿌옇게 변하게 되는데 이것이 거식(먹이거부)과 함께 중요한 탈피의 징조이다.

자. 기 타

킹스네이크는 더운 여름기후 에서는 야행성이 되며, 적당한 기후 에서는 이른아침과 늦은저녁 시간대에 가장 활발하게 움직인다. 많은 사람들이 파충류의 살모넬라균을 두려워하는데 사실 개나 고양이를 포함한 거의 모든 애완동물에게는 살모넬라균이 있지만 건강한 사람들의 면역체계로는 간단한 접촉으로 인한 질병의 가능성이 매우 적으므로 안심해도 된다.(하지만 접촉 후 에는 반드시 손을 닦는 습관을 갖는다.) 킹스네이크는 물만 충분히 주면 한 달 동안이나 먹이를 안 먹고도 살 수 있으므로 긴 여행 시에도 별 문제가 없다.

◎ 주의 : 킹스네이크는 같은 종이라도 서로 잡아먹기도 하므로 합사는 금물이다.

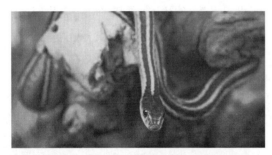

캘리포니아 킹
(데저트 스트라이프)

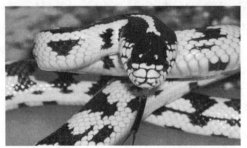

캘리포니아 킹(데저트)

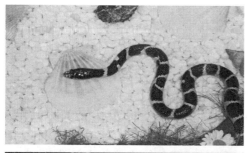

킹 스네이크
(콘스탈 벤디드)

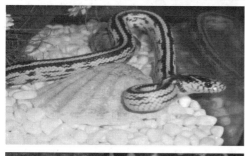

캘리포니아 킹
(코스탈 스트라이프)

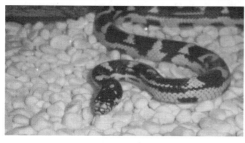

캘리포니아 킹
(코스탈 에브런)

3) 리본스네이크

가. 서 식 지 : 미 국

나. 명 칭 : 영명: Ribbon Snake, 학명: *Thamnophis suaritus*

다. 성체크기 : 50cm ~ 70cm

라. 특 징

　리본스네이크는 가터스네이크와 같은 종으로 매우 비슷하게 생겼다. 리본스네이크는 습지에 사는 반수생(semi-aquatic)뱀으로 물고기나 다른 뱀, 족제비 등에 잡아먹히는데 적에게 꼬리를 잡히면 이들은 쉽게 꼬리를 떼어내고 도망간다.(하지만 도마뱀처럼 꼬리가 재생되지 않는다.) 때문에 리본스네이크를 키울 때 꼬리를 잡고 휘두르거나 당기는 행동은 금물이다.

마. 번식

　짝짓기: 4~5월, 산란: 7~8월, 성체가 되는 기간: 2년, 수명: 15~20년

바. 온도 및 습도

리본스네이크는 낮기온은 23~29도, 밤기온은 20~23도로 맞추어주면 적당하다.
주의: 31도 이상 올라가지 않도록 주의할 것. 사육장 내부의 온도는 스팟램프나 열선, 바닥히터 등으로 높여줄 수 있다. 뱀은 배가 따뜻한 것을 좋아하며 이는 소화증진과 식욕촉진에 매우 중요하다. 때문에 기온보다는 바닥온도를 따뜻하게 해 주는 것이 중요한데, 주의할 점이 있다. 온도계는 기온을 측정하는 위치에 있는 경우가 많기 때문에 실제로는 기온보다 바닥온도가 더 높은 경우가 있으므로 이점을 세심하게 신경쓴다. 습도는 70~85% 안팎으로 유지 해 준다. snake류는 스스로 체온을 유지하지 못하고 더우면 찬 곳으로 이동하고 추우면 더운곳으로 이동하면서 체온과 몸의 신진대사활동을 조절한다. 따라서 사육장의 온도를 일률적으로 유지시키는 것보다는 사육장바닥을 따뜻한 곳과 조금 시원한 곳이 함께 만들어 지도록 고려하는 것이 좋다. 요령은 바닥의 절반 정도만 열선이나 바닥히터가 닿도록 깔아주는 것이다. 만일 가터스네이크가 먹이를 오랫동안 안먹으면 내부 온도를 락히터 등을 설치 해 주면 식욕개선에 도움이 된다.

사. 먹이의 공급

리본스네이크는 작은 물고기나 올챙이, 작은개구리 등을 먹는다. 리본스네이크는 물만 충분히 주면 먹이를 한 달 정도 안 먹어도 살 수 있다. 대체로 먹이공급은 작은 물고기나 미꾸라지 등을 (큰 것은 잘라서)먹인다. 먹이를 줘도 안 먹으면 2~3일 후에 다시 주는 방법으로 재시도 한다. 먹이를 기피하는 증상(거식)을 보일 때도 있는데 허물을 벗는 시기이거나 배부분의 온도가 낮아 소화가 잘 안되는 경우이다. 혹은 너무 자주 핸들링을 하여 스트레스와 소화불량에 시달릴 수도 있다. 이때는 온도를 더 높여주거나 락히터 등을 설치 해 주면 많은 도움이 된다. 또, 먹고 몸을 담글 수 있는 신선한 물을 항상 공급해 주어야 한다.

아. 탈 피

리본스네이크는 성장하면서 피부가 자라지 않기 때문에 허물을 벗게 되는데, 애완용 뱀을 키우게 되면 허물 벗는 모습을 자주 볼 수 있다. 이 때 습도가 너무 낮으면 허물이 잘 벗겨지지 않을 수 있으므로 습도유지는 매우 중요하다. 때문에 항상 몸을 담글 수 있는 크기의 물그릇을 넣어준다. 그리고 단단하고 표면이 거친 유목이 있으면 이곳에 허물이 스치면서 마찰이 생겨 허물벗기에 도움이 된다. 탈피 전에는 눈이 뿌옇게 변하게 되는데 이것이 거식(먹이거부)과 함께 중요한 탈피의 징조이다.

자. 기 타

리본스네이크는 성질이 유순하며 낮에 활동하는 주행성이다. 많은 사람들이 파충류의 살모넬라균을 두려워하는데 사실 개나 고양이를 포함한 거의 모든 애완동물에게는 살모넬라균이 있지만 건강한 사람들의 면역체계로는 간단한 접촉으로 인한 질병의 가능성이 매우 적으므로 안심해도 된다.(하지만 접촉 후 에는 반드시 손을 닦는 습관을 갖는다.) 리본스네이크는 물만 충분히 주면 한 달 동안이나 먹이를 안 먹고도 살 수 있으므로 긴 여행 시에도 별 문제가 없다.

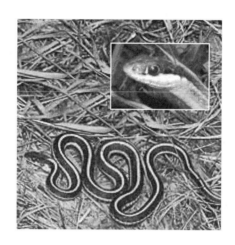

킹스네이크와 콘스네이크의 차이점

구분	콘스네이크	킹스네크
학명	Elaphe guttata guttata	Lampropeltis getula californiae
성향	야행성	주행성
활동성	적음	많음
머리형태	길죽한 삼각형태	둥근형태
합사여부	같은종 합사가능	같은종 합사불가
식성	모든종 식성 왕성함	모든종 식성 왕성함
평균수명	12년	15년
해칠링크기	22cm~35cm	22cm~35cm
성체크기	1.5~1.8m	1.2~1.5
서식지	미국동부연안, 플로리다	캘리포니아, 네바다, 유타, 아리조나
사육난이도	쉬움	쉬움
부화기간	45~55일	60~80일
사육온도	찬곳 : 22~23도 / 더운곳 : 28~29도	
물접시위치	찬곳에 신선한물 공급	
먹이	핑키, 백쥐, 작은도마뱀	

Ⅱ. 애완 도마뱀

1. 도마뱀의 특징

- 뱀목 도마뱀과의 파충류
- 몸길이는 47mm, 꼬리길이는 44mm이다. 몸은 보통 누런 갈색이고, 콧구멍에서 시작하여 귓구멍 근처에서 좁아졌다가 다시 넓어져서 꼬리에 이르는 짙은 갈색 띠가 나 있으며,이 띠의 위와 아래는 흰색이다. 머리는 작은 편이고 길이가 짧다. 귓구멍은 크고 앞가장자리 주위에 작은 비늘이 없다. 몸통 중앙부에는 28줄의 넓은 비늘이 덮여 있다. 꼬리는 원통모양이며 끝이 뾰족하다.

산간 초원이나 묵은 밭에서 살면서 곤충· 지렁이· 노래기 따위를 잡아 먹는다. 위험에 부딪치면 꼬리를 흔들어 적을 유인한 다음, 꼬리를 잘라 적이 당황하는 동안에 도망쳐 숨는다. 꼬리는 바로 다시 생기지만 꼬리뼈는 생기지 않고 대신 연골 비슷한 흰색 힘줄이 생긴다. 한방 에서는 소변 불리· 신결석· 방광결석· 습진 등에 효능이 있다고 해서 봄과 여름에 말려서 알이나 가루로 만들어 복용한다. 한국· 일본· 타이완· 중국· 타이· 아메리카대륙· 오스트레일리아 등지에 분포한다.

2. 애완도마뱀의 종류와 관리

1) 비어디 드레곤

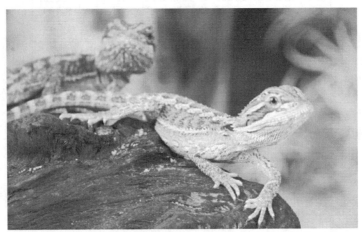

가. 명 칭 : 영명:Bearded Dragon , 학명: Pogona Vitticeps

니. 성체그기 : 약 55cm 60 cm

다. 수 명 : 약 7~10년

라. 특 징

- 비어디드레곤은 순한 성격과 재미있는 몸짓 때문에 레오파드게코와 함께 가장 대중적인 애완도마뱀으로 사육되고 있습니다.

- 비어디드레곤은 사람과 친숙하여 머리를 쓰다듬어 주면 좋아하고 먹이를 손으로 주어도 냉큼 받아 먹습니다.

- 암수를 쌍으로 키우면 번식도 잘되고 키우기가 쉬워서 초보매니아 에게 매우 권장되는 도마뱀입니다.

마. 온도 및 일광욕

비어디드레곤은 사육 시 낮기온은 26~29도로 맞추어주고 밤기온은 21~24도를 맞추게 되면 좋다. 비어디드레곤은 일광욕을 통해 소화, 흡수에 필요한 생리작용을 하는데 도움을 얻는다. 때문에 스팟램프 쪽으로 나뭇가지를 세워주면 자주 올라가서 일광욕하는 장면을 볼 수 있습니다. 그래서 비어디는 스팟램프와 함께 락히터를 설치해 주시면 매우 좋아합니다.

바. 먹이와 칼슘

비어디드레곤은 육식과 채식을 5:5정도로 합니다. 성장한 비어디드레곤은 육식보다 채식의 비율을 조금 더 높게 해서 제공 해 주시면 됩니다. 육식은 귀뚜라미와 밀웜을 주고, 각종 야채와 과일을 먹인다. 귀뚜라미를 먹일 때 주의할 것은 식사가 끝난 후 남은 귀뚜라미를 사육장에서 반드시 꺼내 줘야 한다는 것입니다. 귀뚜라미는 먹이가 없으면 무엇이든 갉아대므로 도마뱀의 꼬리를 갉아먹어 상처를 내는 경우가 많습니다.

비어디드레곤을 비롯한 대부분의 도마뱀에게 칼슘의 공급은 매우 중요합니다. 칼슘이 부족하게 되면 MBD(Metabolic Bone Disease)라는 병에 걸려 뼈가 휘거나 쉽게 부러지고 발육이 부진하게 된다. 칼슘제를 먹이는 방법은 어릴 때에는 귀뚜라미에 칼슘제를 묻혀 먹이면되고, 준성체부터는 작은 그릇에 부어 놓으면 스스로 칼슘이 부족할 때마다 먹는다.

사. UVB

비어디드레곤 에게 단지 칼슘제만 먹이고 UVB나 비타민D3를 제공 해 주지 않는다면 섭취된 칼슘이 제대로 몸속에 흡수가 되지 않습니다. 비타민D3는 음식을 통해 섭취하는 방법과 태양광선의 UVB파장을 통해 얻는 방법이 있는데 먹는 방법은 과다섭취로 인한 부작용이 있을 수 있습니다. 때문에 태양일광욕과 UVB등을 권장하고 있는데, 그러한 여건이 안된다면 칼슘비타민제를 먹여야합니다.

아. 탈 피

모든 파충류는 성장하면서 피부가 자라지 않기 때문에 허물을 벗게 되는데, 애완용 도마뱀을 키우게 되면 허물 벗는 모습을 자주 볼 수 있다. 이 때 습도가 너무 낮으면 허물이 잘 벗겨지지 않을 수 있으므로 습도유지는 매우 중요하다. 비어디드레곤이 허물을 벗을 때는 사육장습도를 분무기나 물그릇, 바닥에 물 뿌리기 등으로 높여주는 것이 좋습니다. 사육장내부의 은신처에 푸른이끼 등을 물어적셔 넣어주는 것도 좋습니다. 대부분의 도마뱀은 자신이 벗은 허물을 먹음으로서 영양분을 보충하는 모습을 보여준다.

자. 기 타

사육장내부에 반드시 물그릇을 넣어준다. 비어디드레곤은 자라면서 턱주변에 구렛나루 처럼 돌기가 나오는데 마치 사자의 갈기를 닮은 멋진 모습이 된다. 이 때문에 턱수염도마뱀 이라는 이름이 붙었다

2) 레오파드게코

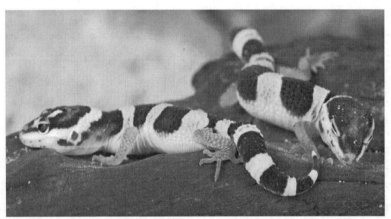

가. 서 식 지 : 인도,파키스탄,이란,이라크,아프가니스탄
나. 명 칭 : 영명:Leopard gecko , 학명: *Eublepharis macularius*
다. 성체크기 : 약 18cm~23cm
라. 수 명 : 약 20~25년
마. 특 징

레오파드게코는 마치 인형을 보는 듯한 귀여운 생김새와 알록달록하고 화려한 무늬

가 예뻐서 매니아들의 인기를 독차지하는 도마뱀이다. 가장 대표적인 애완도마뱀으로 대중적인 인기가 높으며, 사람의 손에 있는 먹이를 받아 먹고 손위에도 쉽게 옥려놓을 수 있다. 핸들링을 통해 교감을 할 수 있는 몇 안 되는 희귀한 도마뱀이다. 암수를 쌍으로 키우면 번식도 잘되고 키우기가 쉬워서 초보매니아 에게 매우 권장되는 도마뱀이다.

바. 온도 및 습도
  레오파드게코는 고온저습한 기후가 원산지 이므로 낮기온은 27~31도로 맞추어주고 밤기온은 21~24도를 맞추게 되면 좋다. 습도는 60% ~ 65%로 유지 해 준다.

사. 먹이와 칼슘 공급

  레오파드게코는 아기때는 거의 매일 귀뚜라미를 먹고, 준성체부터는 이틀에 한 번 꼴로 귀뚜라미를 먹인다. 귀뚜라미를 몇마리 먹일것인지는 스스로 결정하게 된다. 보통 핀셋이나 손으로 귀뚜라미를 잡고 입 근처에서 흔들어 주면 잘 받아먹으며 배가 부르면 먹지 않는다. 귀뚜라미를 사육장 바닥에 풀어 놓고 줘도 잡아먹지만 좀 오랜 시간이 걸린다. 이 때 주의할 것은 식사가 끝난 후 남은 귀뚜라미를 사육장에서 반드시 꺼내 줘야 한다는 것이다. 귀뚜라미는 먹이가 없으면 무엇이든 갉아대므로 도마뱀의 꼬리를 갉아먹어 상처를 내는 경우가 많다. 레오파드게코를 비롯한 대부분의 도마뱀은 칼슘의 공급이 절대적으로 필요하다. 칼슘이 부족하게 되면 MBD(Metabolic Bone Disease)라는 병에 걸려 뼈가 휘거나 쉽게 부러지고 발육이 부진하게 된다. 칼슘제를 먹이는 방법은 어릴 때에는 귀뚜라미에 칼슘제를 묻혀 먹이면 되고, 준성체부터는 작은 그릇에 부어 놓으면 스스로 칼슘이 부족할 때마다 먹는다.

아. UVB
  레오파드게코는 야행성이므로 UVB가 필요없다.

자. 탈 피
  모든 파충류는 성장하면서 피부가 자라지 않기 때문에 허물을 벗게 되는데, 애완용 도마뱀을 키우게 되면 허물 벗는 모습을 자주 볼 수 있다. 이 때 습도가 너무 낮으면 허물이 잘 벗겨지지 않을 수 있으므로 습도유지는 매우 중요하다. 대부분의 도마뱀이 허물을 벗을 때는 사육장습도를 분무기나 물그릇, 바닥에 물 뿌리기 등으로 높여주지만 레오파드게코는 대기중의 습도가 항시 높은것이 좋지만은 않다. 때문에 사육장내부의 은신처에 푸른이끼 등을 물어적셔 넣어주면 매우 좋다. 대부분의 도마뱀은 자신이 벗은 허물을 먹으므로 영양분을 보충하는 모습을 보여준다.

차. 기 타

사육장내부에 반드시 물그릇을 넣어준다. 레오파드게코는 다양한 색상을 가진 변종을 개발되었으며 아름다운 색상을 얻기 위한 시도는 지금도 계속되고 있다. 다음과 같은 색상변종이 있으며, 한국에는 주로 노멀이 많이 분양되었으며, 알비노와 블리자드가 그 뒤를 잇고 있다.

3) 그린에놀

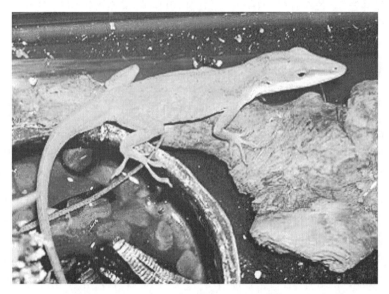

그린에놀은 활동성이 좋고 절대로 물지 않아 어린아이들에게도 매우 친근한 도마뱀이다. 또한 분위기에 따라 색이 그린과 갈색으로 변하기도 합니다. 그린애놀은 살아 있는 귀뚜라미를 좋아한다. 물그릇에 깨끗한 물을 담아 주거나 사육장 벽면에 스프레이해 주면 잘 핥아 먹는다.

성체가 된 수컷은 목부분에 부풀어오르는 주머니가 생긴다.
최대크기 : 15 cm

가. 수명 : 평균4년(최장7년)
나. 먹이 : 귀뚜라미,그린애놀전용사료,렙티크리켓,밀웜
다. 바닥재 : 이끼,렙티바크
라. 램프 : 일광욕용스팟램프,렙티썬 5.0 UVB등(또는 D3칼슘제)

4) 레오파드게코

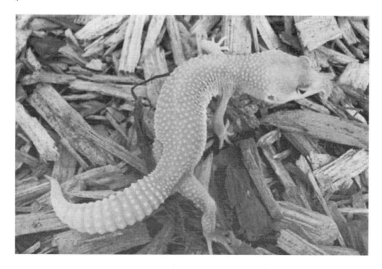

가. 서 식 지 : 인도,파키스탄,이란,이라크,아프가니스탄

나. 명 칭 : 영명:Leopard gecko , 학명: *Eublepharis macularius*

다. 성체크기 : 약 18cm~23cm

라. 수 명 : 약 20~25년

마. 특 징

레오파드게코는 마치 인형을 보는 듯한 귀여운 생김새와 알록달록하고 화려한 무늬
가 예뻐서 매니아들의 인기를 독차지하는 도마뱀이다. 가장 대표적인 애완도마뱀으로
대중적인 인기가 높으며, 사람의 손에 있는 먹이를 받아 먹고 손위에도 쉽게 올려놓
을 수 있다. 핸들링을 통해 교감을 할 수 있는 몇 안되는 희귀한 도마뱀이다. 암수를
쌍으로 키우면 번식도 잘되고 키우기가 쉬워서 초보매니아 에게 매우 권장되는 도마
뱀이다.

사. 온도 및 습도

레오파드게코는 고온저습한 기후가 원산지 이므로 낮기온은 27~31도로 맞추어주고
밤기온은 21~24도를 맞추게 되면 좋다. 습도는 60% ~ 65%로 유지 해 준다.

아. 먹이와 칼슘 공급

레오파드게코는 아기 때는 거의 매일 귀뚜라미를 먹고, 준성체부터는 이틀에 한 번
꼴로 귀뚜라미를 먹인다. 귀뚜라미를 몇 마리 먹일 것인지는 스스로 결정하게 된다.
보통 핀셋이나 손으로 귀뚜라미를 잡고 입 근처에서 흔들어 주면 잘 받아먹으며 배가

부르면 먹지 않는다. 귀뚜라미를 사육장 바닥에 풀어 놓고 줘도 잡아먹지만 좀 오랜 시간이 걸린다. 이 때 주의할 것은 식사가 끝난 후 남은 귀뚜라미를 사육장에서 반드시 꺼내 줘야 한다는 것이다. 귀뚜라미는 먹이가 없으면 무엇이든 갉아대므로 도마뱀의 꼬리를 갉아먹어 상처를 내는 경우가 많다. 레오파드게코를 비롯한 대부분의 도마뱀은 칼슘의 공급이 절대적으로 필요하다. 칼슘이 부족하게 되면 MBD(Metabolic Bone Disease)라는 병에 걸려 뼈가 휘거나 쉽게 부러지고 발육이 부진하게 된다. 칼슘제를 먹이는 방법은 어릴 때에는 귀뚜라미에 칼슘제를 묻혀 먹이면 되고, 준성체부터는 작은 그릇에 부어 놓으면 스스로 칼슘이 부족할 때마다 먹는다.

자. UVB

레오파드게코는 야행성이므로 UVB가 필요 없다.

차. 탈 피

모든 파충류는 성장하면서 피부가 자라지 않기 때문에 허물을 벗게 되는데, 애완용 도마뱀을 키우게 되면 허물 벗는 모습을 자주 볼 수 있다. 이 때 습도가 너무 낮으면 허물이 잘 벗겨지지 않을 수 있으므로 습도유지는 매우 중요하다. 대부분의 도마뱀이 허물을 벗을 때는 사육장습도를 분무기나 물그릇, 바닥에 물 뿌리기 등으로 높여주지만 레오파드게코는 대기 중의 습도가 항시 높은 것이 좋지만은 않다. 때문에 사육장 내부의 은신처에 푸른이끼 등을 물에 적셔 넣어주면 매우 좋다. 대부분의 도마뱀은 자신이 벗은 허물을 먹으므로 영양분을 보충하는 모습을 보여준다.

카. 기 타

사육장내부에 반드시 물그릇을 넣어준다.

레오파드게코는 다양한 색상을 가진 변종을 개발되었으며 아름다운 색상을 얻기 위한 시도는 지금도 계속되고 있다. 다음과 같은 색상변종이 있으며, 한국에는 주로 노멀이 많이 분양되었으며, 알비노와 블리자드가 그 뒤를 잇고 있다.

5) 그린 이구아나

가. 기본정보

일반명 – Green Iguana
학　명 – Iguana iguana
몸길이 – 1.5~2m
번　식 – 난 생
수　명 – 15~20년

서식지 – 멕시코부터 남아메리카까지 분포하며 강가의 숲에 서식 한다.

활동시간   주행성

사육난이도 – 上

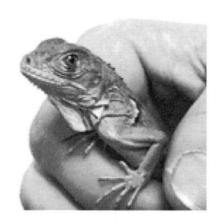

나. 특징

그린 이구아나는 아마도 전 세계적으로 가장 잘 알려진 도마뱀일 것이다.

1960년대부터 인간에게 애완용으로 길러져 꾸준한 인기를 지니고 있는 이 도마뱀은 전 세계적으로 가장 많은 수가 팔려나가고 있는 애완도마뱀이다.

이구아나들은 어린 개체 일 때는 밝은 녹색이다가 나이가 들어감에 따라 황갈색으로 변하며 서식지에 따라 중앙아메리카에 사는 것(Iguana iguana rhinolopha)은 코 끝에 작은 뿔과 같은 돌기가 있으며, 남아메리카에 사는 것(I. Iguana iguana)은 코 끝에 돌기가 없다.

밝은 녹색의 피부색상과 잘 발달한 목주름, 목부터 척추를 따라 꼬리까지 나있는 돌기비늘은 마치 작은 공룡을 모습을 연상케 하며 원시적이면서 아름답다.

그린 이구아나의 귀 아래 턱 끝 부분에 특징적인 둥그런 비늘이 있다.

이들은 주로 콜롬비아에서 전 세계로 보내지고 있으며 국내에도 1990년대 중반 본격적으로 수입되어 애완 파충류의 장을 열게 한 장본인이다.

현재도 애완동물 상점은 물론 대형마트 애완동물코너에도 항상 빠지지 않고 차지하는 동물이 바로 그린 이구아나인데 하지만 그린이구아나는 초보자가 기르기에는 사육난이도가 높은 도마뱀이며 아직도 많은 이들이 그린 이구아나가 성체 시 2m가까이 자란단 사실을 모르는 경우가 많다.

초창기에 애완 도마뱀으로 다른 먹이가 필요 없이 토끼처럼 풀 만 먹는 도마뱀이라는 이미지 때문에 기르기 쉽고 초보자에게 적합한 도마뱀으로 인식되었으나 사실 새끼이구아나를 성체까지 키워 내는 것은 엄청난 노력과 지식이 필요하다.

이들도 다른 주행성 도마뱀들과 마찬가지로 꾸준한 일광욕이 필요하며 새끼 때는 적절한 단백질도 공급 되어야 하며 성체에 다다르게 되면 2m가까이 커지게 되므로 그에 맞는 안전한 사육장이 필요하다.

한 해에 이구아나만 1~2만 마리가 국내에 반입이 된다.

하지만 그 이구아나 대부분이 저렴한 분양가로 인해 값이 싼 저렴한 도마뱀이라는 이미지까지 더해져 대부분의 이구아나들이 적절치 못한 환경에 방치된 체 죽음을 맞이하고 있는 안타까운 실정이다.

이구아나는 더 이상 초보자들의 사육입문용의 도마뱀이 될 수 없으며 이구아나를 기르고자할 때 충분히 그들이 원하는 환경을 조성해 줄 수 있는지, 충분한 투자를 할 수 있는지를 고려한 후 입양을 결정해야 한다.

그들은 충분히 그만한 가치가 있는 아름다운 도마뱀이며 다른 소형 도마뱀들과 달리 낯선이와 사육 주를 구분할 수 있는 지능을 지닌 몇 안 돼는 영리한 도마뱀이다.

다. 먹이 급여

그린 이구아나는 흔히 100% 초식동물로 알고 있으나 이는 사실이 아니다.

이들도 동물성 먹이를 필요로 하며 어린개체의 경우 동물성 먹이 30% 식물성 먹이 80%를 급여하며 성체로 갈수록 동물성 먹이 비율을 줄여 동물성 먹이 10% 식물성 먹이 90%를 급여한다.

야생에서 이구아나들은 작은 무척추 동물이나 곤충류 심지어 작은 도마뱀들을 먹기도 하나 이는 주요 된 식단은 아니며 주로 식물의 여린 새싹이나 꽃, 풀, 열매 등을 주식으로 삼고 있다.

사육 시 이구아나의 먹이는 70%의 녹색의 채소(청경채, 배추, 무청, 치커리, 클로버, 민들레, 애호박)등 20%의 과일(무화과, 사과, 배나무, 메론, 망고, 파파야), 10% 동물성 먹이 (귀뚜라미, 슈퍼 웜, 계란 흰자) 급여하거나 신선한 채소50% 와 더불어 이구아나 전용사료50%를 급여한다.

특히 어린 이구아나에게는 UVB등과 함께 비타민 D3가 함유된 칼슘과 비타민을 1주일에 2번 먹이에 더스팅(Dusting)하여 급여하고 충분한 수분을 보충해 준다.

성체 시엔 1주일에 한번 칼슘제와 비타민제를 급여한다.

최근 많은 사육 주들이 자신의 이구아나에게 충분한 칼슘을 공급해야한다는 사실을 인지하고 있으며 UVB의 필요성도 인지하고 있다.

하지만 자칫 간과하기 쉬운 부분이 바로 수분급여에 관련된 부분이다.

이구아나의 식단은 80%이상이 식물성 먹이로 이루어져 있어서 따로 수분공급의 중요성을 잊는 경우가 많고 이는 큰 문제를 초래할 수가 있다.

대사성 골 질환을 염려한 과도한 칼슘급여와 더불어 부족한 수분 공급은 체내에 자여된 칼슘이 배출되지 못하고 결석 등을 유발할 수 있으며 실제로도 많은 이구아나들이 이와 같은 이유로 병원을 찾게 된다.

이를 예방하기 위해서는 필히 충분한 물 공급이 이루어져야하며 사육장내에 깨끗한 물을 마실 수 있는 물그릇과 더불어 직접 몸에 물을 자주 분무해주거나 몸이 완전히 잠길 수 있는 욕조 같은 곳에 물을 받아서 1주일에 2회 이상의 온욕을 실시해 주도록 한다.

라. 사육장 세팅

그린 이구아나는 멕시코부터 남아메리카까지 분포하며 강가의 숲에 서식 하며 고온 다습한 환경을 요구한다.

사육장 내부온도는 주간 온도는 29~30℃ 일광욕 장소의 온도는 35℃ 가장 온도가 낮은 지역은 27℃가 되도록 조성해주며 습도는 80%가 적당하다.

야간은 주간 온도와 약 5℃의 편차를 주는게 좋다.

이구아나는 나중에 커질 것을 고려해 충분히 큰 사육장을 준비해주어야 한다.

많은 외국의 사육자들은 방 하나를 아예 이구아나 방으로 꾸며서 기르는 경우도 많다.

일반적으로 시판하는 사육장은 이들에겐 좁은 편이므로 싱크대를 제작하는 공장에 직접 의뢰하여 사육장을 제작하거나 길들여진 성체의 경우 시판되고 있는 커다란 고양이장 형태의 철장에서도 기를 수 있다.

철장형태의 사육장인 경우 특히 습도유지를 위해 자주 몸에 분무를 해주는 것이 좋다.

사육장은 넓을 수 록 좋으나 최소한 길이는 가로 150cm, 폭60cm, 높이170cm 정도의 사육장이 마련되어야 한다.

이구아나들은 교목성 도마뱀이므로 사육장 상단부에 쉴 수 있는 장소를 마련해 주어야 하며 일광욕 장소도한 마련해 주어야한다.

이들이 성체 시 2m가까이 자란다는 것을 감안할 때 아예 방 하나를 이구아나를 위하여 꾸며주는 것도 좋은 방법이다.

사육장을 놓는 장소도 될 수 있으면 바닥보다는 이구아나들이 위에서 아래로 내려다 볼 수 있는 높은 장소가 심리적 안정감을 주게 된다.

마. 암수구분

어린개체는 암수구분이 어려우며 1년 정도 지나면 수컷의 경우 페로몬 분비 기관인 서혜인공(Femoral pore)이 두드러지며 목의 주름이나 목덜미의 갈기 비늘이 암컷보다 발달한다.

바. 번식/부화

이구아나 번식은 사육 시 에 일반 가정에서는 많은 무리가 따르며 충분한 공간이 확보되어야 한다.

야생상태의 이구아나의 번식은 소규모로 집단생활을 하며 수컷은 각각의 영역을 가지며 몇몇의 암컷 이구아나를 거느린다.

현재 유통되는 이구아나들은 야생에서 채집된 개체를 농장에서 넓은 부지에 울타리를 쳐서 자연 번식시키는 팜브리딩(Farm breeding)으로 번식시킨다.

사육 시 에는 번식기 때의 수컷은 앞다리와 몸통이 밝은 주황색 빛을 띠며 주로 6~7월에 발정이 온다.

이때는 극도로 예민해지며 수컷의 공격성이 두드러진다.

이 때문에 이구아나는 암수 모두 3살이 되면 불임수술을 해주는 것이 바람직하다.

이구아나 암컷은 무정란 생산으로 인한 알 막힘(Egg boundding)이 생길 위험이 있으며 수컷 이구아나는 5살 이상이 되면 번식기 때가 아니더라도 공격 성향이 두드러지는 경향이 있으므로 수컷 또한 불임을 시키는 것이 좋다.

사. 사육 시 주의할 점

이구아나들은 긴 꼬리를 가지고 있으며 잡아당기거나 하면 꼬리가 끊어 질 수 있으므로 주의해야 한다.

꼬리는 잘리게 되면 다시 재생은 되나 그전과 길이나 모양이 원래의 꼬리와 다르며 관상적 가치가 떨어지므로 다룰 때 꼬리는 절대 잡지 않은 것이 좋다.

이구아나와 친해지는 방법은 사육주가 위험한 대상이 아니라는 것을 인지시키는 것이 중요하다.

잦은 스킨쉽으로 친해 질 수 있는데 대부분의 이구아나들은 사람들이 자신을 만지는 것을 별로 좋아하지 않고 이를 허락하지 않는다.

이렇게 예민한 이구아나를 주인의 손길에 익숙해 질 수 있도록 길들이는 방법은 바로 분무기를 이용하는 방법이 있다.

예민하고 거친 이구아나라 할지라도 얼굴과 몸 쪽에 분무를 해주게 되면 고개를 쳐들고 눈을 감으며 그 상황을 즐기는 듯 한 표정을 짓게 된다.

이런 분무는 이구아나를 긴장을 풀게 하며 이때 목의 갈기 부분을 살살 만져 주며 사람의 손길에 익숙하도록 여러 번 반복하게 되면 대부분의 이구아나는 더 이상 주인의 손길을 거부하지 않게 된다.

6) 베일드 카멜레온

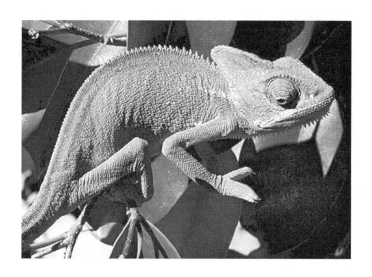

가. 기본정보

과 – 카멜레온과 (Chamaeleonidae)

일반명 – Veiled Chameleon

학 명 – Chamaeleo calyptratus

몸길이 – 25~60cm

번 식 – 난 생

수 명 – 암컷은 최대 5년, 수컷 은 최대 8년

서식지 – 아라비아 반도 남서쪽의 매우 습한 바닷가 저 지대, 산기슭, 고원에 서식

활동시간 – 주행성

사육난이도 – 中

나. 특징

일반적으로 예멘 카멜레온, 혹은 베일드 카멜레온이라 불리운다.

하지만 일반적으로 우리나라 마니아들에게는 베일드 카멜레온이라는 명칭이 더욱 익숙하다.

이들은 아라비아반도의 남서쪽의 매우 습한 바닷가의 저지대와 산기슭, 고원의 덤불에서 서식한다.

베일드란 베일드 카멜레온의 가장 큰 특징은 머리에 높이 솟은 투구라 할 수 있다.

이 투구의 모양 때문에 가면을 쓴 것 같다는 이유로 가면 카멜레온이라 불리 운다.

이들은 수컷이 경우 더욱 높게 솟은 투구를 볼 수 있으며 이 투구 역할은 투구와 앞으로 접힌 후두부의 피막이 아침이슬을 모아서 입으로 흘러 보낸다는 가설과 투구에 많은 양의 혈액을 보내서 체온을 식히는 역할을 하는 것으로 알려져 있다.

많은 종들의 카멜레온이 옆에서 눌린 모양의 폭이 좁은 몸통을 하고 있지만 이종은 유독 더 두드러져서 커다란 나뭇잎 모양을 하고 있다.

몸의 색은 어린 개체 일 때는 밝은 녹색을 띠고 있으나 자라면서 진한 녹색과 갈색의 무늬가 몸통에 나타나며 등 쪽으로는 톱니모양의 작은 볏이 등에서 꼬리까지 이어져있으며 턱에서부터 총 배설강까지도 톱니모양의 볏이 이어져 나 있다.

이들은 두 종의 아종이 있는데 북쪽에 사는 아종(Chamaeleo calyptratus calcarifer)의 투구는 남쪽에 사는 아종(C. calyptratus calyptratus)의 수컷의 투구보다 높이가 낮다.

두 아종 모두 암컷은 수컷보다 투구의 높이가 낮고 수컷의 경우 몸의 색체가 더 화려한것에 반해 암컷의 경우 수컷에 비해 화려하지 않은 색을 가진다.

베일드 카멜레온은 다른 카멜레온들에 비하여 체질이 강하고 스트레스에 강한 편이어서 처음 카멜레온 사육에 입문하고자 하는 마니아들에게 많이 추천되는 종이다.

다. 먹이 급여

야생에서 이들은 기본적으로 완벽히 곤충만을 먹는 육식성 동물이지만 물이 부족환 환경 탓에 가끔 나뭇잎을 먹기도 한다.

주식은 귀뚜라미나 슈퍼웜등을 급여 한다.

먹이는 플라스틱 그릇이나 유리그릇에 담아 손쉽게 먹을 수 있도록 사육장 중간에 눈에 잘 띠는 곳에 위치 시켜 주도록 한다.

이들은 특히 비타민 결핍 시 나타나는 턱이나 피부에 혹이 나는 경우가 많이 발생하며 이는 먹이에 1주일에 한번 비타민제를 먹이에 더스팅 해주거나 먹이곤충에게 비타민이 풍부한 먹이를 급여해 것로딩을 시켜 주어야 한다.

또한 카멜레온류 모든 종이 살아 움직이는 먹이에 반응하므로 항상 신선한 곤충을 급여하도록 해야 한다.

이들 또한 UVB램프와 함께 비타민D3가 함유된 칼슘을 급여해야 한다.

칼슘은 1주일에 2회 먹이에 더스팅(뿌려)하여 급여한다.

이들은 수분 공급 법 또한 다른 도마뱀들과 달리 고여 있는 물을 먹지 않으므로 드립퍼 시스템으로 물을 한 방울씩 떨어 드려 주는 방법과 사육장내 장식조화나 식물에 분무를 하여 맺혀있는 물을 충분히 먹을 수 있도록 해주어야 한다.

드리퍼를 이용할 때는 물방울이 천천히 식물의 잎사귀 부분에 떨어지도록 해주어 카멜레온이 쉽게 물을 먹을 수 있도록 해준다.

라. 사육장 세팅

카멜레온들은 넓은 사육장보다 높이가 높은 위로 긴 형태의 사육장이 좋다.

이들은 통풍과 온도, 습도에 민감하므로 새장을 이용하거나 필자가 제의한 카멜레 온 장은 지전 제자하여 사육 하는 것이 좋다.

그러나 베일드 카멜레온의 경우 다른 종에 비하여 체질이 강한편이여서 위의 환경 이 완벽히 맞아 떨어지지 않더라도 성체까지 자라는 경우가 많다.

하지만 이들 또한 기본적으로 요구하는 환경은 통풍이 잘되며 고온 다습한 환경을 요구한다.

사육장내 적정 온도는 27~30℃ 이며 일광욕 장소는 32~35℃ 사육장내 가장 온도 가 낮은 부분은 25℃가 적당하다.

많은 사육 주들이 카멜레온을 한상씩 사육장에서 기르는 경우가 많다.

하지만 이는 옳지 않으며 어린개체일대는 큰 무리가 없으나 성 성숙에 다다르면서 암컷은 극심한 스트레스를 받게 되므로 처음부터 각자 개별로 사육장을 마련해주어 따로 사육하고 평소에는 칸막이 등으로 가려주는 것이 좋다.

마. 암수구분

암수 구분은 아주 쉬우며 아주 어린 개체 때부터 가능하다.

수컷의 경우 뒷발의 접히는 바깥 부분에 솟아 오른 돌기가 있으며 암컷은 이와 같 은 돌기가 없으므로 쉽게 구분이 가능하다.

그리고 성체 시 수컷은 투구가 암컷보다 높으며 더 밝고 노란색의 무늬가 몸 전체 에 나타난다.

바. 번식/부화

번식의 유도는 성체가 되어 사육을 하다보면 암컷에게서 혼인 색을 띠는 시기가 온다.

이 혼인색은 암컷은 투구 부분과 몸통에 푸른빛을 띠는 둥근 반점이 나타나며 겨자 색과 비슷한 밝은 색의 무늬가 몸통 부위에 전체적으로 나타나게 되는데 이는 스트레 스를 받았을 때 어두워지는 것과는 달리 한동안 그 상태를 띠게 되므로 구별 할 수 있다.

사실 바로 명확히 알아 볼 수 있는 방법은 암컷의 수컷에 대한 반응을 살펴보면 알 수 있다.

서로 사육장을 나란히 두고 암수가 서로 바라볼 수 있도록 해준다.

바로 합사를 시키지 말고 암컷과 수컷의 사육장을 나란히 둔 채 상황을 살펴보고 암컷과 수컷이 가까이 접근한 채 오랜 시간 머무르게 되면 그때 합사를 시킨다.

교미가 끝나면 암컷과 수컷을 따로 분리 해주고 암컷은 약 30~40일 후 알을 산란 하게 된다.

산란에 임박해지면 배 부분이 부풀고 알의 모양이 육안으로도 확인된다.

이즘이면 산란이 임박해 온 것이므로 사란을 할 수 있는 산란용 사육장으로 옮긴다.

암컷은 산란하기 전에는 식욕이 눈에 띠게 줄고 물을 더욱 많이 먹게 된다.

이때 수분 공급을 충분히 해주고 깊이가 충분히 깊은 알을 낳을 수 있는 알자리를 제공해주어야 한다.

카멜레온 알자리는 되도록이면 종요한곳에 위치시켜주며 밤이 되면 약한 적외선 등을 켜주고 검은 천등으로 가려주는 것이 좋다.

이들은 주로 한밤중에 산란을 하게 되며 산란이 여부는 몸이 줄고 대부분 머리 부분에 알을 낳기 위해 팠던 흙이 묻어 있으므로 쉽게 구분이 간다.

알을 낳은 후 암컷은 알 낳은 흔적을 땅을 단단히 다져서 없앤다.

암컷은 수컷의 정자를 몸에 저장할 수 있는 능력이 있어 다음 교미 없이도 약 3개월 후 다시 2차 산란을 하게 된다. 알은 대부분 구석 쪽에 낳으며 알의 개수는 25~80개 까지 낳는다고 알려져 있으나 보통 25~50개 사이의 알을 낳는다. 부화는 25℃의 온도에서 150~200일 정도 소요된다.

사. 사육 시 주의할 점

암수의 따로 분리 사육이 기본이 되어야하며 이들은 간혹 식물도 먹으므로 사육장 내 넣어준 식물이 독성이 없는지 종류인지 확인 후 넣어 주거나 혹은 장식용 조화로 꾸며 주도록 한다.

이들은 너무 어린 개체가 번식하게 되면 부화율도 떨어지며 암컷의 수명도 짧아지므로 6~8개월 이상 지나서 충분히 영양적으로 건강한 상태에서 번식을 시도하는 것이 바람직하다.

사육주가 처음부터 카멜레온의 번식을 계획하고 있다면 한곳에서 같은 크기의 새끼를 한 쌍을 구입하는 것 보다 수컷을 먼저 구입한 후 다른 샵에서 구입을 한다 던지, 조금 기다려 다음에 입하되는 개체를 구입하는 것이 바람직하다. 대부분 비슷한 크기의 카멜레온들이 입하되는데 이는 한 클러치(한배 형제)일 가능성이 높아 근친일 가능성이 있다.

위장술로 널리 알려진 카멜레온은 색을 자유롭게 변화시킬 수 있는 동물로 우리에게 널리 알려져 있다. 아프리카와 유럽에서 기원이 된 이 동물은 산지역을 포함한 따뜻한 기후조건에서 각기 다른 형태로 살아갈 수 있다. 그들은 주로 나무가지나 줄기 등에서 생활하며 가끔씩 땅으로 내려오는 모험도 한다. 대부분이 알을 낳는 난생을 하는 반면 몇 종류는 태생을 하는 경우도 있다. 카멜레온의 먹이 포획습성은 개구리와 같이 아주 재빠른 동작으로 점액성의 긴 혀로 사냥감을 잡는다. 카멜레온은 비록 이상스럽게 느릿느릿한 것처럼 보이지만 매우 민첩하며 감각이 예민한 동물이다. 따라서 그들은 그들의 명성과 어울리게 아주 상냥하고 그들의 느린 몸동작 형식을 아름다운 색깔과 같이 즐길 수 있는 주인을 필요로 한다.

Chapter 18

관상어

Ⅰ. 관상어의 종류

(1) 구피 (Guppy)

구피는 '포에킬리아 레티큘라타'(*Poecilia reticulata*)를 학명으로 갖는 중남미 베네수엘라 원산의 열대어 이다

'열대어는 구피로 시작해서 구피로 끝난다.'는 말이 있을 정도로 대중적으로 인기가 있고 매력적인 물고기이다.

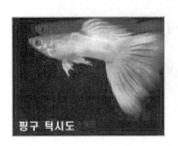

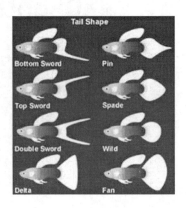

(2) 제브라 피시 (Zebra fish)

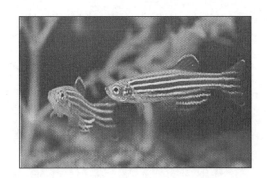

학 명 : *Brachy daniorerio*

원산지 : 아시아/오세아니아

사육 난이도 : 용이

적정수온 : 18～25℃

수 질 : 중성

크 기 : 4cm

번식 난이도 : 쉬움

날씬한 몸에 측면이 약간 납작하며 두 쌍의 수염을 가지고 있으며, 감색과 금빛의 라인이 머리에서 꼬리지느러미까지 연결되어 있다. 매우 튼튼하여 기르는데 특별히 까다롭지 않아 초보자에게 알맞다. 물고기들이 뛰어 오르는 경우가 있으므로 어항 뚜껑을 덮어둔다.

(3) Angel fish

원산지 : 남아프리카의 아마존, 기아나

성 격 : 온순

크 기 : 12 ~ 15cm

적수온 : 섭씨 25도

p h :5.9

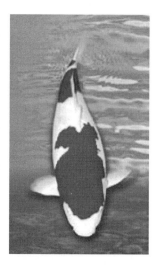

수명은 5년에서 7년 까지인데 성장이 빠르고 성어가 되면 동작에 여유가 생긴다.

수질 변화에 민감하므로 물 관리에 유의해야 한다.

엔젤 피시의 가치는 색깔과 곧게 뻗은 지느러미, 특히 배지느러미에 의해 결정이 된다.

엔젤 피시의 우아함과 가치를 더욱 돋보이게 하기 위해서는 낮고 긴 수족관보다는 깊이가 있는 수족관에서 기르는 것이 좋다.

(4) 금붕어 (Gold fish)

 - 잉어목 잉어과에 속하는 민물고기. 관상어(觀賞魚)로서 유명하다. 학명(學名)은 황금색 고기라는 뜻이며 원산지인 중국에서 3-4세기 경 중국 남부 지방에서 발견된 빨간 붕어가 원종으로 알려진다.
 - 24 종 이상의 품종
 - 산란시기는 4-7월

(5) 비단잉어 (fancy carp)

- 색깔이나 얼룩무늬가 아름답게 잘 어울려, 관상용이나 애완용으로 이용되는 잉어의 총칭.
- 잉어의 돌연변이종인데, 돌연변이종끼리 교잡시키거나, 돌연변이종과 잉어를 교잡시켜 개량을 거듭하여 만들어 낸 것으로, 빨간색·노란색·검은색·흰색 및 이들 빛깔의 얼룩무늬가 어울린 아름다운 품종이다.
- 일본 특산으로, 현재 약 100여 품종이 있으며, 각각 그 색깔이나 얼룩무늬에 따라 이름이 다르다

II. 관상어의 건강상태 점검 요소

여러 가지 중요한 요소가 있겠지만 크게 구분하여 체표면 관찰과 아가미 관찰이 중요하여 다음과 같이 나열한다.

1) 체표면 관찰

① 어종의 고유 색깔이 상실되고 검게 변하거나 희게 변하는가 관찰
② 체표면에 많은 점액이 분비되고 흰색을 나타날 때 세균이나 기생충 감염의심
③ 비늘이 일어나거나 탈락되면 세균성 감염 의심.
④ 체표의 궤양은 외상 및 수생균 등의 복합적인 감염 의심.
⑤ 체표면의 출혈반점은 병원균 감염에 의한 염증으로 의심.
⑥ 안구의 돌출은 세균성 감염 및 비타민 A의 부족 의심.
⑦ 아가미나 지느러미의 부식은 세균 감염 의심
⑧ 항문이 출혈되거나 팽창되면 장염이거나 기생충에 의한 내장 파열을 의심.
⑨ 체표면에 물곰팡, 백점, 수포 등이 있는지 관찰.

2) 아가미 관찰

아가미는 어류가 호흡하는 기관으로써 물이 가장 많이 통과하기 때문에 물의 변화에 따라 가장 영향을 많이 받는 곳이다. 건강한 어류의 아가미는 선홍색에 가까운 붉은색인데 비하여 이상이 있으면 희거나 부분적으로 변색되면서 점액질이 되며 기생충이나 병원균에 노출되면 점액이 과다 분비되어 아가미를 끈적끈적하게 만들어 호흡기능을 저하시키게 되어 질식으로 죽게 된다.

III. 관상어 관리

1. 물고기 구입시 요령

초보자들은 물고기의 종류가 많고 다양하기 때문에 어떤 것을 고를지 망설이게 된다.
초보자들에겐 다음과 같은 조건을 살피고 사는 것이 좋다.
우선 값이 싼 것부터 키우는 것이 좋다.
같은 종이래도 색상이 아름다운 것을 고른다.
건강한 것을 고른다.
온순한 종류의 물고기를 고른다.

* 만약에 물고기를 다양한 종류를 고를 때에는 품종의 성질을 잘 파악해야한다.
  가령 수마트라 같은 종류는 엔젤피쉬와 키싱구라미 같이 동작이 느리고 지느러미
  가 긴 종류와 혼육하면 안 된다. 왜냐하면 수마트라는 지느러미를 뜯는 습성이
  있기 때문에 상처를 줄 수 있다.

2. 어항의 설치

어항의 설치 방법은 어항을 받침대 위에 놓은 후, 모래 2포 정도를 깨끗이 수돗물
로 씻어 어항에 부어 넣는다. 모래 높이는 5~7 cm 정도면 무난하다. 수돗물을 25℃
정도로 데워서 어항을 반정도 채운다음 깨끗이 씻은 유목등을 넣는다. 이때, 쓸데 없
는 장식물을 넣지 않는 것이 원칙이다. 수초로 아름답게 꾸미는 것이 한결 품위가 있
을 뿐 아니라 물고기 에게 산소를 공급해 줄 수 있는 것이다.

1) 수초 고르기

초보자들은 일단 값싸고 키우기 쉬운 것부터 시작해야 한다. 카붐바나, 멕시코산,
아마존, 스리랑카산 크립토코리이네 웬티 등등이 키우기 쉬우므로 3~4천원 정도 주
고 구입하여 심으면 된다. 수초를 선택할 때는 뿌리가 깨끗한지, 줄기에 흠이 있지는
않은지, 잎에 달팽이가 붙어 잇지 않은지 등을 확인하고 사야 한다.

2) 히터와 여과기

히터와 여과기는 될 수 있으면 고급제를 사용해야 한다. 온도 눈금이 포함되어 있

는 히터 등이 있으므로 이런 것을 구입하면 된다. 여과기로 수조의 환경을 항상 균형 있게 유지하기 위해서는 흡착 박테리아 작용으로 분해, 생물학적인 여과를 행하는 필터를 사용해야만 한다.

특수 브릴리안트 필터는 여과 박테리아가 붙어 살 수 있게끔 100~200리터짜리 어항인 경우 최소 8000 ㎠ 이상짜리 특수 스폰지 여과를 사용해야 한다. 한달에 두 번식 특수 스폰지를 수조내 물과 같은 수온에서 다시 끼워 주기만 하면 된다.

3. 물관리

1) 물교환

물교환은 수족관 안의 물고기수, 먹이의 양과 종류, 그리고 수초 상태, 필터 상태에 의해 좌우 된다. 이 조건이 적절히 관리가 된다면 1년가까이 물 교환을 하지 않고 단지 물 보충만 시켜주면 된다. 하지만 이 조건에 맞지 않을 때에는 즉 물고기가 너무 많거나, 먹이가 너무 많이 주입되어 부패하게 되면 수조에 물을 갈아 줘야한다.

수질이 안 좋아 졌을 때에는 물 전체를 교환하지 않고 전체의 반이나 1/3정도씩 부분적으로 물을 갈아 주는 것이 좋다. (대략 두 달에 1-2회 정도) 전체 물갈이는 6개월에 한번쯤 하는 것이 좋다.

2) 물교환 방법

물을 뺄 때에는 사이펀이나 호스를 이용해서 바닥에 있는 이 물질부터 제거한다. 전체 물갈이 때에는 물을 2/3정도 뺀 다음에 물고기를 다른 용기로 옮긴다. 이때 다른 용기에 수온은 꼭 같은 온도를 유지해야 한다. 물을 다 뺀 후 모래, 필터, 수족관 내부를 청소하고 다시 처음 설치한 요령대로 다시 재배치한다. 마지막으로 수온과 물의 상태를 맞춘 후 조심스럽게 물고기를 넣는다.

* 물은 가능하면 수돗물을 하루 정도 받아둔 상태에서 물갈이 약을 넣고 물의 상태를 맞춘다.

3) 먹이 주는 법

사료에는 배합 사료와 산 먹이, 식물성 먹이로 나눈다.
배합 사료는 건조되어 과자처럼 만들어지거나 타블렛으로 시판된다.
먹이의 양은 정해진 시간(5-10분) 내에 완전히 먹어 버릴 수 있는 정도가 좋다.
많이 줄 경우 그 먹이가 남아서 부패되면 수질을 오염시킬 수 있다.
먹이는 하루에 몇 번 정해진 시간에 조금씩 주는 것이 좋다.

산 먹이는 영양도 풍부하고 소화도 잘 되므로 가장 바람직한 것이라 할 수 있다.

산 먹이에는 주로 실지렁이, 물벼룩 등을 쉽게 구할 수 있다.

산 먹이는 수조 내에 병균을 퍼뜨릴 수도 있기 때문에 주의해야 한다.

그래서 가급적 배합사료를 먹이고 한 달에 두세 번 산 먹이를 주는 것이 이상적이다. 물고기 중에 식물성 먹이도 먹는 잡식성 물고기도 많다.

수조 내의 이끼도 역시 식물성 먹이이다. 블랙 몰리, 메기류 등이 물이끼를 좋아하는 종류다.

4) 관상어류의 질병발생은 수조의 수질이 좌우

실내에 관상어 몇마리가 노니는 조그마한 수조 내부가 잠시도 쉴 없이 변화가 이루어지고 있다는 것을 이해하면 관상어 병의 50%는 예방 할 수 있다고 볼 수 있을 것이다. 계절에 따라 수온이 변하고, 고기의 성장과 생존 마리 수의 증가에 따라 용존 산소량의 과부족이 결정되는가 하면 성장에 따라 사료급여량이 증가되면서 어류의 배설물이 증가되어 수중 암모니아, 아질산 및 질소량이 증가된다. 만일 수조에 이들 유해물질을 제거할 시설이 없거나 물의 교체가 늦어지면 수질은 오염되고, 병원균과 기생충이 증식되어 질병 발생의 원인이 되며 유독물질 때문에 저항력이 감퇴된 관상어가 병들게 될 것이다. 즉 병을 유발시키는 병원균은 물속과 바닥모래, 건강한 비단잉어나 금붕어 장내에서도 항상 검출되고 있지만 물고기의 유지기능에 의하여 이들 어류는 건강을 유지하고 있다가 수질이 나빠지거나 수온이 급격히 변하면 병원균에 대한 저항력이 떨어져 병증을 일으키게 된다. 일반적으로 관상어의 질병이 다발하는 원인은 크게 수질악화, 환경변화, 사료변패, 병원체 번식 등이 될 것이다.

Ⅳ. 질병과 예방

1. 관상어의 전염병

1) 백점병

열대어에서 가장 많이 걸리는 병이다. 지느러미나 아가미에 희고 작은 반점이 생겨서 나중에는 몸 전체로 퍼져나간다. 심해지면 온 몸에 흰 점이 생기고 바닥에 비벼댄다. 피부에서 피가 나오며, 결국은 호흡 곤란으로 죽는다.

- 치료: 유산키니네나 메틸렌 블루를 투약한다. 수초가 있는 수조는 유산키니네를 투약한다. 메틸렌 블루는 수초를 해친다.

2) 지느러미 썩음병

지느러미 끝이 썩어 들어가 마침내 온 몸에 퍼져서 죽는다.
- 치료: 메틸렌 블루, 수용성 페니실린을 투약한다.

3) 솔방울병

물고기의 비늘이 일어나서 마치 솔방울같이 변한다. 심해지면 온몸이 붓고 죽는다.
- 치료: 모나푸라신을 투약한다.

4) 마우스 펀거스병

물고기의 입이나 얼굴부위가 하얗게 썩어들어 간다. 심하면 먹이를 먹지 못하고 죽는다. 이 병은 전염성이 매우 강하다. 발견 시 격리시키고 치료를 한다.
- 치료: 수용성 페니실린을 투약한다.

5) 수서균병

물고기의 몸에 흰솜과 같은 것이 붙고, 바닥에 몸을 비벼된다. 심하면 계속해서 몸을 바닥에 비비고 마침내 죽는다.
- 치료: 메틸렌 블루를 투약한다.

2. 질병의 예방

1) 수족관 물속 환경의 이해

① 수돗물 사용시, 물을 소독할 때 사용한 클로라민(Chloramine)과 염소(Chlorine)함유
② pH를 산성 또는 알카리성으로 만드는 용해화합물
③ pH를 안정시키는 탄산염과 중탄산염
④ 수증기와 같은 형태로 용해되어 있는 탄산칼슘과 탄산마그네슘
⑤ 탄산기 함유물질(유기물)
⑥ 암모니아 아질산염(Nitrite)과 같은 독성물질
⑦ 물고기에 해로운 세균, 바이러스 및 기생충 등이 함유되어 물갈이를 가능한 자주 하더라도 이 물질의 제거를 위한 조치를 하는 것이 좋다.

2) 물갈이의 중요성

① 녹소의 감소
② 수조속의 과다한 세균의 감소
③ 용해되어 있는 유기물질의 감소
④ 질산염과 인산염의 감소
⑤ 물의 완충작용을 돕는 자연적인 탄산염과 중탄산염의 공급

3) 수산약제 투약법-경구투약

① 투약시기
조기진단, 조기치료가 원칙이며 1일 폐사율이 0.3~0.5%일 때가 기준이며, 이미 병이 중증인 경우 치료효과를 기대하기 어렵다
② 어체중의 파악
총어체중= 어류평균체중 * 방양마리수
③ 약제의 균일한 혼합
펠렛사료의 경우, 수용성약제는 물에 녹여 사료에 흡착(1일 사료투여량의 10%에 해당하는 물에 1일 투여량을 녹여 흡착)하여 그늘에 말려서 급여하고 물에 용해되지 않는 약제는 양어용 휘드오일에 현탁시켜 흡착(1일 사료량의 5~10%에 해당하는 오일에 1일 투여량을 현탁하여 흡착)시켜 급여한다.
④ 약제투약시 사료투여방법
평상투여량의 50~60%의 사료에 약제를 혼합하여 투여하는 것이 효과적이고, 사료투여시 2~3회로 1일 투여량을 나누어 주는 것보다 1회에 한하여 골고루 어류가 섭취하도록 유도하는 것이 바람직하다.
⑤ 과량 및 소량 과소투여
약제의 과잉투여는 경제적손실과 약물중독등의 약해(식욕저하 중추신경이상 등)을 일으킬 가능성이 있고 약제의 과소투여는 치료효과에 미치지 못하므로 내성균의 발현을 조장시키기 때문에 예방투약시에도 추천 용량의 높은 용량을 선택하여 투약일수를 준수하는 것이 중요하다.

4) 수산약제 투약법-약욕

약욕은 세균성 아가미병과 콜룸나리스병처럼 병원균이 어체 표면에 증식하는 질병과 편모충, 섬모충, 흡충 등의 외부 기생충 및 수생균에 대하여 약제를 병원체에 직접 접촉하게 하여야 할 때 이용한다.

① 투약시기

조기발견, 조기진단, 조기치료가 원칙이고 어류1일 폐사율이 0.3~0.5%일 때 치료효과가 좋으며 외부상처나 식욕이 없는 어류, 선별, 이동시 약욕이 효과적이다.

② 물량의 파악

가로, 세로, 수심 1M 가 물 1톤임

③ 약욕처리전의 절식

약욕 1~2일전부터 절식시키면 약욕효과가 상승되고 어류는 포식시의 산소소비량이 공복시보다 12~2배정도 소모된다.

④ 산소부족 대책

산소 공급기로 폭기를 실시하여 산소결핍 상황을 대비하고 펌프로 약액을 순환시켜 충분히 공급한다.

⑤ 약물의 독성작용에 영향을 미치는 요소

용존산소, 농도와 작용시간, pH, 기타 환경요인, 수온 등이 제 요소로 작용한다.

예를 들면 적정 수온인 20 이상이 되면 약분해가 빨라서 독성이 증가하므로 투약량을 적게 조절해야 하며 수온이 낮으면 약분해가 늦어져 약효가 떨어지므로 투약량을 적절히 증량시킬 필요가 있다.

Chapter **19**

관상조류

Ⅰ. 관상조의 역사

인간이 야생에 서식하는 아름다운 새를 잡아서 기르고 즐기는 일은 인류의 역사와 같이 시작하였다고 할 정도로 오래된 일이다. 기원전 8,000년전 신석기시대에 이미 신전 등의 건축물을 짓고 이들 건축물이 비둘기의 번식 장소로 제공되었으며 촌락이 퍼져감에 따라 그 분포를 넓혀 나갔다. 이집트에서는 기원전 5,000년전 경부터 비둘기를 통신용으로 이용 하였으며, 약 3,000~4,000년 전에는 가축화된 사육조가 등장하게 되었다.

유럽에서는 그리스 로마시대에 새 기르기가 유행하였고, 그 당시 왕족이나 귀족은 자주 매를 이용한 사냥을 하였는데 당시로선 최고의 스포츠였고 오락이였던 것 같다.

근대적인 새장을 사용한 사육은 14세기이후 무역과 항해술의 발달로 멀리 떨어진 지역에 서식하는 아름다운 새를 접하게 되면서 부터다. 처음에는 귀족부인들의 머리 장식용으로 깃털을 이용하였으며, 15세기에는 울음소리가 아름다운 카나리아를 아프리카 카나리아군도에서 스페인 선원들에 의해 처음 유럽에 반입하였다. 사육결과 좁은 새장에서도 번식이 가능하여 17세기 초까지 이탈리아, 스위스, 독일, 오스트리아 등에서 사육되었으며, 그 후 2차 대전 직후 오스트레일리아에서 서식하는 사랑새가 영국으로 옮겨와 대량 사육과 다양한 품종 개량이 이루어졌다.

중국에서는 앵무새와 공작새를 인도방면에서 수입하여 사육하였으며 그 후 우리나라와 일본에 전해지게 된다. 우리나라도 오래 전부터 왕실 및 세도가의 저택에서 대형 조류 위주로 사육하게 되며, 구한말에는 외국인에 의해 수입되기도 하였다. 그러나 본격적인 사육은 1970년대 후반으로 삭막한 도시생활에 여유를 줄 수 있는 관상조류의 사육이 대중화되었으며, 전문 사육가들도 늘어나는 추세에 있다.

지구상에 서식하는 새는 분류학상 29목 8,600여종이 되는데 환경오염과 도시화로 인해 점차 그 수가 줄어들고 있는데 그 속도가 가속화되고 있다.

그에 비해 경제여건이 호전되고 사회가 안정됨에 따라 관상조류의 사육자도 늘어나는 추세다. 앞으로 관상조류 사육에 대하여 체계적인 연구와 노력을 기울일 뿐만 아니라, 야생조류를 보호하는 노력도 계속하여야 하겠다.

Ⅱ. 관상조의 구조와 생리

관상조의 외부구조는 크게 머리, 가슴, 몸체, 날개, 다리, 피부 및 깃털로 구분 할 수 있다.

1. 관상조류의 생리

1) 발 정

새의 발정은 일조량에 많은 영향을 받는다. 새의 눈 바로 뒷부분에 있는 뇌하수체 전엽은 일조시간에 영향을 받아서 호르몬을 분비시킨다. 또 이것이 갑상선을 자극시켜 호르몬의 분비를 촉진시키고 갑상선호르몬은 다시 정소나 난소에 작용하여 발정을 유발시킨다.

새의 발정은 일조시간 이외에도 영양상태가 좋아야 하므로 단백질 함량이 높고 영양이 풍부한 사료를 발정기 이전에 충분히 급여하는 것이 좋다.

2) 산 란

새의 산란습성 중에는 낳은 알을 꺼내면 새로운 다음 알을 낳는 습성이 있는데 이것을 보충 산란성이라고 한다. 주로 흰치류나 대형조류 등에서 볼 수 있는데 이 습성을 이용하면 대량 번식이 가능하다. 그러나 지나친 산란은 관상조의 건강을 해치게 된다.

3) 털 갈 이

새는 1년에 한 번 털갈이를 하는데 이는 야생에서 깃털이 나뭇가지 등에 의해 조금씩 상하면 날아다니는데 영향을 받기 때문에 낡은 깃털이 빠지고 새로운 깃털이 생성되는 것으로 생각된다. 가금화가 오래된 앵무류는 연중 계속적으로 털갈이를 하지만 대부분의 사육조는 봄이나 초여름에 많이 한다. 털갈이에 영향을 주는 인자로는 일조시간, 온도, 습도, 영양상태, 산란, 성별 등이 있다.

2. 관상조류의 내부구조

새는 하늘을 날기위한 신체적인 특징을 갖추고 있는데 몸속에 많은 공기를 넣을 수 있되 체중은 제일 덜 나가도록 창조되었다. 즉 내부구조는 호흡기계, 발음기계, 근육계, 순환기계, 소화기계, 비뇨생식기계로 구분할 수 있지만 중간에 횡경막이 없어 국소적안 병보다는 전신감염이 주로 발생하는 특징을 갖고있다.

1) 호 흡 기

새의 호흡기는 폐에 연결되어 있는 기낭이라는 특수한 구조를 가지고 있다. 이 기낭은 많은 공기를 흡수해 몸에 부력이 생기게 할뿐만 아니라 공기를 저장해 울음소리를 낼 수 있게 한다. 폐는 좌우로 분리되어 있고 여기에 기낭이 서로 마주 보고 있다.

2) 발 음 기

새가 울음소리를 내는 부분을 명관이라고 부르며 기관지가 양쪽의 폐로 분리되는 곳에 있다. 명관은 기관이 변형된 것으로 속에 진동막이 있고 근육이 잘 발달되어 있다. 이 근육은 신축작용을 하여 명관에 들어가는 공기를 조절함으로써 진동막의 장력에 변화를 주어 울음소리를 낸다.

3) 순 환 기

새는 맥박수가 빠르며 심장도 몸에 비해 큰 편이고 혈액순환도 빠른 특징을 가진다.

4) 소 화 기

새의 소화기 계통은 다른 포유동물과는 달라서 식도부에 소낭이 붙어있다. 위의 구조도 다르고 내장도 짧아 공중생활에 적합하게 변형되어있다.

소낭은 식도의 일부분이 팽창한 것이며 음식이 맨 처음 이곳에 모여서 반죽상태로 되어 전위로 보내지는데 전위는 소낭에서 들어온 음식물을 효소의 작용으로 분해시킨다. 사낭에는 극히 적은 돌 등이 있어 전위에서 온 음식물을 분쇄하는 기계적인 작용을 한다. 장은 십이지장, 소장, 맹장, 대장, 직장 등으로 구분되며, 위에서 분해된 영양소를 흡수하고 나머지는 배설강을 통해 배설된다.

5) 비뇨 생식기

새의 생식기는 신장의 전방에 수컷의 경우 고환이 있고, 암컷은 난소가 있다. 수컷의 생식기는 고환에서 가느다란 수정관에 의해서 배설강의 뒷벽에 연결되어 있고 여기에 부고환이 붙어있다. 사육조는 일반적으로 돌출된 성기가 없으므로 교미할 때는 암컷이 항문을 빨아 당겨 정액의 주입을 받는다.

암컷의 생식기는 난소와 수란관으로 되어있다. 본래는 좌우에 각각 한개씩 있었으나 우측 난소와 수란관은 퇴화되어 좌측의 것만이 발달되어 생식작용을 하고 있다.

씨눈을 포함한 난황이 수란관에 옮겨지면, 수란관에 들어온 정자와 결합하여 수정이 이루어긴다. 이렇게 해서 생긴 수정란은 수란관을 따라 내려와 수란관의 된백 분비부에 도착하며 이곳 관벽에서 분비되는 난백으로 수정란이 둘러싸이고, 아랫부분으로 이동해 난각막을 만든다. 이것이 난각선부에 옮겨져 견고한 난각이 형성되어 산란한다. 산란은 씨눈이 난소에서 분리되어 나온 후 12~16시간이 소요된다.

Ⅲ. 관상조 종류

1) 십자매 (Bengalee)

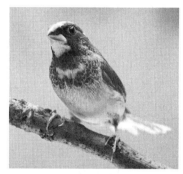

원종은 중국남부,말레지아, 대만 등에 서식한다.

십자매는 야생조로는 볼 수 없으며 가금화된 새다.

십자매는 여러 자매들이 어울려 사이좋게 지내는 성질이 온순한 새라는 의미에서 나온 말로서 Society Finch라고도 한다.

십자매는 오랫동안 길러 오는 동안 여러가지의 돌연변이가 생겨 품종이 아주 다양해졌다. 일반적으로 보통십자매, 백십자매, 삼색십자매, 작은점십자매, 도가머리십자매, 갈색십자매, 곱수털십자매 등이 많이 사육된다.

* 보통십자매는 거의 흑색에 가깝고 앞가슴과 배 부분에 갈색이 섞인 것이 많으며 체질이 튼튼하고 새끼 기르기에도 능숙하므로 가모로 많이 쓰인다.
* 백색십자매는 몸 전체가 백색이며 부리는 연한 핑크색으로 아주 깨끗한 인상을 준다. 가모로는 적합치 않다.
* 작은점십자매는 백십자매에 흑색이나 갈색 계통을 교배시켜서 개량한 품종으로 백색 바탕에 흑색이나 갈색 반점을 띠고 있다.
* 삼색십자매는 백색바탕에 흑색과 갈색이 섞인 것으로 고정된 품종이 아니기 때문에 번식능력이 약하다.
* 갈색십자매는 몸 전체가 갈색으로 그 수는 많지 않으며 다른 십자매와 혈통이 섞여 갈색과 백색의 혼합된 것이 많다.
* 도가머리십자매는 머리의 털이 거꾸로 서 있어 마치 파마를 한 것같아 보인다. 머리털이 뻗친 형태나 위치에 따라 범천, 입범천, 이중범천, 천대전범천, 네 가지 종류가 있다.

* 곱수털십자매는 색깔에 관계없이 머리와 가슴, 등까지 깃털이 곱슬곱슬 곤두서 있는 것으로 도가머리와 더불어 아주 귀하게 여긴다. 지금도 많은 사육가들은 새로운 종류의 십자매를 만드는 것에 흥미와 취미를 갖기도 한다.

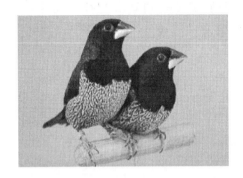 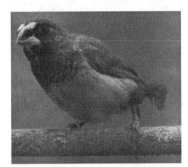

십자매는 어려서는 암수 구별이 어렵다.

성조가 되면 울음소리로 구분이 가능하다. 일반적으로 활동이 왕성하며 울음소리가 큰놈이 수놈이다. 수컷은 털갈이를 시작할 때부터 몸전체에 깃털을 부풀리며 횟대 위를 깡충깡충 춤을 추며 비익 비익하고 좀 강한소리를 내기 시작하며 입을 벌렷다 닫았다 하며 목을 길게 뻗는다.

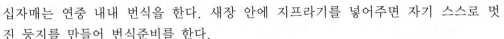

또 어린새끼의 감별은 울음소리가 삐이삐이 하며 높은 소리를 내는 것이 수컷이다.

암컷은 성조가 되어도 수컷처럼 울지 않으며 발정때면 자세를 낮추고 꼬리를 파르르 떠는 것이 암놈이다.

십자매는 연중 내내 번식을 한다. 새장 안에 지프라기를 넣어주면 자기 스스로 멋진 둥지를 만들어 번식준비를 한다.

한 번에 적을 때는 4개, 많을 때는 8개의 알을 낳아 포란한다.

보통 2주간의 포란기간이 끝나면 부화하고, 부화 후 한달정도 지나면 새끼가 스스로 모이를 먹는다.

그동안은 새끼의 성장을 좋게하기 위하여 난조를 주는 게 좋다.

다음번 번식은 새끼가 집에서 나온지 20여일 지난 후가 좋다.

2) 금화조 (Zebra Finch)

금화조의 원산지는 오스트렐리아 전지역이며, 십자매 보다 체구가 작으나 수컷의 앞가슴에 검은 가로줄무늬가 뚜렷하며 색체가 아름다워 귀여움을 받는다.

금화조의 종류로는 보통금화조, 백금화조, 고대금화조가 있다.

* 보통금화조(Zebra Finch)는 금화조의 원종이며 수컷은 생후 3~4개월이면 앞가슴에 가로줄무늬가 선명하게 나타나지만 암컷은 무늬가 없고 몸 전체가 회색빛의 단색이다.

  그래서 암수의 구별은 용이하다.

* 백금화조(White Zebra Finch)는 보통금화조에서 개량된 품종으로 온몸이 순백색이고 부리는 붉은 색으로 깨끗하고 아름답게 보인다.

* 고대금화조(Antique Zebra Finch)는 보통금화조의 돌연변이종을 고정시킨 품종으로 연한갈색 바탕에 수컷은 가로 줄무늬가 있다.

금화조는 경계심이 많고 겁쟁이이므로 새장을 조용한 곳에 두고 자극을 주지 않아야 한다.

또한 추위나 병에 약한 결점이 있다.

그러나 한 해 겨울을 지나고 나면 성질도 온순하고 동작도 조용해진다.

금화조는 생후 반년정도 지나면 성조가 된다.

이때부터 산란준비를 위해 계란모이를 주기 시작한다.

금화조는 활동성이 강하므로 평소에도 계란모이를 주어도 된다.

1회 산란에 보통 5~7개씩 알을 낳는다.

금화조는 산란은 잘하지만 대부분이 알을 품지는 않는다.

드물게는 알을 품는 놈이 있으나 품다가 중도에서 그만두거나 새끼가 까 나와도 새끼를 물어다 버리는 등 버릇이 나빠 불안하다.

끝까지 새끼를 잘 기르는 놈은 아주 귀한 것으로 잘 키울 필요가 있다.

낳은 알은 십자매를 가모로 하여 안긴다.

포란 기간은 14일이고 부화한 새끼는 전신이 잿빛이고 긴 솜털이 나 있다.

금화조새끼는 모이를 먹는 양이 십자매의 두 배 가량 되고 새끼의 성장도 빠르다.

어떤 놈은 생후 20일이 조금 지나면 둥우리에서 나와 어미에게 모이를 조른다.

그러므로 가모의 체력소모가 심하여 신경을 써야한다.

부화한 후 45일 정도 지나면 자립 할 수 있다.

3) 문조 (Java Sparrow)

문조의 원산지는 말레지아반도, 수마트라, 보루네오, 중국의남부, 인도의 일부지역이다.

원산지에선 논이나 밭에 떼지어 다니며 참새처럼 곡식을 해치는 새였는데 집에서 기르면서부터 가장 사랑 받는 새가 되었다.문조는 새 중에 귀족이다.

특히 온 몸이 눈처럼 하얀 백문조는 그 기품이 귀족답다.

한문의 문자의 의미가 풍기듯이 고상하고 기품이 넘친다.
그래서 옛날부터 선비들이 즐겨 기르던 새라고 한다.

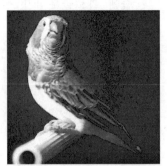

문조의 종류는 보통문조, 백문조, 색문조, 갈색문조가
있다.
* 보통문조(Java Sparrow)는 원종으로 색깔은 가슴과
  등이 진한회색이며 배 밑부분이 연한갈색, 머리는 검
  은색이다.
  또한 양쪽 볼에는 흰색의 큰 반점이 짙은 원색과 조
  화를 이루어 아름답다.
* 색문조(Cherry Java Sparrow)는 보통문조와 구분을
  할 수 없을 정도로 비슷해 보이나 몸 전체의 색깔이
  흐리며 여러군데 백색 반점이 섞여 있다.
  색문조는 백문조와 보통문조 사이에서 생겨났다.

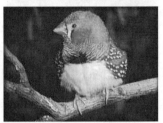

* 백문조(White Java Sparrow)는 전신이 순백색으로
  빨간부리와 조화를 이루어 품위있고 고상한 인상을
  준다.
  보통문조를 개량하여 얻어진 품종으로 일종의 돌연변이 품종이다.
* 갈색문조(Cinnamon Java Sparrow)는 전신이 아주연한 담갈색으로 아주 귀하다.

문조의 암수 구별은 어렵다.
성조가 되어도 두드러진 특징이 나타나지 않아 전문가들도 혼동하기 쉽다.
다만 성조가 되면 수컷은 드높은 목소리로 길게 울며 암놈은 낮은 목소리로 짧게
운다.
숫놈의 부리는 적홍색이 진한듯이 보이나 암놈은 약간 연한 느낌이 든다.
또 숫놈은 부리의 윗쪽 구부러진 부분이 약간 두껍고 도톰하게 올라와 있으나 암놈
은 편편하고 길쭉한 느낌이다.
문조는 암수를 짝지을 때 궁합이 잘 맞아야 한다. 궁합이 안 맞으면 심하게 싸운다.
갓 성조가 된 것은 조금 났지만 나이가 든 새는 더욱 까다롭다.
궁합이 잘 맞는 새를 짝 지어 주었으면 계란모이를 주고 발정을 촉진시킨다.
가끔은 청미를 주기도 한다. 매일 신선한 배추를 먹여 지방과다에 걸리지 않도록
하는 일도 중요하다.
문조는 보통 4~6개 정도의 알을 낳으며 3개 정도 알을 낳으면 포란을 시작한다.
문조의 포란기간은 17-19일 정도다.
부화 후 20일쯤 지나면 새끼가 둥지 밖으로 나온다.
40일 정도 지나면 어미로서 자립 할 수 있다.

문조는 손노리개 용으로도 키울 수 있다.

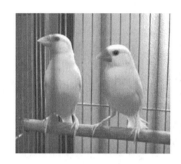 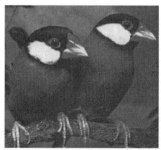 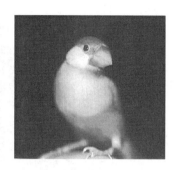

4) 금정조 (Parson Finch)

금정조의 원산지는 오스텔리아이며 종류별로 살고 있는 지역이 다르다.

금정조는 긴꼬리금정조, 빨간부리금정조, 노란부리금정조, 검은부리금정조, 갈색금정조, 백색금정조가 있으며 모두 초원에 살고 있고 풀열매를 먹고 살므로 Grass Finch라고도 한다.

* 긴꼬리금정조(Long Tailed Grass Finch)는 부리가 흐린 황색이며 꼬리는 검고 길다. 검은 하트의 휜치라고도 부른다.
* 빨간부리금정조(Hecks Grass Finch)는 몸 전체가 연한 다색으로 되어 있고 목 밑에는 부래 모양의 검은 큰점이 있으며 꼬리는 길고 검으며 부리와 다리는 빨간색으로 긴꼬리금정조와 비슷하다.
* 노란부리금정조(Masked Grass Finch)는 부리가 짙은 황색이며 부리와 눈사이가 검은색을 띄고 마스크를 쓰고 있는것 같다.
* 검은부리금정조(Parson Grass Finch)는 몸체가 약간 더 크고 꼬리는 짧고 부리가 검다.
* 갈색금정조는 전신이 백색 바탕에 목밑의 앞치마가 진한 갈색이고 부리는 황색이다.
* 백색금정조는 전신이 순백색이고 부리는 살색이며 눈은 빨갛다.

금정조는 성질이 온순하고 이름 그대로 동작이 조용하다.

산란준비는 팔월하순부터 계란모이를 주기 시작한다.

금정조는 암수의 궁합이 맞지 않으면 자주 싸우기 때문에 짝맞추기를 잘해야 번식에 성공한다.

낳은 알은 십자매를 가모로 하여 안긴다.

포란 기간은 14일이고 부화한 후 45일 정도 지나면 자립 할 수 있다.

부화한 새끼는 전신이 잿빛이고 긴 솜털이 나 있다.

생후 6개월이 지나야 어미새가 된다. 금정조는 새끼 때는 질병이나 추위에 약하고 특히 일산화가스에는 소량이라도 죽고 만다.

그러나 한 해를 지나고 나면 강해진다.

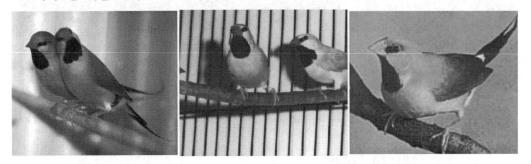

5) 소문조 (Rufous-tailed Finch)

원산지는 오스트렐리아 남부의 뉴 사우웰 지방이다.

소문조는 추위에 대해서도 강하고 기르기 쉽고 산란도 용이하다.

사이가 좋은 짝을 맞추어 주면 부지런히 알을 낳는다.

그러나 개중에는 거의 산란을 안하는 놈도 있다.

암수의 구별은 숫놈이 머리에서 얼굴에 걸쳐 마치 가면을 쓴것처럼 새빨갛게 물들여져 있고 암놈은 이 부분이 연하므로 쉽게 구분된다.

소문조는 머리에서부터 가슴과 옆까지 백색의 작은 점이 마치 별처럼 박혀있어 Star Finch라고도 한다.

소문조는 산란시기에 쉽게 흥분한다.

그 바람에 알이 둥지 밖으로 떨어지는 일이 자주 생긴다. 둥지의 입구를 위로 가게 해주고 둥지 속에는 깃풀을 가득하게 충분히 넣어 알이 떨어지는 것을 방지해준다.

낳은 알은 모아서 가모인 십자매에게 안긴다.

포란기간은 14일이고 부화 후 반년이 지나면 어미새가 된다.

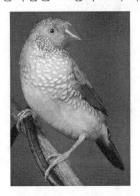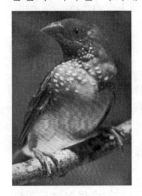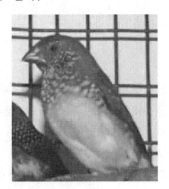

6) 호금조 (Gouldian Finch)

호금소의 원산시보는 오스트렐리아 룩부 및 서부이다.

눈이 부실컷 같은 아름다운 색을 지닌 새로서 사육조 중 가장 화려한 자태를 뽑낸다.

호금조의 종류로는 적호금조, 황호금조, 흑호금조가 있다.

이것은 호금조의 앞머리 위에서 뺨까지의 색깔로 구분한다.

짙은 붉은색이 적호금조, 노랑색이 황호금조, 까만것이 흑호금조다

그밖에 목둘레가 노란 황수륜호금조, 물색인 청수륜호금조가 있고 가슴의 자색이 배까지 내려간 것도 있다.

여러 종류의 새를 교배시켜 계속 다른색의 호금조가 태어나고 있으므로 사육자의 즐거움을 더해 주곤한다.

호금조의 암수 구별은 비교적 쉽다.

수컷은 앞가슴 부분이 짙은 보라색이고 선이 뚜렷하나 암컷은 연한 보라색이므로 쉽게 알 수 있다.

호금조의 산란은 보통 9월부터 시작하여 이듬해 5월까지 계속된다.

호금조 역시 십자매를 가모로 하여 번식하는게 무난하다. 혹 호금조 스스로 포란하는 경우도 있으나 부화를 하더라도 새끼 키우는데 서투르므로 실패하기 쉽기 때문이다.

포란 기간은 다른 고급 휜치류와 마찬가지로 15-16일 정도다.

갓 부화된 새끼 입 좌우에는 반짝이는 점이 있다.

호금조는 수입되고 나서 오랜 세월이 지난 지금 우리나라 환경에 많이 적응되었으나 그래도 추위에 약하므로 겨울철 보온에 신경 써야한다.

또 새끼를 가모와 떼어 놓고 한 달간, 6-8월의 습기가 많은 시기, 처음 털갈이 시기에도 각별한 신경을 쓰지 않으면 낙조 되기 쉽다.

이러한 위험시기를 넘기면 그때부터는 아주 튼튼하게 성장한다.

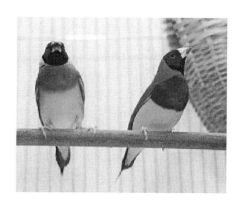
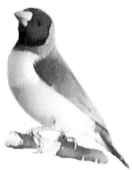
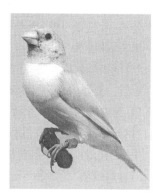

7) 카나리아 (Canary)

카나리아의 원산지는 아프리카의 북서부, 모로코의 앞바다에 있는 카나리섬, 마데이라섬, 아조베스 군도등이다.

카나리아만큼 사람들에게 인기 있는 새도 드물다.

청아한 울음소리와 빼어난 자태, 화려한 색채는 모든 사육자들의 사랑을 받기에 충분하다.

그래서 14세기 스페인의무역선에 의해서 발견된 이래 가장 오랫동안 사람들에 의하여 길들여지고 여러 종류로 개량되어 왔다.

카나리아의 종류는 현재 약 20여종이 있지만 흔하게 볼 수 있는 것은 붉은카나리아, 후릴드카나리아, 롤러카나리아, 스타일카나리아 정도다.

* 붉은카나리아(Red canary)는 레드스킨이라는 새와 원종카나리아를 교배시켜 깃털을 붉게 만든것으로 붉은색이 진할수록 귀하게 여긴다.

* 후릴드카나리아(Frilled canary)는 더치팬시카나리아를 개량한 것으로 목털이 부풀어 있거나 마치 파마를 한것처럼 깃털이 말려있다. 특히 배와 등의 깃털이잘 말려있으면 귀하게 여긴다.

* 롤러카나리아(Roller canary)는 원종카나리아의 울음소리를 더욱 개량하여 마치 방울을 글리는 듯한 청아한 목소리를 내도록 한 것으로 외형은 원형에 가깝다.

* 스타일카나리아(Style canary)는 외형을 감상하도록 개량된 것으로 노위치카나리아, 요크샤카나리아, 호소카나리아 등이 있으며 깃털색갈은 황색, 초록색, 레몬색등이 있다.

카나리아의 암수 구분은 울음소리로 구분한다.

숫놈은 드높은 목소리로 지저귀지만 암놈은 때때로 울 정도이며 소리 또한 약하다.

숫놈이 암놈을 유혹할 때는 특히 빼어난 소리로 지저귄다.

그밖에 카나리아의 궁둥이 부분이나 체형, 눈의 색깔 차이 등으로 알 수 있다.

카나리아의 암수를 짝지어 주는 시기는 가을이 좋다. 단순한 관상만을 목적으로 한다면 상관없지만 번식이 목적이라면 가을에 짝을 지어주고 겨울 동안 의좋게 지내도록 하는게 좋다.

카나리아의 발정은 온도와 광선에 관계가 있다. 그래서 봄철이 되면 산란할 준비를 한다. 숫놈이 자주 소리높여 지저귀고 암놈을 따라다니고 암놈이 깃털을 물어 나르면 산란할 준비가 된것. 이때가 되면 발정용 모이를 주기 시작한다.

카나리아의 산란촉진을 더 효과적으로 하려면 암수를 서로 다른 새장에 넣어서 마주보게하여 기르다가 발정기가 되었을 때 합치는게 좋다.

카나리아의 산란은 대개 오전 중이다. 빠른것은 6시, 늦어도 8시면 산란한다.

산란한 알은 그날 꺼내어 모아 두었다가 나중에 한꺼번에 포란시킨다. 마지막 알은 처음알과 색갈이 틀리므로 쉽게 알 수 있다.

포란 기간은 보통 14일이다.

포란 중에는 새장에 충격을 주거나 있거서는 안되며 너무 자주 들어다 뵈시 새를 자극하지 않도록 해야한다.

새끼가 깨어나면 희미한 소리가 들리므로 그때까지는 궁금해도 참아야 한다.

부화한 새끼는 일주일이면 보송보송한 깃털이 나고 20일정도 지나면 스스로 모이를 먹는다.

카나리아의 새끼는 계란 노른자와 싱싱한 채소를 충분히 주어야 제대로 성장한다.

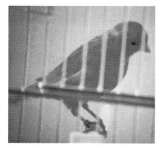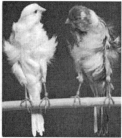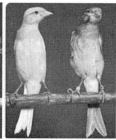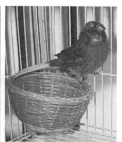

8) 소형잉꼬

소형잉꼬는 흔히 사랑새 또는 세끼세이잉꼬라고 부르는 잉꼬류로서 원산지로는 오스트렐리아 거의 전국에 분포하고 있으나 주 서식지는 동남부지역이며 떼를 지어 살고 있다.

사랑새의 종류는 많지만 사육상 보통사랑새, 고급사랑새로 크게 구분하고 있는데 보통 사랑새는 녹색과 청색 계통을 말하고 고급사랑새는 이 계통을 제외한 것으로서 할리퀸, 오파린, 켄손, 루티노등 거의 대부분이 영국에서 품종 개량이 이루어진 종류들이다.

* 보통사랑새는 원종에 가까운 것으로 원종은 가슴에서 배가지 아름다운 초록색을 하고 있고 이 부분의 색채가 변화된 많은 종류의 개량종 즉 황색사랑새, 청색사랑새, 하늘색(코발트색)사랑새, 보라색사랑새 등이 있으며.

* 고급사랑새인 하리퀸사랑새는 상반신과 꼬리가 진한 황색, 하반신은 녹색이나 올리브색의 2가지색이 조합된 것과 여기에 백색과 청색이 깃들여 3-4색이 조합된 것등 여러가지가 있으며 색이 엷은 레인보우도 있다.

* 오파린사랑새는 보통사랑새와 고급사랑새의 교배로 개량된 것으로 머리는 백색이고 몸통의 대분은 코발트나 회색 또는 자색계통의 엷은 색을 띠는 것과 머리는 황색이고 몸통은 엷은 녹색인 것이 있다.

* 켄손사랑새는 전신에 녹청색이 강하게 나타나 있고 등뒤의 가로줄무늬는 진한 청색이며

* 루티노는 전신이 백색이거나 황색이며 눈이 빨갛거나 새까맣다.

　이 밖에도 깃털의 색갈이 다양한 새로운 종류가 계속적으로 태어나고 있다.

특히 암수의 사이가 좋아 금슬 좋은 부부를 잉꼬부부라 하기도 한다.

또한 다른 사육조에 비해서 사육 조건이 까다롭지 않고 체질이 건강한 편이므로 관리하기가 그만큼 용이히고 번식도 잘된다.

모이를 잘먹는 것으로도 으뜸이다. 모이를 파헤치지도 않는다. 특수한 모이도 필요없다. 십자매 모이로도 충분하다. 보통 피 5, 좁쌀 3, 수수 2 또는 수수대신 카나리아 시드를 주기도 한다.

사랑새의 암수 구별은 다른 새보다 쉽다. 부리상부에 있는 콧구멍 주위가 카키색 또는 엷은 갈색일때는 암놈이며 숫놈은 푸른빛이 나는 감색이다.

고급사랑새는 부리상부의 콧구멍 주위가 엷은 다색이고 약간 광택이 있으며 암컷은 수컷보다 흐리고 광택이 없다.

사랑새는 생후 7-8개월이 지나면 암수 짝을 맞추어 주고 둥지를 넣어준다.

너무 일찍 둥지를 넣어주면 둥지에 들어박혀 나오지 않아 운동부족이 생기는 수도 있으므로 산란시기가 닥쳐와서 넣어주는게 좋다.

사랑새의 둥지는 지푸라기를 이용하지 않고 나무상자집을 지어준다.

지푸라기를 넣어주면 신경을 건드려서 좋지 않다.

암수 짝을 지어준 후 암놈이 둥우리 속을 자주 출입하던가 둥우리에 들어가 있는 시간이 많아지면 산란의 준비가 된것이다.

이때가 되면 암컷은 갉아서 모은 나무 부스러기들을 둥우리 속으로 물어들인다.

교미도 이때에 이루어지며 숫컷이 둥우리 속에 들어있는 암놈에게 모이를 물어다 먹여 주기 시작하면 곧 산란을 한다.

사랑새는 이틀에 1개씩 알을 낳으며 보통 10일이 걸려서 5~6개를 낳는다.

암컷은 대개 두 번째 알부터 품기 시작하여 18~20일 지나면 새끼가 부화된다.

알이 부화가 되면 희미하게 우는 새끼의 소리를 들을 수 있다.

이때부터는 채소를 충분히 주어야 한다.

모이도 영양가가 높은 것으로 배합 비율을 늘리고 보리가루도 충분히 준다.

부화된지 35일 정도 지나면 둥지에서 나오며 7개월 정도 지나면 완전한 어미가 된다.

사랑새는 손노리개로서도 훌륭하다.

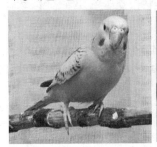 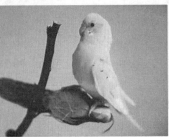 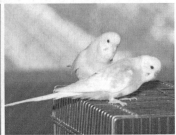

9) 중형앵무

숭형앵무는 사랑새 보다는 크고 금강앵무나 모자앵무같은 대형보다는 작은 앵무류를 가리킨다. 중형앵무 중 사육자의 사랑을 가장 많이 받는것이 모란앵무와 왕관앵무 종류다.

(1) 모란앵무

* 모란앵무의 원산지는 아프리카의 사하라사막 남쪽에서부터 동남 해안의 마다가스카르섬에 걸쳐서 분포되어 있다. 야생에서는 떼를 지어서 살아가지만 번식기에는 제각기 쌍을 이루고 발정기가 가까워지면 나무 구멍이나 바위 틈새에 풀이나 가느다란 나무껍질로 둥우리를 만들고 산란한다.

현재 국내에 소개되어 사육 중인 것은
* 모란앵무(Nyassaland Lovebird)
* 흑모란앵무(Black Cheeked Lovebird)
* 노란목흑모란앵무(Masked Lovebird)
* 푸른허리모란앵무(Fischer's Lovebird)
* 회색목모란앵무(Grey headed Lovebird)
* 소앵앵무(Rose faced Lovebird)등이 있다.

시중에서는 구로보당,아까보당,야마부끼,고사꾸라등으로 많이 통한다.

모란앵무의 사육조건은 여러가지면에서 사랑새와 비슷하나 새장과 상자집을 충분히 크게 해야한다. 모이는 일반모이로도 가능하나 삼씨나 해바라기, 카나리아시드를 가끔 주어야 하며 주요한 칼슘공급원인 염토, 오징어뼈를 공급해 주어야 한다.

모란앵무는 암수구별이 어렵다.

깃털의 색깔이나 울음소리도 똑같아서 구별하기가 아주 어렵다. 특히 6개월 이전의 어린 새라면 전문가들도 구별하기 힘들다.

일반적으로 암놈은 항문과 골격부분의 간격이 3~4㎜ 떨어져있으며 머리의 크기가 숫놈에 비하여 약간 크고 머리 위부분이 편편하게 느껴진다.

이에 비하여 수컷은 간격이 1~2㎜ 정도로 아주 좁으며 머리 위 부분이 좁고 급경사 된 느낌이고 양눈 사이가 좁다.

또한가지 방법은 어린 새일때 잡거용 큰 새장에 여러마리를 함께 키우면 그 중에 두 마리가 붙어 앉아 있거나 한마리가 움직이면 따라서 같이 움직이는 놈이 있는데 이 두 마리가 암수일 경우가 많고 짝을 지어주면 번식에 성공할 확률이 높다.

암수가 확실히 맞고 환경에 익숙해지면 이윽고 산란이 시작된다.

모란앵무는 다른 새에 비해 교미시간이 길어서 1회에 10여분이상이 걸리므로 주위를 시끄럽게 하거나 놀라게 해서는 안된다.

산란은 이틀에 1개씩 보통 4~5개월 낳으며, 성적이 좋은 놈은 7~9개까지도 낳는다.
주위가 산만하면 알을 낳아도 무정란일 확률이 높다.
포란은 대개 두번째 알부터 시작하는데 거의 암컷이 품고 수컷은 먹이를 물어다 준다.
포란중에는 상자집속을 절대로 열어보아서는 안된다.
포란일수는 21~23일이다.
달반 정도 지나면 집에서 나온다.
집에서 나온 후는 충분한 일광욕과 운동을 시킨다.

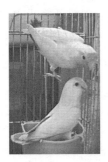 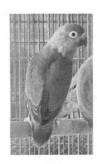 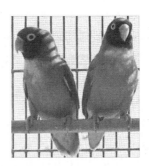

(2) 왕관앵무

* 왕관앵무의 원산지는 오스트렐리아 전역이며 떼를 지어 살고 있다.
제일 큰 특징은 이름처럼 머리에 관우가 있는 것이다.
몸색은 회색과 암회색인데 볼에 크고 붉은 반점이 있고 그 주위는 황색이라 돋보이며 편복면앵무라 부르기도 한다.
암수의 구별은 용이하며 볼의 붉은 반점이 연한 것이 암놈이며 어릴 때는 구별이 잘 안되지만 성조가 되면 확실히 구별된다.
왕관앵무의 성질은 온순하여 다른새와 함께 길러도 싸우는 일이 드물고, 조용하여 울음소리도 앵무류중에서는 괜찮은 편이고 손노리개로 키우면 길이 잘 들어 귀여움을 받는다.
그리고 웬만큼 환경만 맞으면 국내에서도 번식이 용이하게 되고 있다.
넓은 새장에 상자형 둥우리를 설치해주면 일년에 2-3회까지 한번에 4-6개 정도 산란한다.
포란 기간은 21일, 부화 후 45일 정도 지나면 새끼가 밖으로 나온다.
왕관앵무의 모이는 사랑새와 같으나 해바라기씨를 섞어준다.

그밖에 집에서 길러지고 있는 중형앵무로는
* 오색청해(Swainsom Blue MT' parrakeet)
* 소청(Blossum-headed Parrakeet)

* 칠초(Rosella)
* 청취(Many-colored Parrakeet)
* 비취(Golden Should Parrakeet)
* 도라지(Turquoisine Grass Parrakeet)
* 부케(Bourke Parrakeet)
* 붉은허리(Red-rumped Parrakeet)등 많은 종류가 있다.

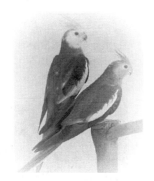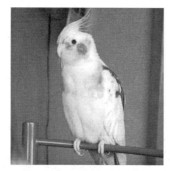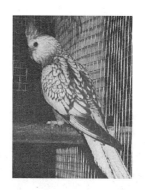

10) 대형잉꼬 (Parrakeet)

대형앵무는 그 크기가 30여Cm부터 1m에 이르는 점보사이즈까지 여러종류가 있으며 채색은 강열한 원색으로 풍부한 색체를 가지고있다.

사육되고 있는 대형앵무의 종류는 금강앵무, 홍금강앵무, 유리금강앵무, 히야신스앵무, 대자앵무, 요옴, 모자앵무등이 있다.

대형앵무를 기르는 목적은 번식 보다는 관상용이나 흉내 내는 것을 보는것이다.

특히 말을 가르쳐 말을 시키는 재미가 크다.

그러나 대형앵무는 울음소리가 요란하고 크기 때문에 대형 사육장이 필요하여 일반 가정에서 사육하기는 무리다.

* 금강앵무는 멕시코에서 남미의 중부-북부에 걸쳐 떼를 지어 서식하고 있다.

    앵무중에서 가장 큰종류. 부리가 거대하여 파괴력이 강하고 꼬리가 길고 색깔은 다양하며 화려하다.

    금사내에서 번식은 되지않는다.

    모이는 해바라기가 주식이며 약간의 삼씨를 준다.

* 홍금강앵무는 남미의 중부-서부에 서식하며 특히 아마존유역의 정글에 많이 살고 있다.

    몸체의 색갈만 다를 뿐 금강앵무와 여러가지 닮았다.

* 유리금강앵무는 파나마에서 브라질에 걸쳐 서식한다.

    몸체의 색깔은 화려하지 않고 청색과 황색의 산뜻한 느낌을 준다.

* 히야신스앵무(보라빛금강앵무)는 브라질에 광범위하게 서식하고 특히 아마존유역에 많이 서식한다. 온몸의 채색이 짙은 곤색과 같은 청색 일색의 신비한 색채를 갖고있다.
* 대자앵무는 파포아군도에 서식하며 크기는 까마귀 정도다.
  숫놈은 큰코앵무라고도 하며 전신이 녹색이고 복부의 양옆이 적색이다. 암놈은 남색이 짙으며 목에서 머리가 적색이다.
* 요옴은 아프리카 서부지역에 서식하며 색체가 다양하지 못하여 관상 가치가 떨어지나 흉내내기는 앵무중에 으뜸이다.
* 모자앵무는 중미에서 남미에 걸쳐 널리 서식하며 채색, 모양등이 다양하여 수십 종류가 있다.

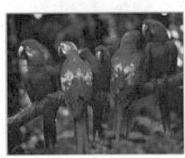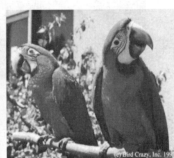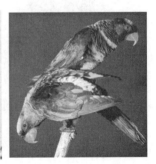

대형잉꼬를 구입할 때는 서두르면 안된다.
갓 수입한 새는 아직 환경적응이 안되어 위험하다. 한해 겨울 넘기기가 가장 어려우므로 겨울철에는 특히 보온에 주의해야 한다.
첫해 겨울을 잘 넘긴 새는 건강하게 오래오래 장수 할 수 있다.

11) 금계 Golden phesant

원산지: 중국의 남서부
중국 주나라 후반기 **춘추 전국 시대** 때 강성해진 제후들 끼리 싸움으로 사회가 혼란스럽고 화산이 폭발하고 온천지가 불바다로 변할 때 모든 동물들이 불에 타 죽었으나 폭발하는 화산 속에서 유일하게 금계만이 온몸에 시뻘겋게 불을 달고 유유히 날으는 것이 발견되었다. 이때부터 이 새를 **화조** 또는 **불사조**라 부르게 되었다. 또한 불을 몰고 날아 화재를 예방하고 재앙을 방지 한다 하여 **궁궐이나 가정에서 재앙 방지용으로 길러졌고**, 꿩 과에 속하는 금계는 아름다운 자태로 인해 **관상용**뿐만 아니라 박제 약용, 수출 등 용도가 다양하다 본초강목의 기록으로는 좋은 약용으로서의 가치가 높아 **한방에서 약재로** 쓰이고 있으며 원산지인 중국에서는 무병장수와 불로장수의 영약으로 알려져 무차별 남획되어 거의 멸종위기에 처해 보호조로 지정 보호 받고

있으며 현재 사육은 이루어지지 않고 국외반출을 금지하고 있다.

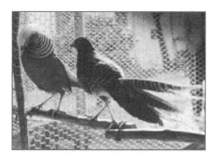
금계 Golden phesant

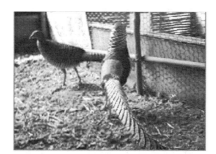
은계 Lady Amherst's phesant

12) 은계 Lady Amherst's phesant

원산지: 중국의 서남부 티벳 일부
설명: 우아함과 화려함 깔끔함을 고루 갖춘 아름다운 새다.
언뜻 까치를 연상시키는 앞가슴은 은빛으로 빛나고 등 쪽의 노란 깃털은 금계보다
부드러워 더욱 고결해 보인다.
금계, 황 금계등과 같이 **꿩과**에 속하고 금계보다 번식이 까다롭고 금계와의
교잡종은 금은 계라 하며 초보자들은 식별이 쉽지 않다

Ⅳ. 관상조의 관리

1. 관상조류의 선택요령, 구입시기 및 사육장

1) 관상조류위 선택요령 및 구입시기

새를 구입할 경우 어떤 것을 기준으로 해서 선택할 것인가는 경험이 없는 사람에게
는 어려운 문제이다. 각자의 취미가 다르고, 기를 새의 사육환경 및 조건이 차이가
있기 때문이다.
어떤 새가 좋은 새이고, 기르기 쉬운가는 다음 여러 가지 사항을 종합하여 판단,
선택하는 것이 좋을 것이다.

① 동작이 활발한 것

동작이 발랄하고 활기가 넘치는 것이 좋은 새이며, 움직임이 둔하고 웅크리고 있는 새는 피할 것.

② 몸에 상처가 없는 것

발이 구부려졌다든지 날개가 쳐져 있고, 발톱 등에 상처가 있으면 피할 것.

③ 체형이 클 것

같은 종류의 새가 몇 마리 있는 경우에는 다른 것과 비교해서 체격이 큰 쪽이 혈통도 우수하고 성장기의 영양상태도 좋은 것이다. 새의 체격에 차이가 나타나는 이유는 사육자가 종조를 교체하지 않고 근친번식을 시켜서 유전적으로 작아졌기 때문이다. 또한 성장기에 적절한 영양공급도 체형에 영향을 미친다. 다만 지방과다에 의해 체형이 커진 새는 산란이 어렵기 때문에 피해야 한다.

④ 젊은 새일 것

젊은 새는 대체로 부화 된지 반년미만의 새로써 암컷의 경우는 아직 산란하지 않은 새를 말한다.

⑤ 색상이 선명하고 체형이 균형 잡힌 것

몸 전체의 균형이 잡혀서 날씬하며 꽁지가 힘차게 뻗은 새를 골라야 한다. 색상은 선명할 수 록 좋다.

⑥ 배설강 부분이 깨끗할 것

사육조에 가장 많은 질병인 설사나 변비 등이 있으면 이 부분이 지저분하므로 깨끗한 것을 선택한다.

⑦ 털갈이 중인 새는 피할 것

사육조는 1년에 한번 털갈이를 하는데 이 시기에 체력이 가장 허약해진다. 한편, 환경이 바뀌면 털갈이 하던 새는 다시 털갈이를 하여 체력이 약화되므로 털갈이 중인 새는 구입하지 않는 것이 좋다.

관상조의 구입적기는 대체로 가을이라고 생각된다. 습하고 더운 여름철은 새의 적응력이 감소되고 가격 면에서도 불리할 수 있기 때문이다.

⑧ 카나리아

9월에서 다음해 3월까지가 구입적기라고 할 수 있다. 구입시 다리에 링을 끼우는데 이 링에 태어난 시기를 새기게 되어있다.

⑨ 문조, 호금조 등 휜치류

6월에서 10월경까지가 구입적기라고 할 수 있다. 그 이유는 번식을 가을에 시작하여 다음해 봄에 끝나기 때문이다. 따라서 6~10월경에 판매되는 새는 6개월 정도된 젊은 새가 많다.

⑩ 사랑새, 십자매 등

일년 내내 번식이 가능한 사육조로 봄과 가을이 구입적기이며 구입시 6개월 정도의 젊은 새가 좋다.

2) 사육장

사육조는 인간의 생활공간 어느 곳에서나 기를 수가 있으나 환경이 좋은 곳이어야 관상효과나 번식을 기대할 수 있으며 사육조의 건강에도 유리하다.

① 설치장소

a. 햇빛이 잘 드는 곳

　일광조사는 남향과 동남향이 좋다. 일조시간의 길이는 사육조의 발정에 깊은 관계가 있으므로 하루에 최저 2시간이상 일조시간이 유지되어야 한다.

b. 통풍이 잘 되는 곳

　통풍이 나쁘면 습도가 높아지고 공기가 탁해져서 배설물이나 먹이의 부패가 심해져 질병을 유발하게 된다. 요즈음은 이상적인 통풍장치가 많이 설치되고 있다.

c. 조용한 곳

　모든 사육조는 조용하고 안정감 있는 곳에서 좋은 번식성적을 얻을 수 있다. 기계소리가 요란한 곳이나 교통이 혼잡한 길가는 피하며 특히 불규칙적인 큰 소리가 나는 곳은 피해야 한다.

d. 천적의 침범이 없는 곳

　사육조의 최대 천적인 쥐는 처음에는 사료를 먹기 위해 사육장에 들어오나 차차 익숙해지면 사육조를 잡아먹는다. 그 외 고양이, 개의 침입도 경계해야 한다.

② 사육시설

a. 보온시설

　대부분의 사육조는 열대나 아열대지방이 원산지이므로 보온이 필요하다. 보온이 필요한 조류인 호금조, 금정조, 청휘조, 일홍조 등 고급휜치류는 추운 겨울이라도 사육장이 15℃이상은 유지되어야 한다. 보온시설은 바닥에 배관을 설치하는 보일러식이 좋다.

b. 안전시설

　쥐에 의한 피해는 치명적이므로 조류사를 지을 때 바닥은 콘크리트로 하며, 하수관 및 통풍구는 쥐가 들어 올 수 없게 설치해야 한다. 출입문과 창문은 방충망을 설치해 파리, 모기 등 해충으로부터 보호해야 한다.

c. 채광시설

　일조시간은 사육조의 번식에 큰 영향을 주게 되므로 남향파 동남향이 이상적이며 조류사 내부까지 채광이 되는 것이 좋다. 요즈음은 인위적인 점등사육에 의한 번식이 가능하여 이에 대한 연구가 진행되고 있다

3) 관상조류의 사육기구

새를 사육하기 위해서는 여러 가지 기구들이 필요한데 현재 판매되고 있는 사육기구들은 전문가들의 오랜 경험과 연구를 통해서 만들어진 것이므로 각각의 용도와 쓰임새가 다르다. 관상조에 맞는 구조물을 설치하지 않을 경우 그 새의 기능 발휘와 번식에도 어려움이 있다. 따라서 많은 종류의 사육기구 및 구조물 가운데 어떤 것을 선택할 것인지는 충분한 고려가 있어야 한다.

가. 새장의 종류

새장은 만드는 재료에 따라 철재, 목재, 대나무 새장으로 구분할 수 있다.

① 철재 새장
　시판되고 있는 새장의 대부분으로 크기와 형태가 다양하다. 장점으로는 보기가 좋고 사육 관리가 쉬우며 환기가 잘 되고 해충의 서식이 어렵다. 단점으로는 추위와 바람을 막을 수 없으며 안정감이 없다.

② 목재 새장
　목재 새장의 대부분은 가격이 비싸고 오래 사용하게 되면 해충이 서식하게 되는 단점은 있으나 카나리아나 휜치류 같이 번식에 예민한 종류에게 안정감을 주어 번식성적을 높여주는 장점이 있다.

③ 대나무 새장
　처음에는 야조 사육을 위해 사용되었으나 요즈음은 구관조용 대나무 새장이 많이 나와있다. 가격은 비싼 편이다.

그 외에 여러 종류의 새를 한 곳에 넣고 그들의 동작이나 소리를 즐기기 위해 조류사를 건축하기도 한다.

나. 둥 우 리

둥우리는 새의 습성에 따라 형태와 재질이 다르다. 둥우리는 새들의 보금자리이므로 우선 아늑해야 하고 통기성이 좋아서 발육에 지장을 주는 일이 없어야 한다. 둥우리를 새장 속에 달아주는 위치는 입구가 사람의 시선이 보이지 않는 곳으로 바닥으로부터 2/3정도의 높이가 좋다.

① 항아리형 둥우리
　짚으로 엮어 만든 것과 실로 엮어 만든 것이 있는데 시판되고 있는 것은 대부분이 짚둥우리이다. 번식용은 필요이상 클 필요가 없다.

② 휜치용 상자 둥우리
　나무로 직사각형의 상자(가로 10cm*세로 15cm*높이 8cm)를 만들고, 그 안에

보금자리 풀을 넣어 주거나 카나리아용 접시형 둥우리를 넣어 준다(새장의 규격은 30cm*30cm *30cm).

③ 접시형 둥우리

짚으로 엮어 만든 접시 모양의 둥우리로 카나리아에 사용한다.

④ 사랑새용 상자 둥우리

야생의 사랑새는 통나무의 빈 구멍 속에 산란을 하게 되는데 이와 비슷한 구조로 만들어져 있다. 상자의 크기는 가로 15cm, 세로 15cm, 높이 23cm로 전면 중앙 상단에 출입구가 있다. 하단은 알자리로, 가운데가 동그랗게 파여져 있다 (새장의 규격은 35cm*35cm*35cm).

⑤ 중형 앵무용 상자 둥우리

사랑새용 상자 둥우리와 같으나 크기가 가로 18cm, 세로 18cm, 높이 24cm로 더 크다. (새장의 규격은 50cm*50cm*50cm).

⑥ 문조용 상자 둥우리

직사각형의 나무 둥우리로 가로 18cm, 세로 13an, 높이 13cm 가 적당하다.

다. 횟 대

새장 속에는 새들이 앉아서 쉴 수 있는 횟대가 필요한데, 설치하는 간격과 새의 종류에 따라서 굵기가 달라야 된다. 새에게 알맞는 횟대는 새가 발가락으로 쥐었을 때 앞 뒤 발톱이 닿을 듯 말 듯 한 것이 가장 적당하다. 굵기가 적당하고 튼튼하게 고정되어 있어야 교미도 정확하게 할수 있다. 횟대의 설치 수는 1~2개가 적당하다.

라. 모이그릇

사기, 플라스틱 등의 재료로 만들어져 있는데 실용성과 가격 면에서 플라스틱제가 가장 많이 사용되고 있다. 모양은 새장에 맞추어 정하는데 사각형과 둥근형이 대부분이다. 모이를 파헤치는 종류를 위해 커버형 모이그릇도 있다. 모이그릇의 선택은 새의 습성을 따라 선택하되 하루에 줄 수 있는 양의 모이를 담고도 30%정도 여유공간이 있는 것이 좋다.

앵무류는 부리의 힘이 강해 튼튼한 그릇이 좋다.

마. 물 그 릇

물그릇은 일반적으로 모이그릇을 그대로 사용하기도 하지만 대량 사육하는 곳에서는 항상 신선한 물이 공급되는 자동급수기가 사용되고 있다.

바. 기 타

그 외 필요한 기구로서 야채꽂이, 둥지걸이, 의란, 검란수저, 보금자리 풀 등이 있다.

2. 관상조의 사료 및 영양분과 그 기능

1) 관상조의 사료

적절한 사료 공급이 새의 건강을 좌우한다고 할 정도로 중요하여 영양의 균형을 잘 유지해 줌으로써 새를 잘 기를 수 있다. 전문 사육가들은 경험과 연구를 통해 자기만의 배합법을 알고 있다.

가. 주식사료

사육조의 대부분은 곡류를 주식으로 하고 있다. 우리 나라의 경우 주로 피, 좁쌀, 수수, 쌀 등이며, 보조사료로 들깨, 해바라기씨, 유채씨, 카나리아씨, 삼씨 등이 사용되고 있다.

나. 영양사료

영양사료는 발정사료라고 하여 허약한 새, 포란중인 새, 발정을 촉진시키려는 새에게 주로 급여시킨다.

다. 야 채 류

새들이 즐겨먹는 채소류로 주로 배추잎을 이용하는데 최근에는 케일 잎이 영양이 좋으며 기호성도 좋아 많이 이용된다. 급여 시 농약이 묻은 경우가 많으므로 4~5시간 물에 담가두었다가 급여한다. 상추는 기호성이 떨어진다.

라. 석 회 분

사육조는 좁은 공간에서 골격을 형성하고 산란하기 때문에 칼슘을 필수적으로 공급해 주어야 한다. 계란껍질, 굴껍질 오징어뼈 등을 급여하는데, 특히 굴껍질 속에는 석회분인 탄산칼슘이 95%나 들어 있어서 이상적이다. 칼슘과 염분을 동시에 공급하면 좋고 일주일에 한스푼 정도면 충분하다.

마. 염 분

새의 소화대사 작용에 소량의 염분이 필요하다. 사료나 청채류 등에도 소량의 염분이 있으나 그것만으로는 부족하므로 인위적으로 보충해 주어야 한다. 난조에 섞어 주거나 염토를 만들어 준다.

바. 광물질 사료

새는 미량의 광물질 성분이 필요하므로 한 달에 1~2번 양계용 종합영양제를 물에 타서 먹인다. 전문적인 사육자 중에는 황토를 급여하기도 하는데 그 속에는 여러 광물질이 함유되어 있어 새에게 광물질성분을 효과적으로 공급하여 준다.

사. 어미새 사료

어미새의 사료는 산란직전까지 양계용 산란사료에 콩과 옥수수를 섞어주고 산란직후부터는 산란사료에 번데기와 어분가루, 메뚜기나 미꾸라지 등 단백질함량이 높은 동물질 사료를 10%정도 혼합하여 주면 유정란의 비율이 높아지고 산란수도 많아진다.

2) 영양분과 그 기능

가. 탄수화물

탄수화물은 당분이나 전분으로 구성되어 주로 에너지나 열원으로 작용한다. 섬유질의 곡류껍질도 탄수화물로 구성되어 있지만 새에 따라서 소화가 되지 않으므로 열원으로 쓰이지는 못한다.

나. 지 방

지방은 탄수화물과 비슷한 역할을 하여 에너지를 공급하며, 몇 가지 중요한 지방산의 원으로 사용되거나 지용성 비타민의 용제도 된다. 여분의 먹이는 체내에 지방으로 축적이 되기 때문에 운동부족과 과다한 모이는 비만을 초래하여 나쁜 영향을 미친다.

다. 단 백 질

새의 근육, 신체기관, 깃털, 피부, 알 등이 단백질로 구성되어 있으므로 사료성분 중에서도 가장 중요한 성분이다. 단백질은 복잡한 화학구조를 지니고 있으나 비교적 간단한 구조인 아미노산으로 구성되어있다. 소화과정 중의 단백질은 보다 간단한 화합물로 분해되어 흡수되고 필요에 따라서는 단백질로 재구성된다. 섭취된 단백질이 조직 단백질의 합성에 이용될 수 있는 효율을 '생물가'라고 한다. 단백질은 개체의 생장, 건강유지, 손상된 부분의 복구, 산란 등에 필요하지만 몇 종류의 아미노산은 그 이외의 기능을 하기도 한다.

좋은 사료라 함은 단백질함량이 높고 필수아미노산이 빠짐없이 함유되어 있으며 동물성 단백질이 식물성 단백질보다 많은 비율로 배합되어 있어야 한다. 대체로 동물성 단백질은 식물성 단백질에 비해 중요한 아미노산함량이 많아서 생물가가 높다.

라. 비 타 민

비타민은 지방성분에 녹는 지용성 비타민(A, D, E, K)과 물에 녹는 수용성 비타민(B,C)으로 구별된다. 조류에 있어서 그 요구량은 미량이지만 결핍되면 비타민이 관여하는 대사과정이 지장을 초래하여 대사장애를 일으킬 수 있다.

① 비타민 A
간에 저장되어 있는데 카로틴이 체내에서 비타민 A로 변환된다. 비타민 A의 결핍은 호흡기계, 소화기계, 생식기 및 눈 등의 상피에 변화를 일으키고 병원성 미생물 침입에 대한 상피의 저항성이 떨어진다.
사육중인 새의 비타민 A 결핍증 치료를 위하여 사료에 1ts정도의 간유를 섞어서 먹이기도 한다. 그러나 간유는 변질되기 쉽고 또 비타민 E의 파괴를 촉진시키므로 적당량이 사용되어야 한다.

② 비타민 D
비타민 D는 어린 새가 성장할 때 뼈의 정상적인 석회 침착에 필요하다.
이 비타민의 소요량은 사료 속의 석회(칼슘) 및 인의 함량에 따라 달라져서 사료 속에 함유된 비율이 떨어질 때에 보다 많은 비타민 D가 요구된다. 비타민 D 중에서 새의 체내에서 가장 효과적인 것은 비타민 D3이다. 비타민 D는 침착 상승작용이나 배설억제작용에 따라 체내의 석회와 인의 필요량을 유지시키는 역할을 한다. 또 이 두 가지 물질의 정상적인 혈중농도를 유지시키며 석회염이 뼈의 침착에 관계하는 작용을 갖고 있다. 비타민 D 결핍은 연란 생산의 원인이 되고 알 막힘 증상을 일으킨다. 성장중의 아기에서 결핍되면 곱사병의 원인이 되기도 한다. 새의 미선에서 나오는 분비물은 태양광선 작용에 따라 일부는 비타민 D로 변하므로 새가 깃털을 정돈하면서 적은 양이지만 비타민 D를 섭취하고 있는 것으로 알려지고 있다. 따라서 사육조는 야생조보다 태양광선의 작용을 받기가 어려우므로 야생조보다 더 보충해 주어야 한다.

③ 비타민 E
비타민 E는 새에서 많은 작용을 나타내는데, 곡식의 씨눈에 많이 들어 있기 때문에 곡물을 주로 먹는 새는 결핍증이 잘 나타나지 않는다. 비타민 E의 결핍은 간유의 과잉급여에 의해서 촉진될 때가 있다.

④ 비타민 K

이 성분은 간에서 프로드롬빈 생성에 관여함으로써 혈액의 응고시간에 영향을 준다. 이 비타민은 소화기 내 미생물에 의해서 합성되므로 별도로 줄 필요는 거의 없다. 그러나 항생물질의 남용으로 장내 세균총이 변화되어 결핍이 일어나기도 한다.

⑤ 비타민 B1

이 비타민은 탄수화물을 에너지로 전환시키는 데 관계되는 몇 가지 효소에 대한 보효소로 작용한다. 비타민 B1결핍은 식욕감퇴, 소화불량, 원기의 저하와 경련의 원인이 되거나 또는 급성다발성 신경염에 걸리게 되며 머리가 뒤로 당겨지는 듯한 증세를 일으킨다. 그 외 다리의 부전마비는 비타민 B1결핍으로 가장 많이 일어나는 질환이다. 부전마비가 일어나면 발가락이 횃대를 잡는 힘이 저하되고, 다리 근육의 약화로 나무에 정상적으로 앉지도 못한다. 마비가 일어나면 다리를 꼿꼿이 뻗치고 발가락들을 꼭 조이는데 이러한 증세의 치료에는 비타민 B1을 급여해 주며, 오래 경과된 상태가 아니라면 어느 정도 효과가 있다. 비타민 B1은 먹이를 통해 공급되어야 하는데 곡식에 함유되어 있다.

⑥ 비타민 B2

리보플라빈이라고도 하며, 플라빈 효소의 한 요소로 작용한다. 또한 아미노산의 산화효소 및 키산틴 산화효소제로서도 작용한다. 이들은 에너지 방출과 단백질 및 퓨린대사 등에 관여한다. 리보플라빈 결핍은 새에서 넓은 범위에 걸쳐 증상이 보이지만 특히 발가락의 굴곡마비가 특징적인 증상으로 나타난다.

⑦ 비타민 B6

프리독신이라고도 하며 단백질과 지방의 대사에 관계하는 몇 가지 효소계에 작용하고 있다. 이 비타민이 결핍되면 식욕이 없어지고 급격한 체중감소로 사망에 이르게 된다. 또한 산란 및 부화능력은 이 비타민이 약간만 결핍되어도 현저하게 저하된다.

⑧ 비타민 B12

이 비타민의 기능은 핵산 및 메틸단의 합성에 있으며 또한 탄수화물, 단백질 및 지방의 대사에 관여하는 것으로 추측된다. 결핍증세는 부화율의 저하와 뼈에 이상을 일으킨다. 비타민 B12는 육류나 치즈, 효모 및 발효산물 등에 존재한다. 또한 새의 장내 미생물에 의해서도 합성되므로 새는 자신의 배설물을 먹어 이 성분을 섭취할 수 있기 때문에 별도로 급여해줄 필요는 없다.

⑨ 니아신
이 성분은 DPN과 TPN 이라는 두개의 보효소의 구성요소로 작용하며, 세포호흡에 있어서 플라빈 효소와 결합하여 작용한다.
니아신의 결핍은 생장저하 및 빈약한 깃털형성을 초래한다. 트리프토판은 어느 정도 니아신으로 변환되므로 트리프토판에 의해 니아신 결핍을 방지할 수가 있다.

⑩ 판토테인산
판토테인산이 부족하면 생장 및 깃털의 발육부진, 부화율 저하, 피부염 등이 발생한다.

⑪ 비타민 C
아스코르빈산이라고도 하며 필수영양소는 아니다. 과일이나 풀을 먹는 조류에서는 결핍증을 일으키지 않는다.

⑫ 바이오틴
부화율을 향상시키는 데 필요하며 페로시스의 예방에 유효한 영양소이다.

⑬ 코 린
인지질 인 레시친의 한 성분이다. 이것은 지방대사에 관여하고 간에 지방성분이 끼는 것을 예방한다. 또한 아세틸콜린 형성에 필수요소이며 불완전 메틸단의 급원으로서 중요하다. 그리고 페로시스 예방에 특이적 역할을 한다.

⑭ 엽 산
성분은 항빈혈인자로 결핍되면 아기에게 페로시스, 발육지연, 빈약한 깃털형성, 털색의 탈색, 적혈구 및 헤모글로빈의 감소 등 빈혈로 인한 특이 증상을 나타낸다.

마. 미네랄류

미네랄은 조류에서 많은 기능을 가지고 있어 생명유지를 위하여 다른 영양소와 마찬가지로 필수적이다. 특히 골격발육에 중요한 역할을 하며 삼투압, pH 조정 및 원형질이 정상 기능을 할 수 있도록 이온성 환경의 제공, 산소의 운반, 효소계의 활성화 등 광범위한 영역에 걸쳐서 작용한다. 미네랄이 결핍되면 각약, 깃털의 탈락, 식모 등의 증상을 나타낸다.

① 칼 슘
칼슘은 체조성과 난각 형성에 중요한 광물질로 사료 속에 많이 함유되어 있어야 한다. 대부분의 곡물에는 칼슘이 적게 들어 있으므로 사육조는 항상 어떤 형태

로든 공급을 원활하게 해야된다. 칼슘 공급원으로는 오징어뼈나 굴껍질 가루가 적합하며 계란 껍질을 주기두 한다. 칼슘대사는 인 및 비타민 D의 대사와 관계가 있어 이것들을 적절한 양으로 섭취하므로서 칼슘을 효과적으로 이용할 수 있다. 아기 새에서 정상적인 성장에 필요한 칼슘과 인의 비율은 1.5 : 1.0이다. 즉 먹이에는 약 1%의 칼슘과 0.7%의 인이 함유되어 있어야 하는데 이러한 비율은 사료의 에너지가에 의해 달라지기도 한다.

② 인

인은 뼈의 중요한 구성성분 일뿐만 아니라 세포핵 단백질의 구성요소이다. 또한 에너지의 운반이나 방출, 탄수화물과 지방의 대사에도 관계한다.

③ 마그네슘

마그네슘은 칼슘 및 인의 대사와 관련 있는데 뼈와 알껍질에 존재한다. 그 외에 효소의 활성에 필요하며 또 탄수화물에도 관여한다.

④ 나트륨과 염소

이 성분들은 먹이의 약 0.5%정도를 급여시키는데 체내에서 몸의 조직과 체액간의 삼투압을 조절 유지시킨다. 나트륨은 산 염기 명형과 혈액의 pH 조정에, 염소는 위산 합성에 관여한다.

⑤ 망 간

사육조류에 중요한 성분으로 결핍되면 체중감소, 산란율 저하, 난각강도 및 부하율 저하, 페로시스 등이 일어난다.

⑥ 아 연

세포의 구성 단계에서 단백질합성과 관계가 있고, 미량 섭취로 피리미딘 합성에 관여하는 효소의 활성화를 촉진시키는 데 필요하다. 조류에서는 미량으로 충분하다.

⑦ 철

혈액중의 헤모글로빈 형성에 필수성분으로 결핍되면 빈혈 증세를 일으킨다.

⑧ 셀레늄

비타민 E의 배설방지를 돕기 때문에 아기 새의 근육위축을 예방해 주는 역할을 한다.

⑨ 옥 소

갑상선의 정상활동에 필요한 성분이며 대부분의 곡류에는 옥소가 들어 있지 않다. 새에게 이를 보충하기 위해서는 마시는 물에 옥소성분을 타서 먹이는 것이 좋다. 특히 갑상선에 이상이 생기기 쉬운 사랑새에 결핍증이 생기기 쉽다. 결핍되면 갑상선에 큰 혹이 생기고 이로 인해 호흡곤란, 구토, 활동력 상실 등 여러 가지 증상이 나타난다. 과도한 산란 및 아기 새 사육으로 인한 스트레스가 갑상선종의 발생인자로 알려져 있다.

3. 관상조의 질병

1) 설사

증상 ; 묽은 설사, 녹색 설사, 끈적끈적한 변
원인 ; 여름에 물이나 모이가 부패되었을 경우, 썩은 야채를 주었을 경우, 부적합한 먹이공급
치료 ; 부드러운 물수건으로 항문을 닦아주고 새장을 따듯한 곳으로 옮긴다. 설파제를 물에 3-6방울 정도 섞는다.

2) 식체

증상 ; 부풀어오른 가슴, 모이를 잘 먹지 못함, 거친 호흡, 구토
원인 ; 새의 식도중간에 부풀은 부분(소낭)이 있는데 소낭에 모이가 걸려있는 것임. 모이배합 을 갑자기 변경했을 경우에 잘 생김
치료 ; 경미한 경우 미지근한 물에 포도주 3-4방울을 섞어 스포이드로 먹이고 소낭을 복부쪽 으로 문질러 걸려있는 모이를 이동시킨다. 중증일 경우 소낭을 절개하여 뭉쳐진 모이를 꺼내야 한다(수의사와 상담요망).

3) 변비

증상 ; 굳은 변, 항문을 상하로 흔든다.
원인 ; 지방과다, 물부족, 갑작스런 모이변경, 부적합한 모이, 운동부족
치료 ; 스포이드로 올리브유를 1-2방울 먹이고 중증인 경우 항문에도 두 방울 넣어준다.

4) 장염

증상 ; 설사, 항문주위가 더러움, 갈증, 식욕부진, 깃털이 부풀어있다.
원인 ; 갑작스런 추위, 찬바람, 불결한 모이, 심한 스트레스, 공포

치료 ; 세균감염이 원인일 때에는 항생제를 투여한다. 당분간 야채를 주지말고 신
선한 모이 외 물을 공급히머 보온에 신경을 쓴다.

5) 감기, 기관지염

증상 ; 재채기, 콧물, 눈물, 빠른 호흡, 깃털을 부풀린 채 웅크리고 있다.
원인 ; 찬바람, 추운 날씨에 수욕 했을 경우
치료 ; 보온, 콧구멍이 막혀있을 경우 부드러운 물수건으로 닦아준다. 물에 포도주
를 조금 섞어서 스포이드로 먹인다. 설파제를 물에 섞어준다.

6) 알막힘

증상 ; 깃털을 부풀린채 웅크리고 있다. 새의 하복부가 막힌 알로 부풀어있다(그냥
방치하면 변도 누지 못하고 죽게됨).
원인 ; 수난관의 혈액장애, 칼슘부족, 연동작용부족, 갑작스런 추위
치료 ; 보온, 물 포도주 2:1의 용액을 3-4방울 먹인다. 그리고 30분 정도 알 낳기
를 기다리다 가 그래도 낳지 못하면 스포이드로 올리브유 등을 항문에 넣고
배란을 촉진시키기 위하여 복부를 문질러준다.

7) 개선충(옴)

증상 ; 잉꼬에게 흔하게 발견되며 부리 주변 또는 눈 주위 등의 피부가 딱지처럼
두터워진 다. 증상이 심해지면 부리의 표면이 거칠어진다. 그리고 눈 주위
의 깃털도 빠지고 하 얀 딱지가 생기며 가려워서 긁는다.
원인 ; 개선충이 피부에 기생하여 발병. 전염성이 강하므로 격리시키고 새장을 열
탕 소독해 야 한다.
치료 ; 면봉에 유황제 또는 페니실린연고나 오이락스 연고를 발라 환부에 바른다.
하루에 3 회 정도 일주일동안 치료한다.

8) 탈모증

증상 ; 드문드문 털이 빠지다가 완전히 탈모되는 경우도 있다. 근친번식에 의한 탈
모는 깃털 의 뿌리가 검게 보인다.
원인 ; 유전, 환경, 영양결핍
치료 ; 특별한 치료법이 없다. 근친번식을 피한다.

9) 식모증

증상 ; 부리로 털을 뽑는다.

원인 ; 스트레스, 영양결핍

치료 ; 목에다 두꺼운 종이로 목 타래를 둥글게 만들어서 씌어주어 털을 뽑지 못하도록 한다. 영양공급을 균형 있게 하고 넓은 새장을 사용하여 스트레스를 방지한다.

10) 각약증

증상 ; 발가락이 꼬부라져 있거나 빳빳이 펴져 있어 잘 걸을 수 없다.

원인 ; 비타민 B복합체 비타민D 칼슘부족

치료 ; 환부를 바른 자세로 만들고 깁스를 한다. 영양제를 물에 타서 먹인다.

11) 골절

치료 ; 성냥개비를 부목으로 사용하여 테입을 감아준다. 딱딱한 종이를 사용하든지 반창고를 튼튼히 고정시켜 감아준다.

주의 ; 골절치료는 전문적인 분야이기 때문에 수의사에게 의뢰하는 것이 바람직하다.

12) 안검염

증상 ; 붉은 반점과 결막의 염증성 부종 등

원인 ; 외상, 자격, 세균성, 바이러스성

치료 ; 외상이나 자격에 의한 안검염은 안연고와 항생제를 근육 주사하여 치료한다. 세균성이나 바이러스성 안검염은 치료가 어렵다.

13) 결막염

증상 ; 눈꺼풀이 두꺼워지고 눈에서 분비물 같은 것이 나온다. 심하면 눈꺼풀이 달라붙는다.

원인 ; 세균, 바이러스,

치료 ; 안약, 항생제주사

[관상조의 질병과 치료]

질 병	원인과 증세	치료 방법
감 기	갑자기 추운곳에 내놓거나 찬바람을 쏘이면 걸린다. 감기에 걸리면 날개가 처지고 깃털을 곤두세우고 깃털속에 머리를 처박고 웅크리고 있는다. 희미하게 재치기도 한다. 동시에 설사 및 항문이 더러워지는 합병증이 생긴다.	우선 새장을 따뜻한 곳으로 옮겨준다.
설 사	주로 먹는 물의 불결에서 생긴다.	항문주위가 더러워져 있으므로 금방 알 수 있다. 활동이 둔하고 심하면 낙조한다. 가벼운 경우는 보리가루하고 숯가루를 반반씩 섞어 먹인다. 야채는 당분간 주지 않는다. 심한 경우는 설사약을 물에 풀어 준다. 정종을 먹여도 효력이 있다.
변 비	갑자기 모이 종류를 바꾸면 발생한다.	피자마 기름을 한두방울 스포이드로 부리속에 흘려넣어 준다. 가벼운 증상일 경우 간장을 약간 탄 물이나 올리브유를 한두 방울 항문에 넣어준다.
알 막힘	처음으로 번식을 하는 젊은 새라던가 반대로 늙은 새가 산란할 경우 발생한다. 하루종일 둥지속에 웅크리고 있는 경우가 많고 마치 감기가 걸린것처럼 보인다. 살며시 항문을 들여다 보면 주위가 벌겋게 보인다.	약간 자극적인 냄새가 나는 곳에 놓아둔다. 피자마기름이나 식용유를 먹여준다. 절대로 억지로 알을 낳게 하려고 해서는 안된다
지방과다	영양가 있는 모이를 지나치게 준경우다	장기치료가 필요하다.
	또한 운동부족의 경우 발생하며 몸전채의 균형이 깨진다. 흉부와 복부 근처의 깃털을 입김으로 불어보면 노오란 지방을 볼 수 있다.	넓은 새장으로 옮겨 운동을 시키던가 복부의 깃털을 전부 뽑아버린다. 치료가 끝날 때까지 채소를 계속준다.
피부병	불결한 환경이 원인이다. 부스럼딱지가 생기며 콧구멍주위, 눈이나 목부분에 깃털이 빠진다.	다른 새와 격리시킨다. 항생제를 발라준다.
골 절	사육자 부주의가 대부분이다.	성냥개비등으로 부목을대고 반창고로 고정시킨다.
새 진드기	새의 외부에 진드기가 기생하여 피를 빨아 먹는 병. 야간에 새가 몹시 괴로워 하거나 퍼덕거린다. 새장 틈에 기생충의 똥으로 백회색의 잔점이 생긴다.	물을 끓여서 새장 틈새에 붓거나 그 새장을 폐기한다. 섣불리 독한 방충제를 쓰면 새까지 죽일 수 있다.
기타외상	사육자 부주의나 새끼리의 싸움이 원인이 된다	소독약을 발라주면 대부분 낳는다.

Chapter 20
축산 동물자원

Ⅰ. 소 (Cattle)

- 소 속〉소 과〉우제 목
- 젖소(유우)/고깃소(육우)

1. 젖소

1) 홀스타인 (Holstein)

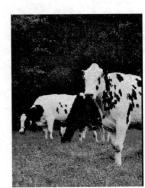

- 원산지 : 네덜란드. 흑백반 백흑반,
- 표준 몸무게 암 650kg, 수 1000kg.
- 산유량 6000kg이나 개량하여 7000kg이상 생산.
- 유지율 3.4%. 성질이 온순하고 체질이 튼튼하다.
- 우리나라에서 가장 많이 사육하는 품종
- 산육성이 좋고 육질도 좋다.
- 더위에는 약하나 추위에 견디는 힘은 강하다

2. 고깃소

1) 화우 (和牛)

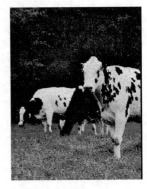

- 일본산 육용종을 총칭
- 흑색화우, 갈색화우
- 흑색화우가 가장 대표적, 전 화우의 85%를 차지
- 일본 전국 각지에 분포
- 성숙한 암소의 체중은 500kg이고, 수소의 체중은 800kg
- 갈색화우 육질이 다소 떨어짐

2) 한우

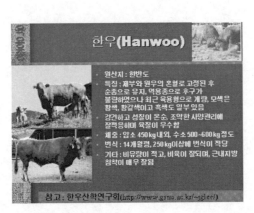

한우(Hanwoo)

- 원산지 : 한반도
- 특징 : 제부와 원우의 혼혈로 고정된 후 순종으로 유지, 역용종으로 후구가 불량하였으나 최근 육용형으로 개량, 모색은 황색, 황갈색이고 흑색도 일부있음
- 강건하고 성질이 온순 조악한 사양관리에 잘적응하며 육질이 우수함
- 체중 : 암소 450kg내외, 수소 500~600kg정도
- 번식 : 14개월령, 250kg이상에 번식이 적당
- 기타 : 비유량이 적고, 비육이 잘되며, 근내지방 첨착이 매우 잘됨

참고 : 한우산학연구회(http://www.gsnu.ac.kr/~gglee/)

Ⅱ. 돼지(swine, pig, porcine, hog)

- 멧돼지의 가축화
- 유럽종/미국종/동양종
- 세계적으로 돼지의 품종은 87종
- 225종 이상의 변종들이 있다.
- 중국에만 100여종이 품종과 변종이 존재한다.
- 세계 각국들에서는 각기 자기 나라의 기후풍토에 알맞고, 소비자의 기호에 알맞은 새로운 품종을 만들고 있다.

1) 요크셔(Large Yorkshire)

- 영국의 요크셔 지방 및 그 부근인 Suffolk 지방과 Lancashire 지방
- Large White라고도 부른다. 대형의 백색종으로 안면은 곧고, 뺨은 가벼우며, 콧등은 굽지 않는다. 귀는 곧고 얇으며, 앞을 향해 있다.
- 육용형으로 개량되어 육질이 양호
- 성숙한 체중은 350~380kg으로 대형종
- 가장 중요한 장점은 번식능력과 포유능력이 우수하다는 것이다.
- 세계 각국에서 널리 사육되고 있으며, 우리나라에도 도입되어 환영을 받고 있다.

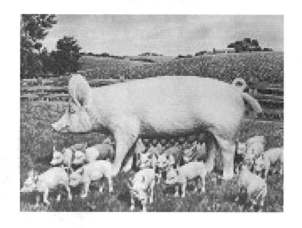

Ⅲ. 닭

- 대표적 가금류
- 서남아시아지역에서 축화
- 약 250여 종
- 난용종/난육겸용종/육용종

1) 난용종-레그혼

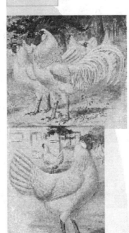

레그혼(Leghorn)

- 난용종
- 원산지 : 이탈리아 레그혼시
- 전형적인 난용종으로 11개 내종이 있으며 단관 백색 레그혼종이 대표이며 현재 개발된 대부분의 실용계통의 원조임
- 체중이 가벼움(암 2.0kg, 수 2.7kg)
- 우모색 : 백색, 갈색, 흑색, 회색, 청색 등 다양하며, 피부색은 황색, 난각색은 백색
- 특징 : 단관(single comb) 또는 장미관(rose comb), 성성숙이 빠름(150일령에 초산), 다산성이며, 취소성 없음
- 연간산란수 : 220~250개, 난중 55~60g
- 잡종강세를 이용한 3원 또는 4원교잡종이 가장 많이 이용됨

2) 육용종

가. 코오니쉬

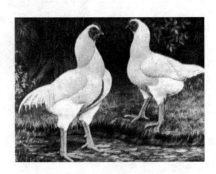

- 영국의 콘웰지방이 원산지
- 육용계의 대표
- 적갈색에서 순백으로 개량

< 특 성 >

- 암수위 체형이 모두 긴 네모형이다.

- 깃털이 견실하고, 빛깔이 선명하다.
- 발육이 빠르고, 도체율이 높다.
- 날개와 정강이의 길이가 짧고, 가슴이 많이 발달되어 있다.
- 성질이 온순하고, 만숙종이다.
- 연간 산란수는 100~120개, 알무게는 55~60g, 체중은 암탉 3.6kg, 수탉 4.8kg 이다.

Ⅳ. 산양

- Goat 염소
- 아시아 지역 축화
- 유용종/모용종/육용종

Ⅴ. 말

- 초식동물, 단위동물
- 축화 역사 짧다.
- 역축, 운송, 교통수단
- 빠른 속력, 견인력 우수
- 많은 품종 개량

1) 더러브렛

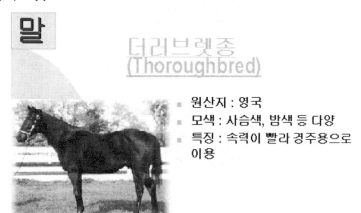

말

더러브렛종
(Thoroughbred)

- 원산지 : 영국
- 모색 : 사슴색, 밤색 등 다양
- 특징 : 속력이 빨라 경주용으로 이용

2) 제주마

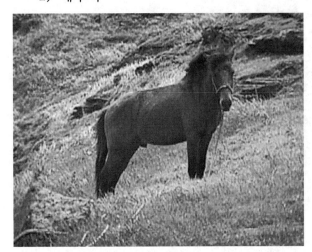

- 한국 제주도 원산
- 제주도 종마 고려~조선 주요 산업
- 현재 천연기념물
- 과거 - 역용으로 이용
- 현재- 승마, 레저용

VI. 사슴

사슴

꽃사슴

- 우리나라 전체 사슴의 85% 차지
- 체중과 체위가 왜소
- 몸에 흰색 반점 있음

레드디어(Red Deer)

- 중형종 사슴으로 우리나라는 주로 뉴질랜드산이 사육됨
- 붉은 체모색, 여름에는 적갈색, 겨울에는 회갈색을 띰, 하복부와 엉덩이는 연한색

사아넨(Saanen)

- 원산지 : 스위스
- 모색 : 백색 및 유백색
- 특징 : 피모가 짧고, 유기 잘 발달, 고온다습에 취약, 고냉지 사육에 적합, 산유량이 많아 우리나라 유산양의 대부분을 차지, 성장한 암양의 체중이 45~55kg, 숫양이 60~80kg정도, 평균유량 776kg, 최고 2,230kg에 달함

VII. 오리

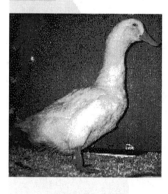

북경오리(Pekin Duck)

- 원산지 : 중국 북경
- 난육겸용, 체중은 큰편(암 3.2kg, 수 3.7kg)
- 우모색 : 백색, 부리는 황동색, 다리는 밝은 적등색
- 특징 : 조숙성으로 육질이 우수, 10주령에 2kg에 도달, 군집성이 강함, 사육관리에 편함
- 연간산란수 : 150~160개 정도, 난중 70~80g

VIII. 칠면조

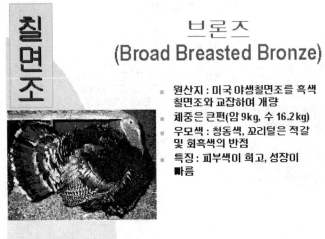

칠면조

브론즈
(Broad Breasted Bronze)

- 원산지 : 미국 야생칠면조를 흑색 칠면조와 교잡하여 개량
- 체중은 큰편(암 9kg, 수 16.2kg)
- 우모색 : 청동색, 꼬리털은 적갈 및 회흑색의 반점
- 특징 : 피부색이 희고, 성장이 **빠름**

IX. 밍크

밍크

파스텔(Royal Pastel)

- 대형 밍크, 다산계임
- 다색의 밍크이나 대부분 상품은 붉은 빛의 다색임

사파이어(Sapphire)

- 알류산과 Platinum의 교잡
- 밝은 청회색으로 푸른색이 강한 쪽이 좋고, 어두운 회색은 좋지 않음

다크(Dark)

- 아메리카 대륙의 야생밍크의 교배종
- 어두운 다색의 밍크가 인기, 눈, 코, 다리는 어두운 다색임

X. 여우

여우

은여우(Silver Fox)

- 적여우(Red Fax)의 돌연변이
- 체구가 적고 검은색과 흰색이 뚜렷이 구분됨

청여우

- 알래스카 청여우 및 북극 청여우가 주종
- 알래스카 청여우는 체구가 크고 번식력이 우수하고 어두운 회색이며 갈색을 약간 띰
- 북극 청여우는 체구가 적고 번식력은 낮으나 모질이 좋음

참 고 문 헌

1. 애견종합관리학. 한국애견협회교육부편 (2004), 신흥메드사이언스

2. 애완동물관리사동물사육관리실무. 애완동물관리사시험연구회 편 (2004), 양서원

3. 애완동물사육. 안재국 (2005), 부민문화사

4. 애견돌보기. 편집부 (2004), 21세기사

5. 애완견기르기. 조광원 (1995), 삼호미디어

6. 애견의 영양과 사양. 김정대 (2003). 한국문화사

7. 에듀넷 사육 웹사이트
   http://spe.edunet4u.net/job01/job03/html_8/8.htm

8. 서울대학교 행태학연구실 http://plaza.snu.ac.kr/~biology/behavior/

9. 에듀넷 사육 웹사이트 http://spe.edunet4u.net/job01/job03/html_8/8.htm

10. 서울대학교 행태학연구실 http://plaza.snu.ac.kr/~biology/behavior/

11. 작고 귀여운 애완동물 기르기. 윤신근 (2001), 삼호미디어

12. 고양이 100배 행복하게 키우기. 박슬라 (2005), 보누스

13. 고양이 종류와 선택백과. 조은옥 (2004), 동학사

14. 애완동물 고양이. 김상근 (2003), 충남대학교출판부

15. 관상조류. 박연진 (1999), 선진문화사

16. 작은새 기르기. 김한조 (1999), 삼호미디어

17. 열대어 기르기. 김희도(1999), 삼호미디어

18. 알기쉬운 물고기 질병과 대책. 임동주 (1997), 마야

19. 관상조 http://my.dreamwiz.com/ardor9/main.html

20. 열대어 http://www.trofish.net/index2.html

21. 동물자원학개론. 김계웅 (2003). 선진

22. 동물행동의 이해와 응용. 임신재 (2005). 라이프사이언스

23. 애완동물. 강민수 (2001). 선진

저·자·약·력

저자 | 김 옥 진

서울대학교 수의과대학·%대학원 졸업·%수의학박사
前 미국 농무부 동물질병연구소 연구과학자 (해외포닥)
前 서울대학교 의과대학 연구교수
前 일본 게이오 의과대학 객원교수
現 원광대학교 동물자원개발연구센터 센터장
現 한국동물매개 심리치료학회 회장
現 원광대학교 교수

애완동물학

발　행 / 2022년 2월 16일

저　자 / 김 옥 진
펴 낸 이 / 정 창 희
펴 낸 곳 / 동일출판사
주　소 / 서울시 강서구 곰달래로31길7 (2층)
전　화 / 02) 2608-8250
팩　스 / 02) 2608-8265
등록번호 / 제109-90-92166호

판권
소유

이 책의 어느 부분도 동일출판사 발행인의 승인문서 없이 사진 복사 및 정보 재생 시스템을 비롯한 다른 수단을 통해 복사 및 재생하여 이용할 수 없습니다.

ISBN 978-89-381-0818-0 93510
값 / 23,000원